消化器疾患治療マニュアル 改訂2版

【監修】
林　紀夫・竹原徹郎

【総編集】
辻井正彦・平松直樹
木曽真一・飯島英樹
巽　智秀

【編集】
考藤達哉・吉田雄一
西田　勉・宮城琢也
渡部健二・鎌田佳宏
藥師神崇行・新崎信一郎
宮崎昌典・小瀬嗣子
阪森亮太郎・疋田隼人

金芳堂

執筆者一覧（五十音順）

大阪大学大学院医学系研究科消化器内科学

青野悟志	阪森亮太郎	日山智史
赤坂智史	重川　稔	平松直樹
明田寛史	清水　聡	古田訓丸
飯島英樹	白石衣里	前川　聡
池澤賢治	新崎信一郎	松原徳周
井上隆弘	巽　智秀	松本健吾
井上拓也	田中聡司	宮城琢也
岩橋　潔	茶谷徳啓	宮崎昌典
江崎久男	辻井正彦	向井　章
大西良輝	辻井芳樹	向井香織
小瀬嗣子	常松日奈子	森下直紀
加藤元彦	名和誉敏	藥師神崇行
鎌田佳宏	西尾　啓	山田拓哉
川井翔一朗	西尾公美子	山田涼子
川口　司	西田　勉	横山恵信
考藤達哉	濱野美奈	由雄祥代
木曽真一	林　義人	吉田雄一
木津　崇	原田直毅	渡部健二
近藤純平	東谷光庸	
齋藤義修	疋田隼人	

第2版の出版に沿えて

「消化器疾患治療マニュアル」を出版して6年が経ちました．消化器疾患全般にわたって，エビデンスに基づいた診断・治療を的確に行うために必要な最新の情報をコンパクトにまとめた書籍として，研修医をはじめ専門医の先生方まで好評をもって迎えていただくことができました．

最近，このマニュアルを使って研修し専門医を取得された世代の先生方から本書の第2版を出版して欲しいとの意見を多くお聞きするようになりました．もちろん消化器疾患診療は日進月歩であり，6年が経ち最新の情報をコンパクトにというコンセプトからは改訂すべき箇所が多く出てきているのですが，同時にその新しいマニュアルをぜひ若い研修医の先生方に勧め，指導に役立てたいとの要望です．

監修をする者として本書が消化器疾患診療の教育に脈々と引き継がれていくのならばそれに勝る幸せはありません．このようなことから，本書の改訂版を作成することになりました．本書が日常の消化器診療のスタンダードとして引き続き先生方のお役に立つことができれば幸いです．

2013年3月

竹原徹郎，林　紀夫

消化器疾患治療マニュアル 正誤表[改訂第2版第1刷 p.44]

この度、本書掲載内容に誤りがございましたので、下記のように訂正させていただきます。
ご迷惑をおかけしましたこと深くお詫び申し上げます。

表1 主なC型肝炎の抗ウイルス療法の適応

1) テラプレビル/Peg-IFN/リバビリン併用療法(テラビック®/ペグイントロン®/レベトール®)
   適応: 慢性肝炎: 初回治療(1型高ウイルス量), 再治療(1型全て)
   肝硬変: なし

2) Peg-IFN/リバビリン併用療法(ペガシス®/コペガス®, ペグイントロン®/レベトール®)
   適応: 慢性肝炎: 初回治療(1型高ウイルス量, 2型高ウイルス量*)
   再治療(1型全て, 2型全て)
   (*ペグイントロン®/レベトール®のみ投与可能)
   肝硬変(代償性): 全て

3) IFNβ/リバビリン併用療法(フェロン®/レベトール®)
   適応: 慢性肝炎: 初回治療(1型高ウイルス量, 2型高ウイルス量)
   再治療(全て)
   肝硬変: なし

4) IFN単独療法(ペガシス®, スミフェロン®, フェロン®)
   適応: 慢性肝炎: 全て
   肝硬変(代償性): 1型低ウイルス量, 2型全て
   (肝硬変は, フェロン®, スミフェロン®のみ投与可能)

◇下線部を訂正

目　次

1章　肝疾患

1) 急性肝炎 …………………………………………………………阪森亮太郎，名和誉敏　1
2) 劇症肝炎 …………………………………………………………木曽真一，古田訓丸　11
3) B型慢性肝炎 ……………………………………………………平松直樹，山田涼子　25
4) C型慢性肝炎 ……………………………………………………平松直樹，小瀬嗣子　42
5) 肝硬変 ……………………………………………………………巽　智秀，青野悟志　60
6) 肝良性腫瘍 ………………………………………………………疋田隼人，齋藤義修　75
7) 肝細胞癌 …………………………………………………………薬師神崇行，原田直毅　81
8) 転移性肝癌 ………………………………………………………宮崎昌典，森下直紀　94
9) 薬物性肝障害 ……………………………………………………考藤達哉，由雄祥代　99
10) 自己免疫性肝炎 …………………………………………………宮城琢也，西尾公美子　110
11) 原発性胆汁性肝硬変 ……………………………………………薬師神崇行，大西良輝　123
12) 原発性硬化性胆管炎 ……………………………………………巽　智秀，西尾　啓　134
13) ウィルソン病，ヘモクロマトーシス …………………………吉田雄一，茶谷徳啓　139
14) アルコール性肝障害 ……………………………………………吉田雄一，鎌田佳宏　145
15) 非アルコール性脂肪性肝疾患，非アルコール性脂肪性肝炎
　　 ………………………………………………………………………鎌田佳宏，吉田雄一　156
16) 肝嚢胞，肝膿瘍 …………………………………………………宮城琢也，横山恵信　170

2章　胆道疾患

1) 胆囊結石，胆囊炎 ………………………………………………宮崎昌典，松本健吾　177
2) 胆管結石，胆管炎 ………………………………………………江崎久男　188
3) 胆囊ポリープ ……………………………………………………東谷光庸　196
4) 胆囊腺筋腫症 ……………………………………………………阪森亮太郎，明田寛史　200
5) 胆囊癌，胆管癌 …………………………………………………田中聡司，清水　聡　203

3章 膵疾患

1) 急性膵炎 ……………………………………………………… 阪森亮太郎, 常松日奈子 211
2) 慢性膵炎 ……………………………………………………… 江崎久男, 濱野美奈 224
3) 膵癌 …………………………………………………………… 池澤賢治, 重川　稔 231
4) 膵嚢胞性疾患 ………………………………………………… 岩橋　潔, 重川　稔 242
5) 自己免疫性膵炎 ……………………………………………………………… 木津　崇 252
6) 神経内分泌腫瘍 ……………………………………………… 巽　智秀, 川口　司 256

4章 食道疾患

1) 胃食道逆流症, 逆流性食道炎, Barrett食道
　　……………………………………………………………… 山田拓哉, 辻井正彦 261
2) 食道・胃静脈瘤 ……………………………………………… 藥師神崇行, 向井香織 269
3) 食道癌 ………………………………………………………………… 山田拓哉 285
4) 食道アカラシア ……………………………………………………………… 渡部健二 293

5章 胃・十二指腸疾患

1) 胃炎 …………………………………………………………………………… 赤坂智史 297
2) 胃潰瘍, 十二指腸潰瘍 ……………………………………………………… 井上拓也 303
3) 胃ポリープ, 胃腺腫 ………………………………………………………… 加藤元彦 311
4) 胃粘膜下腫瘍 ………………………………………………………………… 西田　勉 316
5) 胃癌（早期胃癌・進行胃癌） ……………………………… 西田　勉, 加藤元彦 324
6) 胃悪性リンパ腫, 腸管悪性リンパ腫, MALToma
　　……………………………………………………………… 新崎信一郎, 川井翔一朗 336
7) 機能性ディスペプシア ……………………………………………………… 渡部健二 344

6章　腸疾患

1)	小腸疾患	前川　聡，飯島英樹	349
2)	クローン病	井上隆弘，飯島英樹	354
3)	潰瘍性大腸炎	白石衣里，飯島英樹	366
4)	大腸ポリープ，消化管ポリポーシス，早期大腸癌	辻井正彦，赤坂智史	378
5)	進行大腸癌	林　義人，辻井芳樹	389
6)	過敏性腸症候群	前川　聡，渡部健二	403
7)	虚血性腸炎	日山智史	409
8)	感染性腸炎	向井　章	412
9)	腸閉塞	近藤純平	417
10)	大腸憩室炎，虫垂炎	日山智史	420
11)	放射線性腸炎	新崎信一郎，川井翔一朗	424
12)	消化管神経内分泌腫瘍，カルチノイド	西田　勉，井上拓也	427

附）症　候

1)	急性腹症	松原徳周，考藤達哉	433
2)	消化管出血	辻井正彦，向井　章	440
3)	がん性疼痛	林　義人，平松直樹	445

索引 455

1章 肝疾患

1 急性肝炎 acute hepatitis

どういう疾患か？

- 全身倦怠感，発熱などの**感冒様症状**に加え，時に黄疸などの症状を伴う．血液検査では肝酵素の上昇を認める．無症状のケースも少なくない．
- 重症度として**通常型，重症肝炎，劇症肝炎**の3つに分類される．プロトロンビン時間（PT）が40％以下に低下した例を重症肝炎，PT低下に加え肝性脳症を併発した例を劇症肝炎とし，上記以外を通常型とする[1]．
- 原因としてはA-E型肝炎ウイルス，EBウイルス，サイトメガロウイルスなどのウイルス感染，自己免疫性肝炎，アルコール，薬剤などが挙げられる．
- 一般に，安静により自然寛解する予後良好な疾患であるが，劇症化を来たす例が1～2％存在する．このため血液検査などで原因精査をするとともに，PTなどをフォローして重症度の評価を行っていくことが基本方針となる．

1. A型肝炎（HAV）

- 肝臓で増殖したウイルスが胆汁，腸管より便中に排泄され，これに汚染された水・魚介類を摂取することで**経口感染**により感染が成立する．生牡蠣の摂取による感染事例がよく報告され（貝の体内でウイルスが濃縮されるためと考えられている），家族内発症も多い．流行に季節性がみられ，1～5月にかけて多いとされる．
- 3～5週の潜伏期の後，感冒様症状・38度台の発熱で発症し，その後，黄疸・肝腫大を認める．
- 治療は対症療法のみに留まるが，一般に予後良好であり，治癒後終生免疫が成立し再感染は起こさない．しかし約1％は劇症化を来たし，**50歳以上の高齢者**には腎不全や心不全などの重篤な合併症を来たすことがある．
- A型肝炎発症後，血中から数週間，糞便中から数ヵ月間，ウイルスの検出がみられる．

2. B型肝炎（HBV）

- **血液が主な感染源**となる．近年の報告では，感染経路の約半数は性交渉によるものと推定され，輸血，針刺し事故，母子感染などが数％を占める．感染経路

不明例も約 40% 存在する．
- HBV は肝炎ウイルスの中で唯一の DNA ウイルス（他は RNA ウイルス）であり，A-H 型の**遺伝子型（genotype）**が存在する．わが国の HBV キャリアは約 130 万人と推定されており，genotype A は 3.5%，genotype B は 10%，genotype C は 85% を占めている[2-4]．
- 一般に B 型急性肝炎は一過性に経過し，治癒後終生免疫が成立することが多いが，数％の症例は重症肝炎，劇症肝炎を来たす（HBV は劇症肝炎の成因の 40% を占め最多である）．また 2000 年頃から**欧米型の genotype A** による B 型急性肝炎が増加傾向にあり，約 10 〜 20% で慢性化するため注意が必要である．

3．C 型肝炎（HCV）

- B 型肝炎と同様，**血液が主な感染源**となる．輸血，針刺し事故，刺青，薬物乱用などで感染するが，感染経路が不明である例も 30% 以上存在する．1992 年に HCV 抗体によるスクリーニングが開始された以降では，輸血後 C 型急性肝炎はほとんどみられなくなった．B 型肝炎と異なり，母子感染や性交渉による感染は少ない．
- 肝炎は遷延化し **60 〜 80% は慢性肝炎に移行する**．その際 ALT は二峰性ないし多峰性に変動し，治療介入が必要となる．

4．D 型肝炎（HDV）

- D 型肝炎ウイルスはその増殖に B 型肝炎ウイルスの補助を必要とするため，HBV との同時感染あるいは HBV キャリアが重複感染した場合にしか起こらない．
- 地中海沿岸諸国や北欧，米国，オーストラリア，アフリカなどで多く，わが国では稀である．

5．E 型肝炎（HEV）

- 衛生状態の悪い発展途上国からの輸入感染症として知られていたが，わが国でも 2000 年以降，北海道・東北などで報告がみられるようになった．
- A 型肝炎同様経口感染する．人畜共通感染症であり，**猪，鹿，豚**などの**生肉**を摂取後，発症する例が多い[5]．
- 大半は不顕性感染であるが，顕性感染例は，2 〜 8 週の潜伏期の後に発熱，悪心・腹痛などの消化器症状を呈する．肝腫大，黄疸を認めることも多い．

- 感染は一過性で慢性化することはなく予後も良好であるが，A型肝炎よりも重症化する頻度が高く，死亡率は1～2%でA型肝炎の10倍であり，特に妊婦の死亡率は10～20%とされる．

6. EB（Epstein-Barr）ウイルス（EBV）
- EBVはヒトの口腔内，唾液中に存在し飛沫感染する．
- 発熱，咽頭炎，頸部リンパ節腫脹などに伴い，血液中に**異型リンパ球**が出現する**伝染性単核球症**を引き起こす．
- 若年者に多いのが特徴である．
- 一般に予後良好であり，通常は数日～数週程度で自然治癒する．しかし，稀に（1～2%）数ヵ月以上症状が持続し，全身状態が極めて重篤となる予後不良例が存在する．死亡は1%未満で発生し，ほとんどは合併症（脳炎，脾破裂，気道閉塞など）による．

7. サイトメガロウイルス（CMV）
- 日本人の約90%前後は出生時の垂直感染（産道感染）と出生後の水平感染（母乳，唾液，尿など）により成人までに初感染を受けている．CMVの初感染の多くは無症状で経過する不顕性感染である．
- 顕性感染の場合には，発熱・肝機能障害などEBV感染による伝染性単核球症と似た症状を示すが，一般に軽症であり自然軽快する．
- 免疫不全状態の患者がCMV再活性化を来たした場合には，間質性肺炎や網膜炎など重篤な日和見感染症を起こす．

治療に必要な検査と診断

1. 問診
- まず**症状出現時期**を把握する．劇症化を来した場合には，脳症出現までの期間を特定する必要がある．
- 衛生環境不良な海外地域への渡航歴はA型またはE型肝炎を考慮する．牡蠣などの魚介類の摂取はA型肝炎を，猪・鹿・豚の摂取はE型肝炎を疑う．
- A型，B型肝炎は性交渉を介しても感染するため，パートナーの有無にも留意する．

- B型肝炎についてはキャリアからの急性増悪との鑑別が必要であり，家族歴も聴取する．
- 飲酒歴・服薬歴も確認する．その他，輸血・針刺し事故・刺青・ピアスなどが契機になることがある．

2．採血検査
【重症度判定】
- PT，総ビリルビン，直接/総ビリルビン比，アルブミン，コリンエステラーゼ，アンモニアなどをチェックする．

【成因診断】
① A型肝炎：**IgM-HA 抗体陽性**，血中 IgM 高値，TTT（チモール混濁試験）高値．
② B型肝炎：**HBs 抗原**，**IgM-HBc 抗体**，**HBV-DNA** のいずれかが陽性であれば，HBV 感染と診断される．B 型急性肝炎は IgM-HBc 抗体が陽性かつ HBc 抗体が低力価であるのに対し，キャリアからの発症は IgM-HBc 抗体陰性かつ HBc 抗体が高力価であるのがポイントである．ただし，キャリア発症の場合でも IgM-HBc 抗体は時に陽性となることがある．HBV 感染の診断がつけば，genotype A は慢性化しやすいため **genotype の確認** も行う．性交渉を介した感染が疑われる場合は **HIV 合併感染の可能性** も考慮する．B 型急性肝炎の臨床経過とウイルスマーカーの推移の例を図1に示す．

> メモ　一般に HBV キャリアの自然経過において，キャリアが10代後半から20歳代になると一過性の肝炎を発症し，HBe 抗原の seroconversion が起こり，HBV-DNA 量が低下する．この際に HBV 遺伝子の PreCore 領域（nt1896）や CorePromoter 領域（nt1762, nt1764）などに変異が生じる．これらの変異がある HBV の感染により急性肝炎を発症した場合は，変異のない場合と比較して5〜6倍重症肝炎，劇症肝炎を来たしやすい[1]．

③ C型肝炎：発症前は陰性であった **HCV 抗体の陽性化**，**HCV-RNA 陽性**．C 型急性肝炎では，HCV 抗体が陽転化するのは感染数ヵ月後と遅れるため，HCV-RNA も併せてチェックする必要がある．急性肝炎の場合には，経過とともに HCV 抗体が低力価から高力価に推移するため，これが C 型慢性肝炎の急性増悪との鑑別点となる．
④ D型肝炎：HBV と同時感染した場合と，HBV キャリアが重複感染した場合との2通りに分けて考える．前者では，IgM-HBc 抗体陽性，HBc 抗体低力価であり，HDV 抗体は発症早期では低力価である．後者では IgM-HBc 抗体陰

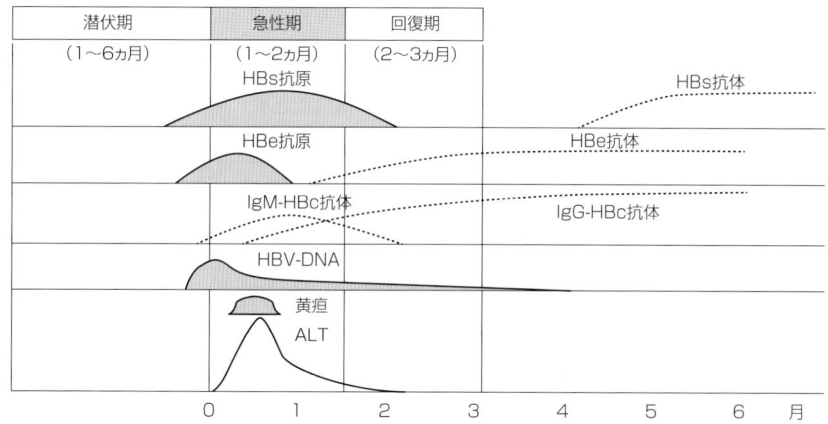

(岩崎良章,他:ウイルス肝炎マーカーの読みかたと生かしかた.
Medical Practice 28: 1367, 2011)

図1　B型急性肝炎の臨床経過とウイルスマーカーの推移

性,HBc抗体高力価であり,HDV抗体は発症早期から高力価となる傾向にある.HDV-RNAの検出も診断に有用である.
⑤ E型肝炎:**HEV-RNA陽性**.ペア血清にてIgG-HEV抗体陽性の上昇.
⑥ EBウイルス:IgM-EB VCA抗体陽性,**異型リンパ球の増加**が特徴である.
⑦ サイトメガロウイルス:**IgM-CMV抗体陽性**.アンチジェネミア法(C7HRP,C10C11)によるウイルス抗原の検出.
⑧ 薬剤性肝障害:**好酸球増加,リンパ球幼若化試験(DLST)陽性**.DLSTの陽性率は高くはないことに注意する.
⑨ アルコール性:γ GTP値の上昇.AST優位のトランスアミナーゼ値の上昇.
⑩ 自己免疫性肝炎:γ-グロブリン高値,**抗核抗体陽性**,LEテスト陽性など.

3. 腹部超音波検査

- 肝細胞が浮腫状(風船化:ballooning)を来たし,**肝実質エコーレベルが低下**する.このため相対的に肝内の門脈壁のエコーレベルが上昇し,肝内に多数の点状もしくは線状の高エコーが認められるようになる(centri-lobular pattern, starry-sky sign).また一時的な胆嚢リンパ流のうっ滞などで**胆嚢壁の肥厚**や**胆嚢内腔の虚脱**を認める[6].EBウイルスやサイトメガロウイルス肝炎では脾

表1 急性肝炎診察時のチェックリスト

問診・診察
- 症状出現時期,家族歴,飲酒歴,服薬歴,海外渡航歴,生鮮食品の摂取,パートナーの有無などを聴取
- 全身倦怠感,発熱などの感冒症状,黄疸・褐色尿,意識障害の有無などを確認

採血検査
- 重症度判定:PT,総ビリルビン,直接/総ビリルビン比,アルブミン,コリンエステラーゼ,アンモニア
- 成因診断:IgM-HA抗体,HBs抗原/抗体,HBe抗原/抗体,IgM-HBc抗体,HBV-DNA,HBV genotype,HCV抗体,HCV-RNA,IgM-EB VCA抗体,IgM-CMV抗体,γ-グロブリン値,抗核抗体

腹部超音波検査
- 肝実質エコーレベルの低下,肝内門脈壁の高エコー所見,胆嚢壁肥厚,胆嚢内腔の虚脱,脾腫
- 肝萎縮,腹水の有無
- 胆石,心疾患による肝うっ血の除外

腫を認めるケースがある.
- 重症化し劇症肝炎に至ると,**肝萎縮**や**腹水**を認める.
- 他疾患の鑑別としては,**胆石**や心筋梗塞による**肝うっ血**などでも急激な肝酵素上昇を認めることがあり,胆石や肝内胆管・肝静脈の拡張の有無を確認する.

上記のチェックリスト事項を**表1**にまとめた.

4. 届出

- A型肝炎,E型肝炎は4類感染症に定められており,診断した医師は**直ちに**保健所に届け出る.
- A型,E型肝炎を除くウイルス性肝炎(キャリアからの急性増悪を除くB型肝炎,C型肝炎,その他のウイルス性肝炎)は5類感染症に定められており,診断した医師は**7日以内**に保健所に届け出る.

治療の実際

1. 安静・食事療法
- 臥床安静により，肝血流量の増加を促す．全身倦怠感，食欲不振が著明な場合は，糖液とビタミン剤（特に肝臓内の代謝を高めるビタミンB類）による輸液療法を行う．蛋白や脂質に富んだ食事は，肝臓に負担を与えるため好ましくない．1日60g以下の蛋白制限を行い，糖類を主体に高カロリー食を心がける．

2. 薬物療法
- グリチルリチン製剤：急性肝炎に対して有効であるというエビデンスはない[7]．
- 副腎皮質ステロイド：ウイルス性肝炎に対するステロイドの投与は，免疫応答の抑制によりウイルス排除が抑制され，肝炎が遷延する可能性があるため，原則的には投与しない．ただし肝炎が重症・劇症化する可能性がある場合には，短期的な投与を考慮する．詳細は本書の劇症肝炎の項を参照のこと．自己免疫性肝炎の急性発症型に対しては，ステロイドは有効である．

3. 予後
- 一般に約3ヵ月のうちに自然治癒することが多く予後良好であるが，約1～2%は重症肝炎，劇症肝炎を来たす．また退院後も3～6ヵ月は経過観察し，遷延・慢性化がないか確認する必要がある．成因別にみた予後の詳細は，前項「どういう疾患か？」を参照のこと．

4. 成因別からみた治療法
(1) A型急性肝炎
- 対症療法のみに留まる．

(2) B型急性肝炎
- B型肝炎の重症化例・遷延化例では，核酸アナログ製剤の投与を考慮する．ラミブジン投与により救命率が改善したというエビデンスがある一方，インターフェロン（IFN）投与に関するエビデンスは確立されていない[8,9]．genotype Aの場合には慢性化予防目的で早期から核酸アナログ製剤の投与を検討するが，そのエビデンスはまだ確立されていない．HIV合併感染者に対する核酸アナログ製剤の単独投与は，高率にHBVもしくはHIVの薬剤耐性を誘導するため避けるべきである．このような場合には抗HBV活性を有する薬剤を含

めた HAART 治療（highly active anti-retroviral therapy）などを検討する[10]．

(3) C 型急性肝炎
- C 型急性肝炎は約 50 〜 90％が持続感染に移行し，慢性化を来たす．このため **ALT が 2 峰性あるいは多峰性を示す**など慢性化が懸念された場合には速やかに IFN 治療を行う．Kamal らの報告では，発症 8 〜 12 週よりペグインターフェロンを週 1 回 12 週投与した症例の 90％以上でウイルス消失が得られている[11,12]．

5．急性肝炎の予防
(1) A 型肝炎
- わが国の HAV 抗体保有率は高齢者で高く，若年者では 10％未満と低い．これは衛生環境改善に伴い，HAV 感染者が激減したためと考えられる．よって抗体を保有しない若年者が旅行などで A 型肝炎の流行地を訪れる際には，A 型急性肝炎に罹患するリスクがある．
- 一般的な予防法としては，流行地での汚染された水，生鮮食品の摂取を避けることであり，煮沸・加熱を心がける．
- HA ワクチンの接種により感染の予防が可能である．接種方法は 2 〜 4 週間隔でワクチンを 2 回接種し，より長期に抗体価を維持するためには 6 ヵ月後に 3 回目の接種を追加する．これにより少なくとも 4 〜 5 年間は予防が可能である．

(2) B 型肝炎
- HBV の感染予防には，受動免疫としての抗 HBs ヒト免疫グロブリン（HBIG）と能動免疫としての HB ワクチンがある．

i) 垂直感染予防
- HBs 抗原陽性の妊婦からの出生児に対して，分娩直後（48 時間以内）に HBIG を接種し HBV を中和排除させ，生後 2 ヵ月目に HBIG と HB ワクチンを接種する．さらに生後 3 ヵ月・5 ヵ月に 2・3 回目の HB ワクチンを接種し，能動免疫を誘導させる．
- 日本では 1986 年より B 型肝炎母子感染対策事業として，全国規模で HBV 垂直感染予防が行われるようになり，これ以降，**新たに HBV キャリアとなる児の数は激減した**．

ii) 水平感染予防
- 医療従事者，血液透析患者，HBV キャリアのいる家族などを対象に，HB ワクチンを初回，1ヵ月後，5～6ヵ月後の3回接種する．ブースター効果により十分な抗体価をつけるため，必ず3回接種する．
- HB ワクチン接種でも抗体価がつかない non-responder が約5%存在する．
- ワクチンで産生された抗体は時間の経過とともに次第に減弱し，接種後8年以上経過すると約60%の人において検出されなくなる．HBs 抗体価が 10mIU/mL 未満になったとき，追加のワクチン接種が勧められる．

(3) C 型肝炎
- HCV に対するワクチンは未だ開発されておらず，特別な感染予防法がないのが現状である．

6. 血液・体液汚染事故時の対応 [13]
- HBV は約20%，HCV は約2%の頻度で汚染事故により感染を来たすと言われる．

(1) 事故発症後の対応
① 事故を起こした場合には，まず曝露部位を確認し直ちにその部位を洗浄する．創傷であれば，流水・石鹸で十分に洗浄する．口腔であれば大量の水でうがいを行い，眼であれば生理食塩水で十分洗い流す．
② 原因鋭利器材の種類，その使用対象者（患者）を確認する．
③ 上級医，病院事務などに報告し，事故報告書など必要書類を受け取る．
④ 曝露源（患者名など）が明らかな場合は，患者に事情を説明し採血検査の承諾を頂き，患者の HBs 抗原，HCV 抗体，（場合により HIV スクリーニング）などをチェックする．
⑤ 曝露者からも同様に採血検査を行う．

(2) それぞれの病原体に対する対応
① HBV による曝露
- 発症の予防方法は，曝露後24時間以内（遅くとも48時間以内）に，HBV 用免疫グロブリン製剤（乾燥抗 HBs 人免疫グロブリン）を投与（体重70kg 以下は1000単位，体重71kg 以上は2000単位）するとともに，HB ワクチンを1週間以内に接種する．また，初回ワクチン接種の1ヵ月後および3～6ヵ月後追加接種する（全3回）．HBV ワクチン non-responder については，初回のHB グロブリン投与後，1ヵ月後に再度投与を行う．

② HCV による曝露
- 発症の予防方法はなく，発症と同時に IFN などによる治療が有効とされている．このことから定期的な経過観察は極めて重要となる．
- 汚染事故に対してこれらの予防法を講じても，感染阻止率は 100％ではないので，1 ヵ月後，3 ヵ月後，6 ヵ月後，（1 年後）に採血検査を行い，感染の有無を確認する．

（阪森亮太郎，名和誉敏）

■ 参考文献
1) 独立行政法人国立国際医療研究センター肝炎情報センターホームページ：（http://www.ncgm.go.jp/center/forpatient_ah.html）
2) Matsuura K, et al: Distribution of hepatitis B virus genotypes among patients with chronic infection in Japan shifting toward an increase of genotype A. J Clin Microbiol 47: 1476-1483, 2009.
3) Orito E, et al: Geographic distribution of hepatitis B virus（HBV）genotype in patients with chronic HBV infection in Japan. Hepatology 34: 35-39, 2001.
4) Suzuki Y, et al: Persistence of acute infection with hepatitis B virus genotype A and treatment in Japan. J Med Virol 76: 33-39, 2005.
5) Tei S, et al: Zoonotic transmission of hepatitis E virus from deer to human beings. Lancet 362: 371-373, 2003.
6) 日本超音波検査学会：腹部超音波テキスト，第 3 版，医歯薬出版株式会社，2004.
7) Brok J, et al. Glucocorticosteroids for viral hepatitis C. Cochrane Database Syst Rev 2: 2004
8) Yu JW, et al. The study of efficacy of lamivudine in patients with severe acute hepatitis B. Dig Dis Sci 55: 775-783, 2010.
9) Tassopoulos NC, et al. Recombinant interferon-alpha therapy for acute hepatitis B: a randomized, double-blind, placebo-controlled trial. J Viral Hepat 4: 387-394, 1997.
10) 小池和彦，他：HIV・HBV 重複感染時の診療ガイドライン平成 20 年度厚生労働省化学研究費補助金エイズ対策研究事業「HIV 感染症に合併する各種疾病に関する研究」班，2009.
11) Poynard T, et al. Interferon for acute hepatitis C. Cochrane Database Syst Rev 1: 2002
12) Kamal SM, et al. Peginterferon alfa-2b therapy in acute hepatitis C: impact of onset of therapy on sustained virologic response. Gastroenterology 130: 632-638, 2006.
13) 大阪大学病院感染制御部：感染管理マニュアル．2012.

2 劇症肝炎 fulminant hepatitis

どういう疾患か

- 劇症肝炎とは，急激かつ広汎な肝細胞壊死に基づく，高度の肝機能不全を来たし，脳症をはじめとする肝不全症状を示す予後不良な疾患である．
- 劇症肝炎は1981年の犬山シンポジウムにおいて，肝炎のうち症状発現後8週以内に肝性昏睡II度以上及びプロトロンビン時間（PT）40％以下を示すものと定義された．ただし，この時の概念ではその成因は明示されなかった．**2002年に新しい診断基準が示され，肝炎のうち症状発症後8週間以内に高度の肝機能障害に基づいて昏睡II度以上の脳症を来たし，PTが40％以下を示すもの**，という定義を踏襲した上で，先行する慢性肝疾患が存在する場合や，薬物中毒，循環不全，妊娠性脂肪肝，Reye症候群など肝炎を伴わない肝不全を除外することを明示した．また個々の成因分類の診断基準についても示された（難治性の肝疾患に関する研究班，2002年：**表1，表2**）．
- 劇症肝炎は発症後10日以内に脳症を来たす急性型と，それ以降に脳症を来た

表1　劇症肝炎の診断基準（厚生労働省　難治性の肝疾患に関する研究班：2002年）

劇症肝炎とは，肝炎のうち初発症状出現後8週間以内に高度の肝機能障害に基づいて昏睡II度以上の肝性脳症を来たし，プロトロンビン時間が40％以下を示すものとする．そのうちには症状出現後10日以内に脳症が発現する急性型と，11日以降に発現する亜急性型がある．

注1：先行する慢性肝疾患が存在する場合には劇症肝炎から除外する．ただし，B型肝炎ウイルスの無症候性キャリアからの急性増悪例は劇症肝炎に含めて扱う．
注2：薬物中毒，循環不全，妊娠脂肪肝，Reye症候群など肝臓の炎症を伴わない肝不全は劇症肝炎から除外する．
注3：肝性脳症の昏睡度分類は犬山分類に基づく（**表5**）．
注4：成因分類は「難治性の肝疾患に関する研究班」の指針に基づく（**表2**）．
注5：プロトロンビン時間が40％以下を示す症例のうち，肝性脳症が認められない，ないしは昏睡I度以内の症例は急性肝炎重症型，初発症状出現から8週以降24週以内に昏睡II度以上の脳症を発現する症例は遅発性肝不全に分類する．これらは劇症肝炎の類縁疾患であるが，診断に際しては除外して扱う．

表2 劇症肝炎の成因分類（厚生労働省 難治性の肝疾患に関する研究班：2002年）

Ⅰ．ウイルス性
　1）A型：IgM-HA抗体陽性
　2）B型：HBs抗原，IgM-HBc抗体，HBV-DNAのいずれかが陽性
　　・急性感染：肝炎発症前にHBs抗原陰性が判明している症例
　　・急性感染（疑）：肝炎発症前後のウイルス指標は不明であるが，IgM-HBc抗体が陽性かつHBc抗体が低力価（血清200倍希釈での測定が可能な場合は80％未満）の症例
　　・キャリア：肝炎発症前からHBs抗原陽性が判明している症例
　　・キャリア（疑）：肝炎発症前後のウイルス指標は不明であるがIgM-HBc抗体が陰性ないしHBc抗体が高力価（血清200倍希釈で測定が可能な場合は95％以上）のいずれかを満たす症例
　　・判定不能：B型で上記のいずれをも満たさない症例
　3）C型：肝炎発症前はHCV抗体陰性で，経過中にHCV抗体ないしはHCV-RNAが陽性化した症例，肝炎発症前のHCV抗体は測定されていないが，HCVコア抗体が低力価でHCV-RNAが陽性の症例
　4）E型：HEV-RNA陽性
　5）その他：（TTV，EBVなど）
Ⅱ．自己免疫性
　1）確診：AIH基準を満たす症例またはステロイドで改善し，減量，中止後に再燃した症例
　2）疑診：抗核抗体陽性またはIgG 2000mg/dL以上でウイルス性，薬剤性の否定された症例
Ⅲ．薬物性
　　臨床経過またはD-LSTより薬物が特定された症例
Ⅳ．成因不明
　　十分な検査が実施されているが，Ⅰ～Ⅲのいずれにも属さない症例
Ⅴ．分類不能
　　十分な検査が実施されていない症例

す亜急性型に分類される．8週〜24週の間に脳症が出現する肝不全は遅発性肝不全（late onset hepatic failure: LOHF）として劇症肝炎の類縁疾患と定義される[1]．PTが40％以下を示すが脳症なし，あるいは昏睡Ⅰ度の症例は急性肝炎重症型と定義され，劇症肝炎およびLOHFの前駆病変として扱う（図1）．先行する慢性肝炎や，肝硬変患者に急性増悪が起こり肝不全を来たした場合は，AOC（acute on chronic）肝不全と表現される．

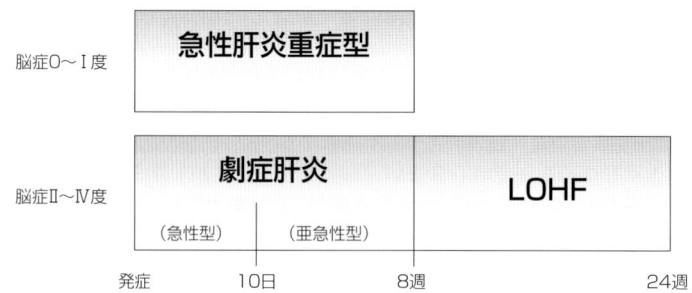

図1 急性肝炎重症型，劇症肝炎，LOHF の関係

- 欧米における「acute liver failure」には，わが国の劇症肝炎診断基準において除外されている「肝炎を伴わない肝不全」も含まれており，また，欧米ではPTに関しINR表記が一般化している．これら諸外国との整合性に配慮し，2011年，わが国においても急性肝不全の診断基準が成因分類とともに示された（表3，表4）．同基準ではPTについては40%以下ないしINR値1.5以上と併記され，肝炎を伴わない肝不全も急性肝不全に含められている．
- 国内における年間推定発生数は近年，400例程度で推移している．
- 厚生労働省「難治性の肝・胆道疾患に関する調査研究班」による2004～2009年の全国調査では，劇症肝炎460例（急性型227例，亜急性型233例），LOHF 28例が登録された[2]．平均年齢は急性型（49歳）に比して亜急性型（53歳）とLOHF（58歳）が有意に高く，**各病型で2003年以前よりも高齢化していた．救命率は劇症肝炎全体で47%（急性型54%，亜急性型41%），LOHFは29%であった．**
- **劇症肝炎，LOHFの成因はウイルス性45%，自己免疫性10%，薬物性15%，成因不明29%であった．**急性型はウイルス性（63%），亜急性型は成因不明（40%），LOHFはウイルス性（32%）と自己免疫性（32%）が最多であった．
- **ウイルス性の中で大部分を占めるのはB型で**，急性感染例とキャリア例〔de novo肝炎（後述）を含む〕の比率は約4：3であった．急性感染例には急性型が，キャリア例には亜急性型およびLOHFが多かった．HBVキャリアからの劇症化は急性感染例とは異なり，脳症発現後もウイルスの排除が起こりにくいため，最も治療が困難な病態である[3]．
 A型はほとんどが急性型で，全体の3%を占めていた．C型は全体の1.0%，E型は0.8%にとどまった．

表3 急性肝不全の診断基準 （肝臓 52: 393-398, 2011）

　正常肝ないし肝予備能が正常と考えられる肝に肝障害が生じ，初発症状出現から8週以内に，高度の肝機能障害に基づいてプロトロンビン時間が40%以下ないしはINR値1.5以上を示すものを「急性肝不全」と診断する．
急性肝不全は肝性脳症が認められない，ないしは昏睡度がⅠ度までの「非昏睡型」と，昏睡Ⅱ度以上の肝性脳症を呈する「昏睡型」に分類する．
また，「昏睡型急性肝不全」は初発症状出現から昏睡Ⅱ度以上の肝性脳症が出現するまでの期間が10日以内の「急性型」と，11日以降56日以内の「亜急性型」に分類する．

注1：B型肝炎ウイルスの無症候性キャリアからの急性増悪例は「急性肝不全」に含める．また，自己免疫性で先行する慢性肝疾患の有無が不明の症例は，肝機能障害を発症する前の肝機能に明らかな低下が認められない場合は「急性肝不全」に含めて扱う．
注2：アルコール性肝炎は原則的に慢性肝疾患を基盤として発症する病態であり，「急性肝不全」から除外する．但し，先行する慢性肝疾患が肥満ないしアルコールによる脂肪肝の症例は，肝機能障害の原因がアルコール摂取ではなく，その発症前の肝予備能に明らかな低下が認められない場合は「急性肝不全」として扱う．
注3：薬物中毒，循環不全，妊娠脂肪肝，代謝異常など肝臓の炎症を伴わない肝不全も「急性肝不全」に含める．ウイルス性，自己免疫性，薬物アレルギーなど肝臓に炎症を伴う肝不全は「劇症肝炎」として扱う．
注4：肝性脳症の昏睡度分類は犬山分類（1972年）に基づく．但し，小児では「第5回小児肝臓ワークショップ（1988年）による小児肝性昏睡の分類」を用いる．
注5：成因分類は「難治性の肝疾患に関する研究班」の指針（2002年）を改変した新指針に基づく（表4）．
注6：プロトロンビン時間が40%以下ないしはINR値1.5以上で，初発症状出現から8週以降24週以内に昏睡Ⅱ度以上の脳症を発現する症例は「遅発性肝不全」と診断し，「急性肝不全」の類縁疾患として扱う．

治療に必要な検査と診断

- PT：PTが40%以下まで低下するよりも早期に，劇症化の可能性を念頭におき，専門医療機関における治療を開始するのが望ましい．
- 成因の検索：劇症肝炎の成因分類（表2）に従い，成因の検索を行う．
- 肝性脳症：犬山分類に従い診断する（表5）．

表4 急性肝不全の成因分類 （肝臓 52: 393-398, 2011）

Ⅰ．ウイルス性
　Ⅰ-① 　A型
　Ⅰ-② 　B型
　　Ⅰ-②-1．急性感染例
　　Ⅰ-②-2．キャリア例＊
　　　Ⅰ-②-2-i．無症候性キャリア例（誘因なし）
　　　Ⅰ-②-2-ii．無症候性キャリアの再活性化例
　　　Ⅰ-②-2-iii．既往感染の再活性化例（de novo 肝炎）
　　Ⅰ-②-3．判定不能例
　Ⅰ-③ 　C型
　Ⅰ-④ 　E型
　Ⅰ-⑤ 　その他
Ⅱ．自己免疫性
Ⅲ．薬物性
　Ⅲ-① 　薬物アレルギー
　Ⅲ-② 　薬物中毒
Ⅳ．循環障害
Ⅴ．悪性腫瘍の肝浸潤
Ⅵ．代謝性
Ⅶ．術後肝不全
Ⅷ．その他
Ⅸ．成因不明
Ⅹ．分類不能

Ⅰ，Ⅱ，Ⅲ-①およびⅨは「劇症肝炎」に相当する急性肝不全の成因である．一方，Ⅲ-②，Ⅳ～Ⅷは肝臓に炎症を伴わない急性肝不全に相当する．なお，これら分類に際して用いる診断基準は別途定める．
＊無症候性キャリアで免疫抑制・化学療法が誘因で発症した場合は再活性化例として扱う．また，HBs抗原陰性の既往感染例も再活性化した場合はキャリア例として扱うが，その位置づけに関しては，今後検討することにする．

- AST，ALT：AST，ALTの半減期の差（各々17時間，42時間）により，AST＞ALTの状態の持続は肝細胞破壊の持続を表している．したがって，AST，ALTの上昇が軽度であっても，AST＞ALTが持続すると劇症化に至る危険性が高まるため，注意を要する．

表 5 肝性脳症の昏睡度分類（第 12 回犬山シンポジウム，1981 年）

昏睡度	精神症状	参考事項
I	睡眠・覚醒リズムの逆転 多幸気分，時に抑うつ状態 だらしなく，気に留めない状態	retrospective にしか判定できない場合も多い
II	指南力（時・場所）障害，ものを取り違える（confusion） 異常行動（例：お金をまく，化粧品をゴミ箱に捨てる等） 時に傾眠傾向（普通の呼びかけで開眼し会話ができる） 無礼な行動があるが医師の指示に従う態度を見せる	興奮状態がない 尿便失禁がない 羽ばたき振戦あり
III	しばしば興奮状態またはせん妄状態を伴い反抗的な態度を見せる 嗜眠傾向（ほとんど眠っている） 外的刺激で開眼しうるが，医師の指示には従わない， または従えない（簡単な命令には応じる）	羽ばたき振戦あり (患者の協力が得られる場合) 指南力は高度に障害
IV	昏睡（完全な意識の消失） 痛み刺激に反応する	刺激に対して払いのける動作，顔をしかめるなどが見られる
V	深昏睡 痛み刺激にも全く反応しない	

- ビリルビン：直接 / 間接ビリルビン比は肝の抱合能を表しており，**0.7 以下の場合は劇症化を考慮する一つの指標となる**．
- BUN：肝機能が低下し尿素サイクルが障害されると BUN が低下する．**BUN が 3.0 mg/dL 以下になると予後不良と考えられる**．
- Fischer 比，BTR（総分枝鎖アミノ酸 / チロシンモル比）：**Fischer 比が 1.8 以下，BTR が 3 以下の時は劇症化を考慮する**．なお，AAA（芳香族アミノ酸）のうち，特にメチオニンが 100 nmol/mL 以上を示すと劇症化を強く疑う．

- 病理組織像：劇症肝炎加療中は全身状態が不良で肝生検は行われないことが多い．
- 腹部 CT：肝萎縮の有無が新たな移植適応ガイドラインに取り入れられており（後述），**腹部 CT による volumetry での肝萎縮の客観的評価は有用である**[4]．
- 重症肝炎における劇症化の予知式（表6）

重症肝炎における劇症化の予知式には表6の4式が主に使われている．Ⅰ～Ⅲは PT が 40% 以下という進行した症例にあてはめられるものであり，劇症化の予測を早期から行う必要性を鑑みて厚労省研究班により PT が 80% 以下の症例に適応されるⅣ式が作成された．**Ⅳ式に基づき，年齢，総ビリルビン値，PT，成因を入力すると予測劇症化確率が算出されるプログラムが，2012年現在，岩手医科大学消化器・肝臓内科のホームページに掲載されている（参考：http://intmed1.iwate-med.ac.jp/calc/calc.html）**．

それぞれの式において感度，特異度に差があるため，これらの予知式と他の症候を併せて劇症化率を検討する必要がある（肝移植のガイドラインにはこれらの予知式は含まれない）．

EBM に基づく治療の実際

- 劇症肝炎と診断した場合，あるいは劇症化が予測される場合には，専門施設への搬送を考慮する．
- 劇症肝炎の内科的治療法の中で単独で救命率の改善に寄与することを証明された治療法はない．そのため**欧米では従来，肝移植が定着し，内科的治療は肝移植までの橋渡し（bridge use）として位置づけられてきており，わが国でも肝移植の普及が劇症肝炎の予後向上に寄与している**[5]．わが国における移植治療の主体は今なお生体部分肝移植であるが，2010年の改正臓器移植法施行にともない，家族の同意に基づく脳死肝移植が可能となったことで脳死肝移植の実施率が飛躍的に増加している[6]．内科的集学的治療に平行して，脳死肝移植登録の検討，及び生体部分肝移植のドナー候補がいるかどうかの検討を行い，**肝移植実施可能な施設と連絡を取り合う**．

表 6　重症肝炎における劇症化の予知式

Ⅰ：与芝の式[7]
　Z = － 0.89 + 1.74 × 成因 + 0.056 × T.Bil（mg/dL）－ 0.014 × ChE（U/L）
　（成因：1 点　A 型 B 型の急性感染，2 点　C 型とその他）
　PT が 40％以下となった時点で Z 値が 0 以上であれば劇症化が予知される
　ChE は施設により測定方法が異なるので次の換算式を用いる
　（換算値＝｜413（Y － A）+ 135（B － Y）｜/（B － A）；各施設の測定値上限を A，下限を B，測定値を Y）

Ⅱ：難治性の肝疾患調査研究班予知式（岩手医大）
　λ = logit(p) = － 2.7469 + 0.0914 × 年齢 + 0.1255 × T.Bil － 0.1534 × PT（％）

Ⅲ：武藤の式
　λ = logit(p) = － 0.0649 × PT（％）+ 0.0357 × 年齢 － 2.81 × D.Bil/T.Bil + 0.703 × log（T.Bil）+ 1.04 × OCD
　（OCD：発症から PT ≦ 40％になるまでの日数が 10 日以内；0 点，11 日以上；1 点）
　Ⅱ～Ⅲにおける劇症化率 p = 1/(1 + e －λ)（λ＞0 で劇症化，λ＜で非劇症化）

Ⅳ：PT80％以下を示した急性肝炎の劇症化予知式
　logit(p) = λ = － 1.156 + 0.692 × ln(1 + TB) － 0.065 × PT（％）+ 1.388 × 年齢＊ + 0.868 × 成因＊＊
　　（＊）年齢 0 点：50 歳以下，1 点：51 歳以上，
　　（＊＊）成因 0 点：HAV, HCV, HEV, acute HBV, 他のウイルス, 薬剤アレルギー
　　　　　　1 点：HBV carrier, 自己免疫性肝炎, 成因不明
　予測劇症化率 p = 1/(1 + e －λ)
　【予測劇症化率】20％以上：専門施設搬送基準，50％以上：特殊治療開始基準

- 肝移植

　厚生労働省「難治性の肝・胆道疾患に関する調査研究班」による 2004 ～ 2009 年の全国調査では，劇症肝炎急性型の 15.8％，同亜急性型の 30.9％，LOHF の 17.9％ で肝移植が施行されており，それら**全体での移植生存率は 80.5％**（非移植生存率は 36.0％）であった．

　劇症肝炎患者における肝移植の適応について，1996 年，日本急性肝不全研究会から年齢，病型，PT，総ビリルビン値，発症から昏睡までの日数などの

項目からなるガイドラインが作成された．しかし内科的治療の実態が変化する中で同ガイドラインの正診率の低下が指摘されたため，1998〜2003年に発症した症例の臨床所見を基に，厚生労働省研究班により新たなガイドラインが作成された（**表7**）[8]．新ガイドラインは従来から用いられていた指標に血小板数，肝委縮の有無を加えたものであり，昏睡出現時の死亡確率を計7点以上が90％以上，5〜6点が80％，4点が56％，3点以下が25％以下と予測するシステムである．

- **全身管理**：絶対安静，絶食を基本とし，水，電解質，栄養，循環動態を管理する．栄養管理は中心静脈栄養にて行うが，**エネルギー源としてはブドウ糖を基本とする**．
- **人工肝補助療法（血漿交換，血液濾過透析）**：PT≦40％の場合，**血漿交換療法（PE）を中心とした集中治療を考慮する**．ただしLOHFの場合は，PT＞40％であっても，ChE，T.Cho，Albの低下が著しい場合にはPEなどの集中治療の開始を考慮する．PEは，まず3日間連続して行い，その後はPTが≦20％となった場合に適宜PEを施行する．また，**脳症出現時には，持続性血液透析濾過法（continuous hemodiafiltration：CHDF）を施行する**．3〜5回のPE施行によってもPTが60％を越えない例では，回復の見込が少ないといわれている．

表7　劇症肝炎の肝移植適応ガイドライン
（厚生労働省「難治性の肝・胆道疾患に関する研究班」2009年）

スコア	0	1	2
発症−昏睡（日）	0〜5	6〜10	11≦
PT（％）	20＜	5＜≦20	≦5
T.Bil（mg/dL）	＜10	10≦＜15	15≦
直接/総ビリルビン比	0.7≦	0.5≦＜0.7	＜0.5
血小板（万）	10＜	5＜≦10	≦5
肝萎縮	なし	あり	

昏睡Ⅱ度出現時に計5点以上の場合を死亡と予測する．

- **ステロイドパルス療法**：当院では PT ≦ 45％で ALT 高値（500U/L 以上）が 3 日間以上持続している（持続することが予想される）場合，劇症化予知式や T.Bil 値などを参考にしながらステロイドパルス療法の開始を考慮している．投与量はメチルプレドニゾロン 1000mg を 3 日間連投の後，1 日ごとに 750mg，500mg，300mg，200mg，100mg，60mg…と漸減する（肝移植施行が決定した場合は速やかに減量の上，中止する）．
- **抗ウイルス療法**：B 型劇症肝炎の場合，エンテカビル 0.5（1.0）mg/ 日投与が基本となる（内服不可の場合は粉砕して胃管より注入）．病状により静注用である IFN β 3MU/day 4 週間連日投与の併用を考慮している．
- **グルカゴン - インスリン療法（G-I 療法）**：肝再生の促進を目的にグルカゴン - インスリン療法（10％グルコース液 500mL にグルカゴン 1mg，ヒューマリン R® 10 単位を添加し，1 日 2 回，2 〜 3 時間かけて点滴静注）を施行することもある．欧米では有効性に関して否定的な報告が多く，わが国でも 1998 〜 2003 年の劇症肝炎全国調査集計において G-I 療法施行した症例は全体の 45.2％であったが，2004 〜 2009 年は 14.4％と減少傾向にある．
- **合併症の予防，治療**：全身管理では，感染症，消化管出血，腎不全，DIC，脳浮腫など劇症肝炎にみられる合併症の予防に努め，出現時には早期に治療を開始する．合併症を認める例の予後は極めて不良である（合併症の数が多いほど予後不良である）．
- **高アンモニア血症，肝性脳症**対策としてラクツロース（90 〜 120mL/ 日）の経口投与又は浣腸で投与する．硫酸ポリミキシン B（300 〜 600 万単位 / 日）などの腸管難吸収性の抗菌薬投与による腸管殺菌も考慮する．劇症肝炎急性期では血漿アミノ酸濃度は高値であるため，特殊アミノ酸製剤の投与は原則しない．
- **凝固線溶異常（DIC を含む）の是正，肝類洞凝固**対策：劇症肝炎では，肝類洞内の凝固平衡が破綻し，微小循環障害が肝壊死の原因となっている場合があり，抗凝固療法は合併症としての DIC の治療になるばかりではなく肝障害を軽減する可能性がある．合成蛋白分解酵素阻害剤（メシル酸ガベキサート，メシル酸ナファモスタット），アンチトロンビンⅢなどによる抗凝固療法を実施する．
- **消化管出血**の予防には H2 受容体拮抗薬，プロトンポンプ拮抗薬を使用する．
- **感染症対策**：劇症肝炎時，肝臓の網内系機能の低下などから易感染性となる．感染症の合併が疑われた場合，大腸菌などの腸管由来グラム桿菌，上気道常在

菌のグラム陽性球菌を標的に広域スペクトルの抗生剤を投与する.
- **脳浮腫**：肝性昏睡の進行に伴い脳浮腫を効率に合併するので，マンニトールを投与し脳圧を下げる.
- **免疫抑制剤**：一部の施設では cyclosporine A（CyA）などが使われているが，明確なエビデンスはない．2004〜2009年の CyA 使用症例は全体の 10.0％にとどまっている.
- 劇症肝炎は特定疾患治療研究事業対象疾患に該当する．患者は，特定疾患と認定されると医療費の一部または全部が公費負担されるため，劇症肝炎の診断がついた時点で家族に申請してもらう.

治療 Up to date

- 厚生労働省「難治性の肝・胆道疾患に関する調査研究班」の報告によると，2004〜2009年，**劇症肝炎，LOHF 全体では大部分の症例で血漿交換と血液濾過透析による人工肝補助が実施されている**（89.8％ および 74.0％）．副腎皮質ステロイドは 73.4％で，抗凝固薬は，46.4％で投与されている.

De novo B 型肝炎からの劇症肝炎

- 以前より HBV キャリアに合併した悪性腫瘍患者に対し，ステロイドを併用した化学療法を施行した場合，HBV の急激な増殖すなわち再活性化（reactivation）により致死的な重症肝炎が発症することが知られていた[9].
- HBs 抗原陰性で HBc 抗体ないし HBs 抗体陽性の HBV 既往感染例は，従来，臨床的には治癒の状態と考えられてきた．しかしこの場合でも肝臓や末梢血単核球中では低レベルながら HBV-DNA の複製が長期間持続することが明らかになっている[10].
- 近年，移植後や B 細胞表面抗原 CD20 に対する抗体であるリツキシマブなど強力な分子標的薬の使用により，HBV 既往感染例からも再活性化による重症肝炎が発症することが報告され[11]，de novo B 型肝炎と呼ばれている．de novo B 型肝炎は通常の B 型肝炎に比して劇症化する頻度が高率で，死亡率も高い[12].

- 2009年,免疫抑制・化学療法により発症するB型肝炎対策ガイドラインが作成された[13].ガイドラインの要旨は以下のとおりである.すなわち,HBs抗原陰性でHBc抗体ないしHBs抗体が陽性,すなわち感染既往例と判断される場合は更にHBV-DNA定量検査を実施し,HBV-DNAが陽性の場合は核酸アナログの予防投与を行う.HBV-DNAが陰性の場合はHBV-DNAを毎月モニタリングしながら,陽性化した時点で直ちに核酸アナログを投与する.同ガイドラインは2011年に改訂されているが(図2),主要な部分は変わっていない.
- リツキシマブ使用例・造血幹細胞移植例以外でも,抗腫瘍剤・免疫抑制剤の使用に伴うHBV再活性化および肝炎劇症化の報告が散見される.例えば,慢性関節リウマチの治療に関するコホート研究において,生物製剤使用群が非使用群に比し,HBV再活性化率が有意に高いことが分かった[14].抗腫瘍剤・免疫抑制剤使用時は,常にHBV再活性化のリスクがある旨を当該主科が十分に認識しておく必要がある.

(木曽真一,古田訓丸)

2. 劇症肝炎   23

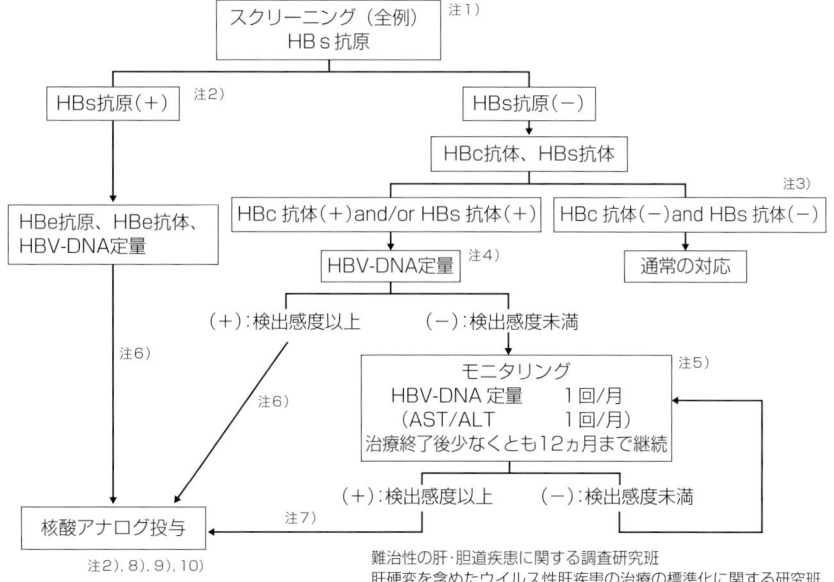

図2 免疫抑制・化学療法により発症するB型肝炎対策ガイドライン（改訂版）*

(補足)
　　　血液悪性疾患に対する強力な免疫抑制・化学療法中あるいは終了後にHBs抗原陽性あるいはHBs抗原陰性例の一部にHBV再活性化によりB型肝炎が発症し，その中には劇症化する症例があり，注意が必要である．その他の疾患においても治療によるHBV再活性化のリスクを考慮して完全に対応する必要がある．また，ここで推奨する核酸アナログ予防投与のエビデンスはなく，劇症化予防効果を完全に保証するものではない．
注1) HBVキャリアおよび既感染者では，免疫抑制・化学療法時にHBVの再活性化が起こることがある．したがって，まずHBs抗原を測定して，HBVキャリアかどうか確認する．HBs抗原陰性の場合には，HBc抗体およびHBs抗体を測定して，既感染者かどうかも確認する．HBs抗原・HBc抗体およびHBs抗体の測定は，高感度の測定法を用いて検査することが望ましい．
注2) HBs抗原陽性例は肝臓専門医にコンサルトする．全ての症例で核酸アナログ投与にあたっては肝臓専門医にコンサルトすることが望ましい．
注3) 初回治療時にHBc抗体，HBs抗体未測定の再治療例では抗体価が低下している場合があり，HBV-DNA定量検査などによる精査が望ましい．
注4) PCR法およびリアルタイムPCR法により実施する．より検出感度の高いリアルタイムPCR法が望ましい．
注5) リツキシマブ・ステロイド使用例，造血細胞移植例はHBV再活性化の高リスクであり，注意が必要である．フルダラビンは強力な免疫抑制作用を有するが，HBV再活性化のリスクは不明であり，今後注意が必要である．
注6) 免疫抑制・化学療法を開始する前，できるだけ早期に投与を開始することが望ましい．
注7) 免疫抑制・化学療法中はHBV-DNA定量検査が検出感度以上になった時点で直ちに投与を開始する．
注8) 核酸アナログはエンテカビルの使用を推奨する．核酸アナログ投与中は原則として1〜3ヵ月に1回，HBV-DNA定量検査を行う．
注9) 下記の条件を満たす場合には核酸アナログ投与の終了を検討して良い．
　　スクリーニング時にHBs抗原（+）例ではB型慢性肝炎における核酸アナログ投与終了基準を満たす場合．スクリーニング時にHBc抗体（+）and/or HBs抗体（+）例では，(1) 免疫抑制・化学療法終了後，少なくとも12ヵ月間は投与を継続すること．(2) この継続期間中にALT（GPT）が正常化していること．（但しHBV以外にALT異常の原因がある場合は除く）(3) この継続期間中にHBV-DNAが持続陰性化していること．
注10) 核酸アナログ投与終了後12ヵ月間は厳重に経過観察する．経過観察方法は各核酸アナログの使用上の注意に基づく．経過観察中にHBV-DNA定量検査が検出感度以上になった時点で直ちに投与を再開する．

(2011年9月26日　改定)

■ 参考文献

1) Gimson AES, et al: Late onset hepatic failure. Clinical, serological and histological findings. Hepatology 6: 288-294, 1986.
2) 坪内博仁, 他：劇症肝炎及び遅発性肝不全（LOHF: late onset hepatic failure）の全国集計（2009年）厚生労働省科学研究費補助金（難治性疾患克服研究事業）「難治性の肝・胆道疾患に関する調査研究」平成 22 年度総括・分担研究報告書：96-113, 2011.
3) Inoue K, et al: Clinical and molecular virological differences between fulminant hepatic failures following acute and chronic infection with hepatitis B virus. J Med Virol 55: 35-41, 1998.
4) Perkins JD: Another formula to determine the prognosis of patients with acute liver failure. Liver Transpl 15: 986-91, 2009.
5) 持田 智：劇症肝炎：わが国における問題点 肝臓 50: 497-506, 2009.
6) 川崎誠治：脳死肝移植の現状と展望 日本消化器病学会雑誌 108: 717-722, 2011.
7) Yoshiba M, et al: Accurate prediction of fulminant hepatic failure in severe acute viral hepatitis: multicenter study. J Gastroenterol 37: 916-921, 2002.
8) 持田 智, 他：①劇症肝炎の診断基準：プロトロンビン時間の扱いに関する検討, ②劇症肝炎, 急性肝不全の概念の改変, ③肝移植ガイドラインの改訂.「厚生労働省科学研究費補助金（難治性疾患克服研究事業）「難治性の肝・胆道疾患に関する調査研究班」平成 20 年度報告書」16-18, 2009.
9) Lok AS, et al: Reactivation of hepatitis B virus replication in patients receiving cytotoxic chemotherapy. Report of a prospective study. Gastroenterology 100: 182-188, 1991.
10) Michalak TI, et al: Hepatitis B virus persistence after recovery from acute viral hepatitis. J Clin Invest 93: 230-239, 1994.
11) Kawatani T, et al: Incidence of hepatitis virus infection and severe liver dysfunction in patients receiving chemotherapy for hematologic malignancies. Eur J Haematol 67: 45-50, 2001.
12) 清澤研道, 他：免疫抑制・化学療法中に発生する de novo B 型急性肝炎の発症機序の検討.「厚生労働省肝炎等克服緊急対策事業「B 型及び C 型肝炎ウイルスの感染者に対する治療の標準化に関する臨床的研究」班平成 18 年度研究報告書」30-32, 2007.
13) 坪内博仁, 他：免疫抑制・化学療法により発症する B 型肝炎対策—厚生労働省「難治性の肝・胆道疾患に関する調査研究」班 劇症肝炎分科会および「肝硬変を含めたウイルス性肝疾患の治療の標準化に関する研究」班合同報告— 肝臓 50: 38-42, 2009.
14) Urata Y, et al: Prevalence of reactivation of hepatitis B virus replication in rheumatoid arthritis patients. Mod Rheumatol 21: 16-23, 2011.

3 B型慢性肝炎 chronic hepatitis B

どういう疾患か？

- 現在わが国において，B型肝炎ウイルス（HBV）に持続感染している，いわゆる **HBV キャリアの割合は約 1%** である．このうち，肝炎・肝硬変を有する症例，あるいは慢性肝炎・肝硬変へと進展する可能性が高く，厳重に経過観察もしくは治療が必要となる患者は約 20 〜 30％と推定される．
- わが国の慢性肝炎，肝硬変，肝癌の約 20％を占める．
- 女性に比し男性でより肝硬変・肝癌への進行率が高い．
- HBV の主なる感染経路としては，**HBV キャリアからの血液や性交渉を介しての感染（水平感染）**と HBV キャリア母から子への母子感染（垂直感染）の 2 つがある．
- 成人が水平感染した場合，急性肝炎（もしくは不顕性感染）となり，多くの場合持続感染（慢性化）とはならない．しかし，近年は**欧米型の genotype A の HBV 感染による急性肝炎の割合が増加傾向にあり，慢性化率が上昇傾向にある．**
- 一方，幼少時（2, 3歳くらいまで）に感染した場合はウイルス排除が起こらず HBV キャリアの状態となる．わが国の HBV キャリアの多くは母子感染による生下時からの感染によるものである．したがって，HBV キャリアを認めた場合，母親，同胞の HBV チェックは必須である．
- HBV の母子感染に関しては 1986 年から国家事業として HB 免疫グロブリン（HBIG）とワクチンを用いた子の感染防止事業がなされており，感染防止率は 95％以上である．したがって，1986 年以降の出生者における HBV キャリア率は 0.05％と非常に少ない．

治療に必要な検査と診断

1. HBV マーカー（抗原抗体検出系）

- HBs 抗原は HBV 感染状態であることの指標．すなわち，HBs 抗原持続陽性＝ HBV キャリアである．一方，**HBs 抗体陽性は，HBV 既感染の指標**である（た

だし，HBワクチン接種者を除く）．
- 最近ではHBs抗原定量が注目されており，HBV-DNA量が低値で肝炎が鎮静化している症例であっても，HBs抗原量が高い場合は発癌リスクが上昇することから，HBs抗原量のモニタリングの重要性が示されている．
- HBe抗原はウイルス増殖の指標であり，HBe抗原陽性はウイルス増殖が高い時期，一方，HBe抗体陽性はウイルス増殖が低い時期を表す．
- HBs抗原抗体系やHBe抗原抗体系では，どちらか一方が陽性になることが多いが，両者陽性や両者陰性例も存在する．この場合は概ね抗原検査の結果を優先して病態を判断してよい．
- 抗原陽性の状態から抗原陰性の状態に変化することを seronegative（SN），さらに抗原陰性/抗体陽性となることを seroconversion（SC）という．一方，抗原陰性/抗体陽性から抗原陽性/抗体陰性に逆戻りすることを reverse SC という．
- HBc抗体は高力価陽性（CLIA法にて10 S/CO以上）の場合，HBs抗原陽性と同義である．HBVのS遺伝子に変異のあるHBV株（HBs抗原陰性/HBs抗体陽性/HBc抗体高力価陽性となる）の検出に有用である．一方，低力価陽性（CLIA法にて1〜10 S/CO）の場合，HBs抗体陽性と同義と考えてよい．すなわちHBs抗体が出現しない既感染を検出できる．
- もう1つのHBc抗体の特徴として，無症候性キャリアではウイルス増殖が高いにも関わらず高力価とならないという点がある．この場合，活動性肝炎の発症とともに値が上昇する．
- IgM型HBc抗体はB型急性肝炎の最もよい指標であるが，HBVキャリアの急性増悪時にも軽度の上昇を認めることがある．
- 近年，新たなマーカーとしてHBコア関連抗原が測定されるようになった．**HBコア関連抗原は肝細胞内のウイルスを示すcccDNAを反映**することが報告されており，核酸アナログ中止の可否の判断基準などに用いられている[1]．

2. HBVマーカー（ウイルス検出系）

- **血中HBV-DNA検査は，直接的なウイルス増殖状態を示す指標**である．HBV-DNA検出は，現在最も感度がよいReal-time PCR法を用いて行うべきである．検出限界は1.8〜8.8 log copies/mLであり，従来のアンプリコア法，TMA法と比べてより低レベルのHBV-DNA増殖を検出できる．
- 一般にHBV-DNAが5 log copies/mLを超える症例で肝炎を来すことが多

く，一方 HBV-DNA が 4 log copies/mL 未満の症例では肝炎は鎮静化していることが多い．
- HBV 遺伝子（genotype）は全部で 8 型（A ～ H）同定されている．わが国の HBV キャリアでは genotype C が大半を占めているが，東北地方や沖縄では genotype B の頻度が高い．一方，欧米では genotype A，D が主体である．なお，genotype 同定検査は 2011 年 5 月より保険収載されている．
- HBV の genotype はさらに subgenotype に細分類される．genotype A，B，C 型はそれぞれ Aa（a：Africa/Asia）と Ae（e：Europe），Bj（j：Japan）と Ba（a：Asia），Cs（s：Southeast Asia）と Ce（e：East Asia）などに細分類されるが，わが国の genotype C 型，B 型に関してはそれぞれ Ce 型，Bj 型が主たる subgentype である．
- **genotype C 型は，B 型に比し HBe 抗原の SN/SC が起きにくく，疾患予後や治療予後においてより不良な傾向がある**[2]．
- 急性肝炎患者においては，わが国でも多様な genotype が検出されており，外国人キャリアからの（おそらくは性交渉による）感染が推測されている．特に **genotype A 型では B 型，C 型に比べて慢性化の頻度が高いため注意を要する**．また，これらの症例のなかには HIV 感染を合併している場合がある．
- Precore 終止コドン（1896A）変異や core promoter（1762T/1764A）変異は HBe 抗原の SN/SC と相関を示す．劇症肝炎での検出率は高いため，急性期の予後予測の一助となる．
- 以上のウイルスマーカー測定の結果から，HBV による肝炎は考えにくいにも関わらず，肝障害が存在する症例では他の原因を考える必要がある．頻度は少ないが他のウイルス（特に HCV，HIV）の重複感染には注意を要する．
- わが国では沖縄県の宮古島など特定の地域を除いては稀であるが，D 型肝炎についても念頭に置いておく必要がある（宮古島における B 型慢性肝炎患者の HDV 抗体陽性率は 20 ～ 30％）．HDV が存在するためには HBs 抗原が必須であり，HDV 感染により B 型慢性肝炎が重症化することが知られている．

3．HBV キャリアの自然経過
- HBV はウイルス自身には細胞傷害性がないか，あっても軽度と考えられており，単に肝細胞内で増殖するだけでは肝炎は起こらない．HBV 遺伝子産物由来のウイルス抗原が肝細胞膜表面上に提示され，これを免疫担当細胞（主に細胞傷害性 T 細胞）が認識することにより，感染肝細胞の破壊すなわち肝炎が

惹起される.この他にも抗原特異的ヘルパーT細胞,さらにはマクロファージ,ナチュラルキラー細胞,ナチュラルキラーT細胞などの免疫担当細胞が炎症,病態の形成に関与する[3].成人に対する初感染ではこの反応は非常に強く急性肝炎が起こる一方,ウイルス排除もほぼ完全に起こるため持続感染となる頻度が低い.

- B型慢性肝炎の病態は,宿主の免疫応答とHBV-DNAの増殖の状態により,主に4期に分類される(**図1**).

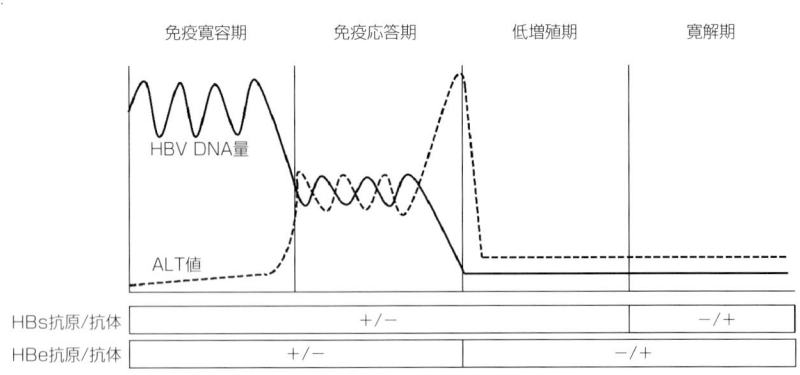

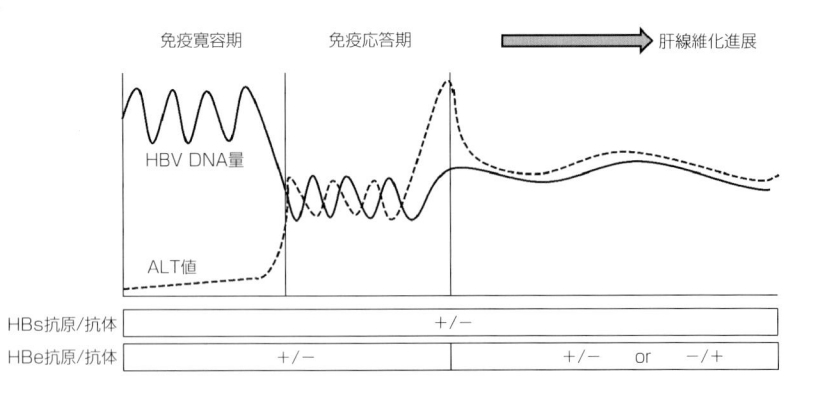

A.

	免疫寛容期	免疫応答期	低増殖期	寛解期
HBs抗原/抗体	+/−	+/−	+/−	−/+
HBe抗原/抗体	+/−	+/−	−/+	−/+

B.

	免疫寛容期	免疫応答期	肝線維化進展
HBs抗原/抗体	+/−	+/−	+/−
HBe抗原/抗体	+/−	+/−	+/− or −/+

A. HBV無症候性キャリアの自然経過
B. 活動性肝炎の自然経過(HBe抗原の有無は問わない)

図1 HBVキャリアの自然経過

3. B型慢性肝炎

〈免疫寛容期　immune tolerance phase〉

　幼少時には，宿主の免疫応答が未発達のため，HBe抗原陽性でHBV-DNA増殖が活発であるがALT値は正常で肝炎の活動性がほとんどない状態である（**無症候性キャリア**）．感染力は強い．多くは乳幼児期の感染後数年にわたり持続する．

〈免疫応答期　immune clearance phase〉

　個人差はあるが，10〜30歳代になるとHBVに対する免疫反応が活発となり肝炎が起こる．成人になってからの感染では，感染後早期に免疫応答が起こるが，成人初感染の場合と異なりこの免疫反応はさほど強くなく（ALT < 200 IU/L程度），そのためウイルス排除も完全には起こらず，結果として慢性肝炎となる．時に強い免疫反応が惹起され，かなり強い肝炎（ALT > 400 IU/L）が引き起こされる．

　このような急性増悪の後にしばしばHBe抗原のSN/SCが起こり，HBV-DNAが低下し，肝炎の鎮静化が認められる．自然経過では年率5〜10%程度にHBe抗原のSN/SCが起こる．HBe抗原陽性の状態が長期間続き，肝炎が持続する場合は肝病変が進展する（**HBe抗原陽性肝炎**）．

〈低増殖期　low replicative phase〉

　HBe抗原のSN/SC後は，多くの場合，肝炎は鎮静化し，HBV-DNA量は4 log copies/mL以下の低値が持続する（**非活動性キャリア***）．しかし，HBe抗原のSN/SC後，10〜30%の症例ではHBe抗原陰性の状態でHBV再活性が起こり，肝炎が再燃する（**HBe抗原陰性肝炎**）．また，4〜20%の症例では，リバースセロコンバージョン，即ち，HBe抗体消失ならびにHBe抗原の再出現を認める．

*非活動性キャリアの定義：1年以上の観察期間，3回以上の検査でHBe抗原陰性かつALT値30 IU/L以下かつHBV-DNA 4 log copies/mL未満を満たす症例

〈寛解期　remission phase〉

　HBe抗原のSN/SCを経て，一部の症例ではHBs抗原が消失し，HBs抗体が出現する．寛解期では，血液検査所見，肝組織所見とも改善する．HBV持続感染者での自然経過におけるHBs抗原消失率は約1%と考えられている．

4. 疾患進行度に関する検査

- HBVキャリアの自然経過において，免疫応答期の肝炎が強く，かつ長期にわたる症例では，慢性肝炎から肝硬変へと病期が進行する．

- ウイルス性慢性肝炎では，その疾患進行度を「活動性」と「線維化」の2つに分けて評価する．前者は疾患進行のスピードを，後者は疾患進行の累積状態を表すことになる．その診断は腹腔鏡による肉眼所見や肝生検による組織検査で行うのが原則である．
- 肝組織診断にはわが国では肝組織診断基準（新犬山分類）が用いられ，線維化，活動性をそれぞれ独立して評価する．線維化の程度は，F0：線維化なし，F1：門脈域の線維性拡大，F2：線維性架橋形成，F3：小葉のひずみを伴う線維性架橋形成，F4：肝硬変の5段階に，一方，活動性の程度はA0：壊死・炎症所見なし，A1：軽度，A2：中等度，A3：高度の4段階に分類する．
- **血液検査ではALT値が活動性を反映**する．一方，血小板数などが線維化の目安となり得るが，B型肝炎では，肝硬変であっても血小板数が正常範囲内である症例が少なからず存在し，線維化の程度を血液検査のみから正確に判断することはかなり困難である．
- したがって，可能な限り肝生検による組織学的検査を行い正確な疾患進行度を把握することが重要である．なお，肝硬変まで進行すると，概ね超音波検査で診断が可能である．
- 近年では，**肝線維化評価の方法として，侵襲の伴う肝生検に代わり超音波を用いて肝硬度を測定する**Fibroscan®，ARFI（acoustic radiation force impulse）などが広まりつつある[4]．
- 以上より，B型慢性肝炎では各々の症例において①自然経過のどのphaseに相当するのか？②現在の疾患進行度はどの程度であるのか？の2点を理解し，経過観察や治療の方針を決定する必要がある．特に肝硬変症例では肝癌発症リスクが非常に高いため，頻回（3〜4ヵ月毎）の画像診断でのスクリーニングが必須となる．

5．HBe抗原SN/SC後の症例の扱い

- ワンポイントのHBe抗原抗体検査においてSNもしくはSCが認められる症例の中で，その後もALT正常化が持続するのは約60％に過ぎない．残りの症例ではHBe抗原が再陽転して肝炎の再燃を来たすか，もしくは10〜30％の症例ではHBe抗原陰性のままALT値が上昇する（HBe抗原陰性肝炎）．どちらの場合も疾患が進行する可能性があるため，厳重な経過観察のうえ，抗ウイルス療法を考慮する必要がある．
- HBV-DNA＜4 log copies/mL かつ持続的なALT正常化が認められ，肝炎が

鎮静化した状態となっていても，すでに肝硬変まで進展した症例も存在する．このような症例では肝発癌の可能性があるため定期的な画像検査が必要となる（3～6ヵ月毎が望ましい）．実際には明らかに肝硬変を認めない症例からの肝発癌も認められるため，ALT 正常例においても，経過観察を継続することが重要である．

- 以上のように，HBV キャリアにおいては，短期的な経過だけでは長期予後を完全に予測することはできない．臨床経過が良好な症例であっても，経過観察は可能な限り続けるべきである．

6. HBV 再活性化（de novo B 型肝炎）

- HBV 感染患者において，免疫抑制・化学療法により HBV が再増殖することを HBV 再活性化といい，特に既往感染者からの再活性化に起因する肝炎は，「de novo B 型肝炎」と称する．HBs 抗体陽性でも再活性化は起こりうる．
- 免疫抑制の程度により再活性化のリスクは異なり，造血幹細胞移植や臓器移植においてリスクが高く，次にリツキシマブ，フルダラビンなども比較的リスクが高い．一方，ステロイドやメトトレキセートはやや低リスクであるが，投与中止後に重症の再活性化肝炎を来たすことが報告されている．
- HBV 再活性化肝炎は重症化しやすく，また再活性化により原疾患の治療を困難にさせるため発症を阻止することが重要である．このため，**再活性化のリスクを有する免疫抑制・化学療法を行う前に HBV 感染をスクリーニングする必要がある**．
- 厚生労働省研究班により，「免疫抑制・化学療法による B 型肝炎対策ガイドライン」が作成されており，スクリーニング後はこれに準じて対応する（図2）[5]．
- 再活性化に対する核酸アナログの予防投与として，エンテカビルが推奨される．
- 新規薬剤に関する HBV 再活性化に関する情報は，医薬品医療機器総合機構（PMDA）による副作用情報（http://www.info.pmda.go.jp/fukusayou/menu_fukusayou_attention/html）に更新されている．

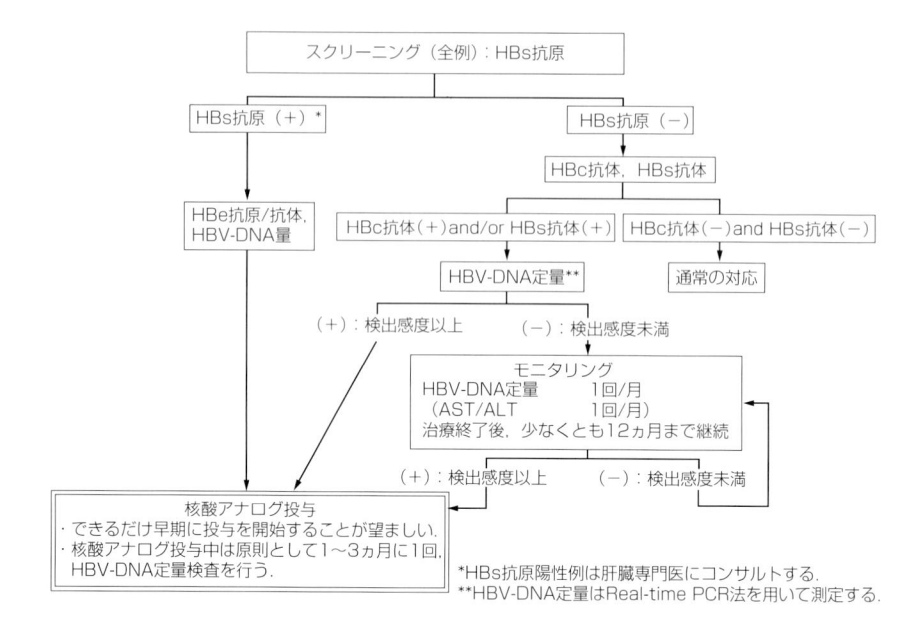

```
                    ┌─────────────────────────────┐
                    │ スクリーニング (全例):HBs抗原 │
                    └─────────────────────────────┘
                         │                    │
                ┌────────┴─────┐      ┌───────┴────────┐
                │ HBs抗原 (+) *│      │ HBs抗原 (－)   │
                └──────────────┘      └────────────────┘
                        │                     │
                        │             ┌───────┴────────┐
                        │             │ HBc抗体, HBs抗体│
                        │             └────────────────┘
                        │               │            │
          ┌─────────────┤       ┌───────┴──────┐ ┌──┴──────────────────┐
          │HBe抗原/抗体,│       │HBc抗体(+)and/│ │HBc抗体(－)and HBs抗体(－)│
          │HBV-DNA量   │       │or HBs抗体(+) │ └──────────────────────┘
          └─────────────┘       └──────────────┘          │
                                     │               ┌────┴────┐
                              ┌──────┴──────┐        │通常の対応│
                              │HBV-DNA定量**│        └─────────┘
                              └─────────────┘
                            (+):検出感度以上   (－):検出感度未満
                                                      │
                                           ┌──────────┴──────────┐
                                           │    モニタリング      │
                                           │HBV-DNA定量  1回/月  │
                                           │(AST/ALT)   1回/月   │
                                           │治療終了後,少なくとも │
                                           │12ヵ月まで継続       │
                                           └─────────────────────┘
                                         (+):検出感度以上 (－):検出感度未満
   ┌──────────────────────────────────────────────────┐
   │              核酸アナログ投与                     │
   │ ・できるだけ早期に投与を開始することが望ましい.   │
   │ ・核酸アナログ投与中は原則として1~3ヵ月に1回,    │
   │   HBV-DNA定量検査を行う.                          │
   └──────────────────────────────────────────────────┘
              *HBs抗原陽性例は肝臓専門医にコンサルトする.
              **HBV-DNA定量はReal-time PCR法を用いて測定する.
```

図2 厚生労働省研究班による「免疫抑制・化学療法によるB型肝炎対策ガイドライン」[5]

EBMに基づく治療の実際

1. 治療法の種類とその選択 (表1)

① 抗ウイルス治療
- 核酸アナログ (NA):ラミブジン (LAM), アデホビル (ADV), エンテカビル (ETV)
- インターフェロン (IFN):ペグインターフェロン (Peg-IFN)
- Sequential療法

② その他の治療
- 肝庇護療法:グリチルリチン製剤, ウルソデオキシコール酸, 小柴胡湯
- 免疫賦活療法:ステロイド離脱療法

2. 抗ウイルス治療の適応とその選択 (図3)

- B型慢性肝炎に対する**治療の目標**は,「治療によりHBV感染者の生命予後お

表1 B型慢性肝炎の治療法

- 抗ウイルス療法
① インターフェロン療法

・スミフェロン®	600～900万単位	皮下・筋肉注射	2週間連続＋週3回22週投与
・イントロンA®	600～1000万単位	筋肉注射	2週間連続＋週3回22週投与
・オーアイエフ®	500～1000万単位	筋肉注射	2週間連続＋週3回22週投与
・フェロン®	600万単位	静脈注射	2週間連続＋週3回22週投与
・ペガシス®(Peg-IFN α 2a)	90～180μg	皮下注射	週1回24～48週投与

② 核酸アナログ療法

・バラクルード®(エンテカビル)	0.5mg	経口投与	1日1回（食間）
・ゼフィックス®(ラミブジン)	100mg	経口投与	1日1回（食後）

＊LAM耐性ウイルス出現によるHBV-DNA再上昇, ALT再上昇時

・ヘプセラ®(アデホビル)	10mg	経口投与	1日1回（食後）
ゼフィックス®(ラミブジン)	100mg	経口投与	1日1回（食後）

上記を併用する.

③ Sequential療法

核酸アナログとインターフェロンを4週併用後, インターフェロン単独療法を20-44週継続

- 免疫賦活療法
・ステロイド離脱療法

・セロシオン®(プロパゲルマニウム)	30mg/日	経口投与	分3, 毎食後

- 肝庇護療法

・ウルソ®	300～600mg/日	経口投与	分3, 毎食後
・強力ネオミノファーゲンC®	40～60mL	静脈注射	週3～7回
・小柴胡湯®	7.5g/日	経口投与	分3, 毎食後

よび QOL を改善すること」である．予後不良となる因子は，急性あるいは慢性肝不全への進展，肝細胞癌である．このうち，慢性肝不全ならびに肝細胞癌発症においては，HBV-DNA 高値，ALT 高値，肝線維化進展が危険因子であることが明らかであるため，抗ウイルス治療を行うことにより発症リスクが低下する可能性がある[6]．

- 抗ウイルス治療の**最終目標は HBs 抗原消失**である．
- 抗ウイルス治療の短期的な目標は，HBV-DNA 増殖抑制，ALT の持続正常，HBe 抗原陰性化である．核酸アナログ治療継続症例においては HBV-DNA 陰性の維持，IFN 治療症例と核酸アナログ投与中止症例においては，治療終了後 24～48 週時点で HBV-DNA 4 log copies/mL 未満を維持することを目標とする．
- **慢性肝炎における治療対象は ALT31IU/L 以上かつ HBV-DNA 4 log copies/mL 以上の症例**である（HBe 抗原の有無は問わない）．免疫寛容期にある HBe 抗陽性の無症候性キャリアと，HBe 抗原セロコンバージョン後の非活動性キャリアは治療適応外となる．
- 治療適応を満たさない症例のなかにも，線維化進行例においては発癌リスクがあるため，画像所見や血小板数などで線維化が進行している疑いがあれば，肝生検による精査を行い，中等度以上の肝線維化（F2 以上），肝炎活動性（A2 以上）を認めた場合には治療を検討しなければならない[7]．
- 肝硬変は慢性肝炎と比較し慢性肝不全，肝癌への進展リスクが高いため，より積極的な治療介入が必要であり，**HBV-DNA 陽性であれば HBV-DNA 量，ALT 値に関わらず治療対象**となる．

3．インターフェロン治療

- IFN は約 30 年の歴史を有する治療法である．**ウイルス増殖抑制作用に加えて，宿主細胞へのウイルス抗原提示の増加などの宿主の免疫調整作用を有し，また，投与終了後も抗ウイルス効果が持続**する．
- わが国では，従来の IFN 製剤に加えて，2011 年より IFN 徐放剤であるペグインターフェロン α 2a（Peg-IFN α 2a）が B 型慢性肝炎に対して投与可能となっている．
- Peg-IFN α 2a 治療で治療効果が得られる症例は，HBe 抗原陽性の約 20～30％，HBe 抗原陰性の約 20～40％である[8]．
- 従来型 IFN と Peg-IFN α 2a を比較した海外の RCT では，Peg-IFN α 2a にお

図3 抗ウイルス治療の適応

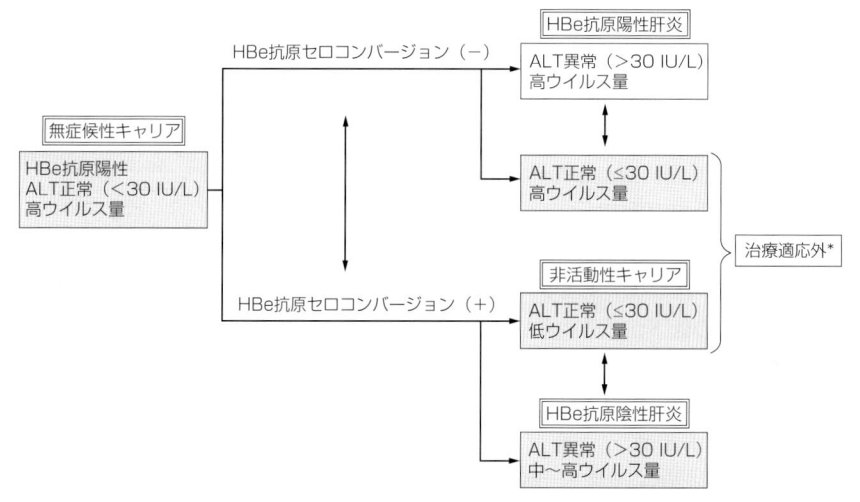

＊ただし，肝線維化が進行している場合は治療を考慮する

いて有意に治療成績が良好であることが示された[9]．しかし従来型 IFN は自己注射が可能であるため，QOL を重視する場合には従来型 IFN が選択される．
- 従来型 IFN においては，genotype C，高齢，肝線維化進展は効果不良の予測因子であったが，Peg-IFN α 2a においては治療反応性に関する予測因子は明らかではない．
- IFN 投与中は感冒様症状，血球減少，不眠・うつ，甲状腺機能異常，耐糖能異常，自己免疫異常，眼底出血，間質性肺炎などの多彩な副作用が出現し，中にはきわめて重篤なものもあるため，厳重な観察が必要である．

4．核酸アナログ治療
- 核酸アナログは HBV-DNA の複製を阻害することで**非常に強い HBV-DNA 増殖抑制作用**を有する．
- 2000 年にラミブジン，2004 年にアデホビル，2006 年にエンテカビルがそれぞれ保険適応となっている．
- 核酸アナログは，肝細胞の核内に存在する cccDNA の合成を阻止することができないため，HBV-DNA が陰性化しても核酸アナログ中止時にはこの

cccDNA が鋳型となり，ウイルス複製が再開して肝炎が再燃する．そのため長期継続投与が基本となる．
- **長期投与により薬剤耐性変異ウイルスが出現する可能性**がある．
- 催奇形性のリスクがあるため挙児希望のある女性への長期継続治療には適さない．また，長期内服の安全性は確立していない．

(1) 核酸アナログ製剤
① ラミブジン（LAM）
- LAM は強い抗ウイルスを有しており，100mg/ 日の投与にて**約90％の症例で血中 DNA の低下**が，また約 70％の症例で ALT 持続正常化が得られる[10]．
- LAM は長期投与により高率に耐性変異ウイルスが出現し，抗ウイルス作用を喪失する．これは HBV ゲノムの逆転写酵素（RT）ドメインの 204 番目のアミノ酸がメチオニン（M）からバリン（V）もしくはイソロイシン（I）に置換される rtM204V/I 変異が生じるために起こる．さらに rtL180M 変異が生じることもある．
- 耐性変異ウイルス出現率は投与開始後 1 年で 24％，2 年で 38％，3 年で 49％，4 年で 67％と高率である[11]．
- 耐性変異ウイルスの出現は，LAM 投与継続中にも関わらず血中 HBV-DNA が再上昇することで容易に予測が可能である．一般に，LAM 投与開始後に陰性化していた HBV-DNA が陽転した場合，あるいは HBV-DNA が最低値より 1 log copies/mL（10 倍）以上上昇した場合には耐性変異ウイルス出現の可能性が高い．
- 耐性変異ウイルスが出現すると多くの症例で ALT の再上昇（breakthrough hepatitis）がみられ，時に強い急性増悪を来たす．
- **耐性変異ウイルス出現症例では，ADV の追加併用投与が必要**である．追加投与のタイミングとしては，①耐性変異ウイルス出現を確認した時点，②耐性変異ウイルスが増殖し HBV-DNA が 5 log copies/mL 以上に上昇を認めた時点，③ breakthrough hepatitis が出現した時点の 3 つが挙げられるが，一定の見解はない．しかし肝予備能の低下した肝硬変症例では breakthrough hepatitis を発症した際に重篤化する可能性が高いため，できるだけ早い対応，すなわち①の時点で ADV 追加投与を行うべきである．

② アデホビル（ADV）
- ADV は 10mg/ 日の投与にて HBV-DNA の 3～5 log copies/mL 程度の低下が得られ，また ALT 正常化も約 50～70％に認められる[12,13]．

- LAMと交叉耐性をもたず，すなわち一方の薬剤に対する耐性ウイルスが他方の薬剤にそれぞれ感受性を有しており，相補的な働きを有するためである．
- わが国では，ADV は主に LAM 耐性変異ウイルス出現症例に投与されている．
③　エンテカビル（ETV）
- 初回投与例に対してはLAMに比し，より強力な抗ウイルス効果を有している．0.5mg/日の投与にて，**HBV-DNA 陰性化率，ALT 正常化率が約 70～80％と高率**であり，また，**耐性変異ウイルス出現率も投与 3 年の時点において 1％未満と非常に低率であるため，現在では核酸アナログ治療の第一選択薬**となっている[14-16]．
- LAM 耐性変異ウイルス出現症例にも有効であるが，ETV LAM と交叉耐性を有するため抗ウイルス効果は初回投与例に比し弱く，また，ETV 耐性変異ウイルス出現率が 3 年で約 15％と高率のため，LAM 耐性変異ウイルス出現症例に対する ETV 投与は推奨されない．
- ETV 耐性変異の出現様式としては，LAM 耐性変異（rtM204V/I, rtL180M）に付加する形で rtT184G, rtS202I, rtM250V などの変異が起こり，結果として LAM /ETV 両者耐性ウイルスとなる．
- LAM /ETV 両者耐性ウイルスには ADV が有効とされているが，LAM/ADV 併用投与あるいは ETV/ADV 併用投与のどちらが有効かは，いまだ結論が得られていない．

(2)　核酸アナログ中止
- **厚生労働省研究班により核酸アナログ中止に伴うリスク回避のための指針**が示された[17]．2 年以上の核酸アナログ治療歴があり血中 HBV-DNA ならびに HBe 抗原が陰性である症例が核酸アナログ中止対象とされており，中止時の HBs 抗原量と HB コア関連抗原量から再燃リスクを予測している（**表2**）．
- 低リスク群においては 80～90％の症例で中止後の再燃を認めていないが，低リスク群は全症例の約 10％であったため，現在，Sequential 療法などが検討されている．

5．Sequential 療法
- Sequential 療法は，核酸アナログを先行投与してから IFN を併用し，その後 IFN 単独投与を行う方法であり，"Peg-IFN の治療効果を増強する目的で行う場合" と "核酸アナログ治療中止を目的で行う場合" に分けられる．
- **Peg-IFN の治療効果の増強を目的とする Sequential 療法については明らかな**

表2 ウイルス抗原量のスコア化による核酸アナログ中止後再燃リスクの評価

中止時HBs抗原量	スコア	中止時HBコア関連抗原量	スコア
1.9 log IU/mL（80 IU/mL）未満	0	3.0 log U/mL 未満	0
1.9〜2.9 log IU/mL（80〜800 IU/mL）	1	3.0〜4.0 log U/mL	1
2.9 log IU/mL（800 IU/mL）以上	2	4.0 log U/mL 以上	2

再燃リスク	総スコア	予測成功率	評価
低リスク群	0	80〜90%	中止を考慮しても良い群．ただし，低リスク群でも肝炎再燃症例が存在するため，再燃に対する注意は必須である．
中リスク群	1〜2	約50%	状況によって中止を考慮しても良い群．この群では，中止の条件や方法を今後さらに検討する必要がある．
高リスク群	3〜4	10〜20%	治療の継続が推奨される群．ただし，35歳未満では中止成功例が比較的高く30〜40%である．

有効性は示されていない．
- 核酸アナログ治療中止における Sequential 療法の有用性については，厚生労働省研究班にて検討中であり，現時点でエビデンスは確立されていない．

6. その他の治療
- B型慢性肝炎に対する治療には，過去に免疫賦活療法として，ステロイド離脱療法やプロパゲルマニウム療法が試みられてきたが，非常に強い肝障害を引き起こすことがあり，現在ではほとんど用いられていない．
- SNMC，UDCA，小柴胡湯は抗ウイルス作用を有さないが，肝細胞保護作用に基づく ALT 値の低下を期待して行われる治療である．

治療 Up to date

1. 新規核酸アナログ
- わが国には導入されていないが，新規核酸アナログ製剤として，テノホビル（TDF），テルビブジン（LdT），クレブジン（L-FMAU），エムトリシタビン（FTC）などの開発が進んでいる．
- テノホビルは HIV，HBV 両者に抗ウイルス作用を有するため，本邦でも HIV に対してはすでに保険適用を得ている薬剤である．HBV に対しても強力な抗ウイルス効果を有するが，特筆すべきことは**薬剤耐性が長期投与（3 年）で出現していないこと**であり，また，**LAM，ETV と交叉耐性を示さない**ため今後のわが国での適応拡大が期待される[18]．
- テルビブジンは抗ウイルス効果については LAM より良好な成績が得られており，安全性においても優れているが薬剤耐性ウイルスの出現率が高率であることが問題である．現時点ではわが国での開発予定はない．
- クレブジンは韓国では B 型慢性肝炎に対する治療薬として認可されており，in vitro ではラミブジンの 10 倍の強力な抗ウイルス効果を有する．この薬剤の抗ウイルス効果は治療中止後も継続しているため，肝細胞の核内に存在する cccDNA を減らす可能性が示唆されている．現時点ではわが国での開発予定はない．
- エムトリシタビンは HIV，HBV 両者に抗ウイルス作用を有し，TDF との合剤である Trubada が HIV 治療に用いられている．

2. 肝移植
- 代償性 B 型肝硬変もしくは HBV 関連肝細胞癌にて肝移植を受けた症例では，以前は移植肝への HBV 再感染により FCH（fibrosing cholestatic hepatitis）を来たすため移植肝の予後は不良であった．現在は移植前に核酸アナログ治療を開始し，術中から高力価 HBs 抗体含有免疫グロブリン（HBIG）を投与し，術後に核酸アナログと HBIG を併用する再発予防により，HBV 関連肝移植と非 HBV 関連肝移植患者の予後に差は認められなくなっている[19]．
- わが国では脳死ドナーが少ないため，親族内での臓器提供による生体肝移植が一般的であったが，この場合同胞ドナーも HBV キャリアであることが多くドナーの選定は慎重を要した．しかし，2010 年 1 月の肝移植法改正に伴い脳死ドナーによる臓器移植は増加しており，したがって肝移植は B 型慢性肝疾患

の終末期における重要な治療法として認識しておく必要がある.

(平松直樹,山田涼子)

■ 参考文献

1) Suzuki F, et al: Correlation between serum hepatitis B virus core-related antigen and intrahepatic covalently closed circular DNA in chronic hepatitis B patients. J Med Virol 81: 27-33, 2009.
2) Orito E, et al: Geographic distribution of hepatitis B virus (HBV) genotype in patients with chronic HBV infection in Japan. Hepatology 34: 590-594, 2001.
3) Chisari FV: Cytotoxic T cells and viral hepatitis. J Clin Invest 99: 1472-1477, 1997.
4) Friedrich-Rust M, et al: Liver fibrosis in viral hepatitis: noninvasive assessment with acoustic radiation force impulse imaging versus transient elastography. Radiology 252: 595-604, 2009.
5) 坪内 博, 他:免疫抑制・化学療法により発症するB型肝炎対策 厚生労働省「難治性の肝・胆道疾患に関する調査研究」班劇症肝炎分科会および「肝硬変を含めたウイルス性肝疾患の治療の標準化に関する研究」班合同報告. 肝臓 50: 38-42, 2009.
6) Chen CJ, et al: Risk of hepatocellular carcinoma across a biological gradient of serum hepatitis B virus DNA level. Jama 295: 65-73, 2006.
7) Kumada T, et al: Incidence of hepatocellular carcinoma in patients with chronic hepatitis B virus infection who have normal alanine aminotransferase values. J Med Virol 82: 539-545, 2010.
8) 林 紀夫, 他:B型慢性肝炎患者に対するペグインターフェロン α-2a の有効性及び安全性の検討. 肝臓 53: 135-146, 2012.
9) Cooksley WG, et al: Peginterferon alpha-2a (40 kDa): an advance in the treatment of hepatitis B e antigen-positive chronic hepatitis B. J Viral Hepat 10: 298-305, 2003.
10) Lai CL, et al: A one-year trial of lamivudine for chronic hepatitis B. Asia Hepatitis Lamivudine Study Group. N Engl J Med 339: 61-68, 1998.
11) Lai CL, et al: Prevalence and clinical correlates of YMDD variants during lamivudine therapy for patients with chronic hepatitis B. Clin Infect Dis 36: 687-696, 2003.
12) Marcellin P, et al: Adefovir dipivoxil for the treatment of hepatitis B e antigen-positive chronic hepatitis B. N Engl J Med 348: 808-816, 2003.
13) Hadziyannis SJ, et al: Adefovir dipivoxil for the treatment of hepatitis B e antigen-negative chronic hepatitis B. N Engl J Med 348: 800-807, 2003.
14) Chang TT, et al: A comparison of entecavir and lamivudine for HBeAg-positive chronic hepatitis B. N Engl J Med 354: 1001-1010, 2006.
15) Yokosuka O, et al: Long-term use of entecavir in nucleoside-naive Japanese patients with chronic hepatitis B infection. J Hepatol 52: 791-799, 2010.
16) Tenney DJ, et al: Long-term monitoring shows hepatitis B virus resistance to entecavir

in nucleoside-naive patients is rare through 5 years of therapy. Hepatology 49: 1503-1514, 2009.
17) 田中榮司, 他：核酸アナログ薬中止に伴うリスク回避のための指針 2012　厚生労働省「B型肝炎の核酸アナログ薬治療における治療中止基準の作成と治療中止を目指したインターフェロン治療の有用性に関する研究」の報告. 肝臓 53: 237-242, 2012.
18) Heathcote EJ, et al: Three-year efficacy and safety of tenofovir disoproxil fumarate treatment for chronic hepatitis B. Gastroenterology 140: 132-143, 2011.
19) Han SH, et al: Conversion from intravenous to intramuscular hepatitis B immune globulin in combination with lamivudine is safe and cost-effective in patients receiving long-term prophylaxis to prevent hepatitis B recurrence after liver transplantation. Liver Transpl 9: 182-187, 2003.

4 C型慢性肝炎 chronic hepatitis C

どういう疾患か

- 1989年，C型肝炎ウイルス（HCV）は米国のChooらによって発見され，従来，非A非B型肝炎と診断されていた患者の9割以上，アルコール性肝障害と診断されていた症例の半数以上がHCVによる肝障害であることがわかった．
- HCVキャリアは全世界で1億7000万人から2億人（1999年，WHO統計），わが国で約200万人（全人口の約1.4%）と推定されている．
- わが国における慢性肝炎，肝硬変，肝細胞癌症例の7～8割はHCV関連である．
- **HCV感染がいったん成立すると**，健康成人への感染であっても**60～80%と高率に慢性肝炎へと移行し**，さらに慢性化してしまうとほとんど自然治癒はなく，ウイルスキャリア状態が持続する．
- **感染源は主にHCVキャリアの血液**．感染経路は，輸血，入れ墨，医療従事者の針刺し事故，drug injectionなどであるが，**約半数は不明**．母子感染や性行為による感染は少なく，家族内感染全体で5%程度である．

治療に必要な検査と診断

- HCV抗体陽性の結果が得られた場合，C型肝炎の確定診断のためにHCV-RNA検査を行う．通常，HCV-RNA定量検査（Real-time PCR法）を行う．**HCV-RNA定量検査**が陰性であった場合，主にHCV既感染を意味し，その時点でのHCV感染は否定的である．
- 自己免疫性肝炎にHCV陽性症例があるため，抗核抗体の測定は必要である．また，B型肝炎ウイルスの重複感染も除外しておく（HBs抗原，HBs抗体，HBc抗体）．
- ウイルス学的検査として，HCV-RNA量ならびにHCV遺伝子型（genotype）の検索が抗ウイルス療法の治療効果予測に必要である．
- Real-time PCR法の測定範囲は，1.2～7.8 log IU/mL（15 IU/mL～69000 KIU/mL）である．

- HCV-RNA 量は Real-time PCR 法では 5 log IU/mL を境界とし，以上を高ウイルス量，未満を低ウイルス量とする．
- わが国における C 型肝炎症例の HCV 遺伝子型は，genotype 1a は稀で，genotype 1b（70％），2a（20％），2b（10％）に分かれる．通常，簡便な serotype が測定され，genotype 1a，1b は serotype 1 型，genotype 2a，2b は serotype 2 型と判別される．genotype 2a と 2b には IFN 治療効果に大きな差がないため，IFN の治療効果予測には serotype の測定で十分である．
- C 型肝炎に対する抗ウイルス療法の治療効果判定は，著効（治療終了時点で HCV-RNA の陰性化を認め，治療終了後 24 週後においても HCV-RNA 陰性が持続），再燃（治療終了時点で HCV-RNA の陰性化を認めるが，投与終了後 24 週以内に HCV-RNA が再陽性化），ならびに無効（治療にて HCV-RNA の陰性化を認めず）に分けられる．
- 肝機能検査として，AST，ALT，ALP，γ GTP，ビリルビンなどの測定を行うが，慢性肝炎の炎症の程度は ALT が最もよく反映する．血小板数は直接的な線維化の指標ではないが，肝病変の進展に応じて低下することが知られている．その他，線維化マーカーとして γ-グロブリン，プロコラーゲンIIIペプチド，IV型コラーゲン，ヒアルロン酸などを参考とする．
- 超音波検査や CT 検査などの画像検査により抗ウイルス療法前には肝癌の併発がないことを確認する．
- 肝組織検査は肝組織の炎症と線維化の程度を正確に知るために行うことが望ましい．特に線維化の程度により，自然経過での肝硬変や肝癌への進展予測が可能であるため，抗ウイルス療法の適応を考える上で重要である．
- 肝組織評価はわが国では**肝組織診断基準（新犬山分類）**が使用されている．（「B 型慢性肝炎」の項参照）．
- 肝線維化の非侵襲的な評価方法として，Fibroscan や VTTQ などが用いられている．

EBM に基づく治療の実際

1．C 型肝炎の治療薬（表 1）

- Interferon α（IFN α）にポリエチレングリコールを結合的に付加させたものが Pegylated-IFN α（Peg-IFN α）である．持続的に吸収され，また非修飾の

表 1　主な C 型肝炎の主な抗ウイルス療法の適応

1) テラプレビル /Peg-IFN/ リバビリン併用療法（テラビック®/ ペグイントロン®/ レベトール®）
   適応：慢性肝炎：初回治療（1 型高ウイルス量），再治療（1 型全て）
   　　　　肝硬変　：なし
2) Peg-IFN/ リバビリン併用療法（ペガシス®/ コペガス®，ペグイントロン®/ レベトール®）
   適応：慢性肝炎：初回治療（1 型高ウイルス量，2 型高ウイルス量*）
   　　　　　　　　再治療（全て）
   　　　　　　　　（*ペグイントロン®/ レベトール®のみ投与可能）
   　　　　肝硬変　：全て
3) IFN β / リバビリン併用療法（フェロン®/ レベトール®）
   適応：慢性肝炎：初回治療（1 型高ウイルス量，2 型高ウイルス量）
   　　　　　　　　再治療（全て）
   　　　　肝硬変　：1 型低ウイルス量，2 型全て
4) IFN 単独療法（ペガシス®，スミフェロン®）
   適応：慢性肝炎：初回治療（1 型低ウイルス量，2 型低ウイルス量）
   　　　　肝硬変　：全て

IFN よりもクリアランスの速度が遅いため，半減期が長く，週 1 回の投与で持続的な血中濃度が維持される．
- Peg-IFN には 2 種類あり，IFN α 2a（ロフェロン A®）由来の Peg-IFN α 2a（ペガシス®）と IFN α 2b（イントロン A®）由来の Peg-IFN α 2b（ペグイントロン®）がある．血中半減期は前者の方がやや長く，抗ウイルス活性は後者の方がやや強い．
- わが国では，Peg-IFN 単独療法は Peg-IFN α 2a でのみ保険認可されている．
- リバビリンは，プリンヌクレオシドアナログで，RNA および DNA ウイルスに幅広い抗ウイルス活性を示す．リバビリンの作用機序として，Th1 優位の免疫誘導作用，ウイルスの変異誘導，RNA ポリメラーゼの抑制，細胞内 GTP の枯渇作用などが推察されている．C 型慢性肝炎に対するリバビリンの単独投与では，HCV-RNA 量の低下は認められず，IFN との併用投与を行う．
- テラプレビルは，HCV の増殖に重要な役割を果たしている HCV 遺伝子非構

造蛋白である NS3-4A プロテアーゼを直接阻害することにより，ウイルス増殖を強力に阻害するプロテアーゼ阻害剤である．テラプレビルは，genotype 1 型高ウイルス量の C 型慢性肝炎に対して Peg-IFN α 2b/ リバビリンとの併用療法として使用可能である（2011 年 9 月に保険認可）．テラプレビルは薬物代謝酵素 CYP3A4/5 を強力に阻害し，またその基質となることから，多くの薬剤が併用禁忌・併用注意とされている．添付文書を参照し，投与前によく確認することが必要である．

2．C 型肝炎の治療選択

- C 型慢性肝炎，C 型代償性肝硬変に対する治療方法は，原則としてウイルス排除を目的とする抗ウイルス療法を行う．抗ウイルス療法が施行できない場合や無効であった場合，トランスアミナーゼの鎮静化，抗炎症を目的とする肝庇護療法を行う．
- テラプレビル（テラビック®）/Peg-IFN α 2b（ペグイントロン®）/ リバビリン（レベトール®）併用療法および Peg-IFN/ リバビリン併用療法（ペガシス®/ コペガス®またはペグイントロン®/ レベトール®）〈うつの場合は IFN β（フェロン®）/ リバビリン（レベトール®）〉が C 型肝炎に対する抗ウイルス療法の中心である．
- わが国における各抗ウイルス剤の保険適応は表 1 に，それぞれの治療方法は表 2 の通りである．
- genotype 1 型高ウイルス量症例：日本肝臓学会のガイドラインから治療の方針が示されている．基本的には，高齢者では Peg-IFN/ リバビリン併用療法を導入，非高齢者で線維化軽度の症例は治療待機も可能である（図 1-A）．また，初回治療の場合は，IL28B 遺伝子多型（single nucreotide polymorphism: SNP），HCV core アミノ酸（70 番）変異を参考にし（図 1-B），既治療の場合は，前治療での治療の反応性を参考にする（図 1-C）（Side Memo 参照）．
- genotype 1 型低ウイルス量症例：初回治療には Peg-IFN α 2a または IFN 単独療法を行う．再治療には，前治療が IFN または Peg-IFN 単独療法であれば，Peg-IFN/ リバビリン併用療法，前治療が IFN または Peg-IFN/ リバビリン併用療法であれば，テラプレビル /Peg-IFN / リバビリン併用療法を行う．
- genotype 2 型高ウイルス量症例：初回治療には Peg-IFN α 2b/ リバビリン併用療法もしくは IFN β / リバビリン併用療法を行う．再治療では，前治療が IFN または PegIFN 単独療法であれば Peg-IFN/ リバビリン併用療法を行い，

表2　C型肝炎の治療方法

ウイルス排除を目的とする場合
1) テラプレビル/Peg-IFN/リバビリン併用療法
・投与期間：テラプレビル/Peg-IFN/リバビリン 12週間 + Peg-IFN/リバビリン併用 12週間
　テラビック®：　2250mg/日　分3　毎食後
　ペグイントロン®：1.5μg/kg　皮下注射　週1回
　　　　　（体重 35～45kg：60μg，46～60kg：80μg，61～75kg：100μg，76～90kg：120μg，91～120kg：150μg）
　レベトール®：分2　朝・夕食後
　　　　　投与開始前のHbが13g/dL以上である場合
　　　　　体重60kg以下：600mg/日，60kg超80kg以下：800mg/日，80kg超：1000mg/日
　　　　　投与開始前のHbが13g/dL未満である場合
　　　　　体重60kg以下：400mg/日，60kg超80kg以下：600mg/日，80kg超：800mg/日
2) Peg-IFN/リバビリン併用療法
・投与期間：1型高ウイルス量症例には48～72週間，その他の症例では24週間*，
　　　　　（肝硬変では全て48週間）
　　　　　*ペガシス®/コペガス®では48週間投与も可能
　ペガシス®：180μg　皮下注射　週1回　（肝硬変では90μg）
　コペガス®：分2　朝・夕食後
　　　　　体重60kg以下：600mg/日，60kg超80kg以下：800mg/日，80kg超：1000mg/日
　ペグイントロン®：1.5μg/kg　皮下注射　週1回　（肝硬変では1.0μg/kg）
　レベトール®：分2　朝・夕食後
　　　　　体重60kg以下：600mg/日，60kg超80kg以下：800mg/日，80kg超：1000mg/日
3) IFNβ/リバビリン併用療法（フェロン®/レベトール®）
・投与期間：1型高ウイルス量症例には48～72週間，その他の症例では24週間
　フェロン®：600万単位　静脈注射　4週間連日 + 週3回
　　　　　（肝硬変では300～600万単位　6週間連日 + 週3回）
　レベトール®：分2　朝・夕食後
　　　　　体重60kg以下：600mg/日，60kg超80kg以下：800mg/日，80kg超：1000mg/日
4) IFN単独療法（ペガシス®，スミフェロン®など）
　ペガシス®：180μg　皮下注射　週1回　24週投与　（肝硬変では90μg）
　スミフェロン®：600～900万単位　皮下/筋肉注射　2週間連日 + 週3回 22週投与
　＊全て24週以上の長期投与が可能

抗炎症作用を目的とする場合
1) 肝庇護療法
　・ウルソ®（300～）600mg/日　分3　毎食後
　・強力ネオミノファーゲンC®40～60mL/日　静脈注射
　　（週3～7回投与にて開始し，以後2週毎に肝機能検査を行い，漸減）
2) 瀉血療法
　　1～2週間毎に200～400mLの瀉血を行う．鉄制限食も必要．
　　血清フェリチン値が10ng/mLあるいはヘモグロビン値が11g/dL以下になるまで繰り返す．

発癌抑制を目的とする場合
1) インターフェロン少量長期投与（可能な限り継続）
　・ペガシス®　　　　　　　　　　　　　　90μg　　皮下注射　　　　週1回
　・スミフェロン®（自己注射も可）300（～600）万単位　皮下/筋肉注射　週3回
　・イントロンA®（自己注射も可）300（～600）万単位　筋肉注射　　　週3回

4. C型慢性肝炎　47

A. 基本治療方針

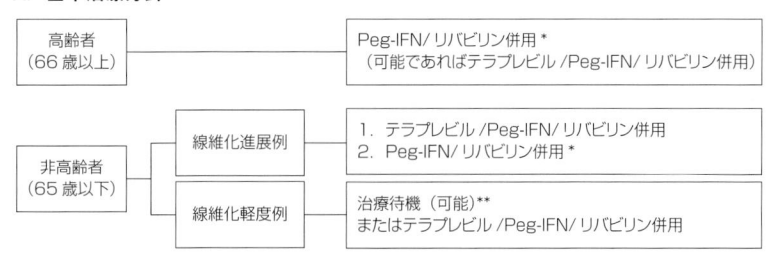

高齢者（66歳以上）── Peg-IFN/リバビリン併用*
　　　　　　　　　　　（可能であればテラプレビル/Peg-IFN/リバビリン併用）

非高齢者（65歳以下）
　├ 線維化進展例 ── 1. テラプレビル/Peg-IFN/リバビリン併用
　│　　　　　　　　　2. Peg-IFN/リバビリン併用*
　└ 線維化軽度例 ── 治療待機（可能）**
　　　　　　　　　　　またはテラプレビル/Peg-IFN/リバビリン併用

B. 初回治療（IL28B SNP/Core70番アミノ酸変異が測定できる場合）

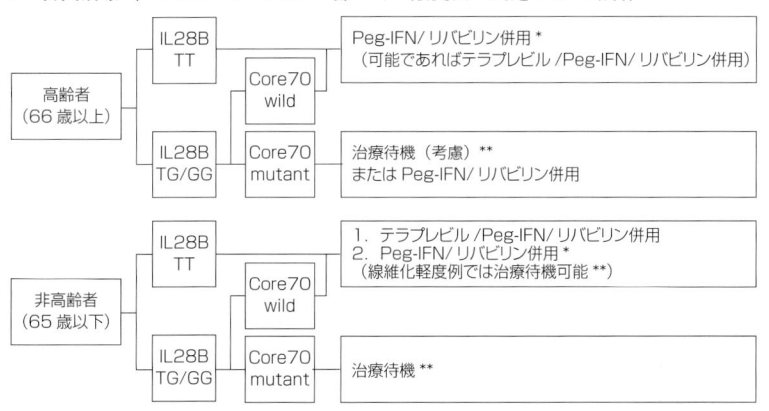

高齢者（66歳以上）
　├ IL28B TT ── Core70 wild ── Peg-IFN/リバビリン併用*
　│　　　　　　　　　　　　　　（可能であればテラプレビル/Peg-IFN/リバビリン併用）
　└ IL28B TG/GG ── Core70 mutant ── 治療待機（考慮）**
　　　　　　　　　　　　　　　　　　またはPeg-IFN/リバビリン併用

非高齢者（65歳以下）
　├ IL28B TT ── Core70 wild ── 1. テラプレビル/Peg-IFN/リバビリン併用
　│　　　　　　　　　　　　　　　2. Peg-IFN/リバビリン併用*
　│　　　　　　　　　　　　　　　（線維化軽度例では治療待機可能**）
　└ IL28B TG/GG ── Core70 mutant ── 治療待機**

C. 既治療例（前治療歴が判明している場合）

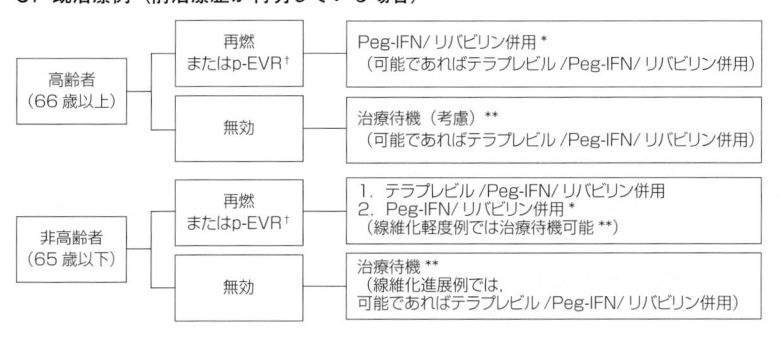

高齢者（66歳以上）
　├ 再燃またはp-EVR† ── Peg-IFN/リバビリン併用*
　│　　　　　　　　　　　（可能であればテラプレビル/Peg-IFN/リバビリン併用）
　└ 無効 ── 治療待機（考慮）**
　　　　　　（可能であればテラプレビル/Peg-IFN/リバビリン併用）

非高齢者（65歳以下）
　├ 再燃またはp-EVR† ── 1. テラプレビル/Peg-IFN/リバビリン併用
　│　　　　　　　　　　　2. Peg-IFN/リバビリン併用*
　│　　　　　　　　　　　（線維化軽度例では治療待機可能**）
　└ 無効 ── 治療待機**
　　　　　　（線維化進展例では，可能であればテラプレビル/Peg-IFN/リバビリン併用）

＊うつ症状合併では，IFNβ/リバビリン併用も考慮に入れる．
＊＊ALT値異常例では，肝庇護療法またはPeg-IFN・IFN少量長期
† partial early virologic response（治療開始12週時点での2log IU/mL以上のHCV-RNA減少）

図1　1型高ウイルス量C型慢性肝炎に対する治療方針
（日本肝臓学会ガイドライン[1]より改変）

前治療が IFN/リバビリン併用療法であった場合には，Peg-IFN/リバビリン併用療法を考慮する．
- genotype 2 型低ウイルス量症例：初回治療には Peg-IFN α2a または IFN 単独療法を行う．再治療では，genotype 2 型高ウイルス量症例と同様である．
- 抗ウイルス療法が副作用のために施行できない，あるいは無効であった肝機能異常症例には，肝病変進展予防あるいは肝発癌予防を目指し，抗炎症作用を期待して強力ネオミノファーゲン C®，ウルソデオキシコール酸（ウルソ®）などが投与される．
- 上記の抗炎症剤にて効果が不十分な場合，**肝炎鎮静化に有効な手段として瀉血療法**がある．瀉血療法には抗ウイルス効果はないが，肝細胞への鉄の過剰蓄積によるフリーラジカルの発生を抑制することにより，炎症所見の改善をもたらす．

3．治療を行う前に考慮すべきポイント
（1） 抗ウイルス療法を行う必要があるか
- 肝の炎症を反映する ALT 値が上昇している症例（ALT 30 IU/L 超），あるいは，肝の線維化の程度を反映する血小板数が低下している症例（血小板数 15

Side Memo

IL28B SNP

ヒト遺伝子は個人差として約 300 個に 1 個，全ゲノムで約 1000 万ヵ所の SNP が存在し，この SNP が個々の疾患の発症，薬剤反応性や副作用に大きく関与することが明らかとなっている．genotype 1 型高ウイルス量症例に対する Peg-IFN/リバビリン併用療法の反応性を規定する因子として，第 19 番染色体上に位置する IL28B SNP（rs8099917）が関与し，TT であれば著効になりやすく，TG もしくは GG であれば無効になりやすい．

HCV core 領域の遺伝子変異

genotype 1 型高ウイルス量症例で，Peg-IFN/リバビリンで著効が得られなかった症例では，HCV core 領域 70 番目のアミノ酸野生型アルギニンからグルタミンもしくは，ヒスチジンへの変異例，91 番目のアミノ酸野生型ロイシンからメチオニンへの変異例が多いことが明らかとなっている．

万/μL 未満）は，原則として全例 C 型慢性肝炎に対する抗ウイルス療法の治療対象となる．
- ALT 30 IU/L 以内かつ血小板数 15 万/μL 以上の症例については，肝発癌リスクが低いことを考慮に入れて抗ウイルス療法の適応を決める必要があるが，ALT 30 IU/L 以内の症例でも，血小板数 15 万/μL 未満であれば抗ウイルス療法の対象とすることが望ましい．一方，ALT 30 IU/L 以内かつ血小板数 15 万/μL 以上の症例については，すぐに抗ウイルス療法を施行せずに経過観察し，少なくとも次世代 direct acting antivirals（DAAs）まで待機してもよい．
- Peg-IFN/リバビリン併用療法の治療効果は，ALT 上昇例と ALT 正常者との間では同等である．
- 抗ウイルス療法を行わない場合でも，**無症候性キャリアの約 3/4 は，長期観察にて ALT 値が上昇**してくるため，こうした症例でも年 2〜3 回の定期的な肝機能検査を行う．
- 高齢者は発癌リスクが高く，抗ウイルス療法が早期に導入されるべきである．**70 歳未満では若年者と同様の治療選択基準に基づいて治療を行う**．70 歳以上では，身体年齢を考慮した上で，肝疾患関連死の可能性が高いと考えられる症例には，抗ウイルス療法も適応外ではない．
- 高齢者への抗ウイルス療法の導入にあたっては，治療前に効果予測と副作用を勘案して適応を決定するとともに，ウイルス排除ができない可能性について十分に患者に説明する必要がある．高齢者の初回治療では，原則として Peg-IFN/リバビリン併用療法を行う．
- C 型肝炎に対する抗ウイルス療法は，線維化進展例で 5 年，線維化軽度例で 10 年以降の予後を改善することを目的としている．このため合併疾患が存在する場合には，その予後を慎重に検討の上，抗ウイルス療法の選択を決定する．

(2) 抗ウイルス療法を安全に行えるか（表 3）
- テラプレビルの主な副作用として，貧血，腎機能障害，高尿酸血症などがある．**貧血はほぼ必発でヘモグロビン（Hb）値が平均 3〜4g/dL 低下するため，治療前より貧血（Hb12g/dL 未満）のある症例は，テラプレビル投与には十分な注意を要する**．腎機能障害として，治療開始 1 週間以内にクレアチニン上昇，GFR 低下がみられる．このため，治療開始 1 週間は週 2 回以上の血液検査で腎機能低下の有無を確認する必要がある．**尿酸値の上昇**についても血液検査で確認のうえ，必要であれば内服薬にて対処する．皮疹は，約 90％にみられるが，なかには **Stevens Johnson 症候群や薬剤性過敏症症候群**（drug-

表3 抗ウイルス療法の副作用と対策

テラプレビルによる副作用	対策
貧血	・投与開始後は定期的な血液検査を行い，規定の基準に従って薬剤減量を行う（添付文書参照） ・高齢者や腎機能低下例では，重度の貧血になりやすいため注意を要する
腎機能障害	・投与開始後は定期的な血液検査を行い，補液などで行う ・重度の腎機能悪化がみられた場合は投与を中止する
高尿酸血症	・投与開始後は定期的な血液検査を行い，アロプリノールやフェブキソスタットを投与する
皮膚症状 （発疹，掻痒感，蕁麻疹）	・抗ヒスタミン薬，抗アレルギー薬の内服や，ステロイド軟膏を塗布する ・Stevens Johnson 症候群や薬剤性過敏症症候群に進行するものもあり，皮膚科専門医との連携が必須である ・症状が強い場合（グレード3）は，投与を中止する

IFNによる副作用	対策
発熱，インフルエンザ様症状	・投与継続により慣れ現象がみられ，症状は改善する ・症状が強い場合は，解熱鎮痛剤を投与する
血球減少	・投与開始後は定期的な血液検査を行い，規定の基準に従って薬剤減量を行う（添付文書参照） ・重度の減少がみられる場合は，投与を中止し，一時休薬を考慮する
アレルギー症状 （発疹，掻痒感，蕁麻疹）	・抗ヒスタミン薬，抗アレルギー薬の内服や，ステロイド軟膏を塗布する ・症状が強い場合は，投与を中止する
精神症状（うつ状態など）	・明らかなうつ傾向が見られた場合は，投与を中止する
呼吸器症状（間質性肺炎）	・労作時息切れや乾性咳が出現した場合は，間質性肺炎を疑って精査を進める ・間質性肺炎の診断が確定した場合は，投与を中止する ・小柴胡湯との併用で間質性肺炎を惹起するため，併用は禁忌である
甲状腺機能異常	・軽度の甲状腺機能異常であれば治療の継続は可能である ・治療が終了すれば，徐々に回復する
糖尿病	・重篤な耐糖能異常を認める場合は，投与を中止する
眼症状	・治療開始後2～3ヵ月以降に，眼底出血による飛蚊症，視野欠損などがみられた場合， 軽度であれば治療を継続できるが，原則として投与を中止する ・高血圧，糖尿病の合併例では定期的な眼底検査が必要である

IFN による副作用	対策
脱毛	・治療開始数ヶ月以降（3〜4か月がピーク）にみられるが，多くは軽症であり，治療終了数か月〜1年程度で回復する
注射部位反応	・Peg-IFN では，注射部位の発赤，掻痒感がみられることがある（ポリエチレングリコールに対するアレルギー反応） ・同一部位への繰り返し投与を避け，注射部位を揉まないようにする ・症状が強い場合は，ステロイド軟膏を塗布する
尿蛋白	・IFN-β 投与で見られることがあるが，一過性で経過観察が可能である

リバビリンによる副作用	対策
溶血性貧血	・投与開始後は定期的な血液検査を行い，規定の基準に従って薬剤減量を行う（添付文書参照） ・高齢者や腎機能低下例では，重度の貧血になりやすいため注意を要する
皮膚症状 （発疹，掻痒感，蕁麻疹）	・抗ヒスタミン薬，抗アレルギー薬の内服や，ステロイド軟膏を塗布する ・症状が強い場合は，投与を中止する

induced hypersensitivity syndrome：DIHS）に進行するものもあり，**皮膚科専門医との連携が必須**である．

- IFN の主な副作用として発熱，関節痛，筋肉痛などのインフルエンザ様症状，白血球（好中球）減少，血小板減少がほぼ必発であり，数〜10％に甲状腺機能異常（亢進症，低下症），精神神経症状，耐糖能異常，消化器症状，脱毛（IFN α に多く，可逆性），蛋白尿（IFN β に多い），発疹などがみられる．また，稀に間質性肺炎，自己免疫性疾患，心疾患（不整脈，心筋炎など），眼底出血などがみられることがある．
- 上記の IFN 治療の副作用出現の可能性を考慮して，治療前に検査をしておく必要がある．特に，ほぼ必発である血球減少については，治療前より**血球数が少ない症例（白血球数 2000/μL 未満，好中球 1000/μL 未満，血小板数 8 万/μL 未満）では通常の IFN 治療は困難であり，活動性のある自己免疫性疾患や精神神経症状のある症例などでは IFN 治療は適応外**である．また，基礎疾患に甲状腺機能異常，耐糖能異常，呼吸器疾患，心疾患，眼底異常，腎機能異常などがある場合は，IFN 投与には十分な注意を要する．
- リバビリンの主な副作用として，**溶血性貧血**，発疹などがある．貧血はほぼ必

発でHb値が平均3g/dL低下するため，治療前より貧血（Hb12g/dL未満）のある症例は，リバビリン投与には十分な注意を要する．特に虚血性心疾患患者に対する使用は慎重に行う必要がある．また，腎排泄性で透析でも除去できないことから，原則として腎不全患者例には投与できない．動物実験で催奇形性が認められているため，リバビリン投与中ならびに投与後半年間の避妊が必要である．

- 糖尿病，高血圧を合併した症例に対するIFN/リバビリン治療中に脳出血発症例が報告されている．脳出血の自然発生例の頻度と有意な差はないが，コントロール不良な糖尿病，高血圧症例では注意を要する．

(3) 抗ウイルス療法の治療効果は期待できるか

- 1型高ウイルス量群に対するIFN単独24週投与による著効率は5～8%で，IFN/リバビリン併用24週投与で約20%，**Peg-IFN/リバビリン併用48週投与で40～50%である**．
- 1型高ウイルス量群以外では，IFN単独療法による著効率は1型低ウイルス量群で40～50%，2型高ウイルス量群で50～70%，2型低ウイルス量群で70～90%である．1型高ウイルス量群以外に対するPeg-IFN/リバビリン併用療法では，全体で80～90%の著効率が得られるため，より積極的な治療対象となる．
- Peg-IFN/リバビリン併用療法に影響を及ぼす因子として，ウイルス側では，遺伝子型（2型＞1型），HCV遺伝子非構造蛋白であるNS5A領域のアミノ酸変異（超可変領域の塩基多様度が多い＞少ない），HCV core領域（70，91番）のアミノ酸変異（野生株＞変異株）であり，宿主側では，年齢（若齢＞高齢），性別（男性＞女性），線維化進展度（軽度例＞進展例），第19番染色体上に位置するIL28B SNP（rs8099917のTT＞TG/GG）である．Peg-IFN/リバビリン併用療法の開始前に，可能であればIL28B SNP，HCV core領域・NS5A領域のアミノ酸変異を測定し，治療効果をより正確に予測することが望ましい（ただし，これらの測定は外注検査により可能ではあるが，保険適用外である）．
- わが国におけるテラプレビル/Peg-IFN/リバビリン併用療法の全国試験では[2,3]，初回治療例に対するPeg-IFN/リバビリン併用48週投与の著効率が49%であったのに対し，テラプレビル/Peg-IFN/リバビリン併用療法では73%，前治療再燃例では88%，前治療無効例では34%の著効率が得られた（図2）．

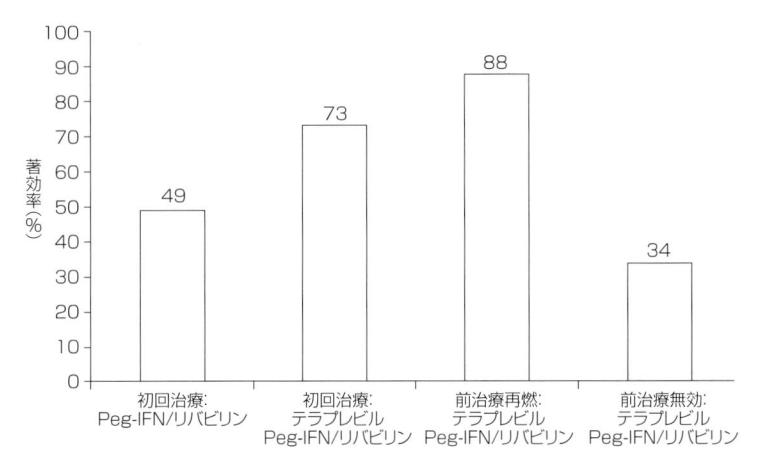

図2 国内臨床試験でのテラプレビル/Peg-IFNα2b/リバビリン併用療法の治療成績[2,3]

表4 抗ウイルス療法中の反応性について

RVR：rapid virologic resoinse	治療開始4週時点でのHCV-RNA陰性化
eRVR：extended rapid virologic resoinse	治療開始4週かつ12週時点でのHCV-RNA陰性化
EVR：early virologic response	治療開始12週時点でのHCV-RNA陰性化
pEVR：partial early virologic response	治療開始12週時点での，2Log IU/mL以上のHCV-RNA減少
LVR：late virologic resoinse	治療開始13〜36週時点でのHCV-RNA陰性化

- テラプレビル/Peg-IFN/リバビリン併用療法に影響を及ぼす因子として，ウイルス側では，HCV core領域（70番）変異（野生株＞変異株），宿主側では，IL28B SNP（TT＞TG/GG）であり，前治療（Peg-IFN/リバビリン併用療法）での治療反応性［再燃＞pEVR（partial early virologic response：治療開始12週時点での，2 log IU/mL以上のHCV-RNA減少）＞無効］が最も治療効果に関係する（**表4**）．

4. Peg-IFN/リバビリン療法の実際（genotype1型高ウイルス量症例）

- Peg-IFN/リバビリン併用療法では，Peg-IFNとリバビリンの投与量が治療効果に影響する．Peg-IFN投与量がEVR（early virologic response：治療開始12週時点でのHCV-RNA陰性化）に関連し，Peg-IFN α 2aは投与予定量の80％以上の投与量[4]，Peg-IFN α 2bは1.2μg/kg以上の投与量で開始することが望ましい[5]．リバビリン投与量は治療終了後の再燃に関連し，リバビリン予定投与量の80％以上の投与[4]，あるいは10mg/kg/日以上（可能であれば12mg/kg/日以上）の投与量を維持して治療を完遂することにより，治療終了後の再燃率が低下する[6]．

- Peg-IFN/リバビリン併用療法では，HCV-RNA陰性化時期ならびに経時的なHCV-RNA減少率が治療効果を予測する重要な因子である（表4）．**治療開始後12週でpEVRが得られない症例では著効が得られる可能性はほとんどない（12週ルール）**．治療開始8週の時点までに，1 log IU/mL未満のHCV-RNA減少に留まる場合も，著効が得られる可能性はほとんどない．このため，副作用が強い症例では，この時点で治療中止とすべきである．

- Peg-IFN/リバビリン併用48週投与において，13週～36週にHCV-RNAが陰性化（late virologic response: LVR）した症例では治療後高率に再燃が起こる．こうしたLVR症例にはPeg-IFN/リバビリン併用72週投与によって48週投与より高い著効率が得られるため[7,8]．**ウイルス陰性化時期が遅いgenotype1型高ウイルス量症例には72週のPeg-IFN/リバビリン併用長期投与を行う（response guided therapy：RGT）．**

- 治療開始後36週でHCV-RNA陰性化が認められない症例では，72週治療を行っても著効は得られないため，治療を中止する（36週ルール）．

- Osaka Liver Forum（OLF）におけるPeg-IFN/リバビリン併用療法（RGT：4週～12週HCV-RNA陰性化例に48週投与，13～36週HCV-RNA陰性化例に72週投与）では，治療開始後4週までにHCV-RNAが陰性化した症例の著効率は100％，5～8週に陰性化した症例では98％，9～12週に陰性化した症例では79％，13～16週に陰性化した症例では69％，17～20週に陰性化した症例では61％，21～24週に陰性化した症例では42％であり，25～36週に陰性化した症例では31％であった（図3）．

- 治療開始後4週の時点でのHCV-RNA減少率が治療効果を予測する良好な指標となる．治療開始後4週の時点でのHCV-RNA減少率が1 log IU/mL未満の症例のRGTによる著効率は4％，1～2 log IU/mLの症例の著効率は

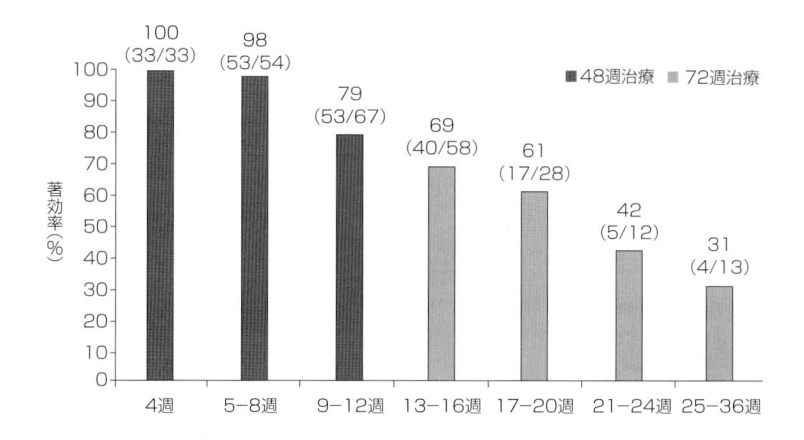

図3 1型高ウイルス量C型慢性肝炎に対するPeg-IFN/リバビリン併用療法（RGT）の治療成績（OLF多施設共同研究）（HCV-RNA陰性化時期別，治療期間別）

13%，2〜3 log IU/mLの症例の著効率は51%，3〜4 log IU/mLの症例の著効率は64%，4Log IU/mL以上の症例の著効率は88%，HCV-RNA陰性化した症例の著効率は100%であった．
- 高齢者は非高齢者に比し，著効率が低率であるが，EVRが得られた症例では，非高齢者と同等の著効率が得られるため，Peg-IFN減量投与での治療開始は避けるべきである[9]．
- 抗ウイルス療法によって出現する副作用に対しては，十分な対策が必要である（表3）．

5. テラプレビル/Peg-IFN/リバビリン併用療法の実際

- 海外におけるテラプレビル/Peg-IFN/リバビリン併用療法の報告では，初回治療例において，テラプレビル/Peg-IFN/リバビリン併用12週投与の後，Peg-IFN/リバビリンを，治療開始4かつ12週のHCV-RNA陰性例（extended rapid virologic response: eRVR）に24週または48週まで投与し，治療開始4あるいは12週のHCV-RNA陽性例（non-eRVR）に48週まで投与した結果，著効率は，eRVR例の24週投与群で92%，48週投与群で88%と，eRVR例に対しては，3剤併用12週間投与後のPeg-IFN/リバビリン追加投与は12週間が妥当であることが示された．一方，non-eRVR例ではPeg-IFN/リバビリン

を 48 週まで投与しても 64％ と低率であった[10]．
- また，Peg-IFN/リバビリン併用療法において著効が得られなかった再治療例において，テラプレビル/Peg-IFN/リバビリン併用 12 週投与の後，Peg-IFN/リバビリンを 36 週投与した場合の著効率は，Peg-IFN/リバビリン併用療法の再燃例では 83％，pEVR 例で 59％，無効（治療開始 12 週時点での 2 Log IU/mL 未満の HCV-RNA 減少）例で 29％と報告され，Peg-IFN/リバビリン併用療法による前治療での治療反応性がテラプレビル/Peg-IFN/リバビリン併用療法においても治療効果予測因子となることが示されている[11]．
- 抗ウイルス療法によって出現する副作用に対しては，十分な対策が必要である（表 2）．

6．予後
- 肝病変進展例では HCV 初感染より約 20 年で肝硬変へ，約 30 年で肝癌へと進行するとされていたが，その後の観察により若年では線維化の進展は非常に遅く，**60 ～ 65 歳以降に加速度的に線維化が進展する**ことが明らかになった．
- 肝発癌は線維化進展例から多くみられ，F0-1 症例で年率 1％以下，F2 で 1 ～ 2％，F3 で 3 ～ 5％，F4 で 6 ～ 8％に発癌がみられる．
- 肝発癌の危険因子は，高齢，男性，線維化進展例，飲酒，肝脂肪化，インスリン抵抗性である．
- IFN 治療により C 型慢性肝炎からの発癌が抑止される．**著効群では著明な発癌率の低下**が認められるほか，再燃例においても有意な発癌率の低下（未治療例と比し，発癌が平均 4 ～ 5 年遅くなる）がみられる．無効例と未治療例には発癌率には差がない．
- ALT 異常が持続する症例に，強力ネオミノファーゲン C®，ウルソデオキシコール酸（ウルソ®），Peg-IFN または IFN 少量長期投与などにより炎症の鎮静化が維持できる症例では発癌率は低下する．ALT 値は正常範囲内を目標に出来るだけ下げることが望ましい．IFN または Peg-IFN 少量投与は，6 ヵ月以内に ALT 値改善（40 IU/L 以下）あるいは AFP 値改善（10ng/mL 以下）を認めない場合は中止する．

治療 Up to date

1. 新規抗ウイルス剤の開発状況

- NS3-4A プロテアーゼ阻害剤では，TMC435 の開発が進んでいる．TMC435 は1日1回の経口内服剤で，重篤な副作用も報告されておらず，次世代の DAAs として期待されている．

- わが国において，genotype1 型高ウイルス量の初回治療 C 型慢性肝炎に対して，TMC435（50mg または 100mg/日）/Peg-IFN/リバビリン 12 週投与後 Peg-IFN /リバビリン 12 週投与群（TMC12：50mg/PR24 または TMC12：100mg/PR24）もしくは TMC435/Peg-IFN/リバビリン 24 週投与群（TMC24：50mg/PR24 または TMC24：100mg/PR24）を比較する試験が行われ，著効率は，TMC12：50mg/PR24 で 78％，TMC12：100mg/PR24 で 77％，TMC24：50mg/PR24 で 77％，TMC24：100mg/PR24 で 92％であった[12]．

- 海外では，Peg-IFN/リバビリン併用療法において著効が得られなかった C 型肝炎において，TMC（100mg または 150mg/日）/Peg-IFN /リバビリン 12 週投与後 Peg-IFN/リバビリン 36 週投与群（TMC12：100mg/PR48 または TMC12：150mg/PR48），TMC435/Peg-IFN/リバビリン 24 週投与後 Peg-IFN/リバビリン 24 週投与群（TMC24：100mg/PR48 または TMC24：150mg/PR48），TMC435/Peg-IFN/リバビリン併用 48 週投与群（TMC48：100mg/PR48 または TMC48：150mg/PR48）を比較する試験が行われ，前治療効果別では，TMC 併用期間 12 週，24 週，48 週いずれにおいても治療効果に大きな差はなく，TMC 投与量別の 2 群で検討すると，Peg-IFN/リバビリン併用療法の再燃例では，TMC100mg 投与群，150mg 投与群ともに 85％と高率な著効率を認め，無効例でも，TMC100mg 投与群で 46％，150mg 投与群で 51％と比較的良好な治療効果が得られた．無効例の著効率は，テラプレビル/Peg-IFN/リバビリン併用療法の 29％より高率であった[13]．

- 新規抗ウイルス剤の開発が進み，従来の IFN，リバビリンを併用せず，経口薬剤である DAAs のみを併用する臨床試験が進んでいる．

- わが国において，プロテアーゼ阻害剤である Asunaprevir と NS5A 阻害剤である Daclatasvir の経口 2 剤での臨床試験が行われ，Peg-IFN/リバビリン併用療法において無効であった genotype1 型 C 型慢性肝炎 10 例に対し，Asunaprevir（600mg × 2/日，その後 200mg×2 日に減量）/Daclatasvir（60mg/日）2 剤併用 24 週投与を行った結果，治療開始 2 週後に ALT 上昇に

て治療を中止した1例も含め,全例に著効が得られた[14].

(平松直樹,小瀬嗣子)

■ 参考文献
1) 日本肝臓学会肝炎診療ガイドライン作成委員会:C型肝炎治療ガイドライン,第1版,2012.
2) Kumada H, et al: Telaprevir with peginterferon and ribavirin for treatment-naive patients chronically infected with HCV of genotype 1 in Japan. J Hepatol 56: 78-84, 2012.
3) Hayashi N, et al: Efficacy and safety of telaprevir, a new protease inhibitor, for difficult-to-treat patients with genotype 1 chronic hepatitis C. J Viral Hepat 19: e134-e142, 2012.
4) McHutchison JG, et al: Adherence to combination therapy enhances sustained response in genotype-1-infected patients with chronic hepatitis C. Gastroenterology 123: 1061-1069, 2012.
5) Oze T, et al: Pegylated interferon alpha-2b (Peg-IFN alpha-2b) affects early virologic response dose-dependently in patients with chronic hepatitis C genotype 1 during treatment with Peg-IFN alpha-2b plus ribavirin. J Viral Hepat 16: 578-585, 2009.
6) Hiramatsu N, et al: Ribavirin dose reduction raises relapse rate dose-dependently in genotype 1 patients with hepatitis C responding to pegylated interferon alpha-2b plus ribavirin. J Viral Hepat 16: 586-594, 2009.
7) Berg T, et al: Extended treatment duration for hepatitis C virus type 1: comparing 48 versus 72 weeks of peginterferon-alfa-2a plus ribavirin. Gastroenterology 130: 1086-1097, 2006.
8) Oze T, et al: The efficacy of extended treatment with pegylated interferon plus ribavirin in patients with HCV genotype 1 and slow virologic response in Japan. J Gastroenterol 46: 944-952, 2011.
9) Oze T, et al: Indications and limitations for aged patients with chronic hepatitis C in pegylated interferon alfa-2b plus ribavirin combination therapy. J Hepatol 54: 604-611, 2011.
10) Sherman KE, et al: Response-guided telaprevir combination treatment for hepatitis C virus infection. N Engl J Med 365: 1014-1024, 2011.
11) Zeuzem S, et al: Telaprevir for retreatment of HCV infection. N Engl J Med 364: 2417-2428, 2011.
12) 林 紀夫:Primary analysis of TMC4335 plus PEGIFN/RBV in treatment-naive patients infected with HCV genotype 1 (DRAGON study). JDDW 2011.
13) Zeuzem S, et al: TMC435 in HCV genotype 1 patients who have failed previous pegylated interferon/ribavirin treatment: Final SVR24 results of the ASPIRE trial. J Hepatol 56: S1, 2012.
14) Chayama K, et al: Dual therapy with the nonstructural protein 5A inhibitor, daclatasvir,

and the nonstructural protein 3 protease inhibitor, asunaprevir, in hepatitis C virus genotype 1b-infected null responders. Hepatology 55: 742-748, 2012.

5 肝硬変 liver cirrhosis

どういう疾患か？

- 肝硬変は病理学的に定義され，慢性の肝細胞障害により肝細胞の再生と結合組織の増生が生じ，びまん性に線維性隔壁に囲まれた再生結節（偽小葉）が形成された状態をいう．
- 本疾患は1つの独立した疾患ではなく，種々の原因（表1）によって生じる慢性・進行性肝疾患の終末像と捉えられ，黄疸，腹水，肝性脳症などの症状を伴う非代償期とこれらの症状のない肝予備能が保たれている代償期に分けられる．

表1　肝硬変の主な成因

1．肝炎ウイルス	・B型肝炎ウイルス
	・C型肝炎ウイルス
2．アルコール	
3．非アルコール性脂肪性肝炎	
4．自己免疫性肝炎	
5．慢性胆汁うっ滞	・原発性・続発性胆汁性肝硬変
	・原発性硬化性胆管炎
	・先天性・続発性胆道閉鎖症
6．代謝性肝疾患	・ヘモクロマトーシス（鉄代謝）
	・Wilson病（銅代謝）
	・糖原病（グリコーゲン代謝）
	・チロシン血症（アミノ酸代謝）
	・ガラクトース血症
	・α_1-アンチトリプシン欠損症
7．うっ血性	・Budd-Chiari症候群
	・右心不全
	・肝静脈閉塞症
8．薬剤性	・薬物性肝障害
9．寄生虫	・日本住血吸虫症
	・肝吸虫
	・エキノコックス
10．原因不明	

- 原因として，B型肝炎ウイルス（HBV）またはC型肝炎ウイルス（HCV）などのウイルス性肝炎に起因する肝硬変が約75％を占め，その中でもHCVによる肝硬変が最も多く，全体の約60％に達している．その他，アルコール13.6％，その他約10％のうちNASH関連が2.1％と報告されている（図1）[1]．
- 本疾患は長期間にわたる肝細胞の変性，壊死，脱落の繰り返しにより肝細胞の再生と結合組織の増生が生じ，肝全体にびまん性に再生結節が形成され，小葉構造の改築が起こり，発症する．腹腔鏡検査では，肝表面は凹凸不整で大小の結節を認め，組織像では線維性隔壁に囲まれた再生結節や偽小葉を認める（図2）．
- 病態は大きく2つに分けられる．1つは，肝細胞の減少による肝機能不全である．ビリルビン代謝低下による黄疸や蛋白合成能低下による低アルブミン血症，血液凝固因子の減少がこれによる．もう1つは，門脈圧の亢進によるもので，食道・胃静脈瘤の形成，脾腫による血小板減少などがある．腹水貯留や肝性脳症などは上記の2つの病態が相まって出現する．
- 肝硬変患者の主な死亡原因は肝細胞癌がもっとも多く約70％を占め，肝不全，消化管出血と続く．
- 自覚症状は，代償期では症状のない場合が多く，あっても軽度の全身倦怠感，易疲労感，食欲不振などである．非代償期では，これらの症状の増悪や黄疸に伴う皮膚掻痒感，腹水による腹部膨満，意識障害（肝性脳症）などが生じる．身体所見として，前胸部のくも状血管腫，手掌紅斑，女性化乳房，腹壁静脈怒張などがみられる．最近は稀だが，食道静脈瘤の破裂や肝細胞癌破裂による出血性ショックを来たして初めて，肝硬変の存在を指摘される例もある．
- 肝硬変の最も多い合併症である腹水の出現には，種々の因子が関与しており，①全身循環因子，②腎性因子，③肝性因子の3つに大別される（図3）．また，発生機序については従来，underfilling説，overflow説，末梢動脈拡張説などが提唱されている．
- 肝性脳症の成因は，劇症肝炎の壊死型と肝硬変のシャント型に分類される．劇症肝炎では大量の肝細胞が壊死・脱落するために脳症惹起因子を処理・解毒する能力が低下して脳症を来たし，肝硬変では門脈-大循環短絡のため腸管で産生された脳症惹起因子が門脈より大循環に直接流れ込み，中枢に達し，脳症を来たす．

62　1章　肝疾患

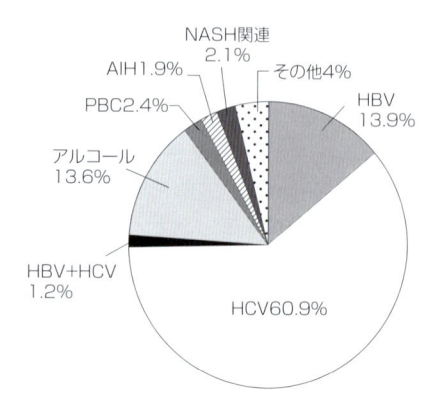

図1　わが国における肝硬変の成因別頻度[1]

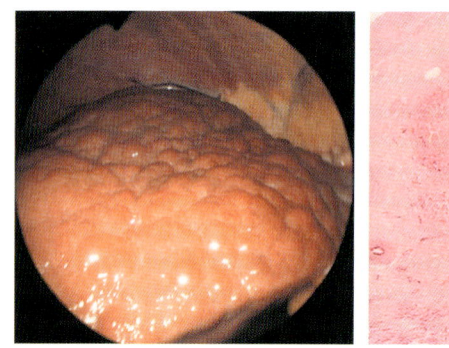

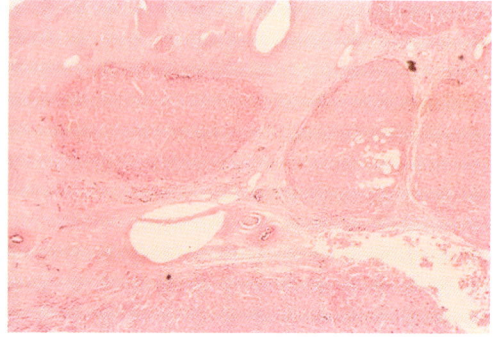

図2　肝硬変の腹腔鏡検査と生検組織像

治療に必要な検査と診断

- 肝硬変は，慢性肝炎から連続した病態であり，臨床上は腹水や黄疸を伴わない代償性肝硬変とそれらを伴う非代償性肝硬変に分けられる．非代償期では診断は容易であるが，代償期では血液化学検査や画像検査などの結果から，総合的に診断する．さらに，肝予備能の評価には，検査結果や理学所見を組み合わせてスコア化したChild-Pugh分類が有用である（表2）．
- 肝硬変の原因検索にはHBs抗原，HCV抗体，抗核抗体，抗ミトコンドリア抗

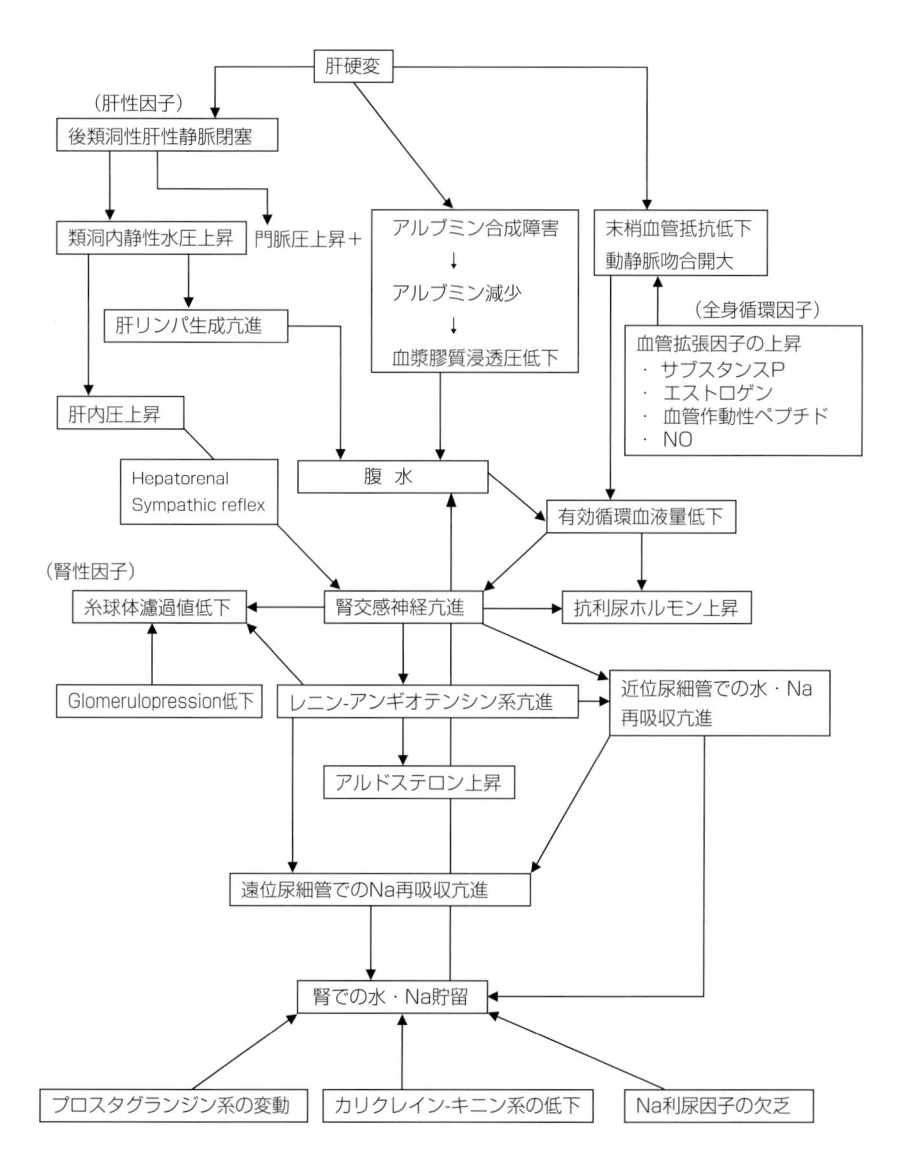

図3　肝硬変における腹水出現の機序

体などの血清学的検査が有用である．
- 一般血液検査では，脾機能亢進症による汎血球減少がみられ，特に，血小板数は線維化の程度と相関し，10万以下では肝硬変を疑う．
- 肝機能検査として，慢性肝炎では AST ＜ ALT であるが，肝硬変では AST ＞ ALT と逆転する場合が多い．
- 肝硬変の代償期から非代償期に移行するにつれて，肝合成能を示すアルブミン，総コレステロール，コリンエステラーゼなどは低下するが，胆汁うっ滞例では，総コレステロールの上昇がみられる．血清ビリルビンは予後の指標となり，末期には間接ビリルビンが増加し，直接／総ビリルビン比が低下する．
- 線維化マーカーとして，ヒアルロン酸，Ⅳ型コラーゲン 7S，Ⅲ型プロコラーゲン N 末端ペプチドが増加するが，ヒアルロン酸は高齢者，食後に高値になることが多いので注意が必要である．
- 肝線維化進展に伴って TTT，ZTT，γ-グロブリンなどの膠質反応は増加する．ただし，自己免疫性肝炎では慢性肝炎時より γ-グロブリン（特に IgG）が著増しているので注意を要する．原発性胆汁性肝硬変では IgM，アルコール性肝硬変では IgA がそれぞれ増加する．
- 肝硬変の約 7 割程度に高インスリン血症を伴う耐糖能異常を認め，空腹時血糖値は正常でも，食後 2 時間値が高値を示す場合がある．また，その約 40％に糖尿病を合併する．
- 腫瘍マーカーとして，AFP，PIVKA-Ⅱを定期的に測定するが，AFP は肝再生によっても上昇するので，AFP 上昇時には，肝細胞癌に特異的に上昇する AFP-L3 分画の測定が有用である．
- 画像検査として，超音波検査や CT 検査が汎用され，肝表面の性状や腹水の有無，門脈圧亢進による側副血行路，脾腫の評価などを行う．年 3 〜 4 回の超音波検査，さらに CT あるいは MRI を組み合わせた経過観察が必要である．特に，肝細胞癌の合併が多い HBV，HCV などのウイルス性肝炎では注意を要する．
- 腹腔動脈造影では，枯れ枝状，コルク栓抜き様像，肝動脈枝の急激な細小化がみられる．
- 肝硬変診断は多くの場合，血液生化学検査や腹部超音波，CT などの画像検査などの結果から総合的に診断し得るが，golden standard は腹腔鏡による観察所見や，生検組織の病理学的診断による．
- 内視鏡検査を定期的（1 〜 2 回／年）に行い，食道・胃静脈瘤の有無などを

表2 Child-Pugh Score を用いた肝予備能の評価

	1点	2点	3点
血清ビリルビン（mg/dL）	< 2.0	2.0 〜 3.0	3.0 <
血清アルブミン（g/dL）	> 3.5	2.8 〜 3.5	< 2.8
腹　水	なし	軽度 管理容易	高度 管理困難
肝性脳症	なし	I 〜 II	III 〜 IV
プロトロンビン時間（秒） 　　　　　　　　　（％）	< 4 > 70	4 〜 10 70 〜 40	> 10 < 40

Child-Pugh 分類 A：5 〜 6 点，B：7 〜 9 点，C：10 〜 15 点

チェックする．
- 肝性腹水は，腹腔内に 1L 以上貯留すると理学的に診断可能であり，視診では側腹部が膨隆し，臍部が平坦化する，いわゆるカエル腹（frog belly）を呈する．打診では，波動現象（fluctuation）や濁音界移動現象（shifting dullness）などの証明が診断上有用であるが，腹水が少量にとどまる場合は水たまり現象（puddle sign）の確認もしくは画像検査が必要となる．
- 腹部単純 X 線では，腹部全体の透過性の低下，肝下縁の消失ないし不明瞭化，腸管ガスの正中方向への移動，側腹線条や腸腰筋陰影の消失などが観察される．また，超音波検査において，上腹部では肝下面と右腎の間（Morison 窩）に，また下腹部では膀胱直腸窩（Douglas 窩）に，少量の腹水でも確認できる．
- 腹水性状の診断には試験穿刺は有用であり，穿刺腹水で pH，総蛋白，アルブミン，細胞数（赤血球数，好中球数，リンパ球数）算定，一般細菌培養，細胞診などを行う．蛋白濃度が 2.5g/dL 以下なら漏出液，4.0g/dL 以上なら浸出液であるが，血清と腹水のアルブミン濃度差が 1.1g/dL 以上であれば漏出液，それ未満であれば浸出液とする基準がより信頼性が高いとされている．
- 特発性細菌性腹膜炎（SBP）は，非代償性肝硬変患者の腹水に細菌感染が生じたものであり，発熱，腹痛などの顕性症状がない場合も多く，診断には腹水穿刺での細菌培養，好中球算定が必須である．細菌培養が陰性であっても，好中球数が 500/mm^3 以上であれば SBP と診断でき，好中球数 250 〜 500/mm^3 の

場合でも自覚症状が伴えば診断は可能である．また，最近では，腹水有核細胞数 1000/mm^3 をスクリーニング基準としたり，尿中好中球エステラーゼ検出試験紙を迅速診断に用いることもある．
- 肝性脳症は意識障害，羽ばたき振戦をはじめとする精神神経症状，肝機能異常，高アンモニア血症，血漿アミノ酸異常，脳波異常（びまん性徐派化，三相波）などから総合的に診断する．重症度は犬山シンポジウムによる昏睡度分類（p.16「劇症肝炎」表5参照）で判定する．典型的な精神神経症状を呈する場合には，診断は比較的容易であるが，潜在性脳症の診断は比較的難しく，number connection test，Reitan trail making test A，積木検査などの有用性が報告されている．
- 肝性脳症の際の生化学検査では，血清アンモニアの上昇がみられる場合が多いが，アンモニアの数値と意識障害の程度は相関しない．また，分岐鎖アミノ酸（BCAA）の低下，芳香族アミノ酸（AAA）の増加，フィッシャー比（BCAA/AAA）の低下がみられる．近年，フィッシャー比に代わり，簡便なBTR（valine + leucine + isoleucine/tyrosine）がよく用いられている．

EBMに基づく治療の実際

1．治療法の種類とその選択

- 日常診療における肝硬変患者の治療は，肝予備能の温存と，肝細胞癌の早期発見や治療の他，腹水や肝性脳症，門脈圧亢進症などの合併症に対するマネジメントがほとんどであり，原因療法，一般療法，合併症に対する治療の3つに大別される（原因療法の詳細は各疾患の項目を参照）．
- HBVに起因する肝硬変では，肝予備能温存する目的に，HBV-DNA ≧ 3 log copies/mL 以上の状態が持続する場合は，ALT値が31 IU/L 未満でも抗ウイルス剤である核酸アナログでの治療を行う（p.25「B型肝炎」の項参照）．
- 核酸アナログ治療は，B型非代償期肝硬変でも有効であり[2]，代償性，非代償性肝硬変に対して初回核酸アナログ製剤はエンテカビルを，一方ラミブジンまたはエンテカビル耐性株出現例ではラミブジン＋アデホビル併用療法とする．投与期間はHBs抗原が陰性化するまで長期投与する[3]．
- LiawらはB型肝炎に対して3年間のラミブジン長期療法で，肝組織進展抑制と肝発癌抑制効果が得られたことを報告している[4]．

5. 肝硬変

- C 型代償性肝硬変（Child-Pugh 分類 A）では，肝発癌と肝不全の抑制を目指して積極的に IFN 治療を行うのが望ましい．IFN 治療中は血球減少など副作用の発現率が高いため，経過観察を慎重に行う[5]．
- C 型代償性肝硬変に対しては遺伝子型，ウイルス量に関係なく Peg-IFN ／リバビリン併用療法を行う．Peg-IFNα 2b の標準投与量は $1.0\,\mu g/kg/$ 週であり，Peg-IFNα 2a は $90\,\mu g/$ 週である．投与期間は 48 週を基本とするが，慢性肝炎における RGT と治療中止基準を参考にする[5]．
- 1 型低ウイルス量および 2 型の C 型代償性肝硬変でリバビリン併用が困難な症例に対しては，IFNα（スミフェロン®，イントロン A®）または IFNβ（フェロン®）による単独療法を行う．IFNα は 600 万単位を 2 週連日投与し，その後 300～600 万単位を週 3 回隔日投与する．IFNβ は，通常 600 万単位で投与を開始し，1 日 600 万単位を 1 週，以後 300 万単位を 5 週連日，7 週目より 300 万単位を週 3 回隔日投与する．IFNα および IFNβ ともに，HCV-RNA が 12 週以内に陰性化した症例は，48～72 週長期投与する[5]．
- C 型代償性肝硬変に対する Peg-IFN ／リバビリン併用療法または IFN 単独療法において，IFN 投与 12 週以上で HCV-RNA が陰性化しない症例は，発癌予防を目的に IFNα 300 万単位を週 3 回隔日投与または Peg-IFNα 2a（ペガシス®）の半量（$90\,\mu g$）で 2 週間毎に投与を行う[6]．投与開始 6 ヵ月以内に ALT 値改善（40 IU/L 以下）あるいは AFP 値改善（10ng/mL 以下）を認めない場合は，治療を中止する[5]．
- C 型非代償性肝硬変（Child-Pugh 分類 B および C）では，IFN 治療の有効性は低い．特に Child-Pugh 分類 C では，IFN 治療の認容性は不良であり，血球減少および感染症などの重篤な副作用の発現がみられるため，治療は推奨しない．血小板値が 5 万未満の C 型代償性肝硬変では，IFN の治療効果を考慮して，脾摘術あるいは脾動脈塞栓術を施行後に IFN 治療を行うことが可能である[5]．
- 血清 ALT 高値例では，炎症を抑制するために，ウルソデオキシコール酸（ウルソ®）の内服やグリチルリチン製剤（強力ネオミノファーゲン C®）の注射などが行われている．グリチルリチン製剤の副作用としては偽アルドステロン症があり，低カリウム血症や続発する高血圧，筋力低下，インスリン分泌不全に伴う糖尿病の悪化などに注意する．
- 代償期の一般療法は，安静と食事療法（塩分制限，カロリー量 30～35kcal/kg，蛋白質量 1.0～1.2g/kg）が基本であるが，過度の運動制限や塩分制限の

必要はない．耐糖能異常や非代償期で腹水や肝性脳症がある場合は，その病態に応じてカロリー，蛋白質量や塩分の制限を行う．
- 肝硬変でみられる耐糖能異常や窒素バランスの異常に対して，分食や late evening snack（LES）の有用性が報告されている[7]．また，適切な食事摂取をしているにも関わらず，低アルブミン血症を来たしている非代償性肝硬変の症例で血清アルブミン値が 3.5g/dL 以下（BTR3.5 以下，フィッシャー比 1.8 以下）であれば BCAA 顆粒が，さらに低値となれば肝不全用経腸栄養製剤が積極的に投与されている[8]．肝硬変患者への BCAA 顆粒製剤（リーバクト®）の長期投与によって無イベント生存率（イベント：死亡，肝癌の進展，食道静脈瘤破裂，肝不全の進行），QOL の有意な改善を認めたという報告もある[9,10]．

2. 合併症に対する治療（表3）
(1) 肝性腹水
- 肝性腹水の薬物療法は，安静臥床と塩分制限（2〜5g/日），水分制限（1日尿量程度）を行った上で施行することが原則である．
- 肝硬変では二次性アルドステロン症を呈し，Na 貯留，K 喪失傾向にあるため，K 保持性の抗アルドステロン薬（アルダクトン A®）が第一選択とされている．効果がなければ，ループ利尿薬（ラシックス®）を併用するが，高度の腹水患者では，初めから同時に投与する．ループ利尿薬は低 Na 血症，低 K 血症を来たしやすく，低 K 血症ではカリウム製剤や抗アルドステロン薬を併用して用いる．
- 上記の薬剤にて効果が不十分な場合，エタクリン酸（エデクリル®）や浸透圧利尿剤（マンニトール®）の使用を検討される．また低 Na 血症を伴う体液貯留については，既に心不全患者において認可されているバソプレシン V_2 受容体拮抗薬であるトルバプタン（サムスカ®）が有効であり[11]，2012 年 8 月時点において肝硬変における体液貯留にも適応申請中である．
- 急速な利尿をかけると，電解質や酸塩基平衡の失調を来たすのみならず，肝性脳症や循環血液量低下による腎不全を来たすことがあり，利尿剤は注意して徐々に増量する．
- 血清アルブミン 2.5g/dL 未満では，上述のような治療効果が不十分になることや，アルブミンは血液膠質浸透圧の維持，薬物の尿細管への移送に重要である[12]ことから，アルブミンの静注が勧められるが，保険診療で投与量は制限

表3 主な肝硬変合併症の治療

1. **腹 水**
   - 安静
   - 塩分制限：2〜5g/日，水分は1日尿量程度
   - 利尿薬：アルダクトンA®が第一選択，ラシックス®と併用
   - 血漿膠質浸透圧の是正：アルブミン製剤投与
   - 腹水穿刺（アルブミン静注の併用による反復大量穿刺排液）
   - 腹水濾過濃縮再静注法
   - 腹腔頸静脈シャント（P-Vシャント）
   - 経頸静脈肝内門脈大循環シャント（TIPS）
   - バルーン下逆行性経静脈的塞栓術（B-RTO）
2. **肝性脳症**
   1) 予防的
      - 蛋白制限食：40g/日以下
      - 便秘対策：① ラクツロース®，またはモニラック®30〜90mL/日 分1〜3
        　　　　② ポルトラック®18〜36g/日 分3 ＊効果をみながら，適宜増減．
      - 消化管出血の予防：PPI, H_2ブロッカー，粘膜保護剤の投与
      - 抗生物質投与：①カナマイシン®2〜4g/日，分2〜3
        　　　　　　②硫酸ポリミキシンB®300〜600万単位/日，分3
        　　　　　　③塩酸バンコマイシン®2g/日，分2〜3
   2) 脳症出現時
      - 増悪因子のコントロール：消化管出血の止血，原因薬剤の中止など
      - 便秘対策：経口摂取が不可能もしくは緊急時
        　　　　ラクツロース®100mL＋微温湯100mLで1〜2回/日浣腸
      - 特殊アミノ酸輸液：アミノレバン®，モリヘパミン®400〜1000mL/日を100〜250mL/時の速度で緩徐に点滴静注．
      - 肝不全用経腸栄養剤（覚醒後に特殊アミノ酸輸液から変更）
        ① アミノレバンEN®3包/日
        ② ヘパンED®2包/日
        ＊肝不全用低蛋白食＋アミノレバンEN®3包もしくはヘパンED®2包の併用
3. **食道・胃静脈瘤**（☞ p.269参照）
4. **肝細胞癌**（☞ p.81参照）
5. **肝不全**
   - 肝移植（生体，脳死）

されている（6バイアル／月）．
- 上記治療によっても軽減できない難治性腹水で，腹部膨満や呼吸困難がある場合は，アルブミン静注の併用による反復大量穿刺排液が行われる．手技も容易で安全性も高いが，繰り返して施行する必要がある．ただ，重症肝硬変症例では，肝性脳症や腎不全を誘発する危険性があり，1000mL／日の排液を限度とする．
- 難治性腹水に対する特殊療法として，①腹水濾過濃縮再静注法，②腹腔頚静脈シャント（P-Vシャント），③経頚静脈肝内門脈大循環シャント（TIPS）がある．
- 腹水濾過濃縮再静注法は，他の2つに比べて安全性に優れ，アルブミンの需要を節減できるメリットはあるが，効果は腹水大量排液アルブミン静注法と同等で生存率，再発率に差はみられない．重篤な副作用はほとんど報告がないが，腹水エンドトキシン濃度が著しく高値である場合やSBPが疑われる症例では禁忌である．
- P-Vシャントは，逆流防止弁を用いて自動的に腹水を頚静脈に注入するもので，腹水の軽減とともに，腎血流，尿量の増加，利尿薬に対する反応性の改善が認められる．一般に，肝不全が進行していない例〔総ビリルビン値10mg/dL以下，プロトロンビン時間（PT）40％以上〕や肝性脳症を伴わない例に有効例が多く，約半数に腹水の改善がみられる．しかし，DIC，腹膜炎，敗血症，心不全などの合併症やシャントの閉塞も起こりやすく，生命予後改善にはあまり寄与しないとの報告が多い．
- TIPSは，56～92％の例で有効であるが，穿刺時の合併症の頻度が比較的高いこと，肝萎縮のある例では手技が困難であること，肝性脳症，肝不全の進行，hyperdynamic stateの増悪などが一部で出現し，31～80％の症例では閉塞～狭窄によるシャント不全を来すことなどの問題がある．最近改定されたInternational Ascites Clubの指針[13]では，先行する肝性脳症，心機能不全，Child-Pugh Score 12点以上を禁忌としている．生命予後改善に関してはいろいろな報告があるが，真偽ははっきりしていない．
- SBPの治療は，グラム陰性菌が原因菌であることが多く，起因菌が明らかでない場合には第3世代セフェム系抗生剤の静注が第一選択である．

(2) 肝性脳症
- 肝性脳症の予防，治療に関して，①誘因の除去，②食事療法，③薬物療法の3つが挙げられる．
- 肝性脳症の誘因として，高蛋白食，脱水，便通異常（便秘，下痢），消化管出

表4 肝性脳症時の栄養療法

1. ESPENのガイドライン[8]

臨床像	非窒素エネルギー (kcal/kg/日)	蛋白質・アミノ酸 (g/kg/日)
肝性脳症Ⅰ～Ⅱ	25～35	・0.5より開始,その後1.0～1.5へ増量 ・蛋白不耐症あれば,植物性蛋白質やBCAA経口補充
肝性脳症Ⅲ～Ⅳ	25～35	・0.5～1.2 ・BCAA高含有輸液製剤投与

2. ASPENのガイドライン[9]

- ○ 明らかな肝性脳症の急性期管理では蛋白質を制限する.
- ○ 肝疾患患者には蛋白制限は漫然と行わない.
- ○ 分岐鎖アミノ酸を増量した治療食および栄養療法製剤は,薬物療法に反応しない慢性脳症のみに適応する.

血,電解質異常,利尿剤の過剰投与,感染,睡眠・鎮静剤使用などがあり,これらの誘因の除去が最も重要である.蛋白不耐症がある場合には,特に注意が必要である.

- 肝性脳症時の食事療法は低蛋白食(0.5～0.6g/kgから開始し,徐々に増量)が基本とされているが,ESPEN[14]やASPENのガイドライン[15](**表4**)では長期間の蛋白制限は栄養不良を助長し,予後にも影響を及ぼすとされ,蛋白制限は肝性脳症の急性期に限り,漫然と行わないこととしている.
- 肝性脳症の薬物療法としては,まず,腸内細菌の繁殖を抑制し,アンモニアの生成および吸収を抑制する目的で,非吸収合成二糖類(ラクツロース®,モニラック®)や難吸収性抗生物質(カナマイシン®,硫酸ポリミキシンB®)などを用いる.カナマイシン®には副作用として腎障害や聴覚障害があるため,長期間の連用は避けるべきである.
- 高アンモニア血症に対する治療を行いながら,アミノ酸代謝異常の是正目的で,特殊アミノ酸輸液を行う.即効性の効果(意識の完全覚醒効果70～80%)を示すことが多いが,高度の肝不全例では,高アンモニア血症の増悪あ

るいは脳症の悪化を来たすことがあり，注意を要する．また，脳症より覚醒後は，栄養状態の改善を考え，肝不全用経腸栄養剤に切り替え，低蛋白食と併用する場合が多い．
(3)　食道・胃静脈瘤（☞ p.269 参照）
(4)　肝細胞癌（☞ p.81 参照）

3．経過・予後
- 近年の新たな薬剤の開発および栄養管理の向上から，非代償性肝硬変の診断からの1年，5年生存率はそれぞれ81.8%，50.8%であり，QOLは明らかに改善されてきている．したがって，肝硬変の病態，予後，予測される合併症を十分説明することにより，食道・胃静脈瘤や肝細胞癌などの合併症の早期発見・治療や食生活などの生活習慣の改善への協力を得ることが非常に重要である．
- 非代償期の肝硬変患者は，合併症を発症すると，頻繁に入退院を繰り返すようになり，これらの合併症への対応により，患者の予後は大きく左右される．
- 特にC型肝硬変の場合は，食道静脈瘤の出現のみならず，年率5～7%という高率で肝細胞癌が出現することは重要なポイントである．各種画像診断や腫瘍マーカーの検査を定期的に施行することにより肝癌が早期発見され，予後の改善につながる．

治療　Up to date

1．肝性脳症に対する治療
- 亜鉛は，肝臓の尿素サイクルや筋肉においてアンモニアの処理に関与しているが，肝硬変では不適切な蛋白摂取，吸収障害，尿中からの過度の排泄により低下するため，300mg/日の亜鉛の補充により，血中のアンモニア濃度を低下させることが報告されている[16]．抗潰瘍薬（プロマック®）は亜鉛を含有しているが，含有量は16mg/包と比較的少なく，今後の亜鉛製剤の開発が期待される．
- 肝性脳症の薬物治療として，他に H.pylori 除菌治療や神経伝達系受容体作用薬（ベンゾジアゼピン拮抗薬）などが投与され，有効性も報告されている．
- 薬物療法に抵抗性で主に門脈-大循環短絡が原因と考えられる場合には，経皮経肝的塞栓術やバルーン下逆行性経静脈的塞栓術（B-RTO）などの

interventional radiology（IVR）による治療も行われており，一定の効果が報告されている．また，一部に肝合成能の改善する例もみられる．

2. 肝不全の治療

- 末期肝不全の治療法の一つとして，近年，肝移植が定着しつつある．わが国で移植を必要とする末期肝疾患の大部分はC型，B型肝硬変であり，2004年1月より生体肝移植が保険適応（肝癌合併例は，p.81「肝細胞癌」の項を参照）となったこともあり，今後肝移植対象となるウイルス性肝硬変が急速に増加すると予想される．
- 肝硬変症例において，Child-Pugh分類Cで肝移植の適応とみなす．同時に，ビリルビン値，PT，クレアチニン値を用いたMELDスコア（p.131参照）により，短期死亡の予想を検討し，肝移植の時期を決定している[17]．
- B型肝硬変では，当初術後B型肝炎が再発し肝硬変，肝不全まで進行する症例が多かったが，移植前からのラミブジン（ゼフィックス®）投与と移植後からのHBIG（高力価HBs抗体含有免疫グロブリン）との併用にて，90％以上のHBV再感染の予防効果があることが示された．またエンテカビル（バラクルード®）を用いた予防治療も行われており，さらなる予防効果が期待される．
- C型肝硬変も，移植後ほぼ全例にHCVの再感染がみられる．B型肝炎よりは緩徐で，肝炎を起こすのは約50％ではあるが，いったん感染するとC型肝炎の進行は比較的早く，5年後には約20％が肝硬変に至ると報告されている．したがって，早期からのウイルス治療を含めた線維化の予防策が必要とされ，IFN単独療法やIFNとリバビリンとの併用療法など行われているが，開始の時期や治療法の選択などについては，いまだ結論は出ていない．

（巽 智秀，青野 悟志）

■ 参考文献

1) 青柳 豊，他：本邦の肝硬変の成因と現状：第44回日本肝臓学会総会主題ポスター「肝硬変の成因別実態」のまとめ．肝硬変の成因別実態 2008．東京，中外医学社，1-10，2008．
2) Villeneuve JP, et al: Lamivudine treatment for decompensated cirrhosis resulting from chronic hepatitis B. Hepatology 31: 207-210, 2000.
3) B型C型慢性肝炎・肝硬変のガイドライン（平成23年度厚生労働省厚生科学研究費肝炎等克服緊急対策研究事業（肝炎分野）ウイルス性肝炎における最新の治療法の標準化を目指す研究班）

4）Liaw YF, et al: Lamivudine for patients with chronic hepatitis B and advanced liver disease. N Engle J Med 351: 1521-1531, 2004.
5）泉　並木, 他：C型肝炎症例におけるPEG-IFN α 2a 少量長期投与による肝発癌抑止効果の検討全国多施設共同研究. 肝臓 52: A493, 2011.
6）日本肝臓学会：C型肝炎治療ガイドライン, 第1版, 2012.
7）Tsuchiya M, et al: The effect of a late evening snack in patients with liver cirrhosis. Hepatol Res 6: 95-103, 2005.
8）Sato S, et al: Clinical comparison of branched-chain amino acid（l-Leucine, l-Isoleucine, l-Valine）granules and oral nutrition for hepatic insufficiency in patients with decompensated liver cirrhosis（LIV-EN study）. Hepatol Res 21: 232-240, 2005.
9）Muto Y, et al: Effect of oral branched-chain amino acid granules on event-free survival in patients with liver cirrhosis. Clin Gastroenterol Hepatol 3: 705-713, 2005.
10）Nakaya Y, et al: BCAA-enriched snack improves nutritional state of cirrhosis. Nutrition 23: 113-120, 2007.
11）Schirier RW, et al: Tolvaptan, a selective oral vasopressin V2-receptor antagonist, for hyponatremia. N Engl J Med 355: 2099-2112, 2006.
12）Romanelli RG, et al: Long-term albumin infusion improves survival in patients with cirrhosis and ascites: an unblinded randomized trial. World J Gastroenterol 12: 1403-1407, 2006.
13）Moore KP, et al: The management of ascites in cirrhosis: report on the consensus conference of International Ascites Club. Hepatology 38: 258-266, 2003.
14）Plauth M, et al: ESPEN guideline for nutrition in liver disease and transplantation. Clin Nutr 16: 43-55, 1997.
15）A. S. P. E. N. Board of Directors and the Clinical Guideline Task Force: Guideline for the use of parenteral and enteral nutrition in adult and pediatric patients. Liver disease. JPEN 26: 65SA-68SA, 2002.
16）Yoshida Y, et al: Effects of zinc deficiency/Zinc supplementation on ammonia metabolism in patients with decompensated liver cirrhosis. Acta Med Okayama 55: 349-355, 2001.
17）市田隆文, 他：非代償性肝硬変に対する生体肝移植の適応と治療成績. 肝胆膵 50: 791-795, 2005.

6 肝良性腫瘍 benign liver tumor

- 近年の腹部画像診断の普及に伴い，肝良性腫瘍に遭遇する機会が増加している．その多くは無症候性で背景の肝疾患の有無に関わらず認められる．
- 肝良性腫瘍は充実性病変，囊胞性病変に大きく大別される（**表1**）．囊胞性病変については他項（「肝囊胞」の項を参照）に譲り，ここでは充実性病変のうち頻度の高い，肝血管腫，限局性結節性過形成，肝細胞腺腫について述べる．

表1 肝良性腫瘍の鑑別診断

充実性病変	
・血肝血管腫	・肝内胆管腺腫
・限局性結節性過形成（FNH）	・間葉性過誤腫
・肝細胞腺腫	・脂肪性腫瘍
・再生結節	・炎症性偽腫瘍
・限局性脂肪沈着	

囊胞性病変
・単純性囊胞
・肝エキノコッカス症
・胆道拡張症
・カロリ病
・胆管囊胞腺腫

（文献1より一部改変）

★肝血管腫　hemangioma

どういう疾患か？

- 有病率は3～20％とされ，肝良性腫瘍の中で最も頻度が高い[1,2]．
- 主に30～60歳代の女性に認められ，男女比は1：3～5である[3,4]．

- ほとんどが海綿状血管腫で，発生機序については十分解明されていない．
- 数mmのものから10 cmを超えるものまであり，多くは無症候性であるが10 cmを超えるものとなると疼痛などの症状を呈するものもある．稀ではあるが凝固異常を呈するKasabach-Merritt症候群を認めることもある．
- 自然破裂は稀であり，破裂症例の多くは外傷や経皮的fine needle aspirationによる医原性の報告症例である．

治療に必要な検査と診断

- 腹部超音波検査では，（類）円形で境界は明瞭であり，エコー輝度は高いものが多い．
- Dynamic CT では動脈相で peripheral nodular enhancement を呈し，その後腫瘍の中心部が徐々に造影効果を示す（表2）[4]．
- MRI では T1 強調画像で low intensity，T2 強調画像では high intensity を呈する（表2）[4]．

EBMに基づく治療の実際

- 治療介入が必要となるものは稀である．
- 無症候性で5 cm未満のものについては治療介入の必要はないとされ，上述のように有症状である場合（多くは大きさが5〜20 cmとされる）や，凝固異常を呈する場合（多くは15cmを超えるとされる），悪性疾患が否定できない場合には切除などを検討する[4]．
- 無症候性であっても5cm以上の巨大な血管腫については厳重な経過観察が必要となる場合がある（5cm以上の血管腫が巨大血管腫（giant hemangioma）と呼ばれる）．

表2 肝血管腫，FNH，肝細胞腺腫の典型的な画像所見

	肝血管腫	FNH	肝細胞腺腫
超音波	エコー輝度は高いものが多い．(類)円形で境界明瞭．	エコー輝度は様々．不整形で境界不明瞭．輪郭は不整．	エコー輝度は様々．(類)円形で境界明瞭．輪郭は整．
造影超音波 VP PVP	VP：動脈相後期から徐々に腫瘍辺縁から中心部に濃染(fill-in)される PVP：肝実質と同程度～低下．	VP：動脈相で車軸状血管構造を認め濃染．門脈相でも濃染は持続．中心は造影低下(中心痕)．PVP：肝実質と同程度．	VP：動脈相で辺縁から中心に向かう細い血管を認め軽度濃染．門脈相でも濃染は持続．PVP：肝実質と同程度．
Dynamic CT	動脈相：peripheral, nodular enhancementを認め，徐々に中心部も造影(centripetal fill-in)される．平衡相：造影効果が持続．	動脈相：早期動脈相から均一に濃染．中心性痕を認める．平衡相：低吸収域．	動脈相：不均一な造影効果を認める．平衡相：等～低吸収域．
MRI	T1強調：low intensity. T2強調：high intensity.	T1，T2強調：isointensity 中心部に high intensity の scar.	T1強調：low～high intensity. T2強調：isointensity～slightly high intensity.

VP: vascular phase, PVP: post vascular phase

★限局性結節性過形成　focal nodular hyperplasia（FNH）

どういう疾患か？

- 有病率は2.5～8％とされ，肝良性腫瘍で2番目に多い[2]．
- 主に20～50歳代の女性に認められ，男女比は1：6～8である[2,5]．
- FNHの病因については以前には諸説あったが，現在は腫瘍の中央部に認められる動脈奇形による過灌流(hyperperfusion)に対する過形成性変化(hyperplastic

reaction）と考えられている[6,7]．
- 腺腫と異なり，FNH の発症に経口避妊薬の関連性はないと考えられている．

治療に必要な検査と診断

- Dynamic CT では動脈相で腫瘍は homogeneous に造影され，中心瘢痕（central scar）を認める（表2）[4]．
- 造影超音波では vascular phase の動脈相にて中心から車軸状に血管が描出される（車軸状血管）（表2）．

EBM に基づく治療の実際

- 治療介入が必要となるものは極めて稀であり，有症状の場合，悪性疾患を否定できない場合に治療を検討する[5]．

★肝細胞腺腫　adenoma

どういう疾患か？

- 経口避妊薬（oral contraceptives：OC），アンドロゲン（ステロイドホルモン），糖原病（I型，III型）との関連が示されている．非常に稀な肝良性腫瘍である．
- OC の非使用者での発生頻度は 100 万人に 1 人，OC の長期使用者では 100 万人に 30～40 人と報告されている[8,9]．I 型糖原病での発症率は 50%，III 型糖原病での発症率は 25% と報告されている[10,11]．
- 主に 20～40 歳代の女性に認められ，男女比は 1：11 である[12]．
- 悪性転化の頻度は 4.2% と稀であるとされる一方で[13]，患者の 27.2% に出血を認め，17.5% に腫瘍破裂・腹腔内出血を認めたと報告されており[14]，腫瘍出血・破裂は比較的頻度の高いものと考えられる．

治療に必要な検査と診断

- 単純 CT では境界明瞭な low density area として認められる.
- Dynamic CT では動脈相で造影され,平衡では等〜低吸収域となる(**表 2**)[4].

EBM に基づく治療の実際

- 臨床症状,腫瘍出血・破裂の危険性,悪性転化等を考慮し治療を検討する.
- OC,ステロイドホルモン内服中の無症候性の患者に対する治療方針については様々な見解がある.内服の中断により完全に腫瘍が消失したとの報告もあり,内服の中断により経過観察を行うという考え方もあるが,一方で内服中断後も腫瘍の増大を認めたものや破裂,悪性転化を認めたとの報告もあり,内服中断後も厳重な経過観察が必要である.
- 有症状のものや出血や破裂のリスクの高いとされる 5 cm を超えるものについては外科的切除が考慮される[15].腫瘍の大きさや,切除が困難な部位の場合は肝移植も考慮される.

(疋田隼人,齋藤義修)

参考文献

1) Bo Yoon Choi, et al: The Diagnosis and Management of Benign Hepatic Tumors. J Clin Gastroenterol 39: 401-412, 2005.
2) Bahirwani R, et al: Review article: the evaluation of solitary liver masses. Aliment Pharmacol Ther 15: 953-965, 2008.
3) Gandolfi L, et al: Natural history of heptic haemangiomas: clinical and ultrasound study. Gut 32: 677-680, 1991.
4) Buell JF, et al: Management of Benign Hepatic tumors. Surg Clin N Am 90: 719-735, 2010.
5) International Working Party: Terminolgy of nodular hepatocellular lesions. Hepatology 22: 983-993, 1995.
6) Wanless IR, et al: On the pathogenesis of focal nodular hyperplasia of the liver. Hepatology 5: 1194-1200, 1985.
7) Fukukura Y, et al: Angioarchitecture and blood circulation in focal nodular hyperplasia of the liver. J Hepatol 29: 470-475, 1998.
8) Rooks JB, et al. Epidemiology of hepatocellular adenoma. The role of oral contraceptive use. JAMA 242: 644-648, 1979.

9) Søe KL, et al: Liver pathology associated with the use of anabolic-andorogenic steroids. Liver 12: 73-79, 1992.
10) Labrune P, et al: Hepatocellular adenomas in glycogen storage disease type Ⅰ and Ⅲ: a series of 43 patients and review of the literature. J Pediatr Gastroenterol Nutr 24: 276-279, 1997.
11) Talente GM, et al: Glycogen storage disease in adults. Ann Intern Med 120: 218-226, 1994.
12) Reddy KR, et al: Benign and solid tumors of the liver: relationship to sex, age, size of tumors, and outcome. Am Surg 67: 173-178, 2001.
13) Stoot JH, et al: Malignant transformation of hepatocellular adenomas into hepatocellular carcinomas: a systematic review including more than 1600 adenomas cases. HPB (Oxford) 12: 509-522, 2010.
14) van Aalten SM, et al: Systematic review of hemorrhage and rupture of hepatocellular adenomas. Br J Surg 99: 911-916, 2012.
15) Dokmak S, et al: A single-center surgical experience of 122 patients with single and multiple hepatocellular adenomas. Gastroenterology 137: 1698-1705, 2009.

7 肝細胞癌 hepatocellular carcinoma: HCC

どういう疾患か？

- 肝細胞癌（hepatocellular carcinoma: HCC）は**肝悪性腫瘍の95％を占め**，その多くは慢性肝疾患を背景に発症し，肝硬変患者の死亡原因の多くを占める[1]．
- わが国における2006年の癌（悪性新生物）死亡者数は329,314人で，そのうち肝癌による死亡者は33,662人であり，全癌死の10.2％を占めている．部位別にみると，**肝癌は男性では肺癌，胃癌についで第3位，女性では胃癌，肺癌，結腸癌，乳癌についで第5位である**[2]．
- 第18回全国原発性肝癌追跡調査報告[3]によると，臨床的に肝細胞癌と診断された平均年齢は**男性66.4歳，女性69.9歳，男女比は2.41：1**であった．肝細胞癌は**約15％がB型肝炎ウイルス（HBV），約70％がC型肝炎ウイルス（HCV）**の持続感染による慢性肝炎あるいは肝硬変を発生母地として生じる．また，多中心性発癌を生じることを特徴とし，ラジオ波焼灼術（RFA），手術により根治が得られた症例のうち半数以上が3年以内に再発を認める[4]．治療技術の進歩に伴い予後が改善されつつあるものの，HCCは依然として難治癌の一つであり，**5年累積生存率は16.5％**に留まっている．
- C型慢性肝炎では線維化の進展に伴い発癌リスクが増加する．線維化ステージ別にみた年間発癌率は**F1：0.5％，F2：2.0％，F3：5.0％，F4：8.0％**であり，非硬変肝に比して肝硬変での発癌リスクは4倍ほど高くなる[5]．
- B型慢性肝炎での**発癌率は年率0.8％（キャリアでは0.5％未満）**であるが，肝硬変では**4.3％**と報告されており，C型慢性肝炎と同様に線維化と発癌は有意に相関する[1]．しかし，B型慢性肝炎では肝硬変に至ることなく軽度の肝障害からも発癌することが知られており，注意を要する．また，ウイルス量が発癌率と相関するとも報告されている[6]．
- 近年，HBVやHCV感染を背景としない**非B非C肝癌**として，メタボリックシンドロームを背景とする肝細胞癌の増加が国内外で示唆されている．特に**糖尿病は肝発癌リスクを約2～4倍に高める**ことが知られている[7]．

治療に必要な検査と診断

1. サーベイランス（図1）

- 日本の肝細胞癌の約85%はHBs抗原陽性あるいはHCV抗体陽性である[3]．また，男性，アルコール多飲，喫煙，アフラトキシン，肥満，糖尿病などが肝細胞癌の危険因子とされる．
- 肝癌診療ガイドラインでは，B型慢性肝炎，C型慢性肝炎，肝硬変を高危険群とし，6ヵ月毎の超音波検査，6ヵ月毎のAFP/PIVKA-Ⅱ/AFP-L3の測定を推奨している．また，B型肝硬変，C型肝硬変を超高危険群とし，3〜4ヵ月

```
超高危険群：3〜4カ月毎の超音波検査
         3〜4カ月毎のAFP／PIVKA-Ⅱ／AFP-L3の測定
         3〜12カ月毎のCT/MRI検査（Option）
高危険群： 6カ月毎の超音波検査
         6カ月毎のAFP／PIVKA-Ⅱ／AFP-L3の測定
```

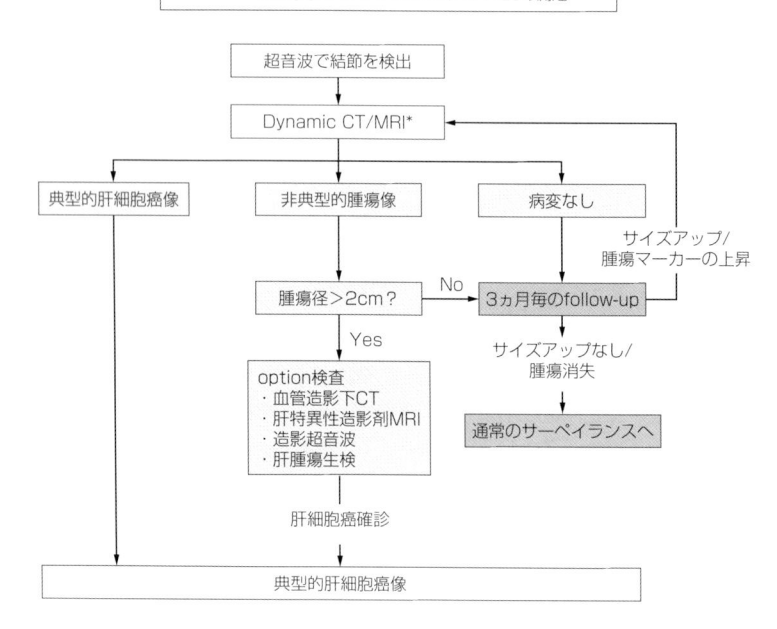

超音波で結節を検出
↓
Dynamic CT/MRI*
├─ 典型的肝細胞癌像
├─ 非典型的腫瘍像
│   └─ 腫瘍径＞2cm？
│   ├─ No → 3ヵ月毎のfollow-up
│   └─ Yes → option検査
│   ・血管造影下CT
│   ・肝特異性造影剤MRI
│   ・造影超音波
│   ・肝腫瘍生検
│   ↓
│   肝細胞癌確診
│   ↓
│   典型的肝細胞癌像
└─ 病変なし
     ├─ サイズアップ／腫瘍マーカーの上昇 → 3ヵ月毎のfollow-up
     └─ サイズアップなし／腫瘍消失 → 通常のサーベイランスへ

＊超音波の描出不良等を理由に超音波で結節の描出がなくてもCT/MRIを撮影する場合もある．腎機能低下例，造影剤アレルギー例などでは造影超音波検査も考慮される．

図1 肝細胞癌サーベイランスアルゴリズム・診断アルゴリズム

毎の超音波検査，3〜4ヵ月毎のAFP/PIVKA-Ⅱ/AFP-L3の測定，6〜12ヵ月毎のCT/MRI検査を推奨している．
- 肝細胞癌治療後の二次発癌のサーベイランス，スクリーニングに関して当院においては治療後の患者を超危険群として設定し，3〜4ヵ月毎のDynamic CTあるいはMRIとAFP/PIVKA-Ⅱ/AFP-L3の測定を行っている．
- 超音波検査については，現在，**ソナゾイドを用いた造影超音波検査**が行われている．この造影超音波検査は，肝細胞癌の悪性度ならびに他の良性疾患との鑑別における有用性が示唆されており，その診断能はCTに匹敵する[8]．CTと比較して，放射線被曝がないこと，ヨードアレルギー症例，腎機能低下例でも施行可能であることが長所であるが，一度に複数の病変の質的診断を行うことが困難であること，肝内に死角が存在することなど短所もあり，また客観性が劣る点も考慮すると，現時点では補助診断としての位置づけにとどまると考えられる．

2. 画像診断

- Bモード超音波検査で描出された肝内結節性病変に「鮮明かつ平滑な境界」，「薄い辺縁低エコー帯」，「モザイクパターン」，「外側陰影」，「後方エコーの増強」などの所見が認められた場合，肝細胞癌を強く疑う．
- 超音波検査で結節性病変が新たに指摘された場合，Dynamic CTあるいはMRIを撮像し，鑑別診断を行う．肝細胞癌の画像診断として，CT，MRIにおける造影剤の使用は必須であり，**典型的肝細胞癌は主として動脈血流のみから栄養される多血性の腫瘍**であるため，動脈相で高吸収域として描出され，門脈相で相対的に低吸収域となる．2011年に発表された米国肝臓病学会のガイドラインでも，Dynamic検査における早期濃染と後期相のwashoutが肝細胞癌の診断に有用であることが記されている[9]．動脈相で高吸収を呈さない乏血性の腫瘍では他の悪性腫瘍を鑑別した上で，腫瘍径が1.5cm〜2cmまでは3ヵ月毎の経過観察を行うことを原則としているが，判定困難な場合は腫瘍生検を行うこともある．
- ソナゾイドを用いた造影超音波においても，肝細胞癌は他のDynamic検査と同様に動脈優位相で早期濃染し，門脈優位相でwashoutを示す．また，造影剤のKupffer細胞への取り込みをみる後血管相（Kupffer相）では，特に早期に治療を要する中分化あるいは低分化型肝細胞癌はKupffer細胞の減少を反映してdefectとなる．

- Dynamic MRI については，2008 年 1 月より肝細胞特異性造影剤である **Gd-EOB-DTPA** が使用可能となった．細胞外液性 Gd 造影剤の肝細胞癌検出能は SPIO（超常磁性酸化鉄造影剤）より優れていると報告されている[10]．腫瘍の血流情報と肝細胞機能の情報を同時に評価可能であり，すでに造影 MRI 検査の中心的存在となりつつある．
- CT hepatic arteriography（CTHA：血管造影検査の際に，肝動脈を選択的に造影しながらCTを撮像し血流に富む肝細胞癌を高吸収領域として描出する），CT arterioportography（CTAP：門脈を造影しながら CT を撮像することで肝細胞癌は非癌部に比し，低吸収領域として描出される）を用いた最近の研究では，肝細胞癌の多段階発癌を反映するように，異型結節からの高分化肝細胞癌，中ないし低分化型肝細胞癌と腫瘍内血流の変化の相関が捉えられており[11]，当院では interventional radiology（IVR）を施行する症例に対して積極的に digital subtraction angiography（DSA），CTHA，CTAP を治療前の画像診断として組み込んでいる．また，最近イメージインテンシファイアの代わりに flat panel detector（FPD）を搭載した C アームを回転させながら，ボリュームデータを収集するコーンビーム CT（CBCT）撮影が，CTHA や CTAP に代わって DSA の補助として使用されるようになっている．
- FDG-PET は分化度の低いものには有用との報告もあるが[12,13]，他の検査と比較し有用とは言えず，今後の検討が必要である．

EBM に基づく治療の実際

1. 予防
- C 型慢性肝炎においては，**インターフェロン（IFN）療法を中心とした抗ウイルス療法によるウイルス排除により発癌抑止効果**が得られることが明らかになっている[14]．
- B 型慢性肝炎に対しては，核酸アナログ製剤が治療の中心となりつつあり，長期投与によって，肝予備能を改善させ，肝の線維化を寛解させるという知見が定まりつつある．発癌抑止効果については，**核酸アナログ製剤（ラミブジン）投与により HBV-DNA 量を低下させることで発癌抑止効果が得られることが**報告されているが[6]，エビデンスとしてはいまだ十分ではない．
- 前述のメタボリックシンドロームを背景とする肝細胞癌については，生活習慣

の改善によって軽快するが，生活習慣の改善によって肝細胞癌を予防することができるかは，今後の検討が必要である．
- 慢性肝炎および肝硬変患者に対する発癌予防として**グリチルリチン製剤静脈内投与は肝発癌リスクを減少**させることが報告されている[15]．特にC型肝炎においては，IFN療法が無効であった場合，グリチルリチン製剤投与を考慮すべきである．

2. 治療法の選択
- 肝細胞癌の治療法には①肝切除，②局所療法，③肝動脈化学塞栓術，④化学療法，⑤肝移植があるが，肝予備能，腫瘍の進行度の2点を総合的に判断して決定される．図2に**科学的根拠に基づく肝癌診療ガイドラインの治療アルゴリズム**（2009年改訂版）を，図3に**日本肝臓病学会のコンセンサスに基づく治療アルゴリズム**（2010年改訂版）を示す．前者では肝予備能，腫瘍数，腫瘍径が治療選択の条件となり，後者ではこれらに肝外転移，脈管浸潤が加わる．

3. 肝切除
- 手術適応の決定には，肝予備能や肝細胞癌の進行度の評価が必須である．進行度は腫瘍の大きさ，数，血管侵襲，リンパ節転移，遠隔転移の有無によって規定される．
- 当院消化器外科における肝切除適応基準を次に示す．
 (1) 腫瘍因子
 ① 片葉に腫瘍巣が3個以下であること
 ② 両葉にわたる場合は2個以下であること
 (2) 肝予備能因子
 ③ Child-Pugh分類AまたはB
 ④ 肝予備能として，以下の3項目をすべて満たす症例においては，原則として肝切除の適応としない．
- プロトロンビン時間（PT）70%未満
- 血小板数 75,000/μL未満
- ICG R_{15} 40%以上
- しかしながら，肝硬変合併肝癌の場合，耐術指標を肝予備能という点において明示することはやや困難である．したがって，上記はあくまでも目安であり，実臨床においては，これらの基準から外れても，肝切除を施行しうる症例はあ

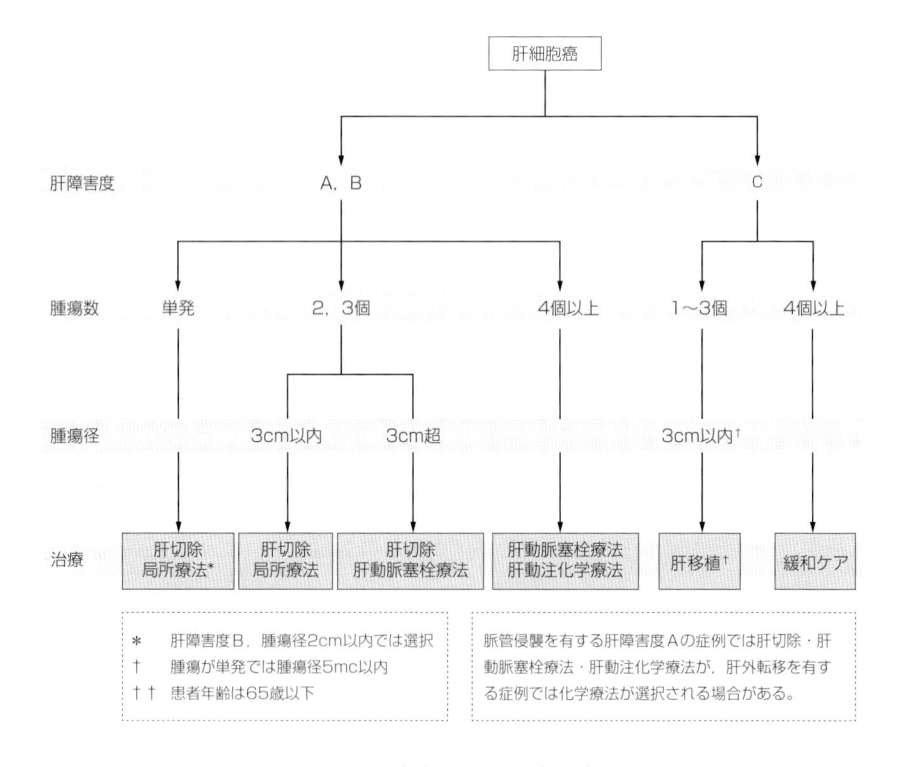

図2 肝細胞癌治療アルゴリズム

```
                          肝細胞癌
                     ┌──────┴──────┐
肝障害度             A, B                  C
              ┌──────┼──────┐       ┌──────┴──────┐
腫瘍数       単発    2, 3個   4個以上   1～3個      4個以上
                   ┌──┴──┐                 │
腫瘍径          3cm以内 3cm超              3cm以内†

治療   肝切除   肝切除   肝切除    肝動脈塞栓療法   肝移植†   緩和ケア
       局所療法* 局所療法 肝動脈塞栓療法 肝動注化学療法
```

 * 肝障害度B，腫瘍径2cm以内では選択
 † 腫瘍が単発では腫瘍径5cm以内
 †† 患者年齢は65歳以下

脈管侵襲を有する肝障害度Aの症例では肝切除・肝動脈塞栓療法・肝動注化学療法が，肝外転移を有する症例では化学療法が選択される場合がある．

る（例えば，門脈内腫瘍栓などを原因とする側副血行路の発達などにより肝予備能の評価が困難な症例，摘脾や脾動脈塞栓を併用することにより耐術可能となることが予測される症例など）．

4．局所療法
(1) ラジオ波焼灼術（radiofrequency ablation：RFA）

- RFAの適応は，Child-Pugh分類AあるいはBの肝予備能，腫瘍径3cm以下，腫瘍数3個以下である．3cm以上の肝細胞癌で局所遺残なく根治が得られるかどうかの明確なエビデンスはない．
- 穿刺局所療法として，PEI，RFAを比較したRCTの結果から，RFAはPEIに対して局所制御能において優れ，生存率を向上させることが明らかとなっている[16]．これらのエビデンスにより現在RFAが穿刺局所療法の中で標準治療

7. 肝細胞癌

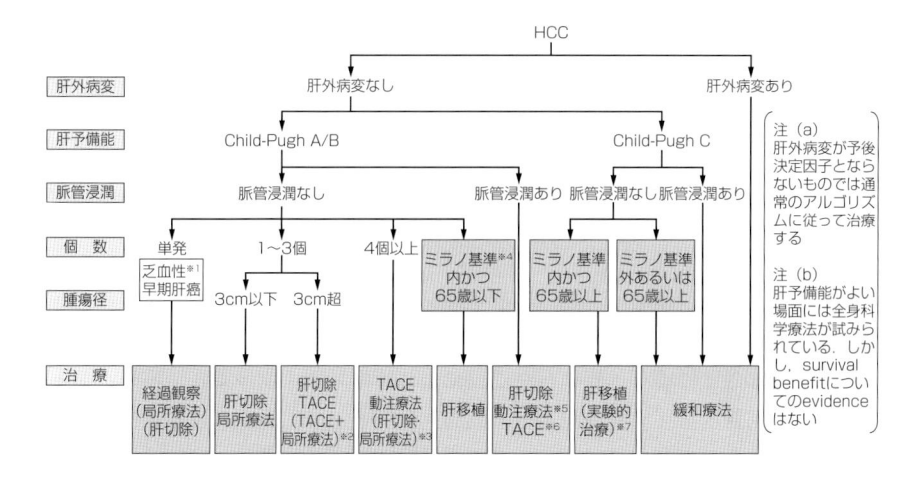

※1 乏血性腫瘍は「科学的根拠に基づく肝癌診療ガイドライン」では経過観察が提案されている．しかし，乏血性で，かつ生検診断で早期肝癌と確診できる病変，または乏血性でも SPIO-MRI 取り込み低下や CTAP での血流低下など画像的に悪性所見を認める病変は高率に多血性肝癌へ変化することが経験的に知られるため，治療対象とする場合が多い．治療は侵襲性の低い局所治療法が選択されることが多いが，肝切除の方が成績がよいとする報告もある．ただし，治療が lead-time bias 以上に survival benefit があるか否かのエビデンスはない．
※2 腫瘍径 3cm を超えるものについては TACE に加えて局所療法を追加すると局所壊死効果が向上するため，現在の日本ではこの併用療法が行われることが多い．
※3 可能な場合には肝切除が選択されることがある．また，個数が 5～6個以内であれば TACE や動注療法を併用して局所療法が施行されることも実験的に試みられている．
※4 ミラノ基準：腫瘍径 3cm 以下，腫瘍個数 3個以下もしくは単発で 5cm 以下，Child-Pugh A/B でも再発例（まれに初発例）では生体肝移植が選択されるケースがある．
※5 基本的にリザーバー留置の肝動注化学療法を優先して考える（low dose FP, IFN+5-FU など）
※6 Vp1, Vp2 では TACE も適応であり，広く行われている．
※7 肝移植を施行しない例では肝性脳症（−），難治性腹水（−），Bil ＜ 3.0mg/dL である場合には実験的治療として局所療法や subsegumental TAE が選択される場合がある．ただし，survival benefit に関するエビデンスはない．今後，prospective な臨床試験で検証していく必要がある．

図3　日本肝臓学会提唱のコンセンサスに基づく肝細胞がん治療アルゴリズム 2010

とされている．しかし，RFA の方が，合併症が多い可能性がある．特に，消化管穿孔は熱凝固療法特有の合併症であり，術後の癒着が存在する消化管近傍病変のように，消化管穿孔の危険性が高い場合は PEIT を選択することも考慮されるべきであろう．

- 3cm，3個以下の肝細胞癌に対する肝切除と RFA の使い分けに関しては，わが国において全国規模で実施中の RCT である SURF（Surgery vs RFA for hepatocellular carcinoma）trial の結果が待たれる．
- 超音波による描出が困難（横隔膜直下など）な病変に対し人工胸水法を，消化管など他臓器に隣接し熱損傷による偶発症のリスクが高い病変に対し人工腹水法を用いることにより，癌の存在部位による適応制限を設けずに治療が可能となる．人工胸水に伴う合併症として気胸，血胸が，人工腹水による合併症として腸管穿孔などが報告されているが，その頻度は通常の RFA における合併症と同等である．
- 近年開発された超音波ナビゲーションシステムは，超音波断層像と同断面の CT あるいは MRI の MPR 像を同一画面へリアルタイムに表示し，超音波のみでは同定困難であった病変の治療を可能とした．また，造影剤の併用によって，より確実な RFA を施行しうる．

(2) 経皮的エタノール注入療法（percutaneous ethanol injection：PEI）
- PEI はエタノールを注入する治療であるため，エタノールが腫瘍内に均一に拡散せず，また，隔壁や被膜がある場合は通過できず，腫瘍の残存と局所再発の問題が残る．
- PEI の合併症の発生頻度は RFA や PMCT（percutaneous microwave coagulation therapy）に比して低率とされるが，PEI 治療後の局所再発は RFA や PMCT に比し高率であり，特に 3cm を超えると PEI の局所再発率は高くなる[17]．したがって，RFA の合併症のリスクが高い症例に限って PEI を選択することになる．

＜経皮的局所療法（RFA，PEI）における禁忌＞
- 黄疸（総ビリルビン値 3.0mg/dL 以上），コントロール困難な腹水，出血傾向（血小板数 50,000/μL 以下，PT 40％以下）など．
- RFA における相対的禁忌は，腸管に接する部位，胆囊，胆管に接する部位，心臓に近い病変が挙げられる（こうした症例では PEI が施行可能な場合がある）．
- RFA については心臓ペースメーカー装着患者に対しては原則禁忌である．

5. 肝動脈化学塞栓術 (transcatheter arterial chemoembolization: TACE)

- 肝細胞癌の大部分は動脈血で栄養されている．肝動脈塞栓療法（transcatheter arterial embolization：TAE）は腫瘍を栄養する肝動脈内に塞栓物質を注入し，栄養動脈を塞栓し腫瘍を阻血壊死に陥らせる方法である．1990年代中頃よりリピオドールと抗癌剤の混合液（リピオドールエマルジョン）注入後塞栓物質を注入する化学塞栓療法（TACE）が施行されるようになってきた．すなわちTACEは血流支配にのっとった抗癌剤による化学療法と塞栓物質による阻血効果を利用した治療法である．
- 2000年代に入り，2編のRCT論文とメタアナリシスでLip-TACE/TAEは切除不能肝細胞癌の予後向上に寄与することが証明した[18]．
- 切除不能肝細胞癌でかつ穿刺局所療法の適応外とされている肝細胞癌がTACE/TAEの適応となっており，**腫瘍径3〜5cm以上，または3cm以下腫瘍数4個以上**の症例に対してはTACEを第1選択とする施設が多い．
- 術前補助療法としてのTACEは腫瘍壊死や縮小効果があり，進行肝癌で切除率を向上させる可能性はあるが，予後改善効果については一定の見解が得られていない．当院では**腫瘍径が5cmを超えるもの**に対しては，術前にTACEを施行している．

＜TACEにおける禁忌＞
- 原則としてChild-Pugh分類Cの症例には適応がない．ただし，超選択的TAE/TACEであれば施行可能となる場合がある．
- **門脈腫瘍栓による門脈本幹の完全閉塞で側副血行路がない症例**
- 総ビリルビン値**3.0mg/dL**以上の症例
- 例外として，肝細胞癌破裂症例に対しては，救命のためChild-Pugh分類C，門脈腫瘍栓のある場合でも腫瘍減圧を目的としてTAEを行う場合がある．

6. 肝移植

- 肝細胞癌移植後の再発を規定する因子としては，腫瘍の数と大きさが報告されてきており，現在これらによる適応基準（ミラノ基準：①**肝外病巣がない**，②**脈管浸潤がない**，③**単発で5cm以下**，④**複数では最大3cm以下が3個以内**）が広く使用されている[19]．
- ミラノ基準は，脳死肝移植において肝細胞癌以外の症例に対する肝移植と同等の成績を得るという目的で決められた基準である．したがって，腫瘍の大きさや個数に関して，再発の可能性が低いことが予想される肝細胞癌に症例を限定

している.
- 海外の報告ではミラノ基準に合致した**肝移植の5年生存率は70～80％**である[19]．
- わが国においては，肝癌を合併した肝硬変症例であっても，**腫瘍進行度がミラノ基準に一致していれば，保険適応**となる．
- わが国のミラノ基準を満たした肝癌合併肝硬変症例に対する生体肝移植の**3年生存率は79％**である[20]．
- 当院消化器外科では，ミラノ基準に逸脱する進行がん症例であっても，①肝移植以外に有効な治療法がない，②肝外病変がない，③肝移植の禁忌がない，ということを必須の条件として，肝移植を施行している（保険適応外）．例えば，肝全体に腫瘍が多数存在していても，明らかな多臓器転移がなければ移植を行う場合がある．

7. 化学療法
(1) 動注療法
- 肝細胞癌に対する化学療法は，経皮的局所治療やTAE／TACEの適応とならない進行した症例や，これらの治療の効果が期待できない患者に対して行われているのが現状である．
- 肝動注化学療法と全身化学療法とのRCTにて肝動注化学療法が奏効率，入院期間，費用，QOLの面で優れているとする報告もあることから，肝動注化学療法が行われることが多い．
- 化学療法に科学的根拠に基づいて推奨される有効な薬剤やその組み合わせはないが，**低用量5-FP＋CDDP**を組み合わせた方法[21]やIFNを併用した化学療法が比較的よい奏効率を示している[22]．2010年1月より**ミリプラチンが動注療法**に使用が可能となった．従来のプラチナ製剤に比し腎毒性が低く，また，シスプラチン耐性腫瘍株への治療効果が期待されている．
- 保険適応上の制約もあることから当院においてはTAE/TACE無効症例，TAE/TACE適応外症例（門脈浸潤，静脈内浸潤例）に対して低用量5-FP＋CDDP動注療法，または動注用CDDP製剤によるone-shot動注を選択している．しかし，Child-Pugh分類Cの症例は適応としていない．

(2) 全身化学療法
- 進行肝細胞癌に対して，これまでは明らかな延命効果を示す抗癌剤がなく，標準的な全身化学療法は確立していなかった．しかし，**進行肝細胞癌に対する分**

子標的治療薬であるソラフェニブが海外第 III 相試験において，プラセボ群に比し生存期間と無増悪再発期間の延長を示した[23]．2009 年 5 月に，わが国でも切除不能肝細胞癌に対するソラフェニブの保険承認が得られ，使用可能となっている．
- ソラフェニブの適応は，①脈管浸潤もしくは遠隔転移を伴う進行肝癌，および②TACE や動注化学療法に不耐・不応の Child-Pugh 分類 A の肝癌患者が対象となる．
- ソラフェニブによる副作用は高血圧，消化器症状，手足皮膚反応，肝機能障害，膵酵素上昇など多彩であるが，特にわが国では手足皮膚反応の出現頻度が高く，投与開始前から保湿や角質処理などのスキンケアが重要である．

8．放射線治療
- 肝臓は放射線治療に対する耐容線量が低く（正常肝で約 30Gy），従来，肝細胞癌治療においては骨転移巣などに対する緩和医療として選択されていた．しかし，近年，多方向から 3 次元的に正確に照射する技術が開発され，体幹部定位放射線治療（stereotactic radiotherapy：SRT）として臨床応用がなされている．SRT は原発性肝癌に対しては局所療法の一つとして，直径が 5cm 以内でかつ転移のないものが保険適応となっている．一方，陽子線や炭素線を用いた粒子線治療は今のところ保険適応とはなっていない．

9．肝癌治療後の IFN 治療
現在，肝切除や RFA 後の C 型慢性肝炎患者に対しては IFN 治療によりウイルス排除が得られた症例では予後が改善することが明らかとなっている[24]．IFN 自体に発癌抑制効果があり，ウイルス排除ができなくても投与自体が予後を改善するとの報告もなされており[14]，現在一般診療として行われている．

（薬師寺崇行，原田直毅）

参考文献
1) Fattovich G, et al: Hepatocellular carcinoma in cirrhosis: incidence and risk factors. Gastroenterology 127: S35-S50, 2004.
2) Matsuda T, et al: Cancer incidence and incidence rates in Japan in 2006: based on data from 15 population-based cancer registries in the monitoring of cancer incidence in Japan (MCIJ) project. Jpn J Clin Oncol 42: 139-147, 2012.

3）Ikai I, et al: Report of the 18th follow-up survey of primary liver cancer in Japan. Hepatol Res 40: 1043-1059, 2010.
4）Tateishi R, et al: Percutaneous radiofrequency ablation for hepatocellular carcinoma. An analysis of 1000 cases. Cancer 103: 1201-1209, 2005.
5）Yoshida H, et al: Interferon therapy reduces the risk for hepatocellular carcinoma: national surveillance program of cirrhotic and noncirrhotic patients with chronic hepatitis C in Japan. IHIT Study Group. Inhibition of Hepatocarcinogenesis by Interferon Therapy. Ann Intern Med 131: 174-181, 1999.
6）Chen CJ, et al: Risk of hepatocellular carcinoma across a biological gradient of serum hepatitis B virus DNA level. JAMA 295: 65-73, 2006.
7）El-Serag HB, et al: Diabetes increases the risk of chronic liver disease and hepatocellular carcinoma. Gastroenterology 126: 460-468, 2004.
8）Jung EM, et al: Vascularization of liver tumors - preliminary results with Coded Harmonic Angio（CHA）, phase inversion imaging, 3D power Doppler and contrast medium-enhanced B-flow with second generation contrast agent（Optison）. Clin Hemorheol Microcirc 34: 483-497, 2006.
9）Bruix J, et al: Management of hepatocellular carcinoma: an update. Hepatology 53: 1020-1022, 2011.
10）Imai Y, et al: Superparamagnetic iron oxide-enhanced magnetic resonance images of hepatocellular carcinoma: correlation with histological grading. Hepatology 32: 205-212, 2000.
11）Hayashi M, et al: Progression to hypervascular hepatocellular carcinoma: correlation with intranodular blood supply evaluated with CT during intraarterial injection of contrast material. Radiology 225: 143-149, 2002.
12）Okazumi S, et al: Evaluation of liver tumors using fluorine-18-fluorodeoxyglucose PET: characterization of tumor and assessment of effect of treatment. J Nucl Med 33: 333-339, 1992.
13）Torizuka T, et al: In vivo assessment of glucose metabolism in hepatocellular carcinoma with FDG-PET. J Nucl Med 36: 1811-1817, 1995.
14）Nishiguchi S, et al: Randomised trial of effects of interferon-alpha on incidence of hepatocellular carcinoma in chronic active hepatitis C with cirrhosis. Lancet 346: 1051-1055, 1995.
15）Arase Y, et al: The long term efficacy of glycyrrhizin in chronic hepatitis C patients. Cancer 79: 1494-1500, 1997.
16）Shiina S, et al: A randomized controlled trial of radiofrequency ablation with ethanol injection for small hepatocellular carcinoma. Gastroenterology 129: 122-130, 2005.
17）Ishii H, et al: Local recurrence of hepatocellular carcinoma after percutaneous ethanol injection. Cancer 77: 1792-1796, 1996.
18）Camma C, et al: Transarterial chemoembolization for unresectable hepatocellular

carcinoma: meta-analysis of randomized controlled trials. Radiology 224: 47-54, 2002.
19) Mazzaferro V, et al: Liver transplantation for the treatment of small hepatocellular carcinomas in patients with cirrhosis. N Engl J Med 334: 693-699, 1996.
20) Todo S, et al; Japanese Study Group on Organ Transplantation: Living donor liver transplantation for adult patients with hepatocellular carcinoma: experience in Japan. Ann Surg 240: 451-459, 2004.
21) Sakon M, et al: Combined intraarterial 5-fluorouracil and subcutaneous interferon-alpha therapy for advanced hepatocellular carcinoma with tumor thrombi in the major portal branches. Cancer 94: 435-442, 2002.
22) Chung YH, et al: Combined therapy consisting of intraarterial cisplatin infusion and systemic interferon-alpha for hepatocellular carcinoma patients with major portal vein thrombosis or distant metastasis. Cancer 1; 88: 1986-1991, 2000.
23) Llovet JM, et al: Sorafenib in advanced hepatocellular carcinoma. N Engl J Med 359: 378-390, 2008.
24) Ikeda K, et al: Interferon beta prevents recurrence of hepatocellular carcinoma after complete resection or ablation of the primary tumor-A prospective randomized study of hepatitis C virus-related liver cancer. Hepatology 32: 228-232, 2000.

8 転移性肝癌 metastatic liver cancer

どういう疾患か？

- 転移性肝癌とは肝外に発生した悪性腫瘍が肝へ転移したものをいう．
- 肝臓は臓器の大きさ，豊富な血流量，動脈・門脈の血流二重支配などの特徴から悪性腫瘍の転移が起こりやすい臓器である．
- 転移性肝癌の原発巣の多くは大腸癌であるが，その他の消化器癌（膵癌，胃癌，食道癌など）のほか，肺癌や乳癌，腎癌，卵巣癌，子宮癌，神経内分泌腫瘍，肉腫などすべての悪性腫瘍が原発巣になり得る．悪性腫瘍で死亡した症例の1/4〜1/2に転移性肝癌を認める．

治療に必要な検査と診断

- 画像診断は主に腹部CTで行われていることが多いが，腹部超音波検査（US），腹部MRIなどの組み合わせで正確に診断することが重要である．
- 腹部単純CTでは周囲肝実質より低吸収であることが多い．Dynamic CTでは，動脈相で辺縁がリング状に造影されることが多く，中心部は線維化や壊死のために動脈相から門脈相にかけて，ほとんど造影されないことが多い（図1）．

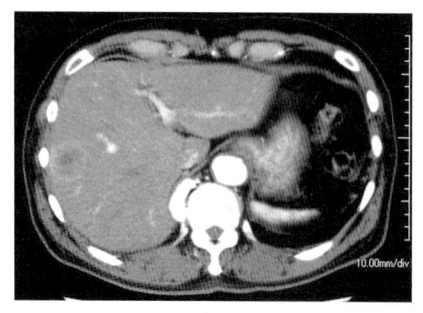

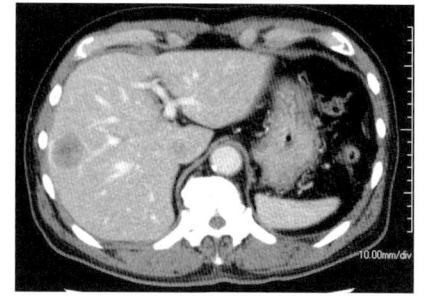

A　動脈相　　　　　　　　　　　　B　門脈相

図1　腎癌肝転移症例　腹部 Dynamic CT 画像

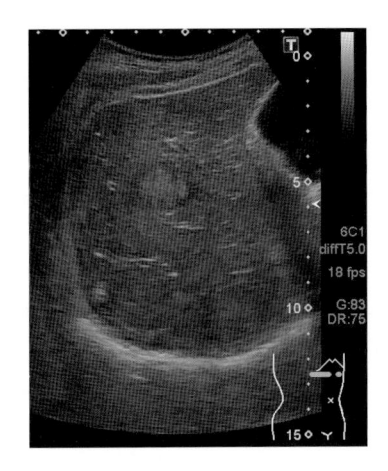

図2 大腸癌肝転移症例　腹部超音波検査画像

- US は B モードで低エコーもしくは辺縁低エコー・中心部高エコー（bull's eye sign）を呈することが多い（図2）．ソナゾイド造影をすることで診断能の向上が期待できる．
- MRI では強調拡散画像および Gd-EOB-DTPA 造影 MRI で高い病変検出率が報告されている[1,2]．強調拡散画像では強い高信号を呈することが多い．
- PET-CT は肝外病変も同時に検出できるメリットがあり併用するのが望ましい．
- 転移性肝癌の原発巣が画像診断で診断がつかない場合は，生検による組織学的検討が必要である．ただし，播種のリスクについて考慮し慎重に行う必要がある．

治療の実際

- 転移性肝癌は遠隔転移であり，一般的には全身疾患として肝切除の適応となることは少なく，原発巣の癌腫の全身治療に準ずる．しかし大腸癌肝転移は例外的に肝切除の有効性について唯一コンセンサスが得られている．

1. 肝切除

- 大腸癌は転移部位として肝臓が最も多く29〜47%に生じるとされている．大腸癌肝転移に対する治療は，『大腸癌治療ガイドライン（医師用2010年度版）[3]』において肝切除，全身化学療法，肝動注療法，熱凝固療法に大別されるが，これらのうち肝切除は5年生存率が35〜58%と良好である[4]．よって切除可能な症例については肝切除が第一選択である．
- 肝切除の適応条件として，耐術可能，原発巣の制御，肝転移巣が完全切除可能，肝外転移巣の制御，十分な残肝機能を満たす必要がある．しかし転移性肝癌で切除対象となるのは10〜30%に過ぎず，切除後の再発も高頻度であるため，ラジオ波焼灼術（RFA），全身化学療法，肝動注療法も重要な治療法である[3]．肝門部リンパ節転移例の予後は不良であり，郭清術後の5年生存率はわが国の報告で12.5%であった[5]ため，肝門部リンパ節転移は肝切除の適応の除外因子と考える報告[6]がある．
- 胃癌肝転移は多発することが多く，また腹膜播種を伴うことが多いため，手術が行われる頻度は0.6〜2.4%と少なく[7,8]，全身化学療法の適応となることが多い．肝切除後を行なった場合でも5年生存率0%〜38%[3]と予後不良である．
- 消化管原発神経内分泌腫瘍の肝転移は，肝外病変のない場合肝切除は5年生存率60〜94%とされ，ホルモンによる症状のコントロールや予後の改善に有効である[9]．

2. 全身化学療法

- 切除不能例肝転移症例で肝外病変がある場合は全身化学療法が第一選択となる（各種癌，化学療法の項を参照）．
- GISTの転移形式のうち肝転移が最も多く，原発巣切除後の再発率は50%以上と高率である．治療の第一選択は分子標的薬の登場によりその主役はイマチニブとなった（p.316「胃粘膜下腫瘍」の項を参照）．

3. 肝動注化学療法

- 肝動注化学療法の適応は生命予後の規定因子が肝転移と判断される場合や，高齢や併存疾患のため全身化学療法が困難な場合に限定される．
- 大腸癌に対する肝動注化学療法はこれまでいくつかの全身化学療法と比較したランダム化試験が行われたが，メタアナリシスでは肝動注化学療法による生存

期間の延長は認めていない[10].
- 胃癌に対する肝動注化学療法はその有用性の報告が散見されるが，全身化学療法を対照とした比較試験はない．Araiらは，FAM（5-FU, Adriamycin, mitomycin C）療法にて高い奏功率73%を報告している[11].

4. RFA
- RFAは大腸癌肝転移に対しての有用であることが報告されているが，それ以外の肝転移は肝外病変を伴う可能性が多く，その適応は限定される．
- 大腸癌肝転移の治療において低侵襲であるRFAはその有効性と安全性から外科的肝切除と共に局所的制御が可能な治療法として位置付けられている．わが国でも5年生存率37.9%と良好な報告がされている[12].しかし，未だ十分な症例集積によって長期予後を検討した報告はなく，有効性の評価は定まっていない．根治性を優先する場合は肝切除を第一選択とし，RFAについては以下の点を考慮して適応を判断すべきである．
  ① 肝切除不能あるいはリスクが高い症例
  ② 腫瘍が主要脈管に接しない
  ③ 病変の数と大きさは原則単発5cm以内，あるいは3個以内3cm以下
  ④ 根治的治療困難な肝外病変なし
- 転移性肝癌は被膜を有さないため腫瘍境界が不明瞭なことが多い．RFA治療前に焼灼マージンを想定するには，腫瘍境界を明瞭に描出できるソナゾイド造影エコーが有用である．

5. その他
　肝動脈化学塞栓術（TACE）は，神経内分泌腫瘍など，肝細胞癌と同様な多血性の転移性肝腫瘍で用いられ有用性が示されている．また，放射線治療を行うこともある．

（宮崎昌典，森下直紀）

■ 参考文献
1) Nasu K, et al: Hepatic metastases: diffusion-weighted sensitivity-encoding versus SPIO-enhanced MR imaging. Radiology 239: 122-130. 2006.
2) Huppertz A, et al: Improved detection of focal liver lesions at MR imaging: multicenter comparison of gadoxetic acid-enhanced MR images with intraoperative findings.

Radiology 230: 266-275. 2004.
3) 大腸癌研究会：大腸癌治療ガイドライン，医師用，2010 年版，金原出版，東京，2010.
4) Pawlik TM, et al: Surgical therapy for colorectal metastases to the liver. J Gastrointest Surg 11: 1057-1077, 2007.
5) Kato T, et al: Therapeutic results for hepatic metastasis of colorectal cancer with special reference to effectiveness of hepatectomy. Dis Colon Rectum 46: S22-S31, 2003.
6) Rodgers MS et al: Surgery for colorectal liver metastasis with hepatic lymphnode involvement: a systematic review. Br J Surg 87: 1142-1155, 2000.
7) Saiura A, et al: Clinicopathological features and outcome of hepatic resection for liver metastasis from gastric cancer. Hepatogastroenterology 49: 1062-1065, 2002.
8) Okano K, et al: Hepatic resection for metastatic tumors from gastric cancer. Ann Surg 235: 86-91, 2002.
9) Frilling A, et al: Multimodal management of neuroendocrine liver metastases. HPB（Oxford）12: 361-379, 2010.
10) Mocellin S, et al: Meta-analysis of hepatic arterial infusion for unresectable liver metastases from colorectal cancer: the end of an era? J Clin Oncol 25: 5649-5654, 2007.
11) Arai Y, et al: Management of patients with unresectable liver metastases from colorectal and gastric cancer employing an implantable port system. Cancer Chemother Pharmacol 31: S99-S102, 1992.
12) 椎名秀一朗，他：【転移性肝癌　多様化する治療】転移性肝癌に対する経皮的ラジオ波焼灼術．10 年間の成績と今後の展望（解説 / 特集）．臨床消化器内科 26: 405-413, 2011.

9 薬物性肝障害 drug-induced liver injury（DILI）

どういう疾患か？

薬物またはその代謝産物による肝細胞ないしは胆管の障害である．

1．病型分類
- 発生機序による分類（表1）
  「中毒性肝障害」　　：用量依存性
  「特異体質性肝障害」：アレルギー特異体質，代謝性特異体質
  　アレルギー性特異体質は薬物そのものや中間代謝産物がハプテンとなり，担体蛋白と結合して抗原性を獲得し，T細胞依存性肝細胞障害により惹起される肝障害で，代謝性特異体質は薬物代謝関連酵素の特殊な個人差（遺伝的素因）に起因する．特異体質性は一般的に用量依存性ではないため発症の予測は困難なことが多い．
- 臨床的には，肝機能検査値より，**肝細胞障害型**，**胆汁うっ滞型**，および両者の**混合型**に分類される（**表2**）．

表1　薬物性肝障害の分類[1]

1. 通常型
a. 中毒性肝障害　（薬物の肝毒性による）
CCl4，アセトアミノフェン（主に肝障害型）
副腎皮質ステロイド，パラコート（主に胆汁うっ滞型）
b. 特異体質性肝障害（宿主の薬物特異体質による）
アレルギー性（免疫学的機序が関与）：フェニトイン，抗生物質など
代謝性特異体質性（遺伝的に異常な薬物代謝が関与）：イソニアジド，サイクロスポリン，トログリダゾン
2. 特殊型
脂肪肝，非アルコール性脂肪性肝炎：タモキシフェン
腫瘍：経口避妊薬（腺腫や癌），塩化ビニル（血管肉腫）
血管病変：ステロイド（ペリオーシス），塩化ビニル（門脈圧亢進症）

- 薬剤個別の肝障害の特徴に関しては，厚生労働省ホームページの重篤副作用疾患別対策マニュアル「肝臓：薬物性肝障害（www.mhlw.go.jp/topics/2006/11/dl/tp1122-1i01.pdf)」に詳しく記載されている．

2. 頻度，現状

- 臨床的には，急性肝炎，重症肝炎，劇症肝炎，遅発性肝不全のすべての病型を取りうる．1999年の全国調査において，最も頻度が高い病型は急性肝炎型であるが，劇症肝炎も報告されている（表3）．**劇症肝炎の成因としても薬物性の頻度は高く，約10%を占めている**．薬物服用開始から肝障害発症までにかかる日数は，59%が30日以内であり，80%が90日以内である[3]．
- 起因薬剤としては，抗生物質，精神疾患薬などが高率であり（図1）[3]，**健康食品と漢方薬による被害報告が増加**している（表4）．健康食品・漢方薬による肝障害の特徴としては，女性に多く，発症までの日数が長く，肝細胞障害型

表2 病型分類

肝細胞障害型	ALT ≧ 2N +ALP ≦ N または ALT比/ALP比≧ 5
混合型	ALT ≦ N +ALP > 2N または ALT比/ALP比≦ 2
胆汁うっ滞型	ALT ≧ 2N +ALP > N かつ 2 < ALT比/ALP比< 5

ALT比 = ALT値/N，ALP比 = ALP比/N （N=正常上限値）

表3 劇症肝炎の起因薬物（1剤に決定し得たもの：43例）（文献2より改変）

解熱鎮痛剤	ロキソプロフェン，アセトアミノフェン，アスピリン
代謝関連薬	アロプリノール，ベンズブロマロン，トログリタゾン，アカルボース
向精神薬	バルプロ酸ナトリウム，カルバマゼピン
降圧剤	塩酸デラプリル，エカラジン
消化器薬	ランソプラゾール
ホルモン剤	酢酸クロルマジノン
抗生物質	イソニアジド，ピラジナミド，塩酸ミノサイクリン，セファレキシン，ホスホマイシン
抗腫瘍薬	テガフール・ウラシル，フルタミド，ドキシフルリジン

DLST陽性率：39%，服用開始後4週間以上の発症：53%，死亡率：58%

（90.3％）が多い．また，重症肝炎，劇症肝炎，遅発性肝不全などの**重篤な肝障害**が 25.7％と**高頻度**である．薬剤の投与中止のみで肝機能が正常化した例は，全体の半数以下であり，生体肝移植の施行（9.7％），肝不全死（3％）など，重篤な経過をたどる症例も見られる[5]．

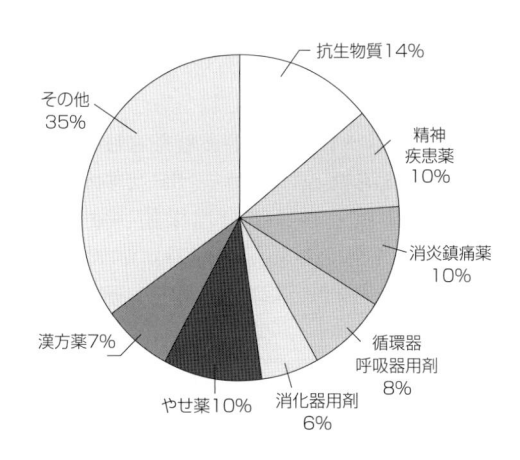

図 1 起因薬剤

抗生物質 14％
精神疾患薬 10％
消炎鎮痛薬 10％
循環器呼吸器用剤 8％
消化器用剤 6％
やせ薬 10％
漢方薬 7％
その他 35％

表 4 肝障害の報告のある健康食品（文献 4 より改変）

1. 西部肝臓学会（1999 年）での全国調査 （1989~1998 年の症例）
   クロレラ，アロエ，琉球ヨモギ，深海鮫の肝油，ライフパック（朝鮮人参を含む健康食品），ライフパック（センナ，ソルビトールを含む健康食品），アガリタケエキス，ファットハーフカット（ダイエット食品），レバンコンク（滋養強壮剤），アミノナイトマキシム Q，染毛剤，育毛剤（米国製）

2. 肝臓学会（2004 年）2 次全国調査（2003 年の症例）
   中国製痩せ薬，日本製痩せ薬（スーパースリム，セラシン，オオバコダイエット），ローヤルゼリー，青汁，ノコギリヤシまたはウコン，アガリクスまたはレイシ，カルシウムまたはビタミン剤またはヤツメウナギ

3. 民間薬および健康食品による薬物性肝障害の調査（2004 年）
   ウコン，アガリクス，ライフパック，金鶏丸，プロポリス，杜仲茶，プロテイン，フコダイン，青汁，レイシ，ロイヤルゼリー，カバノアナタケ

3. 発生機序

- 薬物の多くは脂溶性であり，主として肝細胞の小胞体にある**チトクロームP450（CYP）**によって酸化され（Phase I），その後 UDP-グルクロン酸転移酵素（UGT），硫酸転移酵素（ST），グルタチオン-S-転移酵素，N-アセチル転移酵素（NAT）などに抱合反応されて（Phase II），より水溶性が高く活性の低い化合物へ代謝される（図2）．その過程で生じる中間代謝物が抗原性を獲得し，直接的な細胞障害や免疫反応を介した肝障害の原因になると考えられている．
- 多くの薬物代謝に関与する CYP は遺伝的多型を有しており，薬物性肝障害の発症に関与していると考えられる（図2，表5）．CYP3A4 は 50％ 以上の医薬品の代謝に関与しており，その多型は臨床的に重要である．CYP2D6，CYP2C には酵素活性欠損者（poor metabolizer）が存在する．同じ CYP を経て代謝される薬物を併用した場合，一方の薬物代謝が遅延して血中濃度の上昇を来たすことがあり，注意を要する（薬物相互作用）．

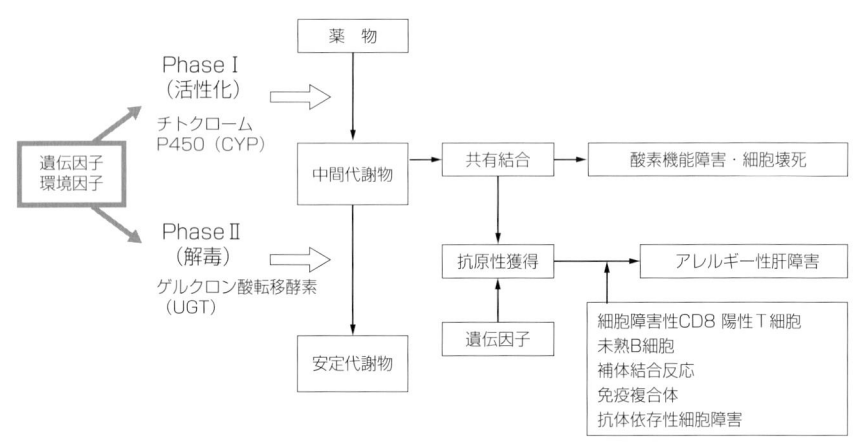

図2 薬剤性肝障害の発症機序（文献6より）

表5 遺伝子多型を有する CYP により代謝される代表的な薬物 (文献7を元に作成)

アイソザイム	薬物	その他
1A2	カフェイン,テオフィリン プロプラノロール	
2A6	クマリン,テガフール	
2C19	プロトンポンプ阻害剤 (オメプラゾール,ランソプラゾール) 抗てんかん薬など	メフェニトインの酵素活性欠損者 (PM: poor metabolizer)として発見 日本人15〜20%,白人3〜5%に存在
2C9	ワーファリン NSAID (イブプロフェン,ジクロフェナック) 経口糖尿病治療薬(トルブタミド)など	ワーファリンのPMとして発見 白人の1〜3%
2D6	β遮断薬,抗うつ薬,抗精神病薬など	フェニトインのPMとして発見 日本人0.5%,白人3〜5%に存在
2E1	吸入麻酔薬,アセトアミノフェンなど	
3A4,5,7	マクロライド系抗生物質,抗不整脈薬 ベンゾジアゼピン系薬物,免疫抑制剤 抗ヒスタミン薬,カルシウム拮抗薬 HMG-CoA還元酵素阻害薬など	3A4は50%以上の医薬品の代謝に関与

* CYP の遺伝子多型は近年数多く報告されており,CYP の遺伝的多型を網羅したサイト (http://www.cypalleles.ki.se/) で最新情報を手に入れることができる.
- 塩酸イリノテカンの副作用の個人差にグルクロン酸転移酵素 (UGT1A1) 発現量が関与している可能性が報告されており,UGT1A1 の多型診断キットが開発され,実臨床で利用されている (保険収載).
- NAT2 活性が遺伝的に低い場合,イソニアジド,スルホンアミド,プロカインアミド,ヒドララジンなどによる肝障害が高率に発生すると報告されている.

治療に必要な検査と診断

1. 診断基準

- 薬剤性肝障害の診断基準として「薬物と肝研究会」(1978年) から提唱されたもの[8]が用いられていたが，これはアレルギー機序による薬物性肝障害を想定したものであり，近年重要視されている代謝の特異体質に基づく薬剤性肝障害には合致しにくいこと，薬物リンパ球刺激試験 (DLST) もしくは試験的再投与 (チャレンジテスト) が陽性であることが，診断項目に挙げられているなどの問題点があった．そこで現在わが国では DDW-Japan 2004 ワークショップの診断基準 (**表6**，**表7**) が用いられている[9]．

  ＊「薬物性肝障害診断基準 DDW-Japan 2004 ワークショップより」はインターネット上にソフトウェア (www.jsh.or.jp/medical/date/scoresoft.xls) が公開されており，薬物性肝障害診断基準使用マニュアル，DLST 施行要綱，DLST 成績の解釈上の注意すべき事項を閲覧できる．また個々の患者データを入力することで肝細胞障害型，胆汁うっ滞型，混合型の判別，薬剤性肝障害のスコアリングを自動的に行うことができる．

表6　DDW-Japan 2004 薬剤性肝障害ワークショップのスコアリング

	肝細胞障害型		胆汁うっ滞または混合型		スコア
1. 発症までの期間	初回投与	再投与	初回投与	再投与	
a. 投与中の発症の場合 投与開始からの日数	5〜90日	1〜15日	5〜90日	1〜90日	+2
	＜5日，＞90日	＞15日	＜5日，＞90日	＞90日	+1
b. 投与中止後の発症の場合 投与中止後の日数	15日以内	15日以内	30日以内	30日以内	+1
	＞15日	＞15日	＞30日	＞30日	0
2. 経過	ALT のピーク値と正常上限との差		ALP のピーク値と正常上限との差		
投与中止後のデータ	8日以内に50％以上の減少		(該当なし)		+3
	30日以内に50％以上の減少		180日以内に50％以上の減少		+2
	(該当なし)		180日以内に50％未満の減少		+1
	不明または30日以内に50％未満の減少		不変，上昇，不明		0
	30日後も50％未満の減少か再上昇		(該当なし)		-2
投与続行および不明					0

表6 つづき

	肝細胞障害型	胆汁うっ滞または混合型	スコア
3. 危険因子	肝細胞障害型	胆汁うっ滞または混合型	
	飲酒あり	飲酒または妊娠あり	+1
	飲酒なし	飲酒,妊娠なし	0
4. 薬物以外の原因の有無[2)]	カテゴリー1,2がすべて除外		+2
	カテゴリー1で6項目すべて除外		+1
	カテゴリー1で4つか5つが除外		0
	カテゴリー1の除外が3つ以下		-2
	薬物以外の原因が濃厚		-3
5. 過去の肝障害の報告	過去の報告あり,もしくは添付文書に記載		+1
	なし		0
6. 好酸球増多(6%以上)	あり		+1
	なし		0
7. DLST	陽性		+2
	擬陽性		+1
	陰性および未施行		0
8. 偶然の再投与が行われた時の反応			
単独再投与	ALT倍増	ALP(T.Bil)倍増	+3
初回肝障害時の併用薬と共に再投与	ALT倍増	ALP(T.Bil)倍増	+1
偶然の再投与なし,または判断不能			0
		総スコア	

1) 薬物投与前に発症した場合は「関係なし」,発症までの経過が不明の場合は「記載不十分」と判断して,スコアリングの対象としない.
　投与中の発症か,投与中止後の発症かにより,aまたはbどちらかのスコアに使用する.
2) カテゴリー1:HAV, HBV, HCV, 胆道疾患(US), アルコール, ショック肝
　カテゴリー2:CMV, EBV.
　ウイルスはIgM HA抗体, HBs抗原, HCV抗体, IgM CMV抗体, IgM EB VCA抗体で判断する.
判定基準
　総スコア2点以下:可能性が低い 3,4点:可能性あり 5点以上:可能性が高い

表7 薬物性肝障害診断基準の使用マニュアル

1. 肝障害をみた場合は薬物性肝障害の可能性を念頭に置き，民間薬や健康食品を含めたあらゆる薬物服用歴を問診すべきである．

2. この診断基準は，あくまで肝臓専門医以外の利用を目的としたもので，個々の症例での判断には，肝臓専門医の判断が優先する．

3. この基準で扱う薬物性肝障害は肝細胞障害型，胆汁うっ滞型もしくは混合型の肝障害であり，ALT が正常上限の 2 倍，もしくは ALP が正常上限を超える症例と定義する．
   ALT および ALP 値から次のタイプ分類を行い，これに基づきスコアリングする．
   肝細胞障害型 ALT ＞ 2N ＋ ALP ≦ N または ALT 比／ALP 比 ≧ 5
   胆汁うっ滞型 ALT ≦ N ＋ ALP ＞ 2N または ALT 比／ALP 比 ≦ 2
   混合型 ALT ＞ 2N ＋ ALP ＞ N かつ 2 ＜ ALT 比／ALP 比 ＜ 5
   N：正常上限，ALT 比 =ALT 値／N，ALP 比 =ALP 値／N

4. 重症例では早急に専門医に相談すること（スコアが低くなる場合がある）．

5. 自己免疫性肝炎との鑑別が困難な場合（抗核抗体陽性の場合など）は，肝生検所見や副腎皮質ステロイド薬への反応性から肝臓専門医が鑑別すべきである．

6. 併用薬がある場合は，その中で最も疑わしい薬を選んでスコアリングを行う．
   薬物性肝障害の診断を行った後，併用薬の中でどれが疑わしいかは，1 発症までの期間，2 経過，5 過去の肝障害の報告，7 DLST の項目から推定する．

7. 項目 4 薬物以外の原因の有無で，経過からウイルス肝炎が疑わしい場合は，鑑別診断のためには IgM HBc 抗体，HCV-RNA 定性の測定が必須である．

8. DLST が偽陽性になる薬物がある（肝臓専門医の判断）．DLST は別記の施行要領に基づいて行うことが望ましい．アレルギー症状として，皮疹の存在も参考になる．

9. 項目 8 偶然の再投与が行われた時の反応は，あくまで偶然，再投与された場合にスコアを加えるためのものであり，診断目的に行ってはならない．倫理的観点から原則，禁忌である．なお，代謝的特異体質による薬物性肝障害では，再投与によりすぐに肝障害が起こらないことがあり，このような薬物ではスコアを減点しないように考慮する．

10. 急性期（発症より 7 日目まで）における診断では，薬物中止後の経過が不明のため，2 の経過を除いたスコアリングを行い，1 点以下を可能性が少ない，2 点以上を可能性ありと判断する．その後のデータ集積により，通常のスコアリングを行う．

2. 診断の実際

- 薬物性肝障害の診断には，まず**詳細な薬物の服用歴とアレルギーの既往歴を聴取する**ことが重要である．特に薬物開始から肝障害発症までの時間，薬物中止から肝機能改善までの時間を決定することで，薬物と肝障害との時間的関連性を評価することが重要である．臨床で最も多く遭遇するのはアレルギー性肝障害である．アレルギー性肝障害は，原因薬物の服用開始より肝障害の発症までの期間は4週以内が70％，8週以内が80％である．一方，代謝性特異体質性の場合には服用期間が1週間から1年と様々である．いずれにしても服用期間の長短のみで薬物性肝障害を除外することは困難である．
- **薬剤性肝障害に特徴的な症状はなく**，症状によって鑑別することはできない．アレルギー性特異体質による肝障害の初期症状としては，発熱（38〜39℃），発疹などのアレルギー症状が出現することが多い．
- DDW-Japan 2004 の基準に則りスコアリングを行う（表6）．その場合，**ALT が正常上限の2倍，もしくは ALP が正常上限を超える症例を肝障害あり**とし，次に肝細胞障害型，胆汁うっ滞型，混合型に臨床病型を分類する（表2）．
- 多種類の薬剤を併用している症例の場合，**個々の被疑薬についてスコアリング**を行う．
- **薬物以外の肝障害の原因検索を十分に行う**．カテゴリー1，2に記載された疾患の可能性を除外するための検査を行う．検査項目として必要に応じて，IgM-HBc 抗体，HCV-RNA の測定，HEV-RNA もしくは IgA-HEV 抗体の測定を加える．
- 自己免疫性肝炎急性発症例やすでに自己免疫性肝疾患に罹患している場合，うっ血肝合併例，感染症合併例（胆汁うっ滞，DIC による肝障害），悪性疾患合併例（特に胆汁うっ滞を伴う場合）などでは，スコアリングが困難となることがある．
- 肝生検は薬剤性肝障害の診断に必須ではない．薬物性肝障害の病理所見は，急性肝細胞障害型，慢性肝細胞障害型，非肝炎型，胆汁うっ滞型に分類されるが，あらゆる急性，慢性の肝障害所見を示し得る．また**薬物性肝障害に特有の病理所見はない**．他の疾患（代謝性肝疾患，自己免疫性肝疾患など）の**除外診断の一助**となることもある．
- DLST（drug lymphocyte stimulation test：薬物リンパ球刺激試験）は2008年の全国調査において，起因薬剤を1剤と決定し得た全症例の60％で施行されており，保険未適用ながら，わが国では薬物性肝障害の診療において広く普

及しているのが現状である．しかし DLST の陽性率は 33％であり，偽陰性率が高いことも含め，解釈には注意を要する．

治療の実際

　薬物性肝障害の基本治療は，疑わしい全ての薬を速やかに中止することである．中等度以上の肝細胞障害や黄疸を呈する場合は，原則的には入院加療にて経過を観察する．肝庇護剤を含めた薬物療法は，それ自体が肝障害の原因となることもあるので，慎重に投与するべきである[10]．

- 肝細胞障害型で中等度以上の場合には，**グリチルリチン製剤（強力ネオミノファーゲン C®静注：40 〜 100mL）とウルソデオキシコール酸（ウルソ®経口：600mg/ 日，分 3）**を併用する．
- 胆汁うっ滞型の治療としては，**ウルソデオキシコール酸（ウルソ®経口：300 〜 600mg/ 日，分 3）**は利胆作用があり，副作用も少なく第一選択である[11]．黄疸が遷延する場合，**副腎皮質ステロイド（経口 30 〜 40mg/ 日，朝分 1）**を使用する．ステロイドは 1 週間服用して，ビリルビン値の改善が認められなければ，その後 1 週間で漸減中止とする．
- グルクロニルトランスフェラーゼ活性亢進作用を期待してフェノバルビタール（120mg/ 日，分 3）を使用することがある．
- 搔痒感が強い場合には，新しい陰イオン交換樹脂であるコレスチミド（3 〜 4g/ 日，分 2 食前）が有用である（保険適応外）．ウルソ®とは結合しやすいため同時に服用しない．
- アセトアミノフェンの大量服用による急性肝不全の場合は，服用直後であれば胃洗浄を施行する．服薬 10 時間以内であれば肝グルタチオンを補充する目的で，前駆体である N- アセチルシステイン〔カルボシステイン（ムコダインシロップ®）〕を胃管から，初回 140mg/kg，以後 4 時間ごとに 70mg/kg を 3 日間）を投与する．10 時間以内の投与開始により，約 94％の症例で肝障害の進展が抑制されたと報告されている．
- 薬剤性肝障害では**劇症化する**こともあり，その場合には一般的な劇症肝炎の治療に準じて，中心静脈栄養，血漿交換，血液透析などを行い，**肝移植も考慮する**必要がある．

（考藤達哉，由雄祥代）

■ 参考文献

1) 多賀須幸男,他:今日の消化器疾患治療指針,第2版,医学書院,2002.
2) 高瀬幸次郎,他:薬剤性劇症肝炎の特徴.肝胆膵 48: 731-738, 2004.
3) Takikawa H, et al: Drug-induced liver injury in Japan: An analysis of 1676 cases between 1997 and 2006. Hepatol Res 39: 427-431, 2009.
4) 石田　聡:健康食品による薬物性肝障害.肝胆膵 48: 747-755, 2004.
5) 佐田通夫,他:痩せ薬・健康食品による薬物性肝障害2次全国調査集計結果(日本肝臓学会主催),肝臓 45: 96-108, 2004.
6) 岩佐元雄,他:薬物代謝の視点からみた薬物性肝障害の病態.肝胆膵 48: 677-681, 2004.
7) 高橋芳樹,他:肝臓 42: 288-296, 2001.
8) 滝川　一:薬物性肝障害の本邦の診断基準(1978)と問題点.肝胆膵 48: 699-702, 2004.
9) 滝川　一,他:DDW-J 2004　ワークショップ薬物性肝障害診断基準の提案.肝臓 46: 85-90, 2005.
10) 松崎靖司,他:薬物性肝障害の治療の実際.肝胆膵 48: 777-783, 2004.
11) 松崎靖司,他:薬物性肝障害の治療:治療の実際とEBMに基づくUDCAの効果.日消誌 100: 659-666, 2003.

10 自己免疫性肝炎 autoimmune hepatitis

どういう疾患か？

- 自己免疫性肝炎（autoimmune hepatitis: AIH）は，中高年の女性に好発し慢性に経過する肝炎である[1]．
- 肝細胞障害の成立には免疫寛容システムの破綻による自己免疫機序の関与が想定され，しばしば自己抗体が生じる[1]．
- 多くは潜行性に発症する慢性肝疾患であり，早期に診断し適切な治療を行わなければ，肝硬変への進展は速い．
- 診断にあたっては，肝炎ウイルス，アルコール，薬物による肝障害および他の自己免疫疾患に基づく肝障害を除外することが重要である[1]．
- 慢性甲状腺炎，シェーグレン症候群，関節リウマチ，全身性エリテマトーデスなどの自己免疫疾患を合併することが多い．
- 初発症状としては全身倦怠感，黄疸，食欲不振などが多いが，自覚症状がなく健康診断などのスクリーニングで偶然に発見される症例もみられる．
- 肝病理組織像の特徴としては，典型例では門脈域へのリンパ球や形質細胞の浸潤と interface hepatitis とがみられ，炎症が高度な症例では肝細胞のロゼット形成や emperipolesis がみられる．
- 急性肝炎の組織像を呈する症例が10.9％存在しており，急性肝炎であっても AIH の存在を念頭におく必要がある（この場合，中心静脈領域の壊死・炎症反応が特徴的所見であるという報告がなされている）[2]．
- 免疫抑制剤，特に副腎皮質ステロイドが著効を奏する[1]．
- 男女比は1：6と女性に多いが，以前の調査と比べると男女差が縮まっている．また，好発年齢は50〜60歳代であり，診断時平均年齢は59.9歳で過去の全国調査と比較すると高齢化している[3]．

治療に必要な検査と診断

- AIH の診断には，わが国の自己免疫性肝炎診断指針（**表1**）[1] に沿い，改訂版国際診断基準スコアリングシステム（**表2**）[4] および簡易版国際診断基準スコアリングシステム（**表3**）[5] を参考にして診断する．
- 改訂版国際診断基準スコアリングシステム（従来型）は研究目的で作成されたものである．そのため，臨床的利便性の改善および迅速な治療介入を目指し，簡易型スコアリングシステム（簡易型）が作成された．
- 従来型は診断感受性に秀で，簡易型は診断特異性に秀でているという特徴を持つ．
- 典型例の診断には簡易型が適しているが，自己抗体価や IgG 値が低い非典型例，急性発症例，劇症例などは簡易型では AIH と診断されない危険性がある．そうした症例では，簡易型のみでなく従来型によるスコアリングも含めた総合的診断が必要である．
- 早期の診断と適切な治療開始が AIH の予後規定因子として重要である．スコアリングシステムはあくまで診断の補助手段であるため，点数に固執することなく個々の症例の病態を十分に吟味して診断することが肝要である．
- 抗核抗体（ANA）や抗平滑筋抗体（ASMA）の抗体価はその陽性所見が臨床経過中に変動するが，臨床経過や病理学的所見，治療反応性など AIH の病勢と相関はみられない．
- ASMA は ANA に比し AIH 診断への特異性が高く，また ANA と共存することも多いが，本検査は現在保険収載されていない．
- 抗 LKM-1 抗体は，AIH が疑われるが ANA 陰性のときに算定することが可能である．
- AIH は自己抗体の出現パターンにより 1 型と 2 型との亜型に分類される（**表4**）．わが国では 1 型 AIH がほとんどであり，2 型は極めて稀である．

表1 自己免疫性肝炎診断指針・治療指針（厚生省「難治性の肝炎」調査研究班，1996年）

概念
中年以降の女性に好発し，慢性に経過する肝炎であり，肝細胞障害の成立に自己免疫機序が想定される[*1]．診断にあたっては肝炎ウイルス[*2]，アルコール，薬物による肝障害，および他の自己免疫疾患にもとづく肝障害を除外する．免疫抑制剤，特にコルチコステロイドが著効を奏す[*3]．

主要所見
1. 血中自己抗体（特に抗核抗体，抗平滑筋抗体など）が陽性 2. 血清γ-グロブリン値またはIgG値の上昇（2g/dL以上） 3. 持続性または反復性の血清トランスアミナーゼ値の異常 4. 肝炎ウイルスマーカーは原則として陰性[*2] 5. 組織学的には肝細胞壊死所見およびpiecemeal necrosisを伴う慢性肝炎あるいは肝硬変であり，しばしば著明な形質細胞浸潤を認める．ときに急性肝炎像を呈する．

診断
上記の主要所見1から4より自己免疫性肝炎が疑われた場合，組織学的の検査を行い，自己免疫性肝炎の国際基準を参考に診断する．

治療指針
1. 診断が確定した例では原則として免疫抑制療法（プレドニゾロンなど）を行う． 2. プレドニゾロンの初期投与量は十分量（30mg～40mg/日以上）とし，血清トランスアミナーゼ値の改善を効果の指標とし，減量，維持量を決定する． 3. C型肝炎ウイルス血症を伴う自己免疫性肝炎の治療にあたっては， 　a. 国際基準でのスコアが高い症例ではステロイド治療が望ましい． 　b. 国際基準でのスコアが低い症例ではインターフェロン治療も考慮される．しかし，その実施にあたっては血中ウイルス量，肝機能を測定し，明らかな改善が見られない場合には，速やかに投与を中止し免疫抑制剤の使用を考慮する．

＊1：わが国ではHLA-DR4陽性症例が多い．
＊2：わが国ではC型肝炎ウイルス血症を伴う自己免疫性肝炎がある．
＊3：C型肝炎ウイルス感染が明らかな症例では，インターフェロン治療が奏功する例もある．

表2 改訂版国際診断基準スコアリングシステム
(International autoimmune hepatitis group: IAIHG, 1999年)

項目		点数	注記
女性		+2	
ALP/AST (or ALT) 比	<1.5	+2	(1)
	1.5〜3.0	0	
	>3.0	-2	
血清グロブリンまたはIgG値正常上限値との比	>2.0	+3	
	1.5〜2.0	+2	
	1.0〜1.5	+1	
	<1.0	0	
ANA, SMAまたはLKM-1抗体	>1:80	+3	(2)
	1:80	+2	
	1:40	+1	
	<1:40	0	
AMA陽性		-4	
肝炎ウイルスマーカー	陽性	-3	(3)
	陰性	+3	
薬物投与歴	陽性	-4	(4)
	陰性	+1	
平均アルコール摂取量	<25g/日	+2	
	>60g/日	-2	
肝組織像	interface hepatitis	+3	
	リンパ球や形質細胞優位の細胞浸潤	+1	
	肝細胞のロゼット形成	+1	
	上記のいずれの所見も認めない	-5	
	胆管病変	-3	(5)
	他の病変	-3	(6)

表2 つづき

項目		点数	注記
他の自己免疫疾患		+ 2	(7)
付加項目			(8)
	その他の自己抗体陽性	+ 2	(9)
	HLA-DR3 または DR4 陽性	+ 1	(10)
	治療反応性　　完全寛解	+ 2	(11)
	再燃	+ 3	(12)
総合点数による評価　治療前	AIH 確診例（definite）	> 15	
	AIH 疑診例（probable）	10 ~ 15	
治療後	AIH 確診例（definite）	> 17	
	AIH 疑診例（probable）	12 ~ 17	

注記
1) ALP:AST（or ALT）比は，これらの測定値をそれぞれの正常上限値（unl: upper normal limit）で除した値とする．例：（IU/l ALP÷unl ALP）÷（IU/l AST÷unl AST）
2) 抗体価は，げっ歯目動物組織片を用いた間接蛍光抗体法（ANA については HEp-2 細胞）で測定する．小児では低力価のことが多く（特に LKM-1），小児の低力価陽性は最低 +1 とする．
3) A 型，B 型および C 型肝炎ウイルスマーカーを意味する（例：IgMHA 抗体，HBs 抗原，IgMHBc 抗体，HCV 抗体および HCV-RNA）．これら肝炎ウイルスマーカーが陰性でも病因にウイルスが疑われれば，CMV や EBV などの肝炎に関連したウイルスマーカーを測定する．
4) 最近のあるいは経過中に服薬し，肝障害性が知られているあるいは疑われる薬剤の服薬歴．
5) 胆管病変は PBC や PSC に典型的な胆管病変（すなわち，十分な生検肝組織に認められる肉芽腫性胆管炎，胆管減少を伴う高度な胆管周囲線維化）および銅／銅結合蛋白の集合を伴う門脈周囲肝実質の胆管反応（いわゆる細胆管炎を伴う門脈周囲の胆管増生）．
6) 他の病因を示唆する重要な所見およびその共存．
7) 患者あるいは 1 親等での他の自己免疫疾患．
8) これらの加算は ANA，SMA，LKM-1 が陰性の患者のみを対象とする．
9) 他の自己抗体とは，測定方法および AIH との関連に関する成績が報告されたものである．pANCA，LC1 抗体，SLA 抗体，ASGPR 抗体，LP 抗体，スルファチド抗体などが含まれる．
10) HLA DR3 と DR4 は主に北ヨーロッパ白色人種および日本人に関連する．他の HLA クラスⅡ抗原でもその人種において AIH との関連を示す証拠が報告されれば 1 点を割り当ててよい．
11) 治療効果評価はどの時期に評価してもよい．治療効果の点数は初診時の算定に加算する．
12) 寛解と再燃の定義は原著論文（J Hepatol 31: 929-938, 1999）の表 7 に従う．

表3 簡易版国際診断基準スコアリングシステム (IAIHG, 2008年)

項目	基準	点数
ANA or SMA ANA or SMA or LKM or SLA	≧1：40 ≧1：80 ≧1：40 陽性	1 2*1
IgG	＞正常上限 ＞正常上限の1.1倍	1 2
肝組織所見*2 （肝炎の所見は必須である）	compatible with AIH typical AIH	1 2
肝炎ウイルス	なし	2
		≧6：疑診 ≧7：確診

*1：すべての自己抗体に対して点数を加算（ただし最高で2）
*2：① interface hepatitis
（門脈域の結合組織と肝実質との境界部にリンパ球や形質細胞浸潤を伴う肝細胞壊死像）
② emperipolesis
（肝細胞内にリンパ球が侵入しているようにみえる像）
③肝細胞のロゼット形成
（高度の炎症に伴って取り残され淡明化した肝細胞が花弁状あるいは島状に集まった像）
上記①～③の3項目すべてに合致する場合：typical AIH
typical AIH に合致しないが，リンパ球浸潤を伴う慢性肝炎：compatible with AIH

表4 自己免疫性肝炎の亜分類

分類	自己抗体	男女比	臨床像
1	抗核抗体（ANA） 抗平滑筋抗体（ASMA）	男：女＝1：7	50歳と60歳にピーク 穏やかな進行，ステロイド著効
2	抗LKM-1抗体	男：女＝1：8	10歳代にピーク 速い進行，治療抵抗性 白斑，1型糖尿病などの合併が多い

治療の実際

- 自己免疫性肝炎治療指針（**表1**）では，診断の確定したAIHには原則として副腎皮質ステロイド治療を行うこととなっている．2004年にはAIHの重症度

判定基準が示されており（表5）[6]，臨床的重症度に応じて選択される治療レジメンが提唱されている（表6）[6].
- AASLDガイドラインでは成人のAIH患者の治療適応について，①絶対的適応，②相対的適応，③適応なし，に分類しており，治療内容としてはプレドニゾロン（PSL）の単独療法かアザチオプリン（AZP）との併用療法が提案されている[7].

表5　AIHの重症度判定（厚生労働省特定疾患難治性の肝疾患研究班による）

臨床徴候	臨床検査所見	画像検査所見
①肝性脳症あり ②肝濁音界縮小または消失	① AST, ALT > 200IU/L ②ビリルビン>5mg/dL ③プロトロンビン時間<60%	①肝サイズ縮小 ②肝実質の不均質化
重症：次の1，2，3のいずれかがみられる． 　1．臨床徴候：①または② 　2．臨床検査所見：①＋③または②＋③ 　3．画像検査所見：①または② 中等症：臨床徴候：①，②，臨床検査所見：③，画像検査所見：①，②がみられず， 　　　　臨床検査所見：①または②がみられる． 軽症：臨床徴候：①，②，臨床検査所見：①，②，③，画像検査所見：①，②のいずれもみられない．		

重症の場合は，免疫抑制とともに肝補助療法，肝移植も念頭において対処する．

表6　臨床的重症度に応じた治療レジメン

初期治療	〈第一選択薬〉 ・軽症・中等症例：プレドニゾロン 30～40mg/日 ・重症例　　　　：プレドニゾロン 60mg/日 　　　　　　　　　ステロイドパルス療法
	〈第二選択薬（上記無効の場合）〉 ・軽症・中等症例：アザチオプリン　100mg/日 ・重症例　　　　：シクロスポリンA，FK506
	〈第三選択薬〉 ・軽症例：ウルソデオキシコール酸 600mg/日
維持療法	1）プレドニゾロン 10mg/日 　　副腎皮質ステロイドの副作用がみられた場合 2）プレドニゾロン 5mg/日＋ウルソデオキシコール酸 600mg/日 3）ウルソデオキシコール酸 600mg/日 4）アザチオプリン 50mg/日

- 治療効果の判定は AST・ALT の正常化（IgG 正常化）を臨床的指標として行う．長期的な目標は組織所見の改善である．
- およそ90％の症例で治療後6ヵ月以内に ALT の正常化が得られる[8]．
- 軽症例ではウルソデオキシコール酸（UDCA）も選択され，有効性が確認されており[9]，維持療法として UDCA との併用で PSL 維持量を軽減できる場合もある．
- AZP による治療は保険適応がないことから，ステロイド治療による副作用が問題となる場合，ステロイド単独では寛解が得られない場合，再燃を繰り返す場合などに限定される．
- 急激な重症への移行症例については移植を含めた対応が必要である．2008年に「難治性の肝・胆道疾患に関する調査研究」班から提唱された肝移植適応ガイドライン（表7）[10] は予後予測に有用であり，肝移植ガイドラインで「死亡」と診断された症例では，積極的に肝移植を考慮する（表8）．

表7 肝移植適応ガイドライン
（厚生労働省「難治性の肝・胆道疾患に関する調査研究」班，2008年）

	スコア		
	0点	1点	2点
発症から昏睡までの日数	0～5日	6～10日	11日以上
プロトロンビン時間	20.1％以上	5.1％～20.0％	5.0％以下
総ビリルビン濃度	10mg/dL 未満	10～15mg/dL	15mg/dL 以上
直接／総ビリルビン濃度比	0.7以上	0.5～0.69	0.5未満
血小板数	10.1万以上	5.1万～10.0万	5.0万以下
肝萎縮	なし	あり	
総スコア5点以上で死亡と予測する			

表8 劇症肝炎例における治療指針

肝移植適応ガイドラインに基づく予後予測	死亡	生存
治療指針	積極的に肝移植を考慮	初期から肝移植の可能性を考慮しながら，PSL0.8～1.0mg/kg/日で治療開始

1. プレドニゾロン (PSL)

- わが国の症例ではほとんどがステロイド治療に対する反応性が良好であるため,ステロイド治療が第一選択である.慢性経過型では治療指針に示されているようにPSL30〜40mg/日から開始され,ALT値とIgG値とを指標とし漸減後,維持量を5〜10mg/日とする(図1).
- AIHでは年単位の長期投与が必要であるため,種々の副作用に注意する.
- ステロイドの副作用には,満月様顔貌,体重増加,多毛など高頻度で程度の軽いものから,感染症,骨粗鬆症,糖尿病,高血圧,精神異常など重篤で治療が必要なものまでがある.
- わが国では,ステロイド治療については少量ながら維持されることが多く,特に高齢者や女性患者についてはステロイド投与量への配慮や骨粗鬆症の予防が不可欠となる.
- ステロイド性骨粗鬆症については,日本骨代謝学会により管理と治療に関するガイドラインが作成されている(図2)[11].

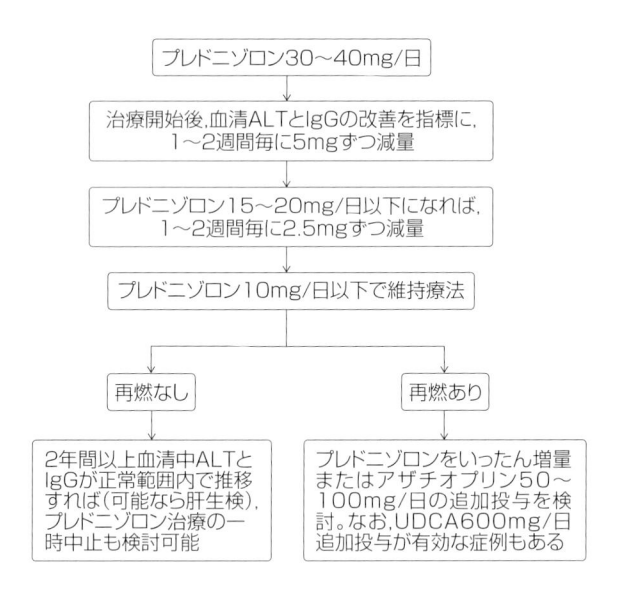

```
プレドニゾロン30〜40mg/日
          ↓
治療開始後,血清ALTとIgGの改善を指標に,
1〜2週間毎に5mgずつ減量
          ↓
プレドニゾロン15〜20mg/日以下になれば,
1〜2週間毎に2.5mgずつ減量
          ↓
プレドニゾロン10mg/日以下で維持療法
       ↓         ↓
   再燃なし    再燃あり
```

再燃なし:2年間以上血清中ALTとIgGが正常範囲内で推移すれば(可能なら肝生検),プレドニゾロン治療の一時中止も検討可能

再燃あり:プレドニゾロンをいったん増量またはアザチオプリン50〜100mg/日の追加投与を検討.なお,UDCA600mg/日追加投与が有効な症例もある

図1 慢性経過型における治療指針

```
                ┌─────────────────────────────────┐
                │ 経口ステロイドを3ヵ月以上使用中あるいは使用予定 │
                └─────────────────────────────────┘
                              │
                ┌─────────────────────────────┐
                │ 既存脆弱性骨折あるいは治療中新規骨折 │
                └─────────────────────────────┘
                       │              │
                      なし            あり
                       │              │
           ┌───────────┴───────────┐   │
           │                       │   │
      骨密度測定              骨密度測定  │
      %YAM≧80               %YAM<80  │
           │                       │   │
      プレドニゾロン換算        プレドニゾロン換算 │
      <5mg/日                 ≧5mg/日   │
           │                       │   │
      一般的指導と経過観察       一般的指導と薬物治療
```

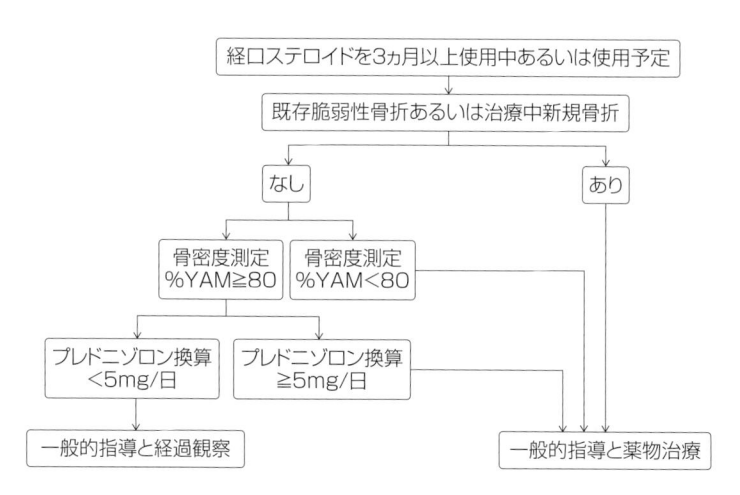

<一般的指導>
　生活指導，栄養指導，運動療法は原発性骨粗鬆症のものに準ずる.
<経過観察>
　骨密度測定と胸腰椎X線撮影を定期的（6ヵ月から1年毎）に行う.
<薬物療法>
　①ビスホスホネート製剤を第一選択薬とする.
　②活性型ビタミンD3，ビタミンKは第二選択薬とする.

図2　ステロイド性骨粗鬆症の管理と治療のガイドライン2004年版

2. アザチオプリン（AZP）

- わが国では保険適応外であるが，合併症や副作用のためにPSLの投与が困難な症例，あるいは難治例において50〜100mg/日の投与量で使用する.
- 白血球数が3,000/mm^{3}以下の症例および妊婦または妊娠している可能性のある症例に対しては禁忌である．投与中は男女ともに避妊が必要である.
- PSLと併用することで，副作用の発現頻度を低下させることができる.
- 重篤な副作用には，造血障害（汎血球減少，貧血，無顆粒球症，血小板減少，出血など），感染症，肝障害などがある．特に肝硬変症例で造血障害の頻度が高い．また，悪性新生物の発生に注意が必要である.

3. ウルソデオキシコール酸（UDCA）

- 完全胆道閉鎖例および劇症肝炎例に対しては禁忌である．また，妊婦または妊娠している可能性のある症例には投与しないことが望ましい.

- PSL と併用されることが多く，PSL の減量時に PSL の節約効果として使用することが多い．
- 軽症例では UDCA 単剤投与も選択され有効性が確認されている（64%の症例で ALT 持続正常化）[8]．

4．肝移植
- 薬物療法が効果のない AIH，および病状がすでに進行したために，薬物療法の適応がない AIH が肝移植の適応となる．
- 移植前のステロイドを中心とした免疫抑制療法は肝移植の予後に影響を及ぼす可能性が高く，感染症誘発の問題もあるため，薬物療法の効果のない症例に漫然と治療を継続しないように注意すべきである．
- 移植後の患者生存率は良好であり，その他の疾患による肝移植予後と比較して遜色がない．
- 肝移植後の AIH 再発は 12～50% と高頻度である [12]．
- 再発があれば，免疫抑制療法の増強を行い，早めに対応する．

5．C 型肝炎ウイルス感染を伴う AIH の治療
- AIH の国際診断基準スコアが高い症例はステロイドの投与を行い，スコアが低い症例は IFN 投与を考慮する．しかしステロイドによる HCV の増殖，IFN による自己免疫現象の悪化のおそれがあるため，いずれの治療を選択した場合も治療中は経過を注意深く観察することが必須である [1]．

6．B 型肝炎ウイルス感染を伴う AIH の治療
- B 型慢性肝炎に AIH を合併した場合には，AIH に対してステロイド治療を行う際にウイルス量のモニタリングを行い，必要があれば核酸アナログ製剤も併用する [13]．

7．オーバーラップ症候群
- AIH と PBC の両者の病像が同時に，あるいは異時性に存在する病態である．
- オーバーラップ症候群の明確な診断基準は策定されていない．代表的な基準として Paris criteria（表 9）[14] が用いられることが多いが，十分な検証はなされていない．
- 治療法についての大規模な臨床試験は現在まで行われていないが，経験的にス

表9 AIH-PBC オーバーラップ症候群診断のための Paris Criteria

	下記に示す PBC，AIH の基準ともに 3 項目中 2 項目以上を認めた場合，AIH-PBC オーバーラップ症候群と診断する．
PBC	①血清 ALP が正常上限の 2 倍以上あるいは γ-GTP が正常上限の 5 倍以上 ② AMA（抗ミトコンドリア抗体）が陽性 ③病理組織学的に florid bile duct lesion を有する
AIH	①血清 ALT が正常上限の 5 倍以上 ②血清 IgG が正常上限の 2 倍以上あるいは ASMA（抗平滑筋抗体）が陽性 ③病理組織学的に中等度から高度の interface hepatitis

（florid bile duct lesion については PBC の項参照）

テロイド単独あるいは UDCA 併用が行われていることが多い．両者併用の治療効果が良いとする報告がある．

8. 妊婦例

- 妊娠中はトランスアミナーゼが改善または正常化することが多く，治療薬の減量や中止が可能になる症例もある．
- 出産後，急速な血中エストロゲン値の低下に伴い AIH の急性増悪を示す症例があり，十分な経過観察が必要である．

（宮城琢也，西尾公美子）

■ 参考文献

1) 戸田剛太郎：自己免疫性肝炎診断指針 1996. 肝臓 37: 298-300, 1996.
2) Stravitz RT, et al: Autoimmune acute liver failure: proposed clinical and histological criteria. Hepatology 53: 517-526, 2011.
3) Abe M, et al: Present status of autoimmune hepatitis in Japan: a nationwide survey. J Gastroenterol 46: 1136-1141, 2011.
4) Alvarez F, et al: International Autoimmune Hepatitis Group Report: review of criteria for diagnosis of autoimmune hepatitis. J Hepatol 31: 929-938, 1999.
5) Hennes EM, et al: Simplified criteria for the diagnosis of autoimmune hepatitis. Hepatology 48: 169-176, 2008.
6) 戸田剛太郎：自己免疫性肝炎・消化器病診療―よきインフォームドコンセントにむけて．169-173，医学書院，2004.
7) Manns MP, et al: Diagnosis and management of autoimmune hepatitis. Hepatology 51: 2193-2213, 2010.
8) Toda G, et al: Present status of autoimmune hepatitis in Japan-correlating the

characteristics with international criteria in an area with a high rate of HCV infection. Japanese National Study Group of Autoimmune Hepatitis. J Hepatol 26: 1207-1212, 1997.
9) Miyake Y, et al: Efficacy of ursodeoxycholic acid for Japanese patients with autoimmune hepatitis. Hepatol Int 3: 556-562, 2009.
10) 持田　智：厚生労働省科学研究費補助金難治性疾患克服研究事業「難治性の肝・胆道疾患に関する調査研究　平成19年度総括・分担研究報告書」, 110-113, 2008.
11) Soen S, et al: Glucocorticoid-induced osteoporosis: skeletal manifestations of glucocorticoid use and 2004 Japanese Society for Bone and Mineral Research-proposed guidelines for its management. Mod Rheumatol 15: 163-168, 2005.
12) Duclos-Vallee JC, et al: Recurrence of autoimmune disease, primary sclerosing cholangitis, primary biliary cirrhosis, and autoimmune hepatitis after liver transplantation. Livr Trnspl 15（Suppl 4）: S25-S34, 2009.
13) 布井弘明, 他：HBV持続感染に対してラミブジンを併用してステロイド治療を施行した自己免疫性肝炎の1例. 肝臓 46: 557-562, 2005.
14) Chazouilleres O, et al: Primary biliary cirrhosis-autoimmune hepatitis overlap syndrome: clinical features and response to therapy. Hepatology 28: 296-301, 1998.

11 原発性胆汁性肝硬変
primary biliary cirrhosis: PBC

どういう疾患か？

- 原発性胆汁性肝硬変（PBC）は慢性進行性の胆汁うっ滞性肝疾患である．
- 原因は不明であるが，自己抗体の一つである抗ミトコンドリア抗体（AMA）が特異的かつ高率に陽性であること，慢性甲状腺炎やシェーグレン症候群などの自己免疫性疾患を合併しやすいことから自己免疫学的な機序が考えられている．
- わが国での総患者数は 50,000~60,000 人と推計される．男女比は 1：7で，20歳以降に発症し，50～60歳代に最も多くみられる．中年以降の女性に多い疾患である．
- 本疾患は皮膚掻痒感，黄疸，食道胃静脈瘤，腹水，肝性脳症など肝障害に基づく自他覚症状を有する症候性 PBC（symptomatic PBC: sPBC）と，これらの症状を欠く無症候性 PBC（asymptomatic PBC: aPBC）に分類される．
- sPBC は血清総ビリルビン値が 2.0mg/dL 未満の s_1PBC と 2.0mg/dL 以上の s_2PBC に分類される．
- sPBC は特定疾患治療研究事業の対象であり，PBC 全体の 20％程度を占める．
- 肝硬変という病名であるが，実際に肝硬変に至っている患者は約1割である．
- aPBC の症例のうち 30％が 15 年のうちに s_1PBC に，18％が 18 年のうちに s_2PBC に移行する．
- 5年生存率は aPBC で 98％，sPBC で 78％とされている．主な死因は肝不全（30％）であり，消化管出血は数％である

治療に必要な検査と診断

1. PBC 診断基準

診断は難治性の肝・胆道疾患に関する調査研究班の原発性胆汁性肝硬変の診断基準に基づいて行われる（表1)[1]．

表1 難治性の肝・胆道疾患に関する調査研究班　原発性胆汁性肝硬変の診断基準（平成22年）

概念
原発性胆汁性肝硬変（primary biliary cirrhosis，以下 PBC）は，病因・病態に自己免疫学的機序が想定される慢性進行性の胆汁うっ滞性肝疾患である．中高年女性に好発し，皮膚搔痒感で初発することが多い．黄疸は出現後，消退することなく漸増することが多く，門脈圧亢進症状が高頻度に出現する．臨床上，症候性（symptomatic）PBC（sPBC）と無症候性（asymptomatic）PBC（aPBC）に分類され，皮膚搔痒感，黄疸，食道胃静脈瘤，腹水，肝性脳症など肝障害に基づく自他覚症状を有する場合は，sPBC と呼ぶ．これらの症状を欠く場合は aPBC と呼び，無症候のまま数年以上経過する場合がある．sPBC のうち 2mg/dL 以上の高ビリルビン血症を呈するものを s_2PBC と呼び，それ未満を s_1PBC と呼ぶ．

1. 血液・生化学検査所見
症候性，無症候性を問わず，血清胆道系酵素（ALP，γGTP）の上昇を認め，抗ミトコンドリア抗体（antimitochondrial antibodies，以下 AMA）が約 90% の症例で陽性である．また，IgM の上昇を認めることが多い．

2. 組織学的所見
肝組織では，肝内小型胆管（小葉間胆管ないし隔壁胆管）に慢性非化膿性破壊性胆管炎（chronic non-suppurative destructive cholangitis，以下 CNSDC）を認める．病期の進行に伴い胆管消失，線維化を生じ，胆汁性肝硬変へと進展し，肝細胞癌を伴うこともある．

3. 合併症
慢性胆汁うっ滞に伴い，骨粗鬆症，高脂血症が高率に出現し，高脂血症が持続する場合に皮膚黄色腫を伴うことがある．シェーグレン症候群，関節リウマチ，慢性甲状腺炎などの自己免疫性疾患を合併することがある．

4. 鑑別診断
自己免疫性肝炎，原発性硬化性胆管炎，慢性薬物性肝内胆汁うっ滞，成人肝内胆管減少症など．

診断
次のいずれか1つに該当するものを PBC と診断する．
1) 組織学的に CNSDC を認め，検査所見が PBC として矛盾しないもの．
2) AMA が陽性で，組織学的には CNSDC の所見を認めないが，PBC に矛盾しない（compatible）組織像を示すもの．
3) 組織学的検索の機会はないが，AMA が陽性で，しかも臨床像及び経過から PBC と考えられるもの．

2. 血液・生化学検査

- 抗ミトコンドリア抗体（AMA）は疾患特異性が高く，PBC の 90％以上で陽性となる．
- AMA は M1 から M9 亜分画に分類され，このうち **M2 抗体の特異性が高い**．
- 症状や血液生化学検査異常が出現する以前から AMA は陽性を呈し，肝組織の病理学的変化も始まっていることが観察されている．AMA 陽性のみで生化学検査異常のないものは早期 PBC と称され，治療は必要としないが 1〜2 年に 1 回の経過観察が必要である．
- AMA 陰性の PBC も 10％程度存在し，AMA 陰性であっても血液所見で慢性胆汁うっ滞の所見があり，組織像で CNSDC など PBC に典型的な所見を呈する場合 PBC と診断される
- AMA の他，抗セントロメア抗体や抗核膜孔抗体（抗 gp210 抗体）などの抗核抗体が 50〜60％程度で陽性である．抗セントロメア抗体陽性症例は門脈圧亢進症型を呈する．一方，抗 gp210 抗体陽性症例は肝不全型を呈し，予後不良である[2]．
- 生化学検査では胆道系酵素優位の肝機能障害パターン（ALP・γGTP 上昇など）を示し，総胆汁酸，総コレステロール，血清銅値，IgM が上昇する．
- 通常トランスアミナーゼの上昇は軽度である．ALT が高値を呈する場合は **PBC-AIH オーバーラップ症候群**の可能性を考慮する必要がある．
- PBC の臨床病期分類は症候性 PBC にのみ適応され，PBC 用に修正した Child-Pugh 分類が用いられる（表 2）．

表 2　PBC 用 Child-Pugh 分類

Score	1	2	3
Bil (mg/dL)	1〜4	4〜10	>10
Alb (g/dL)	3.5<	2.8〜3.5	<2.8
PT (％) INR	70％< <1.7	40〜70％ 1.7〜2.3	<40％ >2.3
腹水	なし	軽度	中等度
脳症	なし	Grade 1〜2	Grade 3〜4

Grade A：5〜6 点，Grade B：7〜9 点，Grade C：10〜15 点

3. 病理組織検査

- 肝生検は診断の確定と病期の決定に重要である.
- 肝組織像にて慢性非化膿性破壊性胆管炎（CNSDC）を認め，血液検査にて胆汁うっ滞所見を認めれば PBC の診断となる（図1）.
- PBC の病理学的病期分類には従来 Scheuer 分類あるいは Ludwig 分類[3,4] が用いられていたが（表3），PBC では肝内の部位により組織像が異なることが知られており，肝針生検ではサンプリングエラーの問題もあるため，中沼ら[5] の分類が推奨される（表4, 5）.

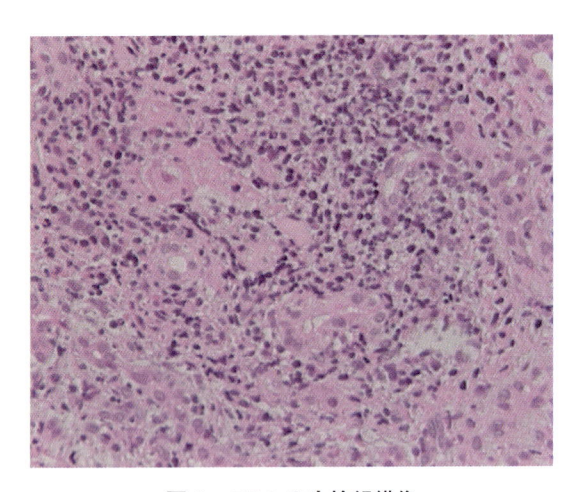

図1　PBC の生検組織像

表3　組織学的分類

Scheuer の組織学的分類	I 期	主として門脈域の中等大胆管の破壊が特徴であり，胆管周囲にリンパ球，時に形質細胞，組織球の浸潤がみられる.（慢性非化膿性破壊性胆管炎：CNSDC）
	II 期	小葉胆管は消失し，細胆管の増生が始まる. piecemeal necrosis もしばしば認められる.
	III 期	bridging necrosis，種々の程度の線維化が認められる.
	IV 期	小葉構造は再構築され，肝硬変像を呈する.
Ludwig の組織学的分類	I 期	門脈域に限局した炎症 and／or 異常な結合組織
	II 期	門脈域およびその周囲に限局した炎症 and／or 線維化
	III 期	bridging fibrosis
	IV 期	再生結節

表4 PBCの組織学的病期分類（中沼安二ら，2006，厚労科研班会議，2010）

1. PBC組織病期評価のための組織病変とスコア

A. 線維化	Score	B. 胆管消失	Score
門脈域での線維化がないか，あるいは線維化が門脈域に限局	0	胆管消失がない	0
門脈域周囲の線維化，あるいは不完全な線維性隔壁を伴う門脈域線維化	1	1/3以下の門脈域で胆管消失をみる	1
種々の小葉構造の乱れを伴う架橋形成	2	1/3-2/3の門脈域で胆管消失をみる	2
再性結節と高度の線維化を伴う肝硬変	3	2/3以上の門脈域で胆管消失をみる	3

2. 線維化（A）と胆管消失（B）スコアの合計による病期診断（Staging）

Stage	A. 線維化，B. 胆管消失 各スコアの合計
Stage 1 (no progression)	0
Stage 2 (mild progression)	1〜2
Stage 3 (moderate progression)	3〜4
Stage 4 (advanced progression)	5〜6

※オルセイン染色がある場合はC.オルセイン陽性顆粒沈着の程度を評価に加える．

3. オルセイン染色の評価を加えた病期診断

C. オルセイン陽性顆粒沈着	Score
陽性顆粒の沈着なし	0
1/3以下の門脈域の周辺肝細胞（少数）に陽性顆粒の沈着をみる	1
1/3〜2/3の門脈域の周辺肝細胞（種々の程度）に陽性顆粒の沈着をみる	2
2/3以上の門脈域の周辺肝細胞（多数）に陽性顆粒の沈着をみる	3

Stage	A. 線維化，B. 胆管消失，C. オルセイン陽性顆粒沈着 各スコアの合計
Stage 1 (no progression)	0
Stage 2 (mild progression)	1〜3
Stage 3 (moderate progression)	4〜6
Stage 4 (advanced progression)	7〜9

表5 PBCの壊死炎症反応の活動度

1. 胆管炎の活動度　Cholangitis activities (CA)

胆管炎がない，あるいは軽度の胆管上皮障害をみる	CA0 (no activity)
軽度ではあるが明瞭な慢性胆管炎を1カ所にみる	CA1 (mild activity)
軽度ではあるが明瞭な慢性胆管炎を2カ所以上にみる	CA2 (moderate activity)
CNSDCを少なくとも1カ所にみる	CA3 (marked activity)

2. 肝炎の活動度　Hepatitis activities (HA)

インターフェイス肝炎がない．小葉炎はないか，軽微	HA0 (no activity)
インターフェイス肝炎が1/3以下の門脈域の周辺肝細胞（10個以下）にみられる．軽度～中等度の小葉炎をみる	HA1 (mild activity)
インターフェイス肝炎が2/3以上の門脈域の周辺肝細胞（10個前後）にみられる．軽度～中等度の小葉炎をみる	HA2 (moderate activity)
半数以上の門脈域の多くの周辺肝細胞にインターフェイス肝炎をみる．中等度～高度の小葉炎，あるいは架橋性，帯状の肝細胞壊死をみる	HA3 (marked activity)

4. 腹腔鏡検査

- PBCの腹腔鏡検査所見はreddish patch，黄白色斑（yellow-white spot），淡い輪郭の白色紋理（mesh-like white markings），粗大な起伏性変化（protuberance formation）を特徴とする．

5. 内視鏡検査

- PBCでは他の肝疾患と比較して，肝合成能の低下を認めない早期から門脈圧亢進症を発症しやすく，食道胃静脈瘤破裂や門脈圧亢進症性胃症からの出血が初発症状となることがあるため，内視鏡検査による検索が必要である．

6. 合併症に対する検査

- 骨密度測定：胆汁酸の分泌低下による脂溶性ビタミンの吸収障害に加えて，本疾患が閉経後の女性に多いため，骨粗鬆症の合併が多い．
- 甲状腺機能検査：慢性甲状腺炎を合併しやすく，甲状腺機能異常を認めることがあり，全身倦怠感や疲労感の原因となることがある．
- 血清コレステロール：胆汁うっ滞のため高コレステロールを呈しやすい．身体

所見として眼瞼黄色種が見られることもある．
- 自己抗体：シェーグレン症候群の合併も多いことから，SS-A 抗体や SS-B 抗体の測定や角膜びらんの有無のチェック，口唇生検なども必要に応じて実施する．
- 腫瘍マーカー：PBC では進行症例から年率 1.5％で発癌するとされ，定期的な腫瘍マーカーの測定や画像診断が必要である．

EBM に基づく治療の実際

1. ウルソデオキシコール酸（ursodeoxycholic acid: UDCA）
- PBC に対して複数のランダム化対照試験（RCT）で有効性が確認されている唯一の薬剤である[6]．投与量は欧米のガイドライン[7,8]では 13～15mg/kg/日の投与が推奨されているが，わが国では通常，1 日 600mg を 3 回に分割して投与される．効果が少ない場合は 900mg まで増量できる．
- UDCA は生化学検査所見の改善だけでなく，肝組織像の改善や肝移植／死亡までの期間を延長する効果がある[9,10]．
- 進行した黄疸例では効果は期待しがたい．

2. ベザフィブラート
- UDCA にて効果が不十分な場合に併用投与が望ましい．投与量は 1 日 400mg であるが，PBC に対しては保険適応外である（高脂血症に対して使用可）．なお，高ビリルビン血症症例では投与によりトランスアミナーゼ値が上昇する場合があるため，200mg/日から開始する方が良い．
- ベザフィブラート併用にて血液生化学データの改善は認められるが，組織学的有効性や生命予後の改善効果は証明されていない[11]．

3. 副腎皮質ステロイド
- PBC に対する副腎皮質ステロイドの投与は生化学データの改善をするものの，副作用である骨粗鬆症の増悪・進展が危惧されるため禁忌とされている．
- PBC-AIH オーバーラップ症候群への投与はトランスアミナーゼ値の改善に有効である．
- UDCA やベザフィブラートにて効果が不十分な場合は，投与を考慮する．

0.5mg/kg/日以下の少量投与が推奨される[12]．

4．肝移植
- 肝移植は PBC の根治的療法である．
- 日本肝移植研究会の集計によると 2010 年までに PBC に対して生体肝移植 535 例，死体肝移植 6 例が施行されている[13]．
- わが国では日本肝移植適応研究会モデルが適応時期の参考にされ，6 ヵ月後の死亡確率が 50％以上と予測されるときに肝移植の適応とされている（表6）．
- その他，スコア化された基準としては Mayo モデルや MELD スコアが用いられる（表6）．Mayo スコア 7.8 以上，MELD スコア 15 以上が目安となる．
- 日本における PBC に対する移植後の成績は 10 年生存率 72％と比較的良好である．
- 移植後の PBC の再発は 5 年で 5～20％，10 年で 20～30％とされている．
- 免疫抑制剤はタクロリムスよりサイクロスポリンの方が PBC の再発が少ないという報告が多い[14]．
- 移植後はステロイドの影響も相まって，骨密度の低下や病的骨折に注意が必要である．移植後 6 ヵ月で術前よりさらに骨密度が低下し，術後 1 年後には術前レベルまで回復し，以後漸増する．術後 1 年以内は特に注意が必要である．

5．合併症に対する治療
（1） 皮膚掻痒感
- **皮膚掻痒感に対しては陰イオン交換樹脂のコレスチラミンが第一選択である．**
- コレスチラミンは 9g（無水物として 4g）／日より開始し，効果が十分でない場合，最大 36g（無水物として 16g）まで増量する．
- コレスチラミンは胆汁酸だけでなく，他の薬物の吸収も阻害するため，他薬剤との服用間隔は 2～4 時間空けることが望ましい．
- 抗結核薬であるリファンピシンも PBC の掻痒感に対して有効である[15]．しかし，肝障害などの様々な副作用の可能性があり，使用には注意が必要である．150～300mg/日の 1 日 2 回投与が行われる．
- PBC の皮膚掻痒感に対する抗ヒスタミン薬のエビデンスは乏しい．

（2） 骨粗鬆症
- 骨粗鬆症の予防と診療ガイドラインに準じて評価・治療を行う[16]．
- ビスフォスフォネートが第一選択である．週 1 回投与が望ましい．しかし，食

表6 予後予測モデル

①日本肝移植適応研究会モデル

$\lambda = -4.333 + 1.2739 \times \log_e(T-Bil) + 4.4880 \times \log_e(AST/ALT)$
任意観察時より6ヵ月後の予想死亡率 DR(death rate)=$1/1+e^{-\lambda}$

②旧Mayoモデル（長期予後予測【1年～7年】）

$R = 0.871 \times \log_e(T-Bil) - 2.53 \times \log_e(Alb) + 0.039 \times$ 年齢 $+ 2.38 \times \log_e(PT秒) + 0.859 \times$ (edema score 0, 0.5 or 1)

edema score
0：浮腫のないもの
0.5：利尿剤にてコントロール可能なもの
1：利尿剤に反応しないもの

生存率 $S(t) = \{S_0(t)\}^{\exp(R-5.07)}$

t(years)	1	2	3	4	5	6	7
$S_0(t)$	0.970	0.941	0.883	0.833	0.774	0.721	0.651

③新Mayoモデル（短期予後予測【1ヵ月～2年】）

$R = 1.209 \times \log_e(T-Bil) - 3.304 \times \log_e(Alb) + 0.051 \times$ 年齢 $+ 2.754 \times \log_e(PT秒) + 0.675 \times$ (edema score 0, 0.5 or 1)

edema score については同上
生存率 $S(t) = \{S_0(t)\}^{\exp(R-6.119)}$

t(months)	0	3	6	9	12	15	18	21	24
$S_0(t)$	1	0.996	0.992	0.991	0.989	0.986	0.980	0.980	0.978

④MELDスコア

MELDスコア = $3.78 \times \log_e(T\text{-}Bil) + 11.2 \times \log_e(PT\text{-}INR) + 9.57 \times \log_e(Cre) + 6.43$ （アルコール性肝疾患または胆汁うっ滞性肝疾患では×0，他の全ての肝疾患では×1）

道静脈瘤や食道狭窄のある症例では注意が必要である.
- アレンドロネートがプラセボやエチドロネートよりも骨密度改善効果がある.
- カルシウム 1500mg/日, ビタミン D1000 IU/日の補給も併用する.

治療 Up to date

- オピオイド受容体拮抗薬

PBC の皮膚掻痒感に対してオピオイド受容体拮抗薬が有効であると報告されている[17]. 欧米では経口のナルトレキソンやナルメフェンが使用されるが, わが国では未発売である. また, オピオイド離脱様症状の出現の可能性があり使用には注意を要する.

（薬師神崇行, 大西良輝）

参考文献

1) 厚生労働省「難治性の肝・胆道疾患に関する調査研究」班：原発性胆汁性肝硬変（PBC）の診療ガイドライン, 2012.
2) Nakamura M, et al: Anti-gp210 and anti-centromere antibodies are different risk factors for the progression of primary biliary cirrhosis. Hepatology 45: 118-127, 2007.
3) Scheuer P, et al: Primary biliary cirrhosis. Proc R Soc Med 60: 1257-1260, 1967.
4) Ludwig J, et al: Staging of chronic nonsuppurative destructive cholangitis (syndrome of primary biliary cirrhosis). Virchows Arch Pathol Anat 379: 103-112, 1978.
5) 中沼 安二, 他：PBC の新しい病期・活動度分類の提案. 日消誌 108: 1817-1822, 2011.
6) Poupon RE, et al: A multicenter, controlled trial of urosodiol for the treatment of primary biliary cirrhosis. UDCA-PBC study Group. N Engl J Med 324: 1548-1554, 1991.
7) Lindor KD, et al: American Association for Study of Liver Diseases. Primary biliary cirrhosis. Hepatology 50: 291-308, 2009.
8) European Association for the Study of the Liver. EASL Clinical Practice Guidelines. Management of cholestatic liver diseases. J Hepatol 51: 237-267, 2009.
9) Parés A, et al: Excellent long-term survival in patients with primary biliary cirrhosis and biochemical response to ursodeoxycholic acid. Gastroenterology 130: 715-720, 2006.
10) Shi J, et al: Long-term effects of mild-dose ursodeoxycholic acid in primary biliary cirrhosis: a meta-analysis of randomized controlled trials. Am J Gastroenterol 101: 1529-1538, 2006.
11) Iwasaki S, et al: The efficacy of ursodeoxycholic acid and bezafibrate combination therapy for primary biliary cirrhosis: A prospective, multicenter study. Hepatol Res 38:

557-564, 2008.
12) Chazouillères O, et al: Long term outcome and response to therapy of primary biliary cirrhosis-autoimmune hepatitis overlap syndrome. J Hepatol 44: 400-406, 2006.
13) 日本肝移植研究会：肝移植症例登録報告．移植 46: 524-536, 2011.
14) Montano-Loza AJ, et al: Cyclosporine A protects against primary biliary cirrhosis recurrence after liver transplantation. Am J Transplan 10: 852-858, 2010.
15) Khurana S, et al: Rifampin is safe for the treatment of pruritus due to chronic cholestasis: a meta-analysis of prospective randomized-controlled trial. Liver Int 26: 943-948, 2006.
16) 骨粗鬆症の予防と治療ガイドライン作成委員会：骨粗鬆症の予防と治療ガイドライン 2006年版，ライフサイエンス出版．
17) Tandon P, et al: The efficacy and safety of bile acid binding agents, opioid antagonists, or rifampin in the treatment of cholestasis-associated pruritus. Am J Gastroenterol 102: 1528-1536, 2007.

12 原発性硬化性胆管炎
primary sclerosing cholangitis: PSC

どういう疾患か？

- 原発性硬化性胆管炎（PSC）は肝内，肝外の大小の胆管に炎症と線維化を来たすことにより，胆管が狭窄や閉塞を呈し，胆汁うっ滞を起こす疾患で，最終的には肝硬変へと進展する難治性疾患である．
- 病因は未だ判っていないが，何らかの自己免疫性機序が関与していると考えられている．
- 性差では男性にやや多く，好発年齢は20歳代と60歳代にピークがみられる．
- 症状としては，初期には無症状であることが多く，進行するとともに全身倦怠感，易疲労感，皮膚掻痒感といった症状が出現，さらには黄疸を呈する．
- わが国におけるPSCの全国調査の結果，炎症性腸疾患（特に潰瘍性大腸炎）の合併が最も多く（37％），ほか自己免疫性膵炎の合併（7.2％），胆道癌の合併（4.3％）も報告されている[1]．若年者では炎症性腸疾患の合併が多く，高齢者では自己免疫性膵炎・胆道癌の合併が多い．

治療に必要な検査と診断

- 診断は典型的な胆管像（**図1**）[2]が認められた上で，2次性硬化性胆管炎が除外されることによる．
- これまでMayo Clinicによる診断基準[3]広く用いられており，①典型的な胆管造影所見，②炎症性腸疾患（IBD）の既往・胆汁うっ滞症状の存在，及び6ヵ月以上にわたるALPの正常上限2倍ないし3倍の上昇，③他の原因による硬化性胆管炎の除外を骨子としている．
- しかし，わが国のPSC患者のうち，黄疸，皮膚掻痒感がみられた患者の割合はそれぞれ28.9％，17.8％に過ぎず，また診断時のALP値をみると，正常上限の2倍を超えている症例は51.3％に留まるなど，少なからぬPSC患者が②の項目を満たしておらず，欧米のPSC臨床像と差異を認める．
- 田中らは，わが国の現況に基づいたMayo ClinicのPSC診断基準[3]を改訂し

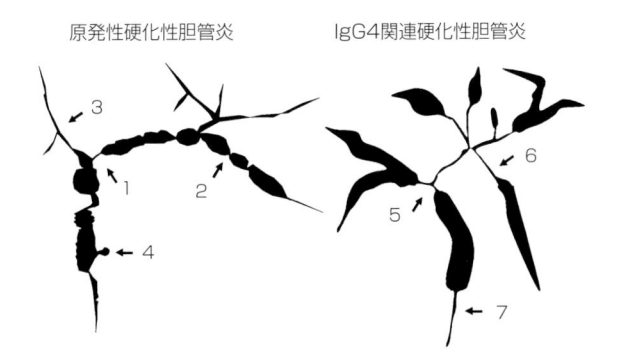

原発性硬化性胆管炎　　　　IgG4関連硬化性胆管炎

PSC に特異的な病変は，図左の（1）短い狭窄（band-like stricture），（2）数珠状変化（beaded appearance），（3）肝内胆管の減少（pruned-tree appearance）及び（4）憩室様突出（diverticulum-like outpouching）である．これに対して図右の（5）3mm 以上の長い狭窄（segmental stricture），（6）10mm 以上の長い狭窄とその末梢胆管の拡張（long stricture with prestenostic dilation）及び，（7）下部胆管の狭窄（stricture of lower CBD）は AIP に合併した硬化性胆管炎に特徴的である．

図1　PSC の胆管像[2]

た（表1）[4]．改訂した項目は ALP の血液生化学所見を含む第2項を「参考所見」としたこと，および IgG4 関連硬化性胆管炎を新たに除外対象としたことの2点である．

- アメリカ肝臓学会（AASLD）のガイドラインでも，PSC の診断時の血清 IgG4 値測定が推奨されている[5]．
- 血液検査は胆汁うっ滞に基づき，ALP，γ GTP，総ビリルビン，コレステロール，胆汁酸の上昇がみられる．好酸球増多，抗核抗体，P-ANCA（好中球細胞質抗体）が認められることがある．
- 近年，MRCP がスクリーニング検査として用いられることが多くなっている．6報のメタアナリシスによれば，PSC の診断に対する MRCP の感度86％，特異度94％，陽性尤度比15.3，陰性尤度比0.15と，特異度のみならず感度も高いことが注目される[6]．しかし，ERCP では検体の採取も可能であり，診断困難例や胆管癌の鑑別が問題となる症例も多数みられることから，PSC の診断における ERCP の優位性は当面動かないものと思われる[7]．
- 肝生検所見（胆管周囲の同心円状の線維化：onion-skin lesion）は特異性・出現頻度の点から PSC の診断に必ずしも必須ではないが，胆道造影で異常を認

表1　PSCの診断基準（Mayo Clinic 2003）の改訂案[4]

1. あらゆる部位の胆管に生じた典型的な胆管造影の異常所見
2. 臨床像（IBDの病歴，胆汁うっ滞の症状）および血液化学データ（6ヶ月以上にわたりALPが2～3倍に上昇）が合致：参考項目
3. 二次性硬化性胆管炎の明らかな原因の除外
   a．胆管炎
   b．AIDSの胆管障害
   c．胆管悪性腫瘍（PSC診断後および早期癌は例外）
   d．胆道の手術，外傷
   e．総胆管結石
   f．先天性胆道異常
   g．腐食性硬化性胆管炎
   h．胆管の虚血性狭窄
   i．Fluoxuridine動注による胆管障害や狭窄
4. IgG4関連硬化性胆管炎に伴うもの

（下線はMayo Clinicの診断基準からの改訂箇所）

めないsmall-duct PSCの診断やPSC-AIH overlap syndromeの診断には必要となる[5]．

- PSC診断後の肝移植なしでの生存率（中央値）は10～12年との報告がある[8-11]．生存率を予測する方法としてはMayo modelが有名であるが，最近ではMELDスコアで評価されることが多い．

EBMに基づく治療の実際

- PSCに対する有効な治療法は確立されておらず，病状の進行により最終的には肝硬変に進行してしまい，この段階では肝移植のみが唯一の治療法となる．
- PSCに対する第一選択薬としてウルソデオキシコール酸（UDCA）が使用されることが多い．しかし最近のPSCに対するUDCA投与についてのメタアナリシスでは，高用量（20～30mg/kg）・通常用量（10～15mg/kg）いずれにおいても短期的な生化学的改善効果はみられるものの，長期的な組織学的改善効果，予後改善はないという結論で一致しており[12-14]，ヨーロッパ肝臓学会（EASL）[15]・アメリカ肝臓学会（AASLD）[5]のガイドラインでUDCAの使用

は推奨されていない.
- PSC は自己免疫によって発症すると想定されているが,副腎皮質ステロイドをはじめとする免疫抑制薬は効果がない[16].
- PSC で出現する胆管狭窄に対しては以前より内視鏡的胆管拡張術が行われ,現在までRCT は行われていないものの,これによって予後は改善すると報告されている[17]. 最近ではドイツのグループが PSC 171 例の胆管狭窄に対して内視鏡的バルーン拡張術を繰り返し施行し,肝移植なしの5年生存率81%・10年生存率52%であったと報告している[18]. これは前向き研究ではあるが,対照群を設定しておらず,コントロールスタディではない. しかし対象例の治療前総ビリルビン値は平均3.6mg/dL であり,通常移植を考慮する時期であることを考えると有意に予後を改善している可能性はある.
- 内視鏡的胆管拡張の方法としては,まず狭窄部位をバルーンにて拡張,それでも不十分な場合は一時的にステントを挿入するという方法が AASLD・EASL いずれのガイドラインにおいても推奨されている[4,15].
- 進行し,肝不全に陥った場合には肝移植の適応である. 日本での肝移植の5年生存率は72.2%となっている[19].
- 必要に応じて脂溶性ビタミンの補給,掻痒感の治療,骨病変の治療を行う.

治療 Up to date

- PSC に対するベザフィブラートが投与されることがあり,生化学的効果はみられるが[20],長期予後の改善をもたらすかは検討されていない.
- Mayo clinic から docosahezxaenoic acid が ALP を低下させるというパイロットスタディが報告された[21]が,今後の検証が必要である.

(巽　智秀,西尾　啓)

■ 参考文献

1) Takikawa H, et al: Analysis of 388 cases of primary sclerosing cholangitis in Japan. Presence of a subgroup without pancreatic involvement in older patients. Hepatol Res 29: 153-159, 2004.
2) 中沢貴宏,他:IgG4 関連硬化性胆管炎の診断と治療. 胆道 24: 569-578, 2010.
3) Nguyen D, et al: Primary sclerosing cholangitis. In Schiff E ed. Schiff's Disease of the

Liver. Philadelphia: Wiley-Blackwell: 477-488, 2012.
4) 田中　篤, 他：PSC の診断基準. 胆と膵 33: 469-473, 2012.
5) Chapman R, et al: Diagnosis and management of primary sclerosing cholangitis. Hepatology 51: 660-678, 2010.
6) Dave M, et al: Primary sclerosing cholangitis: meta-analysis of diagnostic performance of MR cholangiopanceratography. Radiology 256: 387-396, 2010.
7) Gotthardt D, et al: Endoscopic retrograde cholangiopancreatography in diagnosis and treatment of primary sclerosing cholangitis. Clin Liver Dis 14: 349-358, 2010.
8) Wiesner RH, et al: Primary sclerosing cholangitis: natural history, prognostic factors and survival analysis. Hepatology 10: 430-436, 1989.
9) Farrant JM, et al: Natural history and prognostic variables in primary sclerosing cholangitis. Gastroenterology 100: 1710-1717, 1991.
10) Broome U, et al: Natural history and prognostic factors in 305 Swedish patients with primary sclerosing cholangitis. Gut 38: 610-615, 1996.
11) Tischendorf JJ, et al: Characterization, outcome, and prognosis in 273 patients with primary sclerosing cholangitis: A single center study. Am J Gastroenterol 102: 107-114, 2007.
12) Poropat G, et al: Bile acids for primary sclerosing cholangitis. Cochrane Database Syst Rev CD003626, 2011.
13) Shi J, et al: Ursodeoxycholic acid in primary sclerosing cholangitis: meta-analysis of randomized controlled trials. Hepatol Res 39: 865-873, 2009.
14) Triantos CK, et al: Meta-analysis: ursodeozycholic acid for primary sclerosing cholangitis. Aliment Pharmacol Ther 34: 901-910, 2011.
15) EASL Clinical Practice Guidelines: management of cholestatic liver disease. J Hepatol 51: 237-267, 2009.
16) Giljaca V, et al: Glucocorticosteroids for primary sclerosing cholangitis. Cochrane Database Syst Rev CD004036, 2010.
17) Gotthardt D, et al: Endoscopic retrograde cholangiopancreatography in diagnosis and treatment of primary sclerosing cholangitis. Clin Liver Dis 14: 349-358, 2010.
18) Gotthardt D, et al: Endoscopic dilation of dominant stenosis in primary sclerosing cholangitis: outcome after long-term treatment. Gastrointest Endosc 71: 527-534, 2010.
19) 日本肝移植研究会：肝移植症例登録報告. 移植 46: 524-536, 2012.
20) Mizuno S, et al: Bezafibrate for the treatment of primary sclerosing cholangitis. J Gastroenterol 45: 758-762, 2010.
21) MartinCR, et al: The safety and efficacy of oral docosahexaenoic acid supplementation for the treatment of primary sclerosing cholangitis - a pilot study. Aliment Pharmacol Ther 35: 255-265, 2012.

13 ウィルソン病,ヘモクロマトーシス
Wilson's disease, hemochromatosis

どういう疾患か？

1. ウィルソン病
- ウィルソン病（Wilson 病）は，肝細胞より胆汁中への銅の排出障害および銅結合蛋白であるセルロプラスミンの合成障害により，肝臓内への銅の沈着が生じる遺伝性疾患である．肝臓に引き続き，中枢神経系，角膜，腎臓などの他臓器への銅の沈着が生じる．
- 常染色体劣性遺伝形式をとる先天性銅代謝異常症である．
- 発症頻度に男女差はなく，保因者は 100〜150 人に 1 人で，ホモ保因者で発症するのは 4〜9 万人に 1 人程度存在する．
- 肝型，神経型，肝神経型に分類される．肝型の発症年齢は 5 歳以降で，さまざまな肝障害で発症する．神経型の発症年齢は 8 歳以降で，肝型に比べて遅い．
- 全症例の 4〜7％に劇症型肝不全を合併する．壊死した肝細胞から放出された大量の銅により Coombs 陰性の溶血性貧血や急性尿細管壊死を生じると考えられ，肝不全が急速に進行する．
- P 型 ATPase 関連銅輸送膜蛋白（ATP7B）を誘導する ATP7B 遺伝子が原因遺伝子として同定されている[1]．
- **肝障害，錐体外路症状（構音障害，筋固縮，振戦，舞踏アテトーシス，ジストニア，羽ばたき振戦など），Kayser-Fleischer 輪（角膜デスメ膜に銅沈着）**を 3 主徴とする．
- 腎臓では腎近位尿細管障害のため，血尿や二次性 Fanconi 症候群を呈する．
- 骨粗鬆症，関節間隙の狭小化，病的骨折，くる病，骨軟化症，変形性関節症などの骨合併症もよくみられる．

2. ヘモクロマトーシス
- ヘモクロマトーシスは，鉄の吸収亢進により肝臓をはじめとする様々な組織において鉄の貯蔵が過剰になり組織障害を生じる疾患である．
- 組織に鉄の沈着を認めても，症状発現までに時間を要するため，発症年齢は 50 歳前後である．特に，女性の場合は，閉経までは月経時と妊娠中の鉄の喪

失のため症状が出るまで時間を要する．
- 男女比は5〜10：1以上で，圧倒的に男性に多い．
- 古典的には，**肝腫大，糖尿病，皮膚色素沈着**が3主徴とされる．
- 肝硬変や糖尿病が初発症候となることが多い．性腺機能低下症は男女ともに認められることがあり，他の症候より前に発現することもある．肝硬変症例の約20〜30％が肝細胞癌へと進行する．未治療患者の10〜15％に心不全が，90％に皮膚色素沈着が，65％に糖尿病および合併症（腎症，網膜症，ニューロパチー）が，25〜50％に関節症が発症する．
- 原発性（遺伝性）と2次性（続発性）に区分される．
- 原発性ヘモクロマトーシスは，常染色体劣性遺伝形式をとる先天性鉄代謝異常症である．
- 原発性ヘモクロマトーシスは，欧米で多いHFE遺伝子異常をはじめとして，Hemojuvelin，Hepcidin，Trasferrin Receptor 2，Ferroportinなど多くの鉄代謝関連遺伝子の異常が報告されている[2]．なお，アジア人では，HFE遺伝子異常は稀とされている[3]．
- HFE遺伝子のホモ接合体C282YまたはC282Y/H63D複合ヘテロ接合体変異により引き起こされ，北ヨーロッパ人ではホモ接合体の頻度が200人に1人で，ヘテロ接合体を持つ頻度が8人に1人と高率であるが，アジア人では極めて稀であり正確な患者数は把握できていない[4,5]．
- 2次性ヘモクロマトーシスは，①無効造血亢進によるもの：サラセミアなどの遺伝性疾患や鉄芽球性貧血，再生不良性貧血などの無効造血が亢進した病態における小腸での鉄吸収亢進と，②鉄摂取過剰によるもの：頻回の輸血や鉄過剰剤投与に分けられる．

治療に必要な検査と診断

1. ウィルソン病
- 15歳ごろまでは黄疸や嘔吐，全身倦怠感などの肝機能障害を初発症状とすることが多い．それ以降は構音障害や協調運動障害といった神経症状が初発症状となることが多い．
- もっとも重要な所見はKayser-Fleischer輪であり，肝障害だけでの症例では認められないこともあるが，神経症状を有する症例ではほぼ全例で観察され

る.
- 検査データとしては，**血清セルロプラスミン値の低下（20mg/dL 以下），24時間尿中銅排泄量の増加（100μg/24hr 以上），血清銅の低下（10μmol/L 以下）**を認める.
- 尿細管の障害より，多くの症例でアミノ酸尿を認める.
- 進行した患者では両側レンズ核（特に被殻）の軟化，囊胞形成，グリオーシスなどをきたすため，MRI の T2 強調画像ではより早期から両側レンズ核などに異常信号が出現する.
- 頭部 CT では，両側の被殻の低吸収域を示す.
- 腹腔鏡検査では無症候期では脂肪肝のみで形態学的には平滑肝を呈する．肝硬変に進行した典型な例では粗大な再生結節が認められ，銅沈着の程度に応じて灰青色を呈する結節が不均一に観察される.
- 肝生検では Rhodanine 染色陽性の銅顆粒が肝細胞内に認められ，肝銅含有量が増加する（250μg/g 乾肝重量以上）.
- 1993 年にウィルソン病の原因遺伝子が同定され，遺伝子診断を行うことが可能となった．遺伝子の変異については，頻度の最も多い H1069Q を含め 100 以上の遺伝子が報告されている.

2. ヘモクロマトーシス

- 中年以降の発症，臨床症状，他の肝機能異常原因の否定，最終的に鉄代謝異常で診断される.
- 検査データとしては，**血清鉄の増加（300mg/dL 以上），血清トランスフェリン飽和度の上昇（50％以上，しばしば 90％を超える），血清フェリチンの上昇**を認める．原発性ヘモクロマトーシスの診断時には先天性溶血状態（鎌状赤血球貧血，サラセミアなど）を除外する必要がある.
- 血清フェリチンは，年齢で上昇し，肝酵素逸脱で低下する.
- CT では鉄沈着が過剰になると肝 CT 値が上昇し，white liver を呈する.
- MRI では肝鉄沈着を反映して T2 強調画像にて低信号を呈する.
- 肝生検でプルシアンブルー染色による組織鉄の染色を認め，肝鉄含有量が増加する.
- 肝内鉄濃度 μmol/g 乾肝重量を年齢で除した hepatic iron index (HII) は，2 以上となる.
- 近年，鉄代謝のバイオマーカーとして血清中のヘプシジン量や血清中の非トラ

ンスフェリン結合鉄（nontransferrin-bound iron: NTBI）が注目されている（保険診療外）[3]．

EBM に基づく治療の実際

1．ウィルソン病

- ウィルソン病は無治療にて放置されれば予後不良であるが，銅のキレート剤と低銅食による治療法が確立されている．しかし，治療を中断した場合には劇症型にて発症する頻度が高く，予後不良である．
- 銅のキレート剤であるD−ペニシラミンがわが国におけるウィルソン病治療の第一選択薬である．成人では 20〜25mg/kg/日程度の食間空腹時投与で治療を開始する．副作用は約 30％に認められ，投与開始初期に発熱，発疹，腹部症状などが生じることがある．さらに白血球減少，ネフローゼ症候群，SLEなどの重篤な副作用が出現し，ペニシラミン投与を断念する症例が約 10％にみられる．また一部でビタミン B6 欠乏症が生じるため，ビタミン B6 製剤も投与する．
- D−ペニシラミンが副作用などにより使用できなくなった症例では塩酸トリエンチンの適応である．塩酸トリエンチンはD−ペニシラミンに比べてキレート作用は低いが，ほとんど副作用はない．投与量は 40〜50mg/kg/日で食間空腹時に投与する．
- D−ペニシラミンや塩酸トリエンチンの効果は尿中銅排泄量で評価する．
- 食事療法では低銅食とし，銅を多く含む食物であるチョコレート，甲殻類，大豆，きのこ類，ナッツ類などを制限する．1 日の銅摂取量は成人では 1mg/日以下とし，維持期でも 1.5mg/日に制限する．
- 劇症型の肝不全患者や重症肝硬変からの肝不全，キレート剤治療で反応の悪い患者は肝移植が考慮される．日本での肝移植の 5 年生存率は 87.8％となっている[6]．
- 溶血性劇症肝炎の緊急治療として血漿交換法や腹膜灌流が行われる．ペニシラミン（2mg/L）とアルブミン（10mg/L）を入れた透析液を交互に使用すると除銅効果がよい．
- 神経症状に対しては，L-dopa が有効なことがある．

2. ヘモクロマトーシス
- 過剰な鉄沈着を除去するもっとも単純な方法は，瀉血である．
- 診断が確定したら，約500mL/週の血液（鉄含有量約250mg）を，血清鉄の値が正常になり，トランスフェリン飽和度が50％未満になるまで毎週除去する．数年間は瀉血を毎週行う必要がある．
- 瀉血が困難な二次性ヘモクロマトーシスに対しては，キレート療法を行うことがある．メシル酸デフェロキサミンを点滴静注，または筋注するが，血漿中半減期が5〜20分と短いため十分な効果を得るのは困難なことが多い．1日0.5〜2.0gの投与で，尿中に20〜75mgの鉄が排泄される．

治療 Up to date

1. ウィルソン病
- 亜鉛が銅の吸収を阻害することが証明され，銅キレート薬の併用薬として使用されることが多い．欧米では亜鉛単剤での治療も行われている．2008年わが国でもウィルソン病治療薬として酢酸亜鉛水和物（ノベルジン®）が承認された．従来のキレート剤より比較的副作用が少なく，欧米では第一選択薬として使用されている．従来のキレート剤と併用する場合は，間隔を1時間以上あけなければならない．また妊婦には減量が必要である．
- テトラチオモリブデートは肝細胞内の銅と結合して，胆汁中に銅を排泄させる．D－ペニシラミンや塩酸トリエンチンを違い，治療初期に神経症状の一時悪化を起こさないとされるが，本剤はわが国では認可されていない．
- ウィルソン病の移植適応基準に関してはイギリスのKing's College病院がNew Wilson Index for Mortalityを報告しており，スコアが12点以上では肝移植以外に救命例は存在せず，10点以下では全例が内科治療により救命されている．

2. ヘモクロマトーシス
- 経口鉄キレート薬として，わが国および米国でデフェラシロクス（エクジェイド®）が2008年より使用可能となった．他にアジア，欧州ではデフェリプロンが使用可能になった．
- デフェラシロクスは血漿中半減期が8〜16時間で1日1回朝食前投与の空腹

時投与の薬剤である．わが国においては，現在のところ，輸血後鉄過剰症に限って保険適応となっており，輸血後鉄過剰症の診療ガイド[7]でも推奨されている．経口薬単独や注射薬との併用の報告[8]もなされており，長期的な予後について今後明らかになってくるものと思われる．

（吉田雄一，茶谷徳啓）

■ 参考文献

1) Bull PC, et al: The Wilson disease gene is a putative copper transporting P-type ATPase similar to the Menkes gene. Nat Genet 5: 327-337, 1993.
2) Adams PC, et al: Hemochromatosis and iron-overload screening in a racially diverse population. N Engl J Med 352:1769-1778, 2005.
3) 高後 裕：日本内科学会雑誌 100: 2412-2424, 2011.
4) Jézéquel P, et al: Allele frequencies of hereditary hemochromatosis gene mutations in a local population of west Brittany. Hum Genet 102: 332-333, 1998.
5) Ryan E, et al. Hemochromatosis in Ireland and HFE. Blood Cells Mol Dis 24: 428-432, 1998.
6) 日本肝移植研究会：肝移植症例登録報告．移植 46: 524-536, 2011.
7) 輸血後鉄過剰症の診療ガイド：厚生労働科学研究費補助金難治性疾患克服研究事業 特発性造血障害に関する調査研究（平成 20 年度）．
8) Maggio A, et al: Improving survival with deferiprone treatment in patients with thalassemia major: a prospective multicenter randomized clinical trial under the auspices of the Italian Society for Thalassemia and Hemoglobinopathies. Blood Cells Mol Dis 42: 247-251, 2009.

14 アルコール性肝障害
alcoholic liver disease

どういう疾患か？

- アルコール性肝障害とは，長期（通常は5年以上）にわたる過剰の飲酒が原因で発症する肝障害の総称で，軽度の脂肪肝からアルコール性肝硬変まで広く含まれる．
- 1日平均純エタノール60g（日本酒に換算して3合）以上の飲酒量を過剰の飲酒（常習飲酒者）と定義する．
- 禁酒により，血清AST，ALT及びγGTP値が明らかに改善する．
- 日本酒1合＝ビール中瓶1本＝ウィスキーダブル1杯＝焼酎0.6合＝純エタノール20g．
- アルコール（純エタノール）量（g）＝酒量（mL）×［アルコール度数（％）/100］×0.8
- 女性やALDH2活性欠損者では，1日平均純エタノール40g以下の飲酒でも，アルコール性肝障害を起こしうる．
- 女性のアルコール代謝酵素活性は男性より低く，男性のおよそ半分のアルコール摂取量でも肝硬変に進展しうる．
- 肝炎ウィルスマーカー，抗ミトコンドリア抗体，抗核抗体がいずれも陰性である．ただし，これが陽性であっても，病理組織でアルコール性の変化が明らかに強い場合は，他の病因を付記して，アルコール性肝障害と診断できる．
- 肥満者では，1日平均純エタノール60gに満たなくてもアルコール性肝障害を起こしうる．
- 戦後，わが国におけるアルコール総消費量は著明な増加を示してきたが，1999年度をピークに若干の減少傾向を示してきている[1]．
- アルコール（エタノール）を慢性的に過剰摂取することにより，その代謝産物のアセトアルデヒドによる肝毒性や，代謝過程でのNADH（ニコチンアミドアデニンジヌクレオチドリン酸）の過剰産生などが肝臓を障害することにより発症する．
- 初期病変であるアルコール性脂肪肝をはじめ，さらに進行した病型であるアルコール性肝炎，肝線維症，さらには終末像であるアルコール性肝硬変などの多

表1 アルコール性肝障害の診断基準試案抜粋（文部省総合研究 A 高田班, 1991）

I. アルコール性肝障害の診断規準試案
　A. アルコール性肝障害
　　1. 常習飲酒家（日本酒換算平均3合／日以上），または大酒家（5合／日以上，5年間継続）である．ただし，女性ではその2/3程度とする．
　　2. 禁酒により AST，ALT が著明に改善（4週で80単位以下，前値が100単位以下のときは正常値まで）
　　3. 肝炎ウィルスマーカーが陰性（HBs 抗原，HCV 抗体，HCV-RNA）
　　4. 禁酒により下記の検査の少なくとも1つが陽性
　　　　1）肝腫大の明らかな改善
　　　　2）γGTP 値の明らかな低下（4週で前値の40％以下か，正常値の1.5倍以下）
　　5. 以下のアルコールマーカーを参考にする．
　　　　1）血清トランスフェリンの微小変異
　　　　2）CT で測定した肝容量の増加
　　　　3）アルコール肝細胞膜抗体が陽性
　　　　4）GDH/OCT 比が0.6以上
　B. アルコール＋ウィルス性肝障害
　　肝炎ウィルスマーカー（HBs 抗原，HCV 抗体，HCV-RNA）が陽性で，禁酒後の AST，ALT の変化を除き上記の条件を満たす．
　C. その他
　　上記の条件を満たさない場合，大酒家であってもアルコール性と確診することは困難．

II. アルコール性肝障害各病型の診断基準試案
　1. 非特異変化群
　　肝機能検査に異常を認めるが，組織学的には非特異変化，または正常と判定される．
　2. アルコール性脂肪肝
　　肝小葉の約1/3以上の脂肪化で，小葉中心部において著明である．
　　肝生検が施行されていないが，画像診断（CT または超音波検査）で脂肪肝に特有な所見が得られる場合は，アルコール性脂肪肝（臨床的）とする．
　3. アルコール性肝線維症
　　中心静脈周囲性の線維化（perivenular fibrosis），肝細胞周囲性の線維化（pericellular fibrosis）および門脈域から星芒状に延びる線維化（stellate fibrosis）などを認め，炎症細胞浸潤や肝細胞壊死は軽度である．脂肪肝に伴った線維化は，脂肪肝＋線維化とする．
　4. アルコール性肝炎
　　①小葉中心部に強い肝細胞の著明な膨化（風船化：ballooning）
　　②種々の程度の肝細胞壊死
　　③ Mallory 体
　　④多核白血球の浸潤
　　　　a. 定型的：①〜④のすべてを認めるか，③または④のいずれかを欠くもの

b. 非定型的：③と④の両者を欠くもの
c. アルコール性肝炎（臨床的）
肝生検は施行されていないが，下記の臨床的条件のうち，必須項目と，付加項目のうちの3項目以上を認めるもの．
I. 必須項目
 a) 飲酒量の増加を契機に発症ないしは増悪
 b) AST優位の血清トランスアミナーゼの上昇
 c) 血清総ビリルビンの上昇（2mg/dL以上）
II. 付加項目
 a) 腹痛
 b) 発熱
 c) 白血球増加
 d) ALPの上昇（正常値上限の1.5倍以上）
 e) γGTPの上昇（正常値上限の2倍以上）
付記：アルコール性肝炎のなかには，上記の症状を示さないsubclinicalな症例が多数存在するので，その確診には肝生検が必要である．
肝硬変が併存している場合には，アルコール性肝炎＋肝硬変としてこの群に入れる．

5. 重症型アルコール性肝炎
アルコール性肝炎の中で，肝性脳症，肺炎，急性腎不全，消化管出血などの合併症や，エンドトキシン血症などを伴い，断酒にもかかわらず肝腫大は持続し，多くは1ヵ月以内に死亡するものをさす．プロトロンビン時間は50％以下で，著しい多核白血球の増加をみる．組織学的には，多数のMallory体の出現と強い肝細胞の変性・壊死などがみられる．
注1：肝硬変合併例も含める．　注2：末期肝硬変は除く．

表2　JASBRA アルコール性肝障害診断基準抜粋（2011年度版）

I. 概念
「アルコール（AL）性」とは，長期（通常は5年以上）にわたる過剰の飲酒が肝障害の主な原因と考えられる病態で，以下の条件を満たすものを指す．

1. 過剰の飲酒とは，1日平均純エタノール60g以上の飲酒（常用飲酒家）をいう．ただし女性やALDH2活性欠損者では，1日40g程度の飲酒でもAL性肝障害を起こしうる．
2. 禁酒により，血清AST，ALT及びγGTP値が明らかに改善する．
3. 肝炎ウイルスマーカー，抗ミトコンドリア抗体，抗核抗体がいずれも陰性である．

 付記：
 1. 肥満者におけるAL性肝障害
 肥満者では，1日平均純エタノール60gの飲酒に満たなくてもAL性肝障害を起こしうる．

2. 肝炎ウィルスマーカー，抗ミトコンドリア抗体，抗核抗体陽性例についての取り扱い
  肝炎ウィルスマーカー，抗ミトコンドリア抗体や抗核抗体が陽性であるが，病理組織で他の病因より AL 性の変化が明らかに強い場合，肝炎ウィルスマーカー陽性など他の病因を付記して AL 性肝障害と診断できる．

II. アルコール性肝障害の病型および病理診断
1. アルコール性脂肪肝（Alcoholic fatty liver）
   肝組織病変の主体が，肝小葉の 30％以上（全肝細胞の約 1/3 以上）にわたる脂肪化（fatty change）であり，そのほかに顕著な組織学的な変化は認められない．
2. アルコール性肝線維症（Alcoholic hepatic fibrosis）
   肝組織病変の主体が，①中心静脈周囲性の線維化（perivenular fibrosis），②肝細胞周囲性の線維化（pericellular fibrosis），③門脈域から星芒状に伸びる線維化（stellate fibrosis, sprinkler fibrosis）のいずれか，ないしはすべてであり，炎症細胞浸潤や肝細胞壊死は軽度にとどまる．
3. アルコール性肝炎（Alcoholic hepatitis）
   肝組織病変の主体が，肝細胞の変性・壊死であり，1) 小葉中心部を主体とした肝細胞の著明な膨化（風船化，ballooning），2) 種々の程度の肝細胞壊死，3) Mallory 体（アルコール硝子体），および 4) 多核白血球の浸潤を認める．
   a 定型的：1) ～ 4) のすべてを認めるか，3) または 4) のいずれかを欠くもの．
   b 非定型的：3) と 4) の両方を欠くもの．
   背景肝が脂肪肝，肝線維症あるいは肝硬変であっても，アルコール性肝炎の病理組織学的特徴を満たせば，アルコール性肝炎と診断する．
4. アルコール性肝硬変（Alcoholic liver cirrhosis）
   肝の組織病変は，定型例では小結節性，薄門質性ある．肝硬変の組織・形態学的証拠は得られなくとも，飲酒状況と画像所見や血液生化学検査から臨床的にアルコール性肝硬変と診断できる．
5. アルコール性肝癌（Alcoholic hepatocellular carcinoma）
   アルコール性肝障害で，画像診断，または組織診断で肝癌の所見が得られたもので他の病因が除外できたものを AL 性肝癌と診断する．

彩な病変がある（表 1，表 2）．
- アルデヒド代謝の最も重要な酵素である ALDH2 には遺伝的多型が存在し，遺伝子型によりアセトアルデヒド代謝が異なる．日本人には ALDH2 の代謝能力が低いタイプが多いため，飲酒後の血中アセトアルデヒド濃度が高くなり，顔面紅潮，頻脈，頭痛をきたす．また比較的少量の飲酒でもアルコール性肝障害が発生しやすく，しかもその病態は重篤になりやすい．
- わが国では大量飲酒者（1 日平均アルコール摂取量として日本酒換算 5 合半以上）の数は，現在約 240 万人と推測され，2003 年度の調査でも，問題飲酒者

は400万人と推定されている.
- 『全国原発性肝癌追跡調査報告書(2003年～2005年)』によると,アルコール多飲に関連した肝細胞癌は全体の24.5%存在する[2].

治療に必要な検査と診断

- アルコール性肝障害は,病歴,身体所見,検査所見を総合して診断する.
- **特に,飲酒歴の聴取を十分に行うことが大切で,本人のみならず家族からも詳細に聴取する.**
- 身体所見(アルコール臭,圧痛を伴う肝腫大,クモ状血管腫,手掌紅斑,頬部や鼻尖部,前胸部にかけての毛細血管の拡張,黄疸など)をしっかりとる.
- 1991年に文部省科学研究費総合研究(A)「アルコールと肝」研究班(高田班)からアルコール性肝障害各病型の診断基準試案が提示されている(**表1**)[3].
- 2011年に「アルコール医学生物学研究会(Japanese Society for Biomedical Research on Alcohol: JASBRA)」から,高田班による診断基準試案(**表1**)が,約20年ぶりに見直され,『JASBRAアルコール性肝障害診断基準(2011年版)』が発表された(**表2**)[4].
- ウィルス性が陽性であっても禁酒により軽快する例ではウィルス性+アルコール性として判定する(**表1**,**表2**).
- アルコール依存症のスクリーニングには,久里浜式スクリーニングテスト(KAST),新KAST,AUDIT,CAGEの使用が勧められる.この中で,CAGEは,わずか4項目から構成される非常に簡便なテストである(**表3**).
- スクリーニングにてアルコール依存症の疑いがあればWHOが作成したICD-10による国際的診断基準に従い診断する.
- 血清γGTP値の著明な上昇,AST優位のトランスアミナーゼ上昇,MCVの増加,IgA上昇が特徴的に認められる.
- 肝細胞癌の腫瘍マーカーであるPIVKA-IIの陽性率がアルコール性肝障害で高い.
- 鉄沈着が高頻度に認められ,血清フェリチン値が高値になることが多い.
- 腹部超音波検査,CT検査,MRI検査の腹部画像検査では,高頻度に脂肪肝を認める.

表3 アルコール依存症の診断（CAGE法，ICD-10）

CAGE法
① 飲酒量を減らさなければと感じたことがあるか（Cut down，減らす）
② 他人があなたの飲酒を非難するので気に障ったことがあるか（Annoyed by criticism，非難が気に障る）
③ 自分の飲酒について悪いとか申し訳ないと感じたことがあるか（Guilty feeling，罪悪感）
④ 神経を落ち着かせたり，二日酔いを治すために"迎え酒"をしたことがあるか（Eye-opener，朝の目覚めの一杯）
上記の2項目にあてはまればアルコール依存症を疑う．これで疑いがあれば下記の診断法を行う．

ICD-10
最近1年間に次の6項目のうち3項目以上あてはまれば，アルコール依存症と診断される．
① 飲酒への強い欲望または強迫感．
② 飲酒開始，飲酒終了，飲酒量のどれかのコントロール障害．
③ アルコールを中止または減量したときの生理学的離脱状態．
④ 耐性の証拠（同じ酔いを得るのに酒量増加が必要）．
⑤ 飲酒のためにほかの楽しみや趣味を次第に無視し，飲んでいる時間が多くなったり，酔いが醒めるのに時間を要するようになる．
⑥ 明らかに有害な結果が起きているのにアルコールを飲む．

- 肝生検の必要性に関しては，議論のあることころであるが，病型診断や予後の指標にもなり，確定診断のために重要である．
- アルコール性肝障害の肝組織所見は，肝小葉中心の好中球浸潤を伴う炎症，細胞周囲性及び小葉中心性の線維化，風船様腫大，Mallory体が特徴的であり，大滴性，小摘性脂肪浸潤を伴う．
- アルコール性肝炎の患者は入院断酒後24～72時間後にアルコール離脱症候群（せん妄状態，意識障害，幻覚，失見当識など）を生ずることがある．時に肝性脳症との鑑別が困難なことがある．
- 重症型アルコール性肝炎では様々な集学的治療法をもってしても生存率は依然として低く，2002年の全国調査でも生存率は28.8％であった[5]．早期の発見と治療開始が必要である．
- 大酒家には食道癌，胃癌，大腸癌などの他の消化器癌の合併，食道静脈瘤，胃潰瘍，十二指腸潰瘍，血液疾患，心疾患などの合併が高率に認められ，これらに対する定期的な検査が重要である．
- アルコール性肝障害の各病型としては，アルコール性脂肪肝，アルコール性肝

炎，アルコール性肝線維症，アルコール性肝硬変に分類される．

EBMに基づく治療の実際

- アルコール性肝障害治療の原則は，**断酒または節酒**である．
- 断酒・摂取に加えて，本症に対する治療として栄養療法と薬物療法がある．
- 薬物療法としては，①断酒を継続するためのもの，②重症アルコール性肝障害に対するもの，③アルコール性肝硬変に対するものの3つに分けることができる．
- アルコール性脂肪肝では断酒のみで治癒する．
- アルコール性肝炎例ではアルコール依存症を伴っていることが多いため，精神科治療も必要となることがある．
- アルコール依存症やアルコール離脱せん妄の治療にあたっては，「断酒継続」が重要な意味を持ち，「断酒継続」を完遂するためには入院・外来診療において積極的に精神科医が関わる必要がある．
- 栄養療法としては低栄養状態の患者には高蛋白（1.5g/kg），高エネルギー食（35kcal/kg），各種ビタミンの補給が基本となる．肥満，糖尿病を合併する場合は適宜総カロリーを調節する．
- 長期大量飲酒によりビタミンB1不足による多発神経炎やウェルニッケ脳症を来たし，ビタミンB12の不足により大球性貧血や末梢神経炎の発症が見られるためビタミン類の投与は重要である．
- ウェルニッケ脳症は急速に進行する意識障害，眼球運動障害，失調性歩行を三徴とし，これらが疑われるときは速やかにビタミンB1の静脈内投与を開始する．
- 近年ウェルニッケ脳症は早期診断・治療により後遺障害を残す患者は減少傾向にあるが依然，半数以上の患者が健忘，失見当識，作話を三徴とするコルサコフ症候群に移行する．コルサコフ症候群は症状の改善の可能性は低く，予後不良である．
- アルコール利尿による脱水や，乳酸の過剰産生によりアシドーシスに傾いていることが多いため，乳酸含有製剤の不用意な投与により乳酸性アシドーシスを助長することがある．
- アルコール離脱症候群には禁酒後7～8時間後から出現する早期症候群と，72

〜96時間後に出現する後期症候群がある．治療にはマイナートランキライザーを用いるが，せん妄状態ではメジャートランキライザーの投与が必要である．
- 大酒家では血清マグネシウムの低下により振戦せん妄が重症化することがあるため，マグネシウムの補給が望ましい．
- 重症型アルコール性肝炎の治療は肝不全，感染症に対する治療が行われる．
- 断酒や節酒指導のためには自助会（地域の断酒会，AA：Alcoholics Anonymous）への入会や断酒会などへの参加を促すことが重要である．
- 断酒指導のためには，嫌酒剤（アルデヒド脱水素酵素阻害剤）を補助的に使用することもある．
- アルコール性肝炎，肝硬変の予後は，飲酒継続者においては5年生存率が50％以下と不良であるが，完全禁酒により80％以上と著明な改善がみられる．

治療 Up to date

- 重症型アルコール性肝炎による肝不全に対しては，血液濾過透析（CHDF），血漿交換療法（PE），の有用性も報告されている[6]．
- わが国では，重症型アルコール性肝炎治療のため，エンドトキシン吸着療法[7]や，白血球除去療法[8]も用いられ，その有効性が報告されている．
- 重症型アルコール性肝炎診断時，ならびに診断5日目の血液検査値にて有意差のあった項目を用いて死亡予測式が提示されている[5]．
- アルコール性肝障害患者に対する肝移植療法はアメリカでは肝移植の約20％を占めている[9]．
- 肝移植は術後のアルコール依存再発などの問題があり，選択は困難である．アメリカでは移植患者の1/3〜半数が飲酒を再開し，10〜20％の人が移植後5年以内に過度の飲酒をするとの報告がある[10]．
- アルコール性肝障害患者への肝移植の適応としてアメリカでは，①術前6ヵ月の禁酒，②Child分類 grade C，③社会経済的に安定，④術後に戻る仕事がある，⑤飲酒による肝外の疾患がない，ことが求められている[11]．わが国でも術前6ヵ月の禁酒を適応基準としている施設が多い．
- 重症型アルコール性肝炎に対するステロイド治療に関しては，その有効性を示唆する報告[12,13]もある一方で，感染症，消化管出血，糖尿病の増悪を来たす

可能性もあり，その使用には慎重な意見もある[14]．
- アルコール性肝障害においては TNF-α 産生増強が病態進展に重要な役割を果たしていることが，臨床及び基礎研究から明らかになっており[15]，抗 TNF-α 作用をもつ薬剤が本症に対して試みられている．
- わが国でクローン病，慢性関節リウマチの治療薬として広く使用されている抗 TNF-α 抗体（infliximab）5mg/kg 投与が，重症型アルコール性肝炎患者のビリルビン，白血球数，CRP，炎症性サイトカインを低下させ病態改善に効果もある．しかし，10mg/kg 投与では感染症による死亡率が増加させたという報告もある[16]．
- TNF-α 阻害薬である Etanercept のアルコール性肝炎に対する有効性も報告されているが[17]，2008 年に報告された二重盲目試験では，その有効性は証明されなかった[18]．
- TNF-α の合成阻害作用剤である Pentoxifylline のアルコール性肝炎に対する有効性も報告されている[19]．
- 重症型アルコール性肝炎患者の肝再生までの時間をかせぐ目的で体外式補助肝臓を使う試みもされている[20]．
- 低脂肪食による完全腸内栄養法により重症型アルコール性肝炎患者の予後が改善した[21]．
- チアゾリジン誘導体は動物実験でアルコール性肝障害に有効であることが示されている[22]．
- アディポサイトカインであるアディポネクチンは動物実験でアルコール性肝障害を改善する効果がある[23]．
- 近年，生活習慣病の増加に伴い，検診における脂肪肝合併率が 20 ～ 40%と増加しており，非アルコール性脂肪性肝障害（NAFLD）が問題となっている．アルコール性肝障害と NAFLD には，自然免疫系やアディポサイトカインの関与など共通の分子機構が想定されている．**しかしながら，両疾患は，基本的に飲酒量で鑑別されるため，どちらにも含まれない症例や，肥満者におけるアルコール性肝障害など，今後両者の扱いに関して検討されるべき課題は多い．**

（吉田雄一，鎌田佳宏）

■ 参考文献

1) 厚生統計協会：厚生の指標「国民衛生の動向」，92, 2000.
2) 日本肝癌研究会追跡調査委員会，第 18 回全国原発性肝癌追跡調査報告（2004-2005）．

肝臓 51: 460-484, 2010.
3) 文部省科学研究費補助金総合 (A)「アルコール性肝硬変・肝癌の成因と病態に関する総合的 (疫学から分子生物学まで) 研究」(高田班. 1991 年).
4) アルコール医学生物学研究会：JASBRA アルコール性肝障害診断基準 (2011 年版), 旭川, 2012.
5) 堀江義則, 他：重症型アルコール性肝炎の全国調査. 日本消化器病学会誌 99: 1326-1333, 2002.
6) 堤　幹宏, 他：重症アルコール肝炎の治療. 肝臓 43: 305-308, 2002.
7) 石井邦英, 他：早期に MOF を呈した重症型アルコール性肝炎の 2 救命例. 日本救命医療研究会誌 9: 147-154, 1995.
8) 森　朱夏, 他：白血球除去療法を施行し救命しえた若年女性の重症型アルコール性肝炎の 1 例. アルコールと医学生物学 24: 114-119, 2004.
9) Belle SH, et al: Liver transplantation for alcoholic liver disease in the United States: 1988 to 1995. Liver Transpl Surg 3: 212-219, 1997.
10) Hoofnagle JH, et al: Liver transplantation for alcoholic liver disease. Liver Transpl Surg 3: 347-350, 1997.
11) Sherlock S. & Dooley J. Diseases of the liver and biliary system, 11th edition: 381-398, Blackwell Science.
12) Imperiale TF, et al: Do corticosteroids reduce mortality from alcoholic hepatitis? Ann Intern Med 113: 299-307, 1990.
13) Ramond M, et al: A randomized trial of prednisolone in patients with severe alcoholic hepatitis. N Engl J Med 326: 507-512, 1992.
14) Rambaldi A, et al: Systematic review: glucocorticosteroids for alcoholic hepatitis--a Cochrane Hepato-Biliary Group systematic review with meta-analyses and trial sequential analyses of randomized clinical trials. Aliment Pharmacol Ther 27:1167-1178, 2008.
15) Yin M, et al: Essential role of tumor necrosis factor alpha in alcohol-induced liver injury in mice. Gastroenterology 117: 942-952, 1999.
16) Tilg H, et al: Anti-tumor necrosis factor-alpha monoclonal antibody therapy in severe alcoholic hepatitis. J Hepatol 38: 419-425, 2003.
17) Menon KV et al: A pilot study of the safety and tolerability of etanercept in patients with alcoholic hepatitis. Am J Gastroenterol 99: 255-260, 2004.
18) Boetticher NC, et al. A randomized, double-blinded, placebo-controlled multicenter trial of etanercept in the treatment of alcoholic hepatitis. Gastroenterology 135: 1953-1960, 2008.
19) Akriviadis E, et al: Pentoxifylline improves short-term survival in severe acute alcoholic hepatitis: a double-blind, placebo-controlled trial. Gastroenterology 119: 1637-1648, 2000.
20) Jalan R, et al: Extracorporeal liver support with molecular absorbents recirculating system in patients with severe alcoholic hepatitis. J Hepatol 38: 24-31, 2003.

21) Cabre E, et al: Short-and long-term outcome of severe alcohol-induced hepatitis treated with steroids or enteral nutrition: a multicenter randomized trial. Hepatology 32: 36-42, 2000.
22) Tomita K, et al: Pioglitazone prevents alcohol-induced fatty liver in rats through up-regulation of c-Met. Gastroenterology 126: 873-885, 2004.
23) You M, et al: Role of adiponectin in the protecrive action of dietary saturated fat against alcoholic fatty liver in mice. Hepatology 42: 568-577, 2005.

15 非アルコール性脂肪性肝疾患，非アルコール性脂肪性肝炎
nonalcoholic fatty liver disease: NAFLD,
nonalcoholic steatohepatitis: NASH

どういう疾患か？

- 肝病理組織で脂肪滴を伴う肝細胞が30%以上認められる場合，画像診断でも脂肪肝が強く疑われ，脂肪肝と呼ばれている．最近では5%以上認められれば脂肪肝とする考えもある[1]．
- 脂肪肝は検診受診者の**20〜30%と極めて高頻度**に認められ，男性に多く，増加傾向を示している．女性では閉経後に増加する[1]．
- 脂肪性肝疾患とは肝細胞に中性脂肪が沈着し，肝障害を来たす疾患の総称であり，アルコール性と非アルコール性に大別される．
- 非アルコール性脂肪性肝疾患（nonalcoholic fatty liver disease: NAFLD）は肝障害を惹起する程度の飲酒歴がなく，ウイルス肝炎や自己免疫性肝炎など原因の明らかなものを除外した肝への脂肪沈着を認める肝疾患の総称である[2]．
- NAFLDは単純性脂肪肝から脂肪性肝炎，肝硬変を含む広い疾患概念である．
- 非アルコール性脂肪性肝炎（nonalcoholic steatohepatitis: NASH）はNAFLDの重症型で，アルコール性肝炎に類似した炎症，風船様変化，線維化を認め，**肝硬変から肝細胞癌へ進展し得る**．
- NAFLDの頻度は検診受診者の14%程度と言われている[1]．
- NASHの頻度は成人の少なくとも1%と推定されており，男女差はない．ただし女性では閉経前はNASHの頻度は少なく，閉経後に増加し，その進行が早い[1]．
- 大部分のNAFLDは肥満，糖尿病，高インスリン血症，脂質異常症を伴っており，NAFLDは肝臓におけるメタボリックシンドロームの表現型[注1]と考え

注1）メタボリックシンドローム：一個人がインスリン抵抗性，脂質異常，高血圧など複数のリスクを合併した心血管病に対するマスチプルリスクファクター症候群である．第一の臨床的帰結は心血管疾患であるが，過栄養を基盤とした種々の生活習慣病を引き起こす病態である．これらのリスクが偶然合併した状態と考えるのではなく，**内臓脂肪の蓄積**がこれらの病態形成の上流にある1つの疾患単位と捉えられている[3]．

表1 脂肪性肝疾患の病因

栄養性	アルコール多飲，蛋白栄養失調，飢餓，完全非経口栄養，急激な体重減少，肥満のための腸管手術
薬剤性	グルココルチコイド，合成エストロゲン，アスピリン*，Caブロッカー，アミオダロン，タモキシフェン，テトラサイクリン*，メトトレキサート，コカイン*
代謝性，遺伝性	肥満，糖尿病，高脂血症，リポジストロフィー，Weber-Christian病，妊娠性急性脂肪肝*
その他	炎症性腸疾患，細菌過剰性小腸憩室症，エイズ，肝臓毒（リン*，石油化学製品*，毒きのこ，有機溶剤），セレウス菌毒素*

*小滴性脂肪肝 （文献4を一部改変）

られている．

- この他，薬剤（タモキシフェン，アミオダロン，ニフェジピンなど），中心静脈栄養，極端な栄養不良でもNAFLDと同様な病態を示すことがある（表1)[1][4]．また，C型肝炎やアルコール性肝炎もNAFLDと同様な病態を示すことが明らかになっている．
- NAFLDの発症や進展に関与する基本的な病態は肥満とそれに基づくインスリン抵抗性であり，これらを結びつける因子として**アディポサイトカイン**[注2]**の分泌異常**[5]，遊離脂肪酸（FFA）が挙げられる．
- 遺伝的素因として近年ゲノムワイド関連解析の結果，アメリカおよび日本でも脂質代謝関連遺伝子であるPNPLA3の一塩基多型（SNP）がNAFLDの発症しやすさに関連していることが報告された[6,7]．
- NASHでは5～10年間で肝硬変への進展を5～20%に認める[1]．

注2）アディポサイトカイン：脂肪組織は単なる余剰エネルギーの蓄積臓器と考えられていたが非常に多くの生理活性物質を分泌する巨大な内分泌臓器であることが明らかになった．このような脂肪組織由来生理活性物質は総称してアディポサイトカインとして概念づけられている．脂肪蓄積によりその産生が亢進あるいは低下することが明らかになっており，このアディポサイトカインの分泌異常がメタボリックシンドロームの発症に関与している．代表的なアディポサイトカインとしてアディポネクチン，レプチン，tumor necrosis factor-α（TNF-α），plasminogen activator inhibitor type 1（PAI-1），レジスチンなどが知られている．アディポネクチンの低下，レプチン，TNF-αの上昇がNASHの発症，進展に関与していることが注目されている[5]．

- わが国における NASH 肝硬変からの発癌は 5 年間で 11.3% と報告されており，これはアメリカでの NASH 肝硬変からの発癌率である年率 2.6% とほぼ同程度である[8]．
- NASH からの発癌は半数が肝硬変になる前の段階で起こる．わが国での報告も同様であり，特に男性でその傾向が強い[9]．
- NASH の生存率は 5 年で 70 〜 90%，10 年で 50 〜 70% である[1]．

治療に必要な検査と診断

- 問診で**飲酒歴，薬剤歴，肥満，糖尿病，高血圧，脂質異常症の合併の聴取**が重要である．
- **飲酒量はエタノール換算で男女とも 20g/ 日以下（図 1）**[2]．
- 日本酒 1 合＝ビール中瓶 1 本＝ウィスキーダブル 1 杯＝焼酎 0.6 合＝純エタノール 20g．
- ウイルス性慢性肝炎，自己免疫性肝疾患，代謝性肝疾患（Wilson 病，ヘモクロマトーシスなど）の除外のため HBs 抗原，HCV 抗体，抗核抗体，抗ミトコンドリア抗体，セルロプラスミン，トランスフェリン飽和度などを測定する．
- AST，ALT（多くは AST〈ALT）ALP，γGTP，コリンエステラーゼの上昇（正常な場合もあり得る）．
- 肝線維化の指標として血小板数，ヒアルロン酸，IV 型コラーゲン，PIIIP，肝予備能としてプロトロンビン時間，アルブミンなど．
- NASH 患者では単純脂肪肝患者に比べ血中 ferritin，IV 型コラーゲン，インスリンが高く，これらを組み合わせた NAFIC スコアが鑑別に有用である[10]．
- NASH 鑑別のスコアリングシステムとしては NAFLD fibrosis score，FIB4 index が有用である．
- トランスアミナーゼの高値，肝線維化進展が疑われる場合，メタボリックシンドロームの合併する症例では NASH の可能性が高く**肝生検による確定診断**が必要である．ウイルス性肝炎患者に比べ NAFLD 患者の血小板数は比較的高値であり，血小板数 19.2 万 /mm^3 以下は F3 への進展を疑う[11]．
- 腹部超音波検査および腹部 CT 検査による脂肪沈着と肝硬変への進展の推定．
- 近年，腹部超音波を用いて肝臓の硬さを測定し，線維化の程度を非侵襲的に行うことができるトランジエントエラストグラフィーが開発され，わが国でも

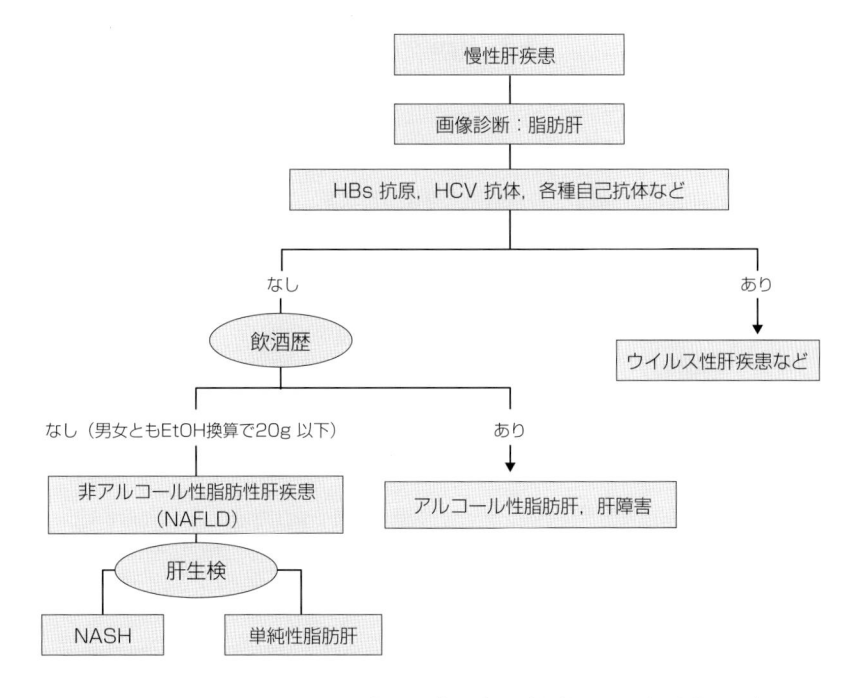

15. 非アルコール性脂肪性肝疾患, 非アルコール性脂肪性肝炎

```
                慢性肝疾患
                    │
              画像診断：脂肪肝
                    │
        HBs抗原, HCV抗体, 各種自己抗体など
              ┌─────┴─────┐
             なし          あり
              │            │
            飲酒歴    ウイルス性肝疾患など
         ┌────┴────┐
    なし（男女ともEtOH換算で20g以下）  あり
         │              │
  非アルコール性脂肪性肝疾患   アルコール性脂肪肝, 肝障害
       （NAFLD）
         │
        肝生検
      ┌───┴───┐
    NASH    単純性脂肪肝
```

図1　NASH・NAFLDの診断アルゴリズム（文献2を一部改変引用）

2011年10月に保険適用となった．NAFLD患者の肝線維化進展予測にも有用であることが報告されている．ただし，腹水のある患者，皮下脂肪の分厚い患者では測定困難である．
- NAFLD診断のゴールドスタンダードは肝組織所見である．以下の分類が広く用いられている．
- MatteoniはNAFLDをType1～4に分類しており，Type3, 4がNASHと見なされる（**表2**）．
- Bruntらは炎症と線維化の程度によりgradingとstagingにわけ評価している（**表3**）．
- Kleinerらは脂肪化，実質炎症，肝細胞障害の程度によるスコアリングを行い，5以上をNASHとすることを提唱している（**表4**）．このスコアは線維化が評価項目として入っていないことが問題である．

表2 Matteoniの分類

Type 1	単純性脂肪肝
Type 2	炎症を伴う脂肪肝（風船様肝細胞腫大や線維化はない）
Type 3	Type 2 に風船様肝細胞腫大を伴った状態
Type 4	風船様肝細胞腫大，肝線維化，炎症性細胞浸潤を伴う

表3 Bruntの分類

1. 活動性（Grading）

	Steatosis	Ballooning	Inflammation
Grade1 (mild)	〜1/3	時々小葉中心性に	軽度
Grade2 (moderate)	1/3〜2/3	小葉中心性に明らかに	中程度
Grade3 (severe)	2/3〜	著明	高度

2. 病期（Staging）

Stage1	小葉中心部の線維化が部分的ないし広汎に
Stage2	stage1 に加えて門脈域の線維化が部分的ないし広汎に
Stage3	Bridging fibrosis
Stage4	肝硬変

EBMに基づく治療の実際

1. 基本的な方針と現状

- 単純性脂肪肝の治療は**体重減少を目指した生活指導が基本**となる．
- メタボリックシンドロームに関した肥満症，糖尿病，脂質異常症，高血圧の合併を認めた場合は，これら合併症の治療をまず行う．
- **標準的な治療法は確立していない**[1]．
- 肝硬変へ進展したNASHは肝硬変の治療に準ずる．

表4 NAFLD activity score (NAS)

項目	定義	スコア
脂肪化程度	低倍から中等度の倍率での脂肪化	
	<5%	0
	5~33%	1
	33~66%	2
	>66%	3
実質の炎症病期	炎症巣の評価	
	なし	0
	<200倍の拡大で2ヵ所	1
	200倍の拡大で2~4ヵ所	2
	200倍の拡大で5ヵ所以上	3
風船様肝細胞腫大	なし	0
	数個	1
	多数	2

2. 生活指導

- 肥満の是正を目指した生活指導が治療の根本である．その際，食事療法と運動療法が基本療法である[12]．
- わが国の肥満症治療ガイドラインが示されている[13]．
- BMI (body mass index: [体重(kg)] / [身長(m)]^2) により肥満の程度が分類されており，わが国では25以上を肥満とする．
- 体重の減少はNASHの肝機能および肝組織所見の改善に有効である．
- **急激な減量はNASHを増悪させる**ことが報告されており，1ヵ月に1~2kgの減量に留めるよう注意が必要である．
- 当面の目標は現在値の5%減に設定する．
- 体重減少自体が目的でなく，代謝異常の是正に重点をおく．

表5 NAFLDに対する生活指導

食事療法	
総カロリー	25～35 kcal/kg 標準体重*/日
タンパク質	1.0～1.5g/kg 標準体重/日
脂質	総カロリーの20％以下
糖質	砂糖類を控えめに
食物繊維，ビタミン	野菜，海草類を多めに
アルコール	禁酒が望ましい
運動療法	
種目	ウォーキング，ジョギング，水中運動などの有酸素運動
強度	最大強度の50％程度（運動中に会話が出来る程度）
	目標心拍数＝（220－齢）の60～70％
持続時間	20分以上
頻度	週3～5日以上
注意点	心・血管系疾患のチェック
	準備・整理運動
	過度の運動は避け，長続きする種目の選択
	スポーツシューズの着用

＊標準体重（kg）＝ 22 ×［身長（m）］^{2}

a) 食事療法
- 摂取総カロリーを25～30 kcal/体重（kg）/日，脂肪を総カロリーの20％以下，蛋白は1.0～1.5/kg/日を目安とする（**表5**）[1, 13]．
- 飽和脂肪酸，蔗糖（砂糖）の摂取を減らすようにする．
- 果糖摂取量はNAFLD患者の肝臓線維化の程度と相関し，過剰摂取により糖・脂質代謝異常を引き起こすため摂取を控えるべきである．
- 規則正しい食生活（食事を抜かない）を指導し，就寝前の食事摂取を控える．
- NAFLDでは過度の飲酒はないが，その状況を継続する．**NASHでは原則禁酒**．

b) 運動療法
- NAFLDはメタボリックシンドロームとの合併が多く動脈硬化の危険性が高いため，事前に**心血管系のチェック**を行い，**急激で過度の運動は避ける**こと．
- **最大運動量の5割程度を目標にする**（**表5**）[1, 13]．

表6 NAFLDに試みられている薬物療法

インスリン抵抗性改善薬	・ピオグリタゾン,ロシグリタゾン ・メトホルミン
抗酸化薬	・ビタミンE, C ・N-アセチルシステイン(NAC)
脂質異常症治療薬	・フィブラート系薬剤 ・シンバスタチン,アトルバスタチン ・プロブコール ・エゼチミブ
肝庇護薬	・ウルソデオキシコール酸 ・強力ネオミノファーゲンC® ・ポリエンホスファチジルコリン
その他	・アンギオテンシンII1型受容体拮抗薬 ・ナテグリニド ・DPP-4阻害薬,インクレチン製剤 ・ペントキシフィリン ・リモナバン

- 有酸素運動として速めのウォーキングを1日20～30分,少なくとも週3日以上,行う.
- 過度の無酸素運動(短距離全力走,腕立て伏せなど)は勧められない.

c) 行動療法
- リバウンド防止のため行動療法を取り入れる[13].
- 個々の症例に適した,**簡易で長期にわたり継続可能な計画**とする.

3. 薬物療法
- **インスリン抵抗性改善薬や抗酸化療法**など種々の薬物療法が試みられ(**表6**),その有効性が報告されているが(治療 Up to date を参照),NAFLDに対する**標準的な薬物療法は確立されていない**[1].

治療 Up to date

1. 薬物療法
(1) インスリン抵抗性改善薬
- インスリン抵抗性は NAFLD の基本的病態であり，インスリン抵抗性改善薬は NAFLD の薬物治療法として期待されている．

a) チアゾリジン誘導体
- チアゾリジン誘導体は核内受容体 peroxisome proliferator activated receptor γ（PPARγ）のアゴニストであり，インスリン抵抗性を改善することが明らかになっている．
- インスリン感受性増強作用を有するアディポネクチンは NAFLD 患者で低下していることが示されているが，チアゾリジン誘導体はアディポネクチンを誘導する作用も有する．
- わが国ではピオグリタゾンがインスリン抵抗性の推定される 2 型糖尿病に保険適応になっている．
- 247 名の RCT にてピオグリタゾン 30mg/ 日，96 週の投与により血清トランスアミナーゼ値の低下と肝組織所見の改善を認めているが，体重の増加も認められた[14]．
- 30 名の NASH 患者へのロシグリタゾン 8mg/ 日，48 週間の投与で肝組織所見，血清 ALT 値，インスリン感受性の改善を認めている．
- チアゾリジン誘導体の 1 つであるトリグリタゾンは劇症肝炎のため発売中止になった経緯があるが，ピオグリタゾン，ロシグリタゾンには現時点で重篤な肝障害の報告はない．

b) メトホルミン
- ビグアナイド剤であるメトホルミンはインスリン抵抗性を有する 2 型糖尿病に用いられ，インスリン抵抗性改善作用を示す．
- メトホルミンは AMP キナーゼを活性化し，脂肪酸合成を抑制し，脂肪酸酸化を促進する．
- 110 名での RCT にて，メトホルミン 2g/ 日の 12 ヵ月投与でトランスアミナーゼ値，肝組織像の改善が報告されている[15]．

(2) 酸化ストレスの対する薬物治療
a) ビタミン
- 247 名の RCT にて，ビタミン E 800IU/ 日の 96 週投与でトランスアミナーゼ

値，肝組織像の改善が認められ，その効果はピオグリタゾンより良好であった報告がある[14]．
- NASH 患者 49 名に対するプラセボ対照 2 重盲検比較試験で，ビタミン C 1000mg/ 日とビタミン E 1000IU/ 日の 6 ヵ月の併用療法で肝線維化の有意な改善が報告されている．

b) N-アセチルシステイン（N-acetyl-cysteine: NAC）
- 抗酸化物質グルタチオンの前駆物質であり，抗酸化作用を有する．NAC 600mg/ 日の 4 週間の投与により肝酵素値の改善は認められたが肝組織像については十分に検討されていない．

(3) 脂質異常症治療薬

a) フィブラート
- フィブラート系薬剤は肝臓や骨格筋の PPAR α を活性化して脂肪酸 β 酸化を促進する．Gemfibrozil 600mg/ 日 4 週間投与での RCT では肝酵素値の改善は認めたものの組織学的検討はなされていない．

b) HMG-CoA 還元酵素阻害薬（スタチン系製剤）
- スタチン系製剤は肝細胞内の HMG-CoA 還元酵素を阻害することでコレステロール合成の抑制，肝細胞内のコレステロール含量を減らす．肝臓内の遊離コレステロール含量は NAFLD 進展と相関する報告があり，NASH の治療薬として期待される．
- 16 名の NASH 患者を対象とした RCT でシンバスタチン 40mg/ 日の 12 ヵ月投与は，肝機能は改善したものの肝組織像は改善していなかった[16]．
- 63 名の NAFLD 患者を対象とした RCT でアトルバスタチン 20mg/ 日の 12 ヵ月投与は肝機能，超音波検査での脂肪肝の改善は認めたが肝組織像の評価はなされていない．

c) プロブコール
- プロブコールは強い抗酸化作用を有する抗脂質異常症治療薬である．
- 30 名の NASH 患者を対象としたプラセボ対照 2 重盲検比較試験で 500mg/ 日 6 ヵ月の投与で血清 ALT 値の有意な低下を認めているが組織学的検討はなされていない[17]．

d) エゼチミブ
- エゼチミブは小腸の NPC1L1 受容体複合体を阻害することでコレステロール吸収を抑制する．
- 25 名の NAFLD 患者を対象とした RCT では低カロリー低脂肪食投与群に対

し，エゼチミブ 10mg/ 日を追加して 22 週間投与すると肝機能，VLDL の代謝回転，肝臓内脂肪量の改善を認めた[18]．

(4) 肝庇護薬

a) ウルソデオキソコール酸
- 166 名の NASH 症例を対象とした RCT でウルソデオキシコール酸 13 〜 15mg/kg/ 日，2 年の投与は肝機能を改善したが，肝組織像は改善を認めなかった．

b) 強力ネオミノファーゲン C®
- C 型慢性肝炎などに用いられ，トランスアミナーゼ低下作用を示すが，NASH に対する有効性は明らかにされていない．

c) ポリエンホスファチジルコリン
- 脂肪肝に対する保険適応になっている．
- NASH に対する有効性は明らかにされていない．

(5) その他の薬物

a) アンギオテンシン II 1 型受容体拮抗薬
- アンギオテンシン II は NASH におけるインスリン抵抗性，酸化ストレス，肝線維化への関与が報告されている．
- 54 名の高血圧を伴う NASH 患者を対象とした RCT でテルミサルタン 20mg/ 日，あるいはバルサルタン 80mg/ 日の 20 ヵ月投与では両者ともに肝機能と肝組織像の改善を認めた．テルミサルタン投与群でのみ肝線維化が改善した[19]．

b) ナテグリド
- ナテグリドは膵臓におけるインスリン初期分泌を促進し，食後の高血糖を抑制する．
- ナテグリドは 10 名の 2 型糖尿病合併の NASH 症例に対する 270mg/ 日（毎食前），20 週の投与で糖代謝の改善とともに肝機能の改善，肝組織所見の改善を認めている[20]．

c) インクレチン製剤，DPP-4 阻害薬
- 8 名の 2 型糖尿病を伴う NAFLD 患者へのインクレチン製剤 exenatide の投与は肝機能，を改善したが組織学的な改善は認めなかった[21]．
- 15 名の 2 型糖尿病を伴う NASH 患者への DPP-4（dipeptidyl peptidase-4）阻害薬 sitagliptin 100mg/ 日の 1 年間投与は肝機能だけでなく風船様肝細胞，肝脂肪化の改善を認めた[22]．

d）ペントキシフィリン
- 炎症性サイトカイン TNF-α は NASH における肝障害とインスリン抵抗性への関与が想定されている．
- 20 名の NASH 患者を対象とした RCT ではペントキシフィリン 1200mg/日の 3 ヵ月投与で肝機能は改善したが肝組織の評価はなされていない．

e）リモナバン
- 231 名の NAFLD 患者を対象とした RCT で，内因性カンナビノイド受容体拮抗薬であるリモナバン 20mg/日の 1 年間投与は肝機能および CT で評価した肝臓脂肪沈着を改善したが組織像の評価はされていない．

2．瀉血療法
- NAFLD/NASH 患者では肝臓への鉄の過剰蓄積が炎症，線維化，インスリン抵抗性を促進する．
- 64 名の NAFLD 患者を対象としたケースコントロールスタディでは瀉血療法により血清 ALT 値とインスリン抵抗性の改善が報告されている．

3．外科的療法
- 欧米では過度な肥満症治療として外科的療法が行われている．
- 肥満度 4 以上（BMI 40 以上），ないしは専門医が外科療法を指示するか，肥満度 3 度（BMI 35 以上 40 未満）以上で重篤な疾患が併発するなどの症例が適応となる．
- 垂直遮断胃形成術，腹腔鏡下拡大胃バイパス術が多く行われている．その他胃内留置バルーン法，腹腔鏡下胃バンディングがある．
- 15 の臨床研究での 766 回の肝生検組織像を解析したシステマティックレビューによると肥満症外科手術により 91.6％の患者の脂肪肝が改善し，肝線維化も 65.5％で改善した[23]．しかし中程度以上に進行した肝線維化は改善しなかったという報告もある．
- アメリカでは NASH による肝硬変が肝移植の原因の第 4 番目となっているが，移植後の NAFLD の再発が多いことが問題となっている[24]．

（鎌田佳宏，吉田雄一）

参考文献

1) 日本肝臓学会：NASH・NAFLD の診療ガイド 2010，文光堂 , 2010.
2) 岡上　武，他：日本肝臓学会コンセンサス神戸 2009：NASH の診断と治療. 肝臓 50: 741-747, 2009.
3) メタボリックシンドローム診断基準検討委員会 : メタボリックシンドロームの定義と診断基準. 日内会誌 94: 794-809, 2005.
4) Angulo P: Nonalcoholic fatty liver disease. N Engl J Med 346: 1221-1231, 2002.
5) Kamada Y, et al: Adipocytokines and liver disease. J Gastroenterol 43:811-822, 2008.
6) Romes S, et al: Genetic variation in PNPLA3 confers susceptibility to nonalcoholic fatty liver disease. Nat Genet 40: 1461-1465, 2008.
7) Kawaguchi T, et al: Genetic polymorphisms of the human PNPLA3 gene are strongly associated with severity of non-alcoholic fatty liver disease in Japanese. PLoS One 7: e38322, 2012.
8) Yatsuji S, et al: Clinical features and outcomes of cirrhosis due to non-alcoholic steatohepatitis compared with cirrhosis caused by chronic hepatitis C. J Gastroenterol Hepatol 24: 248-254, 2009.
9) Yasui K, et al: Characteristics of patients with nonalcoholic steatohepatitis who develop hepatocellular carcinoma. Clin Gastroenterol Hepatol 9: 428-433, 2011.
10) Sumida Y, et al: A simple clinical scoring system using ferritin, fasting insulin, and type IV collagen 7S for predicting steatohepatisis in nonalcoholic fatty liver disease. J Gastroenterol 46: 257-268, 2010.
11) Yoneda M, et al: Platelet count for predicting fibrosis in nonalcoholic fatty liver disease. J Gastroenterol 46: 1300-1306, 2011.
12) Sullivan S, et al: Randomized trial of exercise effect on intrahepatic triglyceride content and lipid kinetics in nonalcoholic fatty liver disease. Hepatology 55: 1738-1745, 2012.
13) 肥満症治療ガイドライン作成委員会：肥満症治療ガイドライン 2006. 肥満研究 12： 臨時増刊号増刷改訂版，2006.
14) Sanyal AJ, et al: Pioglitazone, vitamin E, or placebo for nonalcoholic steatohepatitis. N Engl J Med 362: 1675-1685, 2010.
15) Bugianesi E, et al: A randomized controlled trial of metformin versus vitamin E or prescriptive diet in nonalcoholic fatty liver disease. Am J Gastroenterol 100: 1082-1090, 2005.
16) Nelson A, et al: A pilot study using simvastatin in the treatment of nonalcoholic steatohepatitis: a randomized placebo-controlled trial. J Clin Gastroenterol 43: 990-994, 2009.
17) Merat S, et al: Probucol in the treatment of non-alcoholic steatohepatitits: a double-blind randomized controlled study. J Hepatol 38: 414-418, 2003.
18) Chan DC, et al: Effect of ezetimibe on hepatic fat, inflammatory markers, and apolipoprotein B-100 kinetics in insulin-resistant obese subjects on a weight loss diet.

Diabetes Care 33: 1134-1139, 2010.
19) Georgescu EF, et al: Angiotensin-receptor blockers as therapy for mild-to-moderate hypertension-associated non-alcoholic steatohepatitis. World J Gastroenterol 15: 942-954, 2009.
20) Morita Y, et al: Nateglinide is useful for nonalcoholic steatohepatitis (NASH) patients with type 2 diabetes. Heaptogastroenterology 52: 1338-1343, 2005.
21) Kenny PR, et al: Exenatide in the treatment of diabetic patients with non-alcoholic steatohepatitis: A case series. Am J Gastroenterol 105: 2707-2709, 2010.
22) Yilmaz Y, et al: Effects of sitagliptin in diabetic patients with nonalcoholic steatohepatitis. Acta Gastroenterol Belq 75: 240-244, 2012.
23) Mummadi RR, et al: Effect of bariatric surgery on non-alcoholic fatty liver disease (NAFLD): systematic review and meta-analysis. Clin Gastroenterol Hepatol 6: 1396-1402, 2008.
24) Patil DT, et al: The evolution of nonalcoholic fatty liver disease recurrence post liver transplantation. Liver Transpl 18: 1147-1153, 2012.

16 肝嚢胞，肝膿瘍 liver cyst, liver abscess

★肝嚢胞　liver cyst

どういう疾患か？

- 肝嚢胞は肝臓における嚢胞性疾患のうちで最も頻度の高い疾患である．
- オートプシーでは0.14〜0.53％，腹部画像検査では2.5〜4.75％に認めたとの報告がある[1]．
- 症状を呈することは少なく，画像検査で偶然に発見されることが多い．
- 肝機能は一般的に保たれる．
- 致死的な経過をとることは稀である．
- 大きな嚢胞ほど腹部不快感や疼痛，嘔気のような症状を呈しやすく，自然出血や破裂，感染，他臓器圧排による合併症などを引き起こしやすい．
- 男女比は無症候性嚢胞では1:1.5，症候性嚢胞や感染・出血を伴うような嚢胞は1:9と女性で頻度が高い．巨大な嚢胞に関しては主に50歳以上の女性において観察される[2]．

治療に必要な検査と診断

- 超音波検査が初期検査として有用である．単房性の無エコー領域として観察され，後方エコーの増強を伴い，嚢胞壁は観察できないことが多い．
- CTでは境界明瞭な低吸収域となり，造影による変化を伴わない．隔壁を伴うことはほとんどない．
- MRIでは境界明瞭な水と同じ信号を呈する領域となり，造影による影響を受けない．T1強調画像にて低信号，T2強調画像で高信号となる．
- 嚢胞腺腫，嚢胞腺癌，肝膿瘍，壊死性の悪性腫瘍，肝血管腫，過誤腫のような嚢胞性疾患との鑑別が必要である．基本的に，臨床的な背景と画像検査所見とで鑑別することは容易である．

治療の実際

- 肝嚢胞の大半は治療を要しない．直径4cmを超えるような嚢胞については，超音波検査などで定期的に経過をみる．初診から3ヵ月後のフォローアップ，それ以降は6〜12ヶ月でのフォローアップが提案されている[2]．
- 増大傾向や，有症状例，腫瘍性嚢胞を疑うような症例では，外科的手術を行う．
- 外科的手術として，開腹もしくは腹腔鏡下での開窓術や肝切除術が施行されるが，低侵襲が望まれる現在，超音波ガイド下もしくはCTガイド下での嚢胞穿刺ドレナージと薬物注入による硬化療法が選択されることが多い．
- 硬化療法で用いる薬液としては，純エタノールや酢酸，塩酸ミノサイクリンが挙げられる．これらの薬液を注入することにより，嚢胞上皮に細胞障害を生じさせ，嚢胞液再貯留を予防する．使用する薬液量は報告によって様々である．単回の薬液注入の症例よりも，カテーテルを留置し，繰り返し薬液を注入した症例で効果が高いとする報告もある．硬化療法の禁忌症例としては，出血性素因のある患者，包虫嚢胞の患者，嚢胞内に肝静脈が突出している症例，胆管や腹腔との交通がある症例などである[3]．
- 嚢胞穿刺後の持続ドレナージとエタノールによる硬化療法との2群に分けて施行されたRCTでは，再発予防効果について両群間に有意差はないという結果であった．嚢胞径が15cm以上の巨大嚢胞や初回のドレナージにおいて1000mL以上の排液があった症例については，嚢胞の再燃を起こしやすく，追加の治療が必要となる場合があると報告している[4]．

★肝膿瘍　liver abscess

どういう疾患か？

- 肝膿瘍は，細菌，真菌，原虫などの病原体が脈管や胆管を介して，または隣接臓器から直接に，肝に侵入し肝臓内に膿が貯留した病態である[5]．
- 化膿性肝膿瘍とアメーバ性肝膿瘍とに大別される．
- 化膿性肝膿瘍の起因菌として頻度が高いのは，E.coli，Klebsiellaなどのグラム陰性桿菌である．

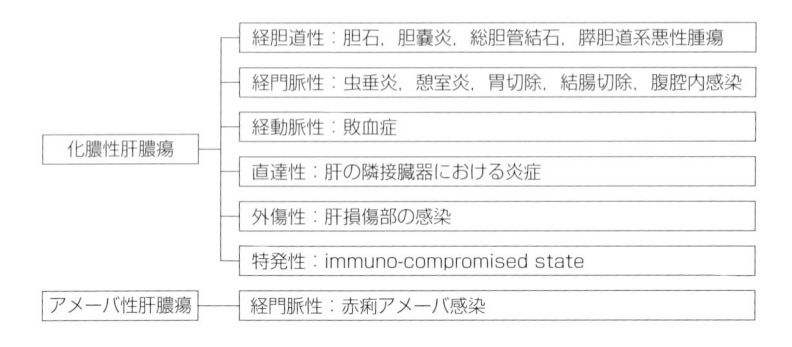

```
化膿性肝膿瘍 ─┬─ 経胆道性：胆石，胆嚢炎，総胆管結石，膵胆道系悪性腫瘍
              ├─ 経門脈性：虫垂炎，憩室炎，胃切除，結腸切除，腹腔内感染
              ├─ 経動脈性：敗血症
              ├─ 直達性：肝の隣接臓器における炎症
              ├─ 外傷性：肝損傷部の感染
              └─ 特発性：immuno-compromised state

アメーバ性肝膿瘍 ── 経門脈性：赤痢アメーバ感染
```

図1　肝膿瘍の感染経路と原因（文献6を元に改変）

- 化膿性肝膿瘍のリスク因子として，糖尿病，肝胆道系疾患，膵疾患の合併，肝移植がある．
- 化膿性肝膿瘍は続発性眼内炎の基礎疾患でもある．
- アメーバ性肝膿瘍は，腸管感染した赤痢アメーバが経門脈的に肝内に移行し膿瘍を形成したものである．
- アメーバ性肝膿瘍の患者は，赤痢アメーバ流行地域（アフリカ，東南アジア，中南米など熱帯，亜熱帯地域）への旅行者もしくは居住経験者，男性同性愛者に認められる．
- 典型的な臨床症状は発熱と腹痛である．他の症状として，嘔気嘔吐，食欲不振，体重減少，倦怠感がある．
- 一般的に，化膿性肝膿瘍において，多発症例，高齢者症例では死亡率が30～50％と高く予後不良である．
- アメーバ性肝膿瘍は80～90％が完全治癒し，化膿性肝膿瘍と比較すると予後良好である．

治療に必要な検査と診断

- 肝膿瘍の診断は，病歴，診察，画像検査でなされ，引き続いて穿刺吸引，培養を行う[6]．
- 腹部超音波検査では，初期には辺縁不明瞭で内部に点状の高エコーを伴う低エコー腫瘤として描出され，経過とともに低エコーレベルが増強した嚢状の腫瘤

となる.
- 腹部CT検査では，辺縁不明瞭な低吸収域として描出され，造影にて膿瘍壁の濃染を認める.
- 腹部MRI検査では，膿瘍中心部において壊死巣がT1強調画像にて低信号，T2強調画像にて高信号となるが，膿瘍形成時期により変化する．造影MRIでは，膿瘍周囲がリング状に造影され，さらにその周囲にT2強調画像で区域性に広がる肝実質の浮腫が高信号で描出される．
- 化膿性肝膿瘍の穿刺吸引で得られる膿は腐敗臭を伴うことが多い．
- アメーバ性肝膿瘍の膿は，アンチョビもしくはチョコレートソース様の粘稠な赤褐色を呈する．膿中から赤痢アメーバを検出することは36～60％程度[7]であり，糞便からのアメーバ検出率も約15％と低い．一方で，血清アメーバ抗体の診断陽性率は90％以上と高率である．

治療の実際

- 化膿性肝膿瘍は基本的に，抗生剤のみの治療では治癒が得られることが少ないため，早期に膿瘍のドレナージを行うと同時に，膿汁からの原因菌の同定と感受性検査を行う必要がある．
- 5cm未満の単一な膿瘍では，経皮的なカテーテルでのドレナージもしくは穿刺吸引が適応となる[8]．ドレナージカテーテルはドレナージ液が微量になるまで留置する（たいていは7日ぐらいかかる）．カテーテルが留置できない場合の半数で，繰り返しの穿刺吸引が必要となる．
- 5cm以上の単一な膿瘍では穿刺吸引よりもドレナージカテーテルの留置がよい[9]．5cm以上の膿瘍においては，ドレナージカテーテル留置例では100％治癒できたのに対し，穿刺吸引では50％の治癒率であったと報告されている．5cm未満の膿瘍に関してはどちらの方法でも成功を収めたと報告されている．
- 5cm以上の単一な膿瘍ではドレナージより外科的処置のほうが成績がよかったとの報告もある[10,11]．
- 外科的ドレナージの適応としては，多発性の膿瘍，房性の膿瘍，粘性が強くドレナージカテーテルが閉塞する場合，外科的処置を要するような原疾患がある場合，7日間の経皮的なドレナージで反応に乏しい場合が考えられる．
- ERCP（内視鏡的逆行性胆管膵管造影）によるドレナージは胆管と交通のある

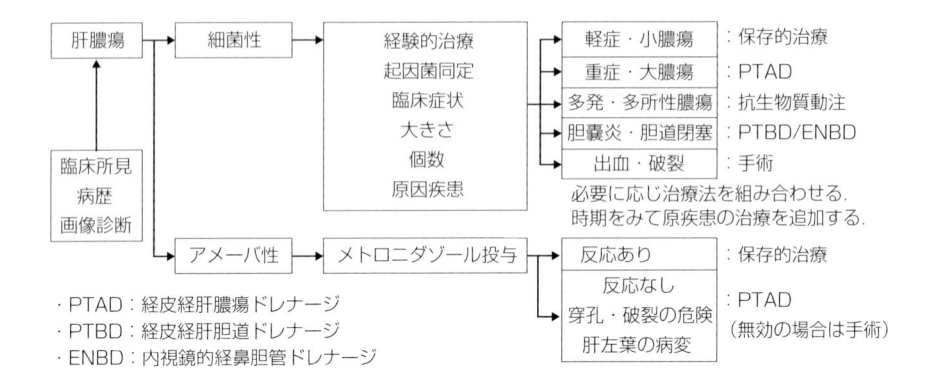

```
肝膿瘍 ─→ 細菌性 ─→  経験的治療      ┌→ 軽症・小膿瘍   ：保存的治療
                   起因菌同定       ├→ 重症・大膿瘍   ：PTAD
                   臨床症状         ├→ 多発・多所性膿瘍：抗生物質動注
                   大きさ           ├→ 胆嚢炎・胆道閉塞：PTBD/ENBD
                   個数             └→ 出血・破裂      ：手術
                   原因疾患         必要に応じ治療法を組み合わせる．
                                   時期をみて原疾患の治療を追加する．
臨床所見
病歴
画像診断
       ─→ アメーバ性 ─→ メトロニダゾール投与 ┌→ 反応あり        ：保存的治療
                                          └→ 反応なし        ：PTAD
                                             穿孔・破裂の危険 （無効の場合は手術）
                                             肝左葉の病変
```

- PTAD：経皮経肝膿瘍ドレナージ
- PTBD：経皮経肝胆道ドレナージ
- ENBD：内視鏡的経鼻胆管ドレナージ

図2　肝膿瘍の治療方針（文献6を元に改変）

膿瘍の場合に有用である．また，胆管閉塞が膿瘍形成の原因となっている場合や，膿瘍により胆管が圧排され，急性閉塞性化膿性胆管炎が生じている場合にも有用である．
- グラム染色や培養の結果が判明するまでは，経験的に広域な抗生剤を使用する．
- 経験的な抗生剤としては，セフェム系，ペニシリン系，モノバクタム系，アミノ配糖体，イミペネム，クリンダマイシンなどが使用される．
- 治療に対する反応性や薬剤感受性の結果に応じて，適宜抗生剤は変更する．
- 穿刺・培養ができない場合，経口抗生剤として，アモキシシリン・クラブラン酸（オーグメンチン®）単剤もしくはフルオロキノロン（シプロキサン®やクラビット®）＋メトロニダゾールが選択される．
- 抗生剤治療は4〜6週間継続する必要がある[12]．
- アメーバ性肝膿瘍の治療は，メトロニダゾールの比較的大量投与が第一選択（処方例　フラジール®1.5〜2g，分3，経口　7〜10日）である．一般的にドレナージは行わないとされているが，膿瘍が穿孔する恐れがある場合や肝左葉の緊満性膿瘍で破裂の可能性がある場合，薬物療法が治療開始後5日経過しても奏功しない場合，抗アメーバ薬の投与が3日以上遅れたような場合にはドレナージを行うべきである．

（宮城琢也，横山恵信）

■ 参考文献
1) Cowles RA, et al: Solitary hepatic cysts. J Am Coll Surg 191: 311-321, 2000.
2) Arie Regev, et al: Diagnosis and management of cystic lesions of the liver. In: UpToDate, Basow, DS (Ed), UpToDate, Waltham, MA, 2010.
3) Yoshida H, et al: Long-term results of multiple minocycline hydrochloride injections for the treatment of symptomatic solitary hepatic cyst. J Gastroenterol Hepatol 18: 595-598, 2003.
4) Zerem E, et al: Percutaneous treatment of symptomatic non-parasitic benign liver cysts: single-session alcohol sclerotherapy versus prolonged catheter drainage with negative pressure. Eur Radiol 18: 400-406, 2008.
5) 荒川泰行, 他：肝膿瘍, 肝寄生虫. 綜合臨牀 56 増刊：1210-1215, 2007.
6) Joshua Davis, et al: Pyogenic liver abscess. In: UpToDate, Basow, DS (Ed), UpToDate, Waltham, MA, 2011.
7) 山上裕晃, 他：肝膿瘍. 綜合臨牀 57 増刊：1048-1049, 2008.
8) Yu SC, et al: Treatment of pyogenic liver abscess: prospective randomized comparison of catheter drainage and needle aspiration. Hepatology 39: 932, 2004.
9) Zerem E, et al: Sonographically guided percutaneous catheter drainage versus needle aspiration in the management of pyogenic liver abscess. AJR Am J Roentgenol 189: W138, 2007.
10) Tan YM, et al: An appraisal of surgical and percutaneous drainage for pyogenic liver abscesses larger than 5cm. Ann Surg 241: 485, 2005.
11) Bertel CK, et al: Treatment of pyogenic hepatic abscesses: Surgical vs percutaneous drainage. Arch Surg 121: 554, 1986.
12) Chen YW, et al: A pilot study of oral fleroxacin once daily compared with conventional therapy in patients with pyogenic liver abscess. J Microbiol Immunol Infect 35: 179, 2002.

2章 胆道疾患

1 胆嚢結石，胆嚢炎
cholelithiasis, cholecystitis

どういう疾患か？

1. 胆嚢結石

- 日本人における胆石保有者は1000万人を超え[1]，有症状化率は10〜20%とされており[2,3]，日常診療において遭遇する頻度の高い疾患のひとつである．
- 胆石はその組成によりコレステロール胆石，色素胆石（黒色石，ビリルビンカルシウム石），その他に分類される．わが国における胆石保有率は平成2年までは増加の報告があり，その後も増加していると推測されるが，最近は疫学調査が行われておらず詳細は不明である．
- コレステロール含有量が70%以上の胆石はコレステロール胆石と定義され，1日あたりの総カロリー摂取量がコレステロール石の頻度と相関が報告されている．コレステロール結石の割合は全胆石の約60%であり，保有率は近年横ばいである．
- ビリルビンカルシウム石は細菌感染が成因と考えられており高齢者に多く，また黒色石は溶血性貧血，肝硬変，心臓弁膜置換術後，胃切除後，回盲部切除後，Crohn病などの患者に多くみられ，近年増加している．
- 胆石症は生活習慣病と捉えられるが，大規模な超音波検査によるprospectiveな調査において，**年齢，家族歴，肥満がリスクファクター**として挙げられた[4]．糖尿病，喫煙のリスクファクターとしての意義は結論に達していない．少量のアルコールは胆石保有率と逆の相関を認める報告がある[5,6]．
- 女性であることはコレステロール結石のリスクファクターであり，その他急激なダイエットによる体重減少，溶血性疾患，長期の経静脈栄養が挙げられる．

2. 急性胆嚢炎

- 胆嚢炎は胆石症や細菌感染などが原因で起こる胆嚢の炎症であり，**急性胆嚢炎の90%以上の原因が結石**である．残りが無石胆嚢炎で，血行障害，化学刺激，アレルギー反応，寄生虫などの原因によって引き起こされる．
- 腹痛患者の原因疾患のうち**急性胆嚢炎症例は3〜10%を占め**，高齢者では高率となる．

- 有胆石患者の追跡調査によると，急性胆嚢炎など重症合併症の頻度は年率1〜2％であり，時間経過とともに症状発生頻度は低下していく．また，軽度であっても何らかの症状が胆石の診断前に存在した場合には経過観察中の合併症頻度が高くなる[7]．
- 無石胆嚢炎は手術後，外傷，熱傷など重傷疾患の治療中に発生しやすい．

3. 慢性胆嚢炎
- 慢性胆嚢炎とは長期にわたる胆嚢の炎症であり，臨床的な疾患名ではなく病理組織学的な特徴をさす．急性胆嚢炎の炎症が消失し慢性化したものと，急性胆嚢炎の先行がなく緩慢な経過を辿るものがある．
- 原因は胆石による機械的刺激や細菌感染が挙げられるが，80〜90％に胆石の合併を認める[8]．
- 特殊な病態として，胆嚢腺筋腫症，黄色肉芽腫性胆嚢炎，胆嚢水腫，石灰化胆嚢などがある．

治療に必要な検査と診断

- 胆嚢結石の診断は超音波検査が最も優れており，胆石発作を疑う際には第一に選択すべき検査である．
- 急性胆嚢炎の最も典型的な症状は右季肋部痛であり（38〜93％），心窩部痛も含めると72〜93％となる．次いで悪心・嘔吐が約70％と多く，発熱は62％に認められる．38度を超える高熱は3割程度で頻度は高くない．
- Murphy sign は「炎症のある胆嚢を検者の手で触知すると，痛みを訴えて呼吸を完全に行えない状態」をいい，急性胆嚢炎に対する感度は50〜60％であり，高齢者では特に感度が低い．一方，特異度は79％〜96％と高い[9,10]．
- 急性胆嚢炎について，2005年9月に厚生労働省研究班によりガイドライン[11]が発行された．表1に臨床診断基準，表2に重症度判定基準を示す．
- 急性胆嚢炎の超音波所見には，胆嚢腫大，胆嚢壁肥厚，胆嚢周囲の液体貯留，胆嚢壁 sonolucent layer などがある．プローブによる胆嚢圧迫時の疼痛（sonographic Murphy sign）が診断に有用である．
- 急性胆嚢炎においても超音波検査による診断能は感度88％，特異度80％と高く，簡便性，低侵襲性の点からも全て症例において第一選択としてまず行われ

表1 急性胆嚢炎の診断基準

A 右季肋部痛（心窩部痛），圧痛，筋性防御，Murphy sign B 発熱，白血球数またはCRPの上昇 C 急性胆嚢炎の特徴的画像検査所見*
疑診：Aのいずれか並びにBのいずれかを認めるもの 確診：上記疑診に加え，Cを確認したもの

ただし，急性肝炎や他の急性腹症，慢性胆嚢炎が除外できるものとする．

＊急性胆嚢炎の特徴的画像検査所見
超音波検査：sonographic Murphy sign（超音波プローブによる胆嚢圧迫による疼痛），胆嚢壁肥厚（＞4mm），胆嚢腫大（長軸径＞8cm，短軸径＞4cm），嵌頓した胆嚢結石，デブリエコー，胆嚢周囲液体貯留，胆嚢壁 sonolucent layer（胆嚢壁内の一層の低エコー帯），不整な多層構造を呈する低エコー帯，ドプラシグナル．
CT：胆嚢壁肥厚，胆嚢周囲液体貯留，胆嚢腫大，胆嚢周囲脂肪織内の線上高吸収域．
MRI：胆嚢結石，pericholecystic high signal，胆嚢腫大，胆嚢壁肥厚．

表2 急性胆嚢炎の重症度判定基準

重症急性胆嚢炎
急性胆嚢炎の内，以下のいずれかを伴う場合は「重症」である． ① 黄疸* ② 重篤な局所合併症：胆汁性腹膜炎，胆嚢周囲膿瘍，肝膿瘍 ③ 胆嚢捻転症，気腫性胆嚢炎，壊疽性胆嚢炎，化膿性胆嚢炎
中等症急性胆嚢炎
急性胆嚢炎の内，以下のいずれかを伴う場合は「中等症」である． ① 高度の炎症反応（白血球数）14000/mm^3 またはCRP＞10mg/gL） ② 胆嚢周囲液体貯留 ③ 胆嚢壁の高度炎症性変化：胆嚢壁不整像，高度の胆嚢壁肥厚
軽症急性胆嚢炎
急性胆嚢炎のうち，「中等症」，「重症」の基準を満たさないものを「軽症」とする．

＊胆嚢炎そのものによって上昇する黄疸は，特にビリルビン＞5mg/dLでは重症化の可能性が高い（胆汁感染率が高い）．

- るべき画像診断である．
- 重症度判定における超音波所見として，壊死性胆嚢炎では胆嚢内腔の膜様構造と胆嚢壁の不整な肥厚，胆嚢壁の穿孔では高度の壁肥厚や胆嚢壁の断裂像に注目する．
- CT 検査は超音波検査に比べ診断能は劣るため，全例に施行の必要はないが，体型，開腹手術後などの条件のため超音波検査では胆嚢が描出困難な場合に必要となる．
- **CT 検査は穿孔や膿瘍などの合併症の診断にも有用である**．胆嚢壁の断裂像は超音波検査での正診率は 39％にすぎないが，CT では 69％に描出可能である[12]．
- 鑑別すべき疾患は，胃・十二指腸潰瘍，結腸憩室炎，急性膵炎，肝膿瘍など右上腹部炎症性疾患のほかにも急性虫垂炎の初期や腸閉塞，消化器以外の領域の疾患として**心筋梗塞**や **Fitz-Hugh-Curtis 症候群なども念頭に置く必要がある**．
- 胆石保有者の胆嚢癌合併率は非保有者より 6 倍高く，胆石保有期間が長いほど，また結石が大きく結石量が多いほど，胆嚢癌の発生率が高くなる．
- **急性胆嚢炎の 1 ～ 1.5％に胆嚢癌が認められる**[13]．カラードプラー超音波検査による胆嚢壁の血流速度の測定が胆嚢癌との鑑別に有用である．胆汁中の CA19-9 や CEA は急性胆嚢炎でも高値になるため鑑別に有用ではない．
- 慢性胆嚢炎では胆嚢萎縮や，胆嚢壁の比較的均一な肥厚と繊維化を反映した高エコー像を呈する．磁器様胆嚢では胆嚢壁にびまん性の石灰化を認め，黄色肉芽腫性胆嚢炎では壁内低エコー，壁内膿瘍，RAS 内の液体貯留像としての sonolucent nodular-like densities を特徴とする．
- 慢性胆嚢炎と胆嚢癌の鑑別診断では EUS やパワードプラー超音波検査，MDCT，angio-CT などの有用性が報告されているが，まだ確立されておらず，各種画像診断を駆使して鑑別を行うことが重要である．

EBM に基づく治療の実際

1．胆嚢結石の治療

- 無症状胆石の有症状化率は年 2 ～ 4％と高くなく，無症状胆石が胆嚢癌発生の危険因子になるとの明確な報告もないため，無症状例では経過観察が推奨される．しかし結石多数例，胆嚢造影陰性例などの有症状化リスクの高い例や，壁

表3 胆嚢温存療法の適応基準

1. 経口胆石溶解療法
・X線透過性でCT上も石灰化を認めていない胆嚢内コレステロール結石（CT値60HU以下） ・胆石径15mm未満の浮遊結石 ・正常な胆嚢機能（排泄性胆道造影で胆嚢が描出される）
2. 体外衝撃波胆石破砕療法（ESWL）
・X線透過性でCT上も石灰化を認めていない胆嚢内コレステロール結石（CT値50HU以下） ・正常な胆嚢機能（排泄性胆道造影で胆嚢が描出される） ・胆石径30mm以下（20mm以下が最適） ・胆石数3個以下（単発が最適）

肥厚など癌の疑いがある場合には患者と相談の上で手術適応を決定することが好ましい.

- 有症状胆嚢胆石でも胆道痛発作の再発は高率（約70%）に見られるが，生命予後はほとんど障害されないため，治療の必要性は**患者の意思に依存する**．一方，有合併症胆石（急性胆嚢炎，膵炎，胆嚢癌）に関しては**可及的速やかに合併症の治療と結石除去を目標に治療を開始する**[14].
- 胆嚢温存療法には経口胆石溶解療法と体外衝撃波胆石破砕療法がある．それぞれの適応基準を**表3**に示す.
- ウルソデオキシコール酸（UDCA）による**経口胆石溶解療法完全溶解率は24～38%と高くない**が[15,16]，胆嚢容積を増大させる作用を有するため，疝痛の軽減も期待できる[17].
- UDCA 600mg/日の投与が標準的であり，6～12ヵ月で効果判定を行う．
- **溶解効果はシンバスタチンの併用により向上する**[18]．一方メンソールやアスピリンの併用は無効である[19,20].
- 溶解後12年の累積再発率は61%と報告されているが，50歳以下ではUDCA継続投与により16%にまで抑制できるとの報告がある.
- 体外衝撃波結石破砕療法（ESWL）も石灰化のないコレステロール結石には有効であり，単発の適応基準症例に対する消失率は63～90%である．しかし10年再発率は54～60%と高く，費用対効果や患者満足度の観点を考慮して選択

する必要がある．
- 胆嚢摘出療法では，**腹腔鏡下胆嚢摘出術**が第一選択の術式として，約9割を占めるまでに普及している．

2．胆嚢炎の治療
- ガイドラインに従った治療指針のフローチャートを図1に示す．
- **急性胆嚢炎の初期治療は絶食，十分な輸液と電解質の補正，鎮痛剤，抗菌薬投与であり**，緊急ドレナージや手術の適応を考慮しつつ，vital signに注意しながら12～24時間経過観察する．
- 保存的治療のみで軽快する症例も多く，軽症例では抗菌薬の投与を必要としないとの報告もあるが，細菌感染の合併している可能性があるため，通常は予防的に抗菌薬を投与する．
- 抗菌薬の投与は初期の重症度に応じた抗菌薬投与を行う．無効例は抗菌薬の変更を考慮し，血液培養・胆汁培養で起炎菌とその感受性が同定された場合，そ

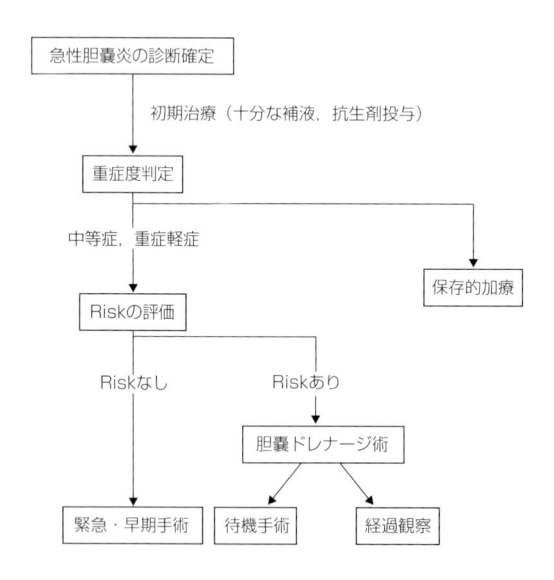

```
          急性胆嚢炎の診断確定
                  │
          初期治療（十分な補液，抗生剤投与）
                  │
              重症度判定
              │      │
       中等症，重症  軽症
              │      │
          Riskの評価  保存的加療
          │     │
       Riskなし Riskあり
          │     │
          │  胆嚢ドレナージ術
          │     │    │
       緊急・早期手術  待機手術  経過観察
```

※ただし，「無石胆嚢炎」，「併存疾患がある場合」，「急性胆管炎を合併した場合」，「高齢者」，「小児」では重症化しやすい．あるいは病態が特殊であるため，軽症であっても慎重に対応する必要がある．

図1　急性胆嚢炎の診断・治療フローチャート

- 診断的検査や処置など，採取する機会がある限り胆汁を採取し，好気性，嫌気性を問わず培養検査を行うべきである．
- 軽症例では *Klebsiella* spp., *E.coli*, *Enterobacter* spp. といった腸内細菌の単一感染が原因であることが多く，ペニシリン系や第一世代セフェム系薬を用いるが，耐性を生じている可能性もありラクタマーゼ阻害剤との合剤も推奨される．症状，炎症所見が軽度で，疝痛発作と区別出来ない程度ならば経口薬を投

れに応じてよりスペクトルが狭く，胆道移行性の良好な抗菌薬へ変更すべきである．胆嚢壁移行性の良好な静注抗菌薬の一覧は**表4**に示す．

表4 胆嚢壁移行性の良好な静注抗菌薬

ペニシリン系薬
ピペラシリン（ペントシリン®），タゾバクタム／ピペラシリン（タゾシン®），アンピシリン（ビクシリン®）
セフェム系薬
（第一世代）セファゾリン（セファメジン®） （第二世代）セフメタゾール（セフメタゾン®），フロモキセフ（フルマリン®），セフォチアム（パンスポリン®） （第三，第四世代）セフォペラゾン／スルバクタム（スルペラゾン®），セフトリアキソン（ロセフィン®），セフタジジム（モダシン®），セフピロム（ブロアクト®），セフォゾプラン（ファーストシン®）
ニューキノロン系薬
シプロフロキサシン（シプロキサン®），パズフロキサシン（パシル®）
モノバクタム系薬
アズトレオナム（アザクタム®）
カルバペネム系薬
メロペネム（メロペン®），イミペネム・シラスタチン（チエナム®），パニペネム・ベタミプロン（カルベニン®），ビアペネム（オメガシン®）
リンコマイシン系薬
クリンダマイシン（ダラシン-S®)

与する.
- 中等症例では広域ペニシリンや第二世代セフェム系薬が推奨される. ただし急速に重症化する症例もあるため, 適宜重症度判定と抗菌薬の効果判定を行う.
- 重症例は複合菌・耐性菌の可能性が高く, **広域抗菌スペクトルを持つ第三, 第四世代セフェム系薬が推奨される**. 無効の場合はニューキノロン系薬やカルバペネム系薬が, グラム陰性菌が検出された場合はモノバクタム系薬が選択される. **嫌気性菌が検出あるいは併存が予想される場合は, カルバペネム系薬以外ではクリンダマイシンの併用が推奨される**.
- 中等症以上の症例での治療の基本方針は, 初期治療とともに**入院後72時間以内の早期胆嚢摘出術が推奨される**. 軽症でも初期治療に反応しない症例では胆嚢摘出術や胆嚢ドレナージ術を検討する.
- 胆嚢ドレナージ術の適応は中等症以上であり, かつ, 早期手術が行えない場合である. 現在では**経皮的胆嚢ドレナージ**(PTGBD: percutaneous transhepatic gallbladder drainage)が一般的となっている. 胆嚢内容物を穿刺吸引しドレナージカテーテルを留置しない**経皮経肝胆嚢吸引穿刺法**(PTGBA: percutaneous transhepatic gallbladder aspiration)もあり, PTGBDとほぼ同等の自他覚所見, 炎症所見改善を認めている[21].
- PTGBD, PTGBA後どの時期に手術を行うかについては明確なエビデンスはないが早期の手術が望ましい.
- 慢性胆嚢炎には積極的な治療の適応はないが, 症状がある場合や胆嚢癌との鑑別が不可能の場合には手術を考慮する. また磁器様胆嚢は発癌との関連が報告されており, 手術の適応となる.

3. 予後
- 急性胆嚢炎の多くは適切な治療により軽快する. 最近の胆嚢摘出術後の死亡症例の原因は, 術後感染症は激減し, 心血管障害や肝腎不全が相対的に増加している. ドレナージのみ施行の症例でも肺炎や敗血症は減少し, 悪性腫瘍や多臓器不全が死因の大半を占めている.
- **保存的治療が施行された場合の再発率は半年から数年の観察期間に10〜50%の再発率が報告されている**.
- 胆嚢摘出後も腸肝循環の回数が増すことにより胆汁酸プールサイズは保たれるため, 脂質や脂溶性ビタミンの吸収障害は起こらないとされている[22].
- 腸肝循環の回数の増加により2次胆汁酸の生成が増加し, これが糞便の水分量

を増加させるために，**軟便や下痢などの消化器症状を来たすことがある**[22]．
- 胆摘術後に胆道に関係あると考えられる上腹部痛や右季肋部痛，右腰背部痛，発熱，黄疸などの症状が持続，または新たに発生することがあり，総称して胆嚢摘出後症候群といわれている．症状をどこまで有意にとるか明確な定義がなく，その頻度は数％〜22％と報告によりまちまちである[23,24]．

治療 Up to date

- 急性胆嚢炎ガイドラインの診断基準における疑診と確診を合わせた結果は，感度88％，特異度38.5％であり除外診断に有用性が高いが，特異度は確診のみでも76.9％と高くない[25]．
- 内視鏡的経乳頭的経鼻胆嚢ドレナージ（ENGBD）は出血傾向や腹水合併のため経皮的アプローチが困難な症例が適応である．奏功率はPTGBDと同様であるが，手術成功率は79〜89％と高くなく，ERCP後膵炎が起こりうるため注意が必要である[26]．
- 近年EUS下胆嚢ドレナージ術（EUS-GBD）も報告されており，経皮的および経乳頭的アプローチが困難な症例が適応である．手技成功率，奏功率ともに100％と極めて優れた成績が報告されているが，胆汁性腹膜炎の可能性があることや未だ確立した手技ではないことを念頭に置く必要がある[26]．
- 腹腔鏡下胆嚢摘出術の手技として，single incision laparoscopic cholecystectomy（SILC）が選択されるようになってきた．しかしメリットは美容的メリット以外ないとの報告もある[27]．

（宮崎昌典，松本健吾）

参考文献

1) 厚生統計協会：患者調査に基づく推計患者数，傷病小分類・年次別・厚生の指標 39:29-35, 1993.
2) 和田浩一，他：無症状胆石の自然経過．日本臨牀 7: 1737-1743, 1993.
3) 阿部朝美，他：無症状胆石の自然史に基づく治療法の選択．胆と膵 4: 287-291, 1998.
4) Kratzer W, et al: Risk factors and natural history of gallstone disease.: The Proceeding of Falk Symposium No.139, Freiburg Germany, January 15-16, 2004.
5) Okamoto M, et al: The relationship between gallbladder disease and smoking and drinking habits in middle-aged Japanese. J Gastroenterol 37: 455-462, 2002.

6) Kono S, et al: Cigarette smoking, alcohol use, and gallstone risk in Japanese men. Digestion 65: 177-118, 2002.
7) Friedman G, et al: Prognosis of gallstones with mild or no symptoms: 25 years of follow-up in a health maintenance organization. J Clin Epidemiol 42: 127-136, 1989.
8) 中程　純, 他：慢性胆嚢炎. 日本臨牀別冊 肝・胆道系症候群III. 第2版, p.238-241, 日本臨牀, 2011.
9) Wskelinen M, et al: Diagnostic approaches in acute cholecystitis; a prospective study of 1333 patients with acute abdominal pain. Theor Surg 8: 15-20, 1993.
10) Trowbridge RL, et al: Does this patient have acute cholecystitis? JAMA 289: 80-86, 2003.
11) 急性胆道炎の診療ガイドライン作成出版委員会編：科学的根拠に基づく急性胆管炎・胆嚢炎の診療ガイドライン.
12) Kim PN, et al: Gallbladder perforation: comparison of US findings with CT. Abdom Imaging 19: 239-242, 1994.
13) 須藤幸一, 他：胆道感染症. 日本臨牀 60: 284-288, 2002.
14) American College of Physicians: Guidelines for the treatment of gallstones. Ann Intern Med 119: 620-622, 1993.
15) May GR, et al: Efficacy of bile acid therapy for gallstone dissolution:a meta-analysis of randomized trials. Aliment Pharmacol Ther 7: 139-148, 1993.
16) Podda M, et.al: Efficacy and safety of a combination of chenodeoxycholic acid and ursodeocycholic acid for gallstone dissolution: a comparison with ursodeoxycholic acid alone. Gastroenterology 96: 222-229, 1989.
17) Tomida S, et al: Long-term ursodeoxycholic acid therapy is associated with reduced risk of biliary pain and acute cholecystitis in patients with gallbladder stones: a cohort study. Hepatology 30: 6-13, 1999.
18) Tazuma S, et al: A combination therapy with simvastatin and ursodeoxycolic acid is more effective for cholesterol gallstone dissolution than is ursodeoxycholic acid monotherapy. J Clin Gastroenterol 26: 287-291, 1998.
19) Lueschner M, et al: Dissolution of gall stones with an ursodeoxycholic acid menthol preparation: a controlled prospective double blind trial. Gut 29: 428-432, 1988.
20) Tuncer I, et al: The effects of ursodeoxycholic acid alone and ursodeoxycholic acid plus low-dose acetylsalicylic acid on radiolucent gallstones. Turk J Gastroenterol 14: 91-96, 2003.
21) Ito K, et al: Percutaneous cholecystostomy versus gallbladder aspiration for acute cholecystitis: a prospective randomized controlled trial. AJR Am J Roentgenol 183: 193-196, 2004.
22) 日本消化器病学会編：胆石症 診療ガイドライン, 2009.
23) 田妻　進, 他：胆嚢摘出と胃・十二指腸機能の変化―胆嚢温存の意義―. Prog Med 21: 92-93, 2001.
24) Vetrhus M, et al: Pain persists in many patients five years after removal of the

gallbladder: observations from two randomized controlled trials of symptomatic, noncomplicated gallstone disease and acute cholecystitis. J Gastrointest Surg 9: 826-831, 2005.
25) 横江正道, 他：胆道炎ガイドラインの診断基準は Charcot3 徴・Murphy 徴候を超えられるか？日本腹部救急医学会雑誌 31: 483-487, 2011.
26) 鎌田　研, 他：内視鏡的胆嚢ドレナージ術. 臨床消化器内科 4: 445-452, 2012.
27) 伊神　剛, 他：胆石症　腹腔鏡下胆嚢摘出術にどこまでこだわれるか？肝胆膵 3: 373-377, 2012.

2 胆管結石，胆管炎
cholelithiasis, cholangitis

どういう疾患か？

- 胆道結石とは胆汁の構成成分により胆道内に形成された結石をいう．胆管内に存在するものを胆管結石と呼び，総胆管内のものを総胆管結石，肝内胆管内のものを肝内結石という．
- その主成分により大きくコレステロール胆石，色素胆石，その他稀な胆石に分類される．コレステロール胆石には純コレステロール石の他に混合石，混成石があり，色素胆石はビリルビンカルシウム石と黒色石に分けられる．
- コレステロール胆石，黒色石は胆嚢内に多く，ビリルビンカルシウム石は胆管内で頻度が高い．ビリルビンカルシウム石は胆汁うっ滞に伴う胆道の慢性感染が機転となって形成され，特に大腸菌などの腸内細菌由来の胆道内 β グルクロニダーゼと関連している．
- 胆管内に急性炎症が発生した病態を急性胆管炎，慢性的に炎症が持続する病態を慢性胆管炎という．胆管炎の発症には胆道閉塞，胆汁中の細菌増殖（胆汁感染）の2つの要因が不可欠である．
- 胆道閉塞の原因として最も頻度が高いのは胆管結石であり，次いで悪性疾患による狭窄，良性胆管狭窄が挙げられる．特殊な胆管炎として胆嚢頸部や胆嚢管結石による機械的圧迫や炎症性変化よって総胆管に狭窄を来したもの（Mirizzi syndrome）や，十二指腸傍乳頭部の憩室が胆管を圧迫し通過障害を来したもの（Lemmel syndrome）などがある．
- 胆管炎のうち，胆道閉塞によってもたらされた発熱，黄疸，腹痛に加えて意識障害とショックを来したものを特に急性閉塞性化膿性胆管炎（acute obstructive suppurative cholangitis: AOSC）と呼び，緊急治療を要する病態である．

治療に必要な検査と診断

本項目以降ではその頻度と臨床的意義から主に急性胆管炎について述べる．

1. どのような臨床症状の患者で急性胆管炎を疑うべきか
- 典型的な臨床兆候としては，従来から重要視されてきた Charcot の三徴として知られている右上腹部痛，発熱，黄疸が挙げられる．
- ショックや意識障害に関しては，その出現頻度は低く，以前から重症の急性胆管炎，急性閉塞性化膿性胆管炎の臨床兆候として知られている Charcot の三徴にショックと意識障害を加えた Reynolds の五徴すべてが揃うことは，多くの報告で 10％未満となっている[1-3]．

2. 急性胆管炎の診断に必要な血液検査
- 急性胆管炎に特徴的な生化学マーカーはなく，感染による急性炎症所見と胆汁うっ滞を血液検査で証明することにより診断を行う．
- 炎症反応の増強（白血球の増多，CRP 高値），高ビリルビン血症（直接型優位），胆道系酵素である ALP，γ-GTP，LAP 値の上昇，また，肝障害を来たすと肝酵素であるトランスアミナーゼ（AST，ALT）値の上昇がみられる．重症胆管炎の場合は，白血球数は減少することがある[4]．
- 重症例では全身状態を把握するための検査を行う．腎不全（尿素窒素やクレアチニンの上昇，カリウムの上昇），DIC（血小板数の減少，FDP 値の上昇），血液ガス分析による PaO_2 や base excess の低下などを来たす．腎不全の合併，ビリルビンの高度上昇，血小板数の減少，アルブミン低値，プロトロンビン時間延長，およびアシドーシスなどは胆管炎の予後不良を意味する[5]．
- 血清アミラーゼ値は約 1/3 の症例で上昇する[6]．血清アミラーゼ値の上昇は膵障害を意味し，胆管炎の原因が総胆管結石であることを示唆する．急性胆管炎に胆石性急性膵炎が併発しているかの鑑別は治療方針決定の上で重要であり，その診断に血清アミラーゼ値の測定は意義がある．
- 腫瘍マーカーである CA19-9，CA125 の血中濃度も急性胆管炎で上昇することがある[7]．原因疾患の良性悪性の鑑別には胆道ドレナージなどによる胆管炎の治療後の値が参考になり，良性疾患では通常速やかに正常値となる．

3. 急性胆管炎の診断に必要な画像検査
- 急性胆管炎における画像診断の意義は，主として胆道閉塞の有無，その原因となる胆管結石や胆管狭窄などを証明することである．
- 超音波検査，CT では胆道結石，胆管拡張，胆道気腫などの重要な間接所見を得ることができる．

- 胆管結石，腫瘍による胆管閉塞などの急性胆管炎の成因診断には ERCP が最も優れている．近年より低侵襲な MRCP の有用性が報告されている[8]が，急性胆管炎は重症化すれば急速に敗血症へと進展し致命的となる緊急性の高い疾患であるので，中等症以上の急性胆管炎と診断されれば，ドレナージ治療を前提とした ERCP を優先させるべきである．初期治療で軽快した軽症例の場合は，成因診断のために MRCP などの他の検査をそれぞれの特徴に応じて行う．

4. 急性胆管炎の診断基準，重症度判定基準

- 2005 年に急性胆道炎の診療ガイドライン作成出版委員会によって作成された急性胆管炎の診断基準（表1）および重症度の定義と判定基準（表2，3）を示す．

表1　急性胆管炎の診断基準

A	1．発　熱＊ 2．腹　痛（右季肋部痛または上腹部） 3．黄　疸
B	4．ALP, γ-GTP の上昇 5．白血球数，CRP の上昇 6．画像所見（胆管拡張，狭窄，結石）
疑診：A のいずれか +B の2項目を満たすもの 確診：A のすべてを満たすもの（Charcot の3徴） 　　　A のいずれか +B のすべてを満たすもの	

ただし，急性肝炎や他の急性腹症が除外できることとする．
＊悪寒・戦慄を伴う場合もある．

表2　急性胆管炎の重症度の定義

重　症	敗血症による全身症状をきたし，直ちに緊急胆道ドレナージを施行しなければ生命に危機を及ぼす胆管炎．
中等症	全身の臓器不全には陥っていないが，その危険性があり，速やかに胆道ドレナージをする必要のある胆管炎．
軽　症	胆管炎を保存的治療でき，待機的に成因検索とその治療（内視鏡的処置，手術）を行える胆管炎．

表3 急性胆管炎の重症度判定基準

重症急性胆管炎
急性胆管炎のうち，以下のいずれかを伴う場合は「重症」である． ① ショック ② 菌血症 ③ 意識障害 ④ 急性腎不全
中等症急性胆管炎
急性胆管炎のうち，以下のいずれかを伴う場合は「中等症」とする． ① 黄疸（ビリルビン＞2.0mg/dl） ② 低アルブミン血症（アルブミン＜3.0g/dL） ③ 腎機能障害（クレアチニン＞1.5mg/dL，尿素窒素＞20mg/dL） ④ 血小板減少＊（＜12万/mm^3） ⑤ 39℃以上の高熱
軽症急性胆管炎
急性胆管炎のうち，「重症」，「中等症」の基準を満たさないものを「軽症」とする．

＊肝硬変等の基礎疾患でも血小板減少を来たすことがあり注意する．
付記：重症例では急性呼吸不全の合併を考慮する必要がある．

EBM に基づく治療の実際

1. 急性胆管炎の基本的な治療指針

- 急性胆管炎を疑った場合には診断基準を用いて診断し，重症度判定を行い，重症度に応じた治療を行う．また状態の変化に応じて頻回に再評価を行う．いずれの場合も原則絶食とし，初期治療として十分な量の輸液，電解質の補正，感染治療を行う．
- 重症例（ショック，菌血症，意識障害，急性腎不全のいずれかを認める場合）では，適切な臓器サポート（十分な輸液，抗菌薬投与，DICの治療など）や呼吸循環管理（気管挿管，人工呼吸管理，昇圧剤の使用など）とともに緊急に胆道ドレナージを行う．
- 中等症例では，初期治療とともに速やかに胆道ドレナージを行う．
- 軽症例では，緊急胆道ドレナージを必要としないことが多い．しかし，総胆管

結石が存在する場合や初期治療に（24時間以内に）反応しない場合には胆道ドレナージを行う．

2. 細菌学的検索と抗菌薬
- 治療開始時には，培養検査（血液，胆汁）を積極的に行い，好気性・嫌気性を問わず起炎菌の同定に努める．胆道感染症における起炎菌の多くは腸内細菌叢由来である．好気性としては E.coli や Krebsiella, Enterococcus, Enterobacter などが高頻度に分離される．嫌気性菌としては Clostridium, Bacteroides がしばしば分離されるが，多くは好気性菌との複合感染である[9]．
- 全例，診断がつき次第，抗菌薬投与を開始する．重症度に応じて抗菌薬を選択し，full dose で静注投与することが原則である．無効例は抗菌薬の変更を考慮する．細菌培養検査によって起炎菌が同定された場合には，その菌種，薬剤感受性に応じてよりスペクトルの狭い抗菌薬への変更を検討する．
- 胆道閉塞が存在する場合は抗菌薬の胆道移行性が著しく阻害されるため，原則として速やかに胆道ドレナージを行うべきである．
- 抗菌薬の選択については①想定される起炎菌に対する抗菌力，②抗菌薬の胆汁移行性，③胆管炎の重症度，④胆道閉塞の有無，⑤その患者に対する過去の抗菌薬投与歴，⑥その施設での過去の起炎菌検出状況，などを考慮する．診療ガイドラインで使用例が示されている（表4）．

3. 胆道ドレナージ法の選択
- 急性胆管炎の胆道ドレナージ法には内視鏡的ドレナージ（endoscopic biliary drainage: EBD），経皮経肝的ドレナージ（percutaneous transhepatic biliary drainage: PTBD），開腹ドレナージがある．
- EBD と PTBD が第1選択となるが，腹腔内出血や胆汁性腹膜炎などの重篤な合併症がより少なく，在院日数が短い EBD を優先すべきである[10,11]．ただし，どちらの手技も熟練を要する．現時点では，施設毎に術者の技量に応じて確実にドレナージできる方法を採用すべきである．
- EBD あるいは PTBD が不成功，あるいは不可能といった特殊な場合に限って，やむを得ず最終手段として開腹ドレナージが適応となることがある．

4. 胆道ドレナージの基本的手技
- 急性胆管炎に対する EBD は内視鏡的逆行性胆管造影法（endoscopic

表4　急性胆管炎における抗菌薬の使用例

軽症選択薬	経口ニューキノロン系薬…レボフロキサシン（クラビット®），シプロフロキサシン（シプロキサン®） 経口セフェム系薬…セフォチアムヘキセテル（パンスポリンT®），セフカペンピボキシル（フロモックス®） 第一世代セフェム系薬…セファゾリン（セファメジン®） 広域ペニシリン系薬…アンピシリン（ビクシリン®），ピペラシリン（ペントシリン®）
中等症 第一選択薬	第二世代セフェム系薬…セフメタゾール（セフメタゾン®），フロモキセフ（フルマリン®），セフォチアムヘキセテル（パンスポリン®）
重症 第一選択薬	第三，四世代セフェム系薬…セフォペラゾン／スルバクタム（スルペラゾン®），セフトリアキソン（ロセフィン®），セフタジジム（モダシン®），セフォゾプラン（ファーストシン®），セフピロム（ブロアクト®） グラム陰性菌が検出された場合：モノバクタム系薬…アズトレオナム（アザクタム®）
重症 第二選択薬	ニューキノロン系薬…シプロフロキサシン（シプロキサン®），パズフロキサシン（パシル®） 嫌気性菌が検出あるいは併存が予想される場合…上記のうち，一剤＋クリンダマイシン（グラシン－S®） カルバペネム系薬…メロペネム（メロペン®），イミペネム／シラスタチン（チエナム®）

retrograde cholangiography: ERC）による胆管への選択的カニュレーションを基本としている．胆管への選択的なカニュレーションに失敗した場合には，PTBDなど他のドレナージに変更する必要がある．また，過度な造影剤圧入は胆管炎を悪化させるので必要最小限にとどめる必要がある．

- EBDには経鼻胆道ドレナージ（endoscopic nasobiliary drainage: ENBD）とステント留置（stent replacement）がある．診療ガイドラインでは，どちらも選択可としている．
- ENBDは胆管内にチューブを留置し経鼻的な外瘻ドレナージを完成させる方法である．内視鏡的乳頭括約筋切開術（endoscopic sphincterotomy: EST）の付加を必要とせず，外瘻であるためチューブの詰まりに対して洗浄が行え，胆汁培養も行える．ただし患者の不快感が強く，高齢者ではチューブの自己抜去

や逸脱の恐れがある．また，電解質，水分の喪失が生じる．
- ステント留置はプラスチックステント（あるいは金属ステント）を胆管内に留置する内瘻ドレナージ法である．患者の不快感がなく，電解質，水分の喪失がないが，実際のドレナージ状況を確認できず，ステント逸脱，迷入の恐れがある．口径の大きいステントを挿入する場合にはESTの付加が必要となる．
- 経皮経肝胆道ドレナージ（percutaneous transhepatic cholangial drainage: PTCD）は超音波ガイド下に経肝的に肝内胆管を穿刺し胆汁の逆流を確認・胆管造影の後，透視下にガイドワイヤーを利用して胆管内にカテーテルを留置する方法である[12]．
- PTCDは，腹腔内出血や胆汁性腹膜炎などの重篤な合併症，および在院日数の問題などから，原則としてEBD不適応例がその対象となる．出血傾向などは相対的禁忌であるが，他に救命する方法がない場合には適応となる．

5. 胆管結石の治療
- 総胆管結石は無症状であってもいずれ胆管炎を生ずる可能性が高いため，積極的な治療適応となる．胆管炎を合併している場合には原則として前述の胆管炎の治療を行ってから摘出を行う．
- 総胆管結石の治療には開腹術，腹腔鏡下手術，経乳頭的内視鏡治療（内視鏡的総胆管結石摘出術），経皮経肝的治療があるが，その侵襲性の低さから内視鏡的総胆管結石摘出術が第一選択とされている．上部消化管術後などで内視鏡が乳頭に到達できない場合は経皮経肝的な治療が選択される場合が多い．
- 内視鏡的総胆管結石摘出術はESTもしくは内視鏡的乳頭バルーン拡張術（endoscopic papillary balloon dilatation: EPBD）により乳頭を拡げてから結石の摘出を行う．両者の比較については様々な論文が報告されている[13-15]．ESTは出血を伴うことがあるので出血傾向のある患者は適応から外れる．EPBDは出血の危険性は低いが，結石径の大きなものでは摘出が困難であり，また術後の膵炎の発症率が高いとの報告がある[13]ことから，欧米では行われていない．本邦では結石径1cm以下，数個の結石，出血傾向がある場合などがEPBDの一般的な適応と考えられている．
- 肝内結石の場合は有症状例，または無症状でも肝葉萎縮を伴う症例が治療適応となる．胆管癌の合併の危険性，結石の再発率の低さなどから，外科的手術が治療の基本とされている[16]が，外科的手術が困難な症例では経皮経肝胆道鏡（percutaneous transhepatic cholangioscope: PTCS）あるいは経口胆道鏡

(peroral cholangiography: POCS) による治療が選択される場合もある.

(江崎久男)

■ 参考文献

1) O'Connor MJ, et al: an analysis of clinical manifestation. Arch Surg 117: 437-441, 1982.
2) Reynolds BM, et al: Acute obstructive cholangitis; a distinct clinical syndrome. Ann Surg 150: 299-303, 1959.
3) Trowbridge RL, et al: Does this patient habe acute cholecystitis? JAMA 289: 80-86, 2003.
4) Boey JH, et al: Acute cholangitis. Ann Surg 211: 264-270, 1980.
5) Gigot JF, et al: Acute cholangitis. Multivariate analysis of risk factors. Ann Surg 209: 435-438, 1989.
6) Neoptolemos JP, et al: Acute cholangitis in association with acute pancreatitis: incidence, clinical features and outcome in relation to ERCP and endoscopic sphincterotomy. Br J Surg 74: 1103-1106, 1987.
7) Ker CG, et al: Assessment of serum and bile levels of CA19-9 and CA125 in cholangitis and bile duct carcinoma. J Gastroenterol Hepatol 6: 505-508, 1991.
8) Laokpessi, et al: Value of magnetic resonance cholangiography in the preoperative diagnosis of common bile duct stones. AM J Gastroenterol 96: 2354-2359, 2001.
9) Hanau LH, et al: Acute (ascending) cholangitis. Infect DisClin North Amer 14: 521-546, 2000.
10) Sugiyama M, et al: Treatment of acute cholangitis due to choledocholithiasis in elderly and younger patients. Arch Surg 132: 1129-1133, 1997.
11) Kadakia SC: Biliary tract emergencies. Med Clin North Am 77: 1015-1036, 1993.
12) Takada T, et al: Technique and management of percutaneous tranhepaticcholangial drainage for treating an obstructive jaundice. Hepatogastroenterol 42: 317-322, 1995.
13) DiSario LA, et al: Endoscopic papillary balloon dilatation compared with sphincterotomy for extraction of bile duct stones: preliminary results. Gastroenterol 127: 1291-1299, 2004.
14) Tanaka S, et al: Endoscopic papillary balloon dilatation and endoscopic sphincterotomy for bile duct stones. Gastrointest Endosc 59: 614-618, 2004.
15) Vlavianos P, et al: Endoscopic balloon dilatation versus endoscopic sphincterotomy for the removal of bile duct stones: a prospective randomized trial. Gut 52: 1165-1169, 2003.
16) Mori T, et al: Management of intrahepatic stones. Baillieres Best Pract Res Clin Gastoenterol 20: 1117-1137, 2006.

3 胆嚢ポリープ gallbladder polyp

どういう疾患か？

- 胆嚢ポリープとは，胆嚢粘膜にできる限局性隆起性変化の総称である．
- 健康診断や人間ドックの際に腹部超音波検査で偶然見つかることが多い（発見率は約6％）[1]．
- 胆嚢ポリープ特有の症状はなく，ほとんどが無症状である．みぞおちの痛みや不快感など有症状の場合は合併する胆石症，胆嚢炎によることが多い．
- 胆嚢ポリープには，種々の疾患が含まれるが，大きく腫瘍性病変と非腫瘍性病変に分類される（表1）．
- 日常診療においては，臨床的に問題とならないコレステロールポリープが圧倒的に多く（95％以上），腺腫，癌の頻度は5％以下である[2]．
- 臨床的には，胆嚢ポリープを認めた場合，コレステロールポリープといえるか否かが問題となる．

表1 胆嚢隆起性病変の病理組織学的分類（堀口祐爾，他：胆道の超音波検査―胆嚢ポリープ．日本医師会雑誌 126：S142-143, 2001 より改変）

	I. 腫瘍性病変
1. 上皮性病変	1）腺腫（adenoma） 2）腺腫内癌（carcinoma in adenoma） 3）癌（carcinoam）

	II. 非腫瘍性病変
1. 上皮性病変	1）過形成性ポリープ（hyperplastic polyp） 2）限局性粘膜過形成（focal mucosal hyperplasia）
2. 非上皮性病変	1）コレステロールポリープ（cholesterol polyp） 2）炎症性ポリープ（inflammatory polyp） 3）肉芽腫性ポリープ（granulation polyp） 4）腺筋腫症（adenomyomatous hyperplasia） 5）異所性組織（heteropia）

治療に必要な検査と診断

- 検査の第一選択は腹部超音波検査である．
- **腹部超音波検査で大きさ，形状，表面や内部エコーの状態を評価し，経過観察か精密検査を必要とするかを決定**する．
- 典型的な胆嚢ポリープの特徴は，①大きさはほとんどがφ10mm以下，②有茎性で③**表面は桑実状または金平糖様**であり，④ポリープ全体が高エコーを呈する，もしくは高エコーと低エコーが混在する．⑤多発性のものもコレステロールポリープである可能性が高い（図1）[3-5]．
- 大きさがφ5mm以下であれば，腹部超音波検査による経過観察（年1〜2回）を行う．
- 大きさがφ5mm以上10mm未満であれば，上記コレステロールポリープの特徴を明らかに有するものは腹部超音波検査による経過観察（年1〜2回）でよいが，**悪性が否定できない場合は超音波内視鏡（EUS）やCTなどの精密検査が必要**である．
- 経過観察中に増大傾向を示すものは精密検査の対象となる．ただし，計測誤差も考慮し，初回発見時よりφ3mm以上の増大を持って判断することが多い．

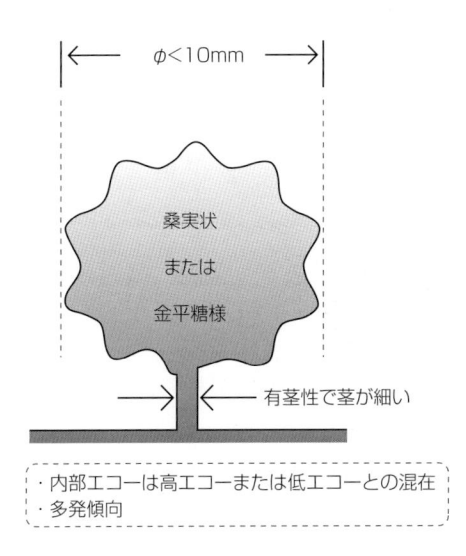

図1 コレステロールポリープの腹部超音波所見

（図中：φ<10mm／桑実状または金平糖様／有茎性で茎が細い／・内部エコーは高エコーまたは低エコーとの混在 ・多発傾向）

- 大きさが φ 10mm 以上であっても，典型的コレステロールポリープの特徴を有し，膵・胆管合流異常を有しない場合は経過観察可能である[3]が，大きさが φ 15mm 以上になると癌の占める割合が大幅に増加する傾向が見られるため[6]，**大きさが φ 10mm 以上で形状から悪性が否定できないものは原則として胆嚢切除を勧める**[7]．
- 有茎性の場合，悪性であっても粘膜内癌がほとんどのため，腹腔鏡下胆嚢摘出術が選択できる．
- 5年間の経過観察において，ほとんどの場合は大きさに変化はない（約85％）が，約11％で φ 3mm 以上の増大が認められ，約2％で消失したとの報告がある．発見時のポリープの大きさと自然経過の間には明確な関連性は認められない[8]．
- 精密検査としては EUS，CT，MRI，ERCP，FDG-PET などが行われる．
- EUS は腹部超音波検査にて不明瞭で典型的な所見を得られない場合に適応となり，極めて有用な検査である[9]．
- 腹部造影 CT では癌・腺腫・大きなコレステロールポリープともに濃染されるため，これのみでは鑑別困難であるが，周囲（特に肝臓）への直接浸潤やリンパ節転移の有無によって胆嚢癌と診断されることがある．
- 精密検査でも悪性との鑑別が困難な場合には，完全生検として腹腔鏡下胆嚢摘出術を考慮する．

EBM に基づく治療の実際

1. 治療法の選択
- **経過観察**するか**胆嚢摘出術**を行うかの選択肢がある．
- 大きさが φ 10mm 以下で，コレステロールポリープと診断されれば腹部超音波による経過観察（年1～2回）を行う．
- 胆嚢の悪性疾患が否定できない場合は，十分なインフォームド・コンセントのうえ，胆嚢摘出術を考慮する．
- 胆嚢摘出術は，良悪性の鑑別が困難な場合に完全生検として腹腔鏡下胆嚢摘出術が行われる．明らかに胆嚢癌が疑われる場合は，開腹下胆嚢摘出術が行われる．

2. 予後
- 良性ポリープであれば術後成績は良好である．
- 胆嚢癌であっても早期癌，特に粘膜内にとどまる m 癌であれば，胆嚢摘出術が施行されればほぼ治癒可能である．

（東谷光庸）

■ 参考文献

1) Segawa K, et al: Prevalence of gallbladder polyps among apparently healthy Japanese: ultrasonographic study. Am J Gastroenterol 87: 630-633, 1992.
2) 山雄健次, 他：胆嚢ポリープ（腺筋腫症を含む）．消化器病診療 良きインフォームド・コンセントに向けて（日本消化器病学会監修）．pp.226-228, 医学書院, 2004.
3) 畑中 亘, 他：胆嚢ポリープ．Medicina 42: 1398-1400, 2005.
4) 伊佐 勉, 他：特集・検診で発見される胆嚢ポリープの取り扱い方 長期フォローアップのしかた．消化器の臨床 4: 756-759, 2001.
5) 玉田善一, 他：画像からすすめる腹部疾患診療の実際 胆嚢ポリープ, 腺筋腫症．Medical Practice 22: 1639-1643, 2005.
6) 土屋幸浩, 他：他施設集計報告．胆嚢隆起性病変（最大径 20mm 以下）503 症例の集計成績—大きさ別疾患頻度と大きさ別癌深達度—．日消誌 83: 2086-2087, 1986.
7) 藤田直哉, 他：検診で発見された胆嚢ポリープ, 胆嚢壁肥厚にどう対処するか？Medical Practice 22: 255-259, 2005.
8) Moriguchi H, et al: Natural history of polypoid lesions in the gallbladder. Gut 39: 860-862, 1996.
9) Sugiyama M, et al: Endoscopic ultrasonography for differential diagnosis of polypoid gall bladder lesions: analysis in surgical and follow up series. Gut 46: 250-254, 2000.

4 胆嚢腺筋腫症 adenomyomatosis

どういう疾患か？

- 胆嚢腺筋腫症は，胆嚢隆起性病変の1つである．
- Rokitansky-Aschoff sinus（RAS）は解剖学的に胆嚢粘膜上皮の壁内への憩室様陥入であり，正常胆嚢にも存在する．胆嚢腺筋腫症は，胆嚢壁内においてRASの増殖による胆嚢壁の肥厚，粘膜上皮とその周囲の筋線維組織の増生を特徴とする疾患である．
- 病理組織学的診断基準は，組織標本上長さ1cm以内に5個以上のRASが増生していて，かつ同部位の壁が3mm以上の肥厚を呈している病変とされる．
- 病型から，限局型，分節型，全般型に分類される（図1）[1]．
- 限局型（localized type, fundal type）：胆嚢底部を中心に限局性の腫瘤を呈する．底部型とも呼ばれる．
- 分節型（segmental type, annular type）：胆嚢底部，体部に全周性の壁肥厚を来たし，内腔の狭小化を伴っている．輪状型とも呼ばれる．
- 全般型（generalized type, diffuse type）：胆嚢全体の壁がRASの増生のために，びまん性に肥厚している．びまん型とも呼ばれる．

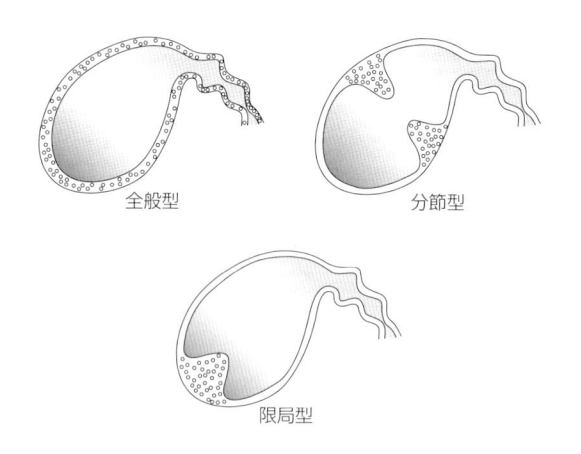

図1 胆嚢腺筋腫症の分類[1]

- このうち胆嚢隆起性病変の鑑別として重要なのは主に限局型である．
- 症状として無症状のものから胆石発作様の右上腹部痛を呈するものまで様々であるが，無症状で健診などにおいて発見されることが多い．
- 健康診断の腹部超音波において 0.5％の頻度で認められる[2]．
- 胆嚢摘出術を施行された症例の約 10％に認められる[3]．
- 分節型の底部側に癌が発生している場合が多く，胆汁鬱滞が原因と推測される[3]．
- 胆嚢腺筋腫症が胆嚢癌のリスクファクターであるか否かの結論は得られていない[4]．
- 胆嚢結石を高率に合併する[5]．

治療に必要な検査と診断

- 超音波検査の特徴的な所見より診断される．肥厚した胆嚢壁内に小嚢胞像と呼ばれる RAS を反映した無エコー領域が描出される．肥厚した壁内の高エコー像はコメット様エコーと呼ばれ，壁内結石あるいは RAS 自体から生じる多重反射を示している．胆嚢腺筋腫症では胆嚢壁の肥厚と内部の嚢胞（拡張した RAS）が特徴的であり，壁肥厚部に嚢胞や壁内結石があれば胆嚢腺筋腫症を第一に考える．
- 胆嚢壁は，厚さが 3mm 以内が正常で 4mm 以上を肥厚とされている．胆嚢腺筋腫症の肥厚壁のエコーレベルは肝臓と比べて同レベルか，やや高エコーとして描出され，その表面の性状は平滑な場合が多い．胆嚢壁の最外層は保たれている．腹部超音波検査にて典型的な超音波像を呈さないもの，胆嚢内への不整な隆起が認められるもの，大きさが 1cm 以上のものは特に癌との鑑別が必要である．
- 腹壁の皮下組織の肥厚などのため，腹部超音波検査により十分胆嚢粘膜が描出されにくい場合は，超音波内視鏡により診断されることがある．超音波内視鏡では，通常の胆嚢壁の 3 層構造のうち第 1 層（粘膜層）の隆起として描出され，第 1 層より第 3 層にわたる小嚢胞エコーを隆起の内部に認める．
- 内視鏡的逆行性胆管膵管造影（ERCP）では，中心陥凹を伴った底部の壁肥厚ないし半球状の腫瘤として描出されることが多く，壁内に造影剤の貯留を認める．

- MRI/MRCP は RAS の描出に優れており，確定診断にはもっとも有用である．胆囊周囲に連続して数珠状に小囊胞がみとめられ，Pearl necklace sign と呼ばれる．
- CT では RAS の直接の描出は困難であるが，数珠状の壁肥厚や内腔および壁内結石が認められる．
- 癌の疑いがない場合は 6 ヵ月から 1 年ごとの画像検査で経過を見る場合が多い．癌の可能性が否定できない場合は MRI/MRCP や CT による精査や 3 ヵ月後の腹部超音波検査による経過観察を行う．

EBM に基づく治療の実際

- 経過観察か胆囊摘出術のいずれかになる．
- 胆囊腺筋腫症と診断がつけば，無症状例の場合経過観察でよい．実際には慢性胆囊炎や胆囊癌との鑑別が難しいことが多く，定期的な検査が必要となる．
- 良悪性の鑑別が困難で完全生検の目的であれば腹腔鏡的胆囊摘出術を，悪性疾患を否定できない場合や強い症状を伴う場合は開腹胆囊摘出術を選択する．

(阪森亮太郎，明田寛史)

■ 参考文献
1) 日本消化器病学会：消化器病診療　良きインフォームド・コンセントに向けて．pp.226-228，医学書院，2004．
2) 東京都予防医学協会年報　2012 年版　pp.103-108
3) 生天目信之，他：胆囊腺筋腫症と胆囊癌との関連．胆道　22: 181-185, 2008.
4) 日本癌治療学会：がん診療ガイドライン．
5) 内村正幸，他：胆囊の adenomyomatosis. 胆と膵　9: 891-900, 1988.

5 胆嚢癌，胆管癌
gallbladder cancer, bile duct carcinoma

どういう疾患か？

『原発性肝癌取扱い規約[1]』および『胆道癌取扱い規約[2]』により，肝内胆管に発生する癌腫は肝内胆管癌（胆管細胞癌）と定義し，肝外胆道系に発生した癌腫は胆管癌，胆嚢癌，乳頭部癌に分類される．

[胆嚢癌]
- 胆嚢癌は，全悪性腫瘍の1.6%を占めており，60歳代に多く男女比は1：1.5～2である．
- 胆嚢癌は黄疸を契機に受診されることが多く，それらの症例ではすでに周囲臓器に浸潤した状態で発見される．また，非黄疸症例でも進行した状態で発見されることが多く，予後不良である．
- 膵・胆管合流異常症が胆嚢癌のリスクファクターとして知られているが，特に胆管拡張を伴わないものは発生頻度が高い（35.3%）と報告されており，予防的胆嚢摘出術が推奨される[3]．

[胆管癌]
- 『胆道癌取扱い規約』において，早期胆管癌とは，「組織学的深達度が粘膜（m）内または線維筋層（fm）内にとどまるもので，リンパ節転移の有無は問わない」と定義されている．よって進行胆管癌とは漿膜下層（ss）以上の深達度の症例となる．
- 胆管癌の死亡者数は，全悪性新生物死亡者数の5%であり，男女比は1.7：1である．
- 原発性肝癌に占める胆管細胞癌は約3%，診断時平均年齢は65歳，男女比は1.5：1である．
- 臨床的には，胆管細胞癌は肝門部（hilar type），末梢型（peripheral type）と分類することもある．腺癌が大半を占める．
- 肝門部胆管癌は左右肝管合流部に浸潤する胆管原発性の悪性腫瘍で，多くは閉塞性黄疸で発症する．

- 胆管癌は治癒切除後の予後は比較的良好であるが，切除率は必ずしも高いとはいえない．胆管癌は癌の悪性度も高く，進行も早いため，早期の診断は重要である．宿主側の要因として，高齢や重篤な合併症のため手術適応外となる症例も多い．
- 胆管癌のリスクファクターとしては，胆管拡張を伴う膵・胆管合流異常症（3.56%）や原発硬化性胆管炎（5～10%）が知られている[3]．

治療に必要な検査と診断

- 臨床検査所見では，ALP，γ-GTPなど胆道系酵素の上昇を認める．腫瘍マーカーではCEAは41%，CA19-9は65.1%が陽性となるが，**早期発見には有用とならない**．
- 必要な画像検査は胆嚢癌および胆管癌とも，腹部超音波，CT，MRI，MRCP，EUS，ERCPとなる．

(1) 腹部エコー所見

非侵襲的であり，**スクリーニングを含めて最初に行うべき検査**である．胆道癌の内，下部胆管癌などでは腫瘍自体は描出困難なこともあるが，肝内胆管の拡張など随伴所見を得られれば胆管の狭窄を疑うことができる．

腫瘍自体の描出が可能な肝内胆管癌や胆嚢癌においては，ソナゾイド造影超音波による評価も鑑別診断に有用である（保険未承認）．胆嚢癌や下部胆管癌の垂直進展の評価については，より高周波で分解能の高い**EUSの方が優れている**．

(2) 造影CT/MRI所見

造影CTは胆道癌の診断において**重要な役割を果たす**．病変の局在や質的診断だけでなく，血管浸潤の程度，胆管の拡張の範囲，リンパ節転移の有無など病期診断においても非常に有用である．またMDCTの普及により3次元画像の構築が可能となり，術前の立体的な位置関係の把握もできるようになった．減黄のためにドレナージチューブが挿入されると，胆管の拡張の正確な範囲が分かりづらくなることや，チューブによる物理的な刺激やアーチファクトのために胆管壁肥厚の評価が分かりにくくなることがある．そのため，できれば減黄前にMDCTによる評価をすることが望ましい．手術適応決定の際，血管造影下CT（CTHA，CTAP）が施行されることもある．

MRIに関しては，病変の質的診断や胆管の拡張範囲の評価についてCTより

優れていると思われる．MRCPは腹水合併例では明瞭な画像は描出されないことに注意する．

(3) 超音波内視鏡（EUS）所見

EUSは5～12MHzと体外式超音波（3～5MHz）に比して，高い周波数の超音波を用いることで**より分解能の高い画像が得られる**．その高分解能により，胆嚢癌や下部胆管癌の垂直進展（壁深達度，他臓器への進展度）の評価に非常に有用な検査である．**EUSで胆嚢壁構造は通常3層に描出される**．最内側の高エコー層には粘膜層（m）が，第2の低エコー層には線維筋層（fm），漿膜下層（ss）の浅層が含まれ，外側の高エコー層には漿膜下層（ss）の深層および漿膜（s）が含まれる．

MDCTやMRIに比べて高い空間分解能の超音波画像が得られ，電子ラジアル型およびコンベックス型スコープの開発により，超音波造影剤を用いた局所の血行動態評価も行える．このことから，**胆道癌の診断において有用性が認められ，近年臨床応用が進んでいる**．

(4) ERCP，IDUS所見

一方，**水平進展の評価にはERCPが最も有用**であると考えられる．細胞診や胆道生検による**確定診断のためにも必要な検査**である．IDUSは，ERCP時に超音波プローブをガイドワイヤーに沿わせて肝内胆管まで挿入し，徐々に引いてスキャンするものである．IDUSを行うことにより，質的診断や水平進展の詳細な評価，垂直進展（壁深達度）の評価を行うことができる．

肝内胆管枝，門脈枝から肝外胆管，門脈，右肝動脈，胆嚢管，胆嚢，膵実質，主膵管，乳頭部が順次描出されるため，超音波解剖の理解に苦労することは少ない．

EBMに基づく治療の実際

1．手術

- 術前に癌の進展度診断を正確に行い，外科切除の際の切除断端を癌陰性にすべく，適切な術式を選択することが重要である．
- 胆嚢癌の治療は，現在のところ切除手術のみが根治的治療である．最近では術前の肝切除側の門脈塞栓による残存肝容積の増加などにより，安全に拡大手術が行われるようになった．N2以上のリンパ節転移，門脈本幹におよぶ脈管浸

潤，広汎な肝直接浸潤，肝転移，腹膜播種などが明らかな場合は非手術適応症例となる．
- 胆管癌の基本治療も外科的治癒切除であるが，全国統計によると切除率は70.2%，治癒切除率は68.1%，切除例と非切除例の5年生存率はそれぞれ33.1%，1%である．切除不十分，切除不能症例には，化学療法，ステント挿入療法，放射線療法が行われている．全国胆道癌登録調査報告によると，組織学的深達度がm（粘膜層），fm（線維筋層）である早期癌症例はわずか8.8%であり，**発見された時点で殆どが進行癌の状態である**[4,5]．

2. 術前減黄

- 胆道ドレナージには，経皮経肝胆道ドレナージと内視鏡的ドレナージがある．前述の通り，胆道ドレナージを行うと胆管狭窄部や胆管壁肥厚部の評価が困難になることがあるため，減黄前に造影MDCTを施行することが望まれる．当科においては手技の侵襲や播種のリスクを考慮して**内視鏡的ドレナージを第一選択**としている．内視鏡的ドレナージが困難な場合は経皮経肝的アプローチを用いている．経皮経肝アプローチの場合，癌の播種（穿刺ルート，腹腔内）を来たす可能性は否定できないが，胆管狭窄部が操作部から近いこともあり細かい操作が可能であり，狭窄部の通過が比較的容易である．
- 切除可能症例では，経鼻胆道ドレナージ術（ENBD）か経皮経肝胆道ドレナージ（PTCD/PTBD）による外瘻化を考慮し，造影により癌の局在診断や水平進展について評価を行う．

3. 手術不能症例の胆道狭窄に対するステント留置

- ステントの種類（**表1**）にはmetallic stentとplastic stentの2つに分けられる．metallic stentにはcoveredとuncoveredがある．plastic stentには様々な種類と方法がある．plastic stentは径が細く閉塞しやすい（平均開存期間2〜6ヵ月）が抜去，交換が可能である．metallic stentは径が広く（8〜10mm），閉塞しやすい（平均開存期間5〜10ヵ月）．ただ肝門部狭窄症例に対してはcovered stentは留置できず，閉塞部位に応じたステントの選択が必要となる．

4. 化学療法

胆道癌への化学療法は，切除不能進行癌または切除後再発癌が適応となる．長

表1 stentの種類と特徴

| | metallic stent || plastic stent |
	covered	uncovered	
価格	高価	高価	安価
挿入技術	難	難	易
内径	大（～30Fr）	大（～30Fr）	小（～12Fr）
主な閉塞要因	sludge	in growth	sludge
胆管壁 integration	なし	あり	なし
抜去	可	不可	可
乳頭上留置	可	可	不適

い間，標準治療といえる化学療法はなかったが，胆道癌に対するGEM（gemcitabine）およびS-1の有効性が示されてからは，この2剤を中心に標準治療法確立が進められた．わが国では2006年にGEMが，2007年にS-1が保険適応となった．

さらに化学療法レジメンに関しては，近年まで大規模なランダム化比較試験が行われていなかったが，2009年ASCOでのABC-02試験[6]およびBT22試験[7]の発表により，GEM単剤に比べてGEM + cisplatin併用（GC）療法の有意な延命効果が示された．cisplatinは2011年に保険適応となっている．

またS-1に関しては，JCOG0805試験にてS-1単独とGEM+S-1併用（GS）療法が比較され，1年生存率はGS療法が優れていた．現在はGC療法とGS療法を比較検討する試験（JCOG1113）が進められている．

胆道癌に対する各化学療法レジメンの治療効果を表2に示す．

（田中聡司，清水　聡）

表2 胆道癌に対する化学療法[6-11]

使用薬剤	患者数	奏効率(%)	生存期間中央値(月)	報告者
GEM	206	15.5	8.3	Valle[6]
GEM + Cisplatin	204	26.1	11.7	
GEM	42	11.9	11.2	Okusaka[7]
GEM + Cisplatin	41	19.5	15.4	
GEM + S-1	35	34.3	11.6	Sasaki[8]
GEM + S-1	25	30.4	12.7	Kanai[9]
S-1	19	21.0	8.7	Ueno[10]
S-1	40	35.0	9.4	Furuse[11]

GEM：gemcitabine

■ 参考文献

1) 日本肝癌研究会：原発性肝癌取扱い規約. 第5版補訂版, 2009.
2) 日本胆道外科研究会：胆道癌取扱い規約. 第5版, 2003.
3) 胆道癌診療ガイドライン作成出版委員会：エビデンスに基づいた胆道癌診療ガイドライン. 第1版, 2007.
4) Nagakawa T, et al: Biliary tract cancer treatment: results from the Biliary Tract Cancer Statistics Registry in Japan. J Hepatobiliary Pancreat Surg 9: 569-575, 2002.
5) Miyakawa S, et al: Biliary tract cancer treatment: 5,584 results from the Biliary Tract Cancer Statistics Registry from 1998 to 2004 in Japan. J Hepatobiliary Pancreat Surg 16: 1-7, 2009.
6) Valle J, et al: Cisplatin plus gemcitabine versus gemcitabine for biliary tract cancer. N Engl J Med 362: 1273-1281, 2010.
7) Okusaka T, et al: Gemcitabine alone or in combination with cisplatin in patients with biliary tract cancer: a comparative multicentre study in Japan. Br J Cancer 103: 469-474, 2010.
8) Sasaki T, et al: Multicenter, phase II study of gemcitabine and S-1 combination chemotherapy in patients with advanced biliary tract cancer. Cancer Chemother

Pharmacol 65: 1101-1107, 2010.
9) Kanai M, et al: A multi-institution phase II study of gemcitabine/S-1 combination chemotherapy for patients with advanced biliary tract cancer. Cancer Chemother Pharmacol 67: 1429-1434, 2010.
10) Ueno H, et al: Phase II study of S-1 in patients with advanced biliary tract cancer 91: 1769-1774, 2004.
11) Furuse J, et al: S-1 monotherapy as first-line treatment in patients with advanced biliary tract cancer: a multicenter phase II study 62: 849-855, 2008.

3章 膵疾患

1 急性膵炎 acute pancreatitis

どういう疾患か？

- 急性膵炎とは，種々の原因により活性化された膵酵素による膵臓の自己消化が原因となって引き起こされる疾患である．2010年に作成された急性膵炎診療ガイドライン[1]によると，急性膵炎とは「膵臓の急性炎症で，他の隣接する臓器や遠隔臓器にも影響を及ぼし得るものであり，慢性膵炎の急性増悪を含む」と定義されている．厚生労働省難病指定疾患に指定されている．
- 厚生労働省の難治性膵疾患に関する調査研究班が行った全国調査によると，2007年1年間の急性膵炎推計患者数は約5万8000人であり，男女比は2:1であった．1987年の全国調査以降，急性膵炎の発生頻度は増加している．日本において急性膵炎の成因として最も多いのはアルコールと胆石である．急性膵炎の成因には性差が見られ，男性ではアルコール性膵炎の頻度が胆石性膵炎の約2倍（42.7% vs 19.2%）であったのに対し，女性では圧倒的に胆石性膵炎の頻度が高かった（9.1% vs 35.0%）．その他に，ERCP後膵炎・薬剤性膵炎などの医原性膵炎や高脂血症，膵胆管合流異常などがある．原因不明の特発性膵炎は男女合わせて17.5%であった．急性膵炎全体における重症急性膵炎の割合は21.6%であり，致死率は急性膵炎全体で1.9%，重症急性膵炎では8.0%であった．重症急性膵炎の致死率は著明に改善してきているが，やや下げ止まり傾向も見られる．
- 慢性膵炎への移行率は3～15%とされる．
- 急性膵炎では発症早期に死亡する症例が多い．発症後2週間以内の早期死亡例での主な死因は循環不全に伴う臓器不全である．2週間以降の死亡原因は多臓器不全や敗血症，ショックなどである．
- 急性膵炎の長期予後は比較的良好で，多くは発症前と同じ状態まで回復し，社会復帰することが可能である．しかし，後遺症として膵内外分泌機能障害（糖尿病や消化吸収障害）を起こすことがあり，アルコール性膵炎では急性膵炎を再発することがある．

治療に必要な検査と診断

- 上腹部痛と膵酵素上昇，画像検査が診断の決め手となる．病歴聴取でも成因を鑑別する．表1に急性膵炎の診断基準を示す．
- 前屈位で軽減する腹痛・背部痛が特徴的だが，腹痛のない症例もあるので注意が必要である．
- Grey-Turner徴候（側腹壁），Cullen徴候（臍周囲）などの皮膚着色斑は急性膵炎に特徴的な臨床所見として挙げられるが，その出現頻度は3%と低く，膵炎発症後48〜72時間を経て出現することが多いため，診断的意義は限定的である．
- 急性膵炎では，血中アミラーゼ，リパーゼ，エラスターゼ1，尿中アミラーゼなどの膵酵素上昇を認めるが，迅速に測定可能な血中アミラーゼ（膵アミラーゼ）が臨床の場で最も普及している．ただ，急性膵炎と他疾患との鑑別が問題となる場合は他の膵酵素測定で補う必要がある．血中リパーゼはアミラーゼと比較して感度はほぼ同等であるが特異度では優っており，血中リパーゼをアミラーゼと併用して測定することが推奨される．血中エラスターゼ1は，他の膵酵素に比べ異常高値が最も長期に持続するため，発症から時間を経て受診した際に有用と考えられる．
- 腹部単純X線撮影では，イレウス像，大腸の拡張の急な途絶（colon cut-off sign），左上腹部の局所的な小腸拡張像（sentinel loop sign），十二指腸ループの拡張・ガス貯留像などを認めることがある．また，消化管穿孔などの他疾患除外のためにも必要な検査である．胸部単純X線では胸水貯留像，ARDS（acute respiratory distress syndrome）像，肺炎像などを認めることがある．
- 超音波検査では膵腫大や膵周囲の炎症性変化を捉えることが可能である．ま

表1　急性膵炎の診断基準（厚生労働省難治性膵疾患に関する調査研究班2008年）[1]

1. 上腹部に急性腹痛発作と圧痛がある．
2. 血中または尿中に膵酵素の上昇がある．
3. 超音波，CTまたはMRIで膵に急性膵炎に伴う異常所見がある．

上記3項目中2項目以上を満たし，他の膵疾患および急性腹症を除外したものを急性膵炎と診断する．ただし，慢性膵炎の急性増悪は急性膵炎に含める．
注：膵酵素は膵特異性の高いもの（膵アミラーゼ，リパーゼなど）を測定することが望ましい．

た，腹水，胆道結石，総胆管拡張などの急性膵炎の原因や病態に関連する異常所見を描出しうる．なお，重症例では腸管内にうっ滞したガス像などの影響で膵臓や膵周囲組織の描出が不良なことがある．
- CTは消化管ガスや腹壁・腹腔内の脂肪組織の影響を受けることなく，局所画像を描出することが可能である．急性膵炎の診断に有用なCT所見として，膵腫大，膵周囲〜後腹膜腔，結腸間膜ならびに小腸間膜の脂肪織濃度上昇，液体貯留，膵実質densityの不均一化などがある．また，重症度と相関すると考えられる膵壊死の有無や範囲の正確な診断には造影CTを行う必要がある．急性膵炎のCT検査における造影剤使用については，これまで造影剤の添付文書に「原則禁忌」と記載されていたが，2012年3月より「慎重投与」に改訂されている．造影剤投与による腎障害の悪化や症状悪化，アレルギー反応などに注意し，十分な輸液を行いつつ造影検査を行う必要がある．
- MRIでも膵周囲の液体貯留や前腎筋膜の肥厚はCTと同程度の診断能を有する．膵壊死部はGd-DTPAによる造影ダイナミックMRIで濃染不良域として描出できるが，腎機能が低下している場合はガドリニウム造影剤による腎性全身性線維症の発現リスクが高くなるので，十分留意する．
- 急性膵炎であるかどうかを診断するためにERCPを行うことは急性膵炎を増悪させる危険性があり，原則禁忌である．ただし，十二指腸乳頭部への総胆管結石嵌頓によって引き起こされた胆石性膵炎の治療目的にERCPを行うことがある．また，急性膵炎が改善した後，急性膵炎の原因検索のためにERCPが行われることはある．

(1) 重症度判定
- わが国では現在，2008年に作成された厚生労働省難治性膵疾患に関する調査研究班による急性膵炎重症度判定基準（表2）が広く使われている．この判定基準には9つの予後因子からなる判定基準があり，それに加えて造影CTによる造影CT Grade（表2）がある．この判定基準によると，**9つの予後因子のみで重症度を判定できる**特徴がある．さらに，造影CT Gradeでも重症とされるものでは，より致命率が高いことが判明している．全体の死亡率は2.6％で，スコアが2点以下には死亡例はなく，3点以上の死亡率は19.1％であった[2]．また，造影CT Grade別の死亡率はGrade 1が0％，Grade 2が14.3％，Grade 3が15.4％であった．このため，重症度判定基準の予後因子スコアで重症と判定された症例はICU管理が可能な高次医療機関への搬送を検討する必要がある．

表2 急性膵炎の重症度判定基準（厚生労働省難治性膵疾患に関する調査研究班 2008年）[1]

予後因子（予後因子は各1点とする）
① Base Excess ≦ -3mEq/L またはショック（収縮期血圧 ≦ 80mmHg）
② PaO_2 ≦ 60mmHg（room air）または呼吸不全（人工呼吸管理が必要）
③ BUN ≧ 40mg/dL（or Cr ≧ 2mg/dL）または乏尿（輸液後も1日尿量が400mL以下）
④ LDH ≧ 基準値上限の2倍
⑤ 血小板数 ≦ 10万/mm³
⑥ 総Ca ≦ 7.5mg/dL
⑦ CRP ≧ 15mg/dL
⑧ SIRS 診断基準*における陽性項目数 ≧ 3
⑨ 年齢 ≧ 70歳
*：SIRS 診断基準項目（1）体温＞38℃または＜36℃，（2）脈拍＞90回/分，（3）呼吸数＞20回/分または $PaCO_2$ ＜ 32 torr，（4）白血球数＞12000/mm³か＜4000/mm³
または10%幼若球出現

造影CT Grade
① 炎症の膵外進展度

前腎傍腔	0点
結腸間膜根部	1点
腎下極以遠	2点

② 膵の造影不良域
膵を便宜的に3つの区域（膵頭部，膵体部，膵尾部）に分け判定する．

各区域に限局している場合，または膵の周辺のみの場合	0点
2つの区域にかかる場合	1点
2つの区域全体を占める，またはそれ以上の場合	2点

① + ② 合計スコア

1点以下	Grade 1
2点	Grade 2
3点以上	Grade 3

重症の判定
① 予後因子が3点以上，または②造影CT Grade 2以上の場合は重症とする．

- 重症急性膵炎では初期治療が重要であるため，急性膵炎と診断したら直ちに重症度判定を行う．重症度は，急性膵炎診断時，診断から 24 時間以内，診断から 24 〜 48 時間後，の各々の時間帯で繰り返し評価することが重要である．
- 重症急性膵炎は厚生労働省の特定疾患に指定されており，医療費の患者自己負担分は公費負担となる．対象となるのは申請日以降の医療費のみであるため，重症急性膵炎の診断がつき次第，可及的速やかに（2 日以内）公費申請の申請書類を患者の代諾者に渡す．難病情報センターのホームページ（http://www.nanbyou.or.jp/sikkan/048.htm）を参照．

EBM に基づく治療の実際

治療は絶飲・絶食による膵の安静と内科的保存療法が基本で，原則入院で行う．初期治療が予後を左右するため，早期に適切な治療を開始する．急性膵炎治療のフローチャートを図 1 に示す．

1．内科的治療と全身管理
（1） 輸液

健康成人では 1 日量として 1500 〜 2000mL（30 〜 40mL/kg）の水分が必要であるが，急性膵炎では 2 〜 4 倍量（60 〜 160mL/kg）が必要となる．重症例では血管透過性亢進や膠質浸透圧低下により細胞外液が膵周囲や後腹膜腔，腹腔・胸腔内にまで漏出し，大量の循環血漿が失われ hypovolemia となる．このため発症早期から細胞外液補充液を中心に十分な輸液投与を行うことが重要である．初期輸液中は血圧，脈拍数，尿量，中心静脈圧，SpO_2 などをモニタリングして，循環動態の安定と尿量の確保（0.5 〜 1mL/kg/hr 以上）に努める．重症急性膵炎ではその病態が複雑であるため，どのくらいの量の輸液を行うべきか，個々の症例において上記のモニタリング値やヘマトクリット，血清総蛋白濃度なども含めて総合的に評価し判断する．

（2） 鎮痛

急性膵炎における疼痛は激しく持続的であり，呼吸や循環動態を悪化させるため，十分な疼痛コントロールが必要となる．軽症から中等症の急性膵炎における RCT では，buprenorphine（初回投与 0.3mg 静注，続いて 2.4mg/ 日の持続静脈内投与）が除痛効果に優れており，Oddi 括約筋の収縮作用による病態の悪化も

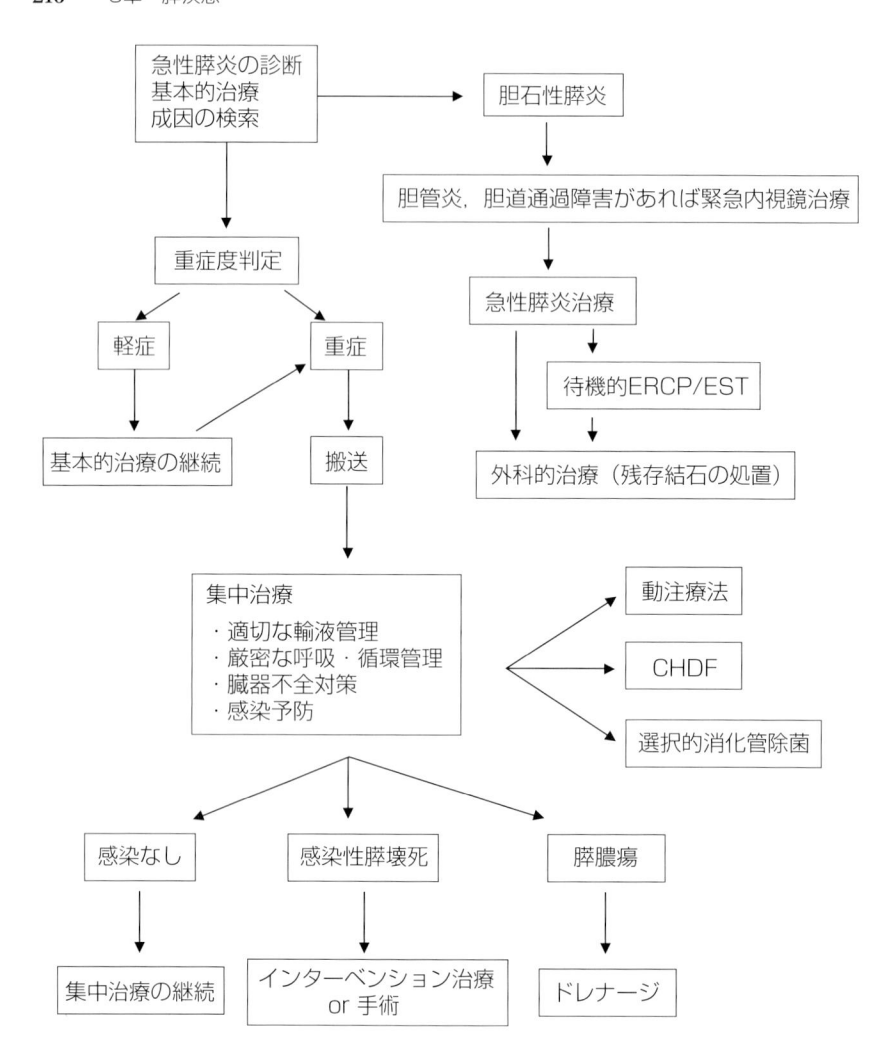

```
急性膵炎の診断          →    胆石性膵炎
基本的治療                        ↓
成因の検索            胆管炎，胆道通過障害があれば緊急内視鏡治療
    ↓                            ↓
重症度判定                   急性膵炎治療
  ↙   ↘                          ↓
軽症   重症                 待機的ERCP/EST
 ↓      ↓                         ↓
基本的治療の継続  搬送    外科的治療（残存結石の処置）
         ↓
       集中治療           →   動注療法
      ・適切な輸液管理
      ・厳密な呼吸・循環管理 →   CHDF
      ・臓器不全対策
      ・感染予防         →   選択的消化管除菌
    ↙    ↓    ↘
感染なし 感染性膵壊死 膵膿瘍
  ↓        ↓         ↓
集中治療の継続 インターベンション治療 ドレナージ
              or 手術
```

(文献1より改変)

図1 急性膵炎の基本的診療方針

見られず，Oddi 括約筋弛緩作用をもつ硫酸アトロピンの併用も必要なかったと報告されている[3]．ただし，過鎮静の副作用が多い点には注意が必要である．Pentazocine（30mg の 6 時間ごと，静脈内投与）も急性膵炎の疼痛に対して有効である[4]．

(3) 抗菌薬

軽症例では，感染性合併症の発生率・死亡率はいずれも低いため，予防的抗菌薬投与は必要ない．一方，重症膵炎においては，腸内細菌群による膵および膵周囲の感染症は致死的な合併症である．膵局所感染を予防し致命率を改善するため，膵組織への移行性の高い広域スペクトラムの抗菌薬を予防的に投与する．膵への組織内移行が良い抗菌薬として imipenem, ofloxacin, ciprofloxacin, pefloxacin が知られている[5]．imipenem については，予防的投与により感染性膵合併症の発生が低下したとの報告がある[6]．また，meropenem についても感染性合併症に対する有効性が示されており，imipenem と同等の効果が得られている[7]．

(4) 蛋白分解酵素阻害薬

- 急性膵炎の発症進展には膵酵素の活性化が関与していると考えられており，蛋白分解酵素阻害薬はその活性を抑制し，膵炎の進行を防止するために使用される．軽症例では常用量，重症で DIC 併発例ではそれに準じた高用量で開始する．血中半減期が短いため 24 時間で持続静脈投与する．
- 2004 年に報告された RCT のメタ解析[8]では，蛋白分解酵素阻害薬の投与により膵炎全体では死亡率の有意な低下は認められなかったが，サブ解析では中等度から重症例で有意に死亡率を低下させたと報告されている．gabexate mesilate については 900mg/ 日投与でも 1500mg/ 日投与群と同等の合併症抑制効果を認めたとする報告[9]があるが，急性膵炎に対して保険診療上認められている使用量は 600mg/ 日までであり，今後，投与量や有効性などについてさらなる検討が必要である．

(5) 胆石性膵炎

急性胆石性膵炎のうち，胆管炎合併例や胆道通過障害の遷延を疑う症例に対しては，早期に内視鏡の逆行性胆管造影で胆道ドレナージを行い，胆道の減圧を図る．胆石は EST などの内視鏡的処置で採石するが，全身状態に合わせて待機的に行うこともある．胆嚢結石を有する場合は膵炎鎮静化後に胆嚢摘出術を行う．

(6) 栄養管理

- 軽症では数日で経口摂取が可能となる．経口摂取の開始時期は腹痛のコント

ロールと血中膵酵素（特にリパーゼ）を指標として決定する．
- 軽症膵炎に対して入院後 24 時間以内に開始する中心静脈栄養と通常輸液との比較を行った報告 [10] では，経口摂取までの日数，入院期間，膵炎による合併症発生率のいずれにも差を認めなかった．従って，軽症例における早期からの中心静脈栄養による栄養管理の有用性は認められない．
- 重症急性膵炎では代謝が亢進して低栄養に陥りやすくなるため，栄養管理を要する．重症急性膵炎を対象とした RCT の報告では，早期からの経腸栄養施行群が経静脈栄養施行群に比して腸内細菌群の増加を抑制し，感染性膵壊死の発生率・多臓器不全発生率・死亡率に有意な改善が認められた [11]．従って，重症例に対する早期からの経腸栄養は有用であり，入院期間の短縮や医療費軽減にも役立つ．
- わが国における経腸栄養療法の施行率は急性膵炎全症例の 3.9％，重症例でも 10.7％であり，十分に普及していない．わが国では標準的プロトコールが確立されていないが，海外の報告では，入院 48 時間以内に経腸栄養チューブを透視下あるいは内視鏡誘導下に十二指腸あるいは Treitz 靱帯を越えた空腸に留置して行うことが一般的である [12]．経腸栄養成分を 20～30mL/hr で開始し，数日かけて 100mL/hr（25～35kcal/kg 体重／日）を目標に増量する．また，最近のメタ解析の報告によると，重症急性膵炎に対する胃管からの経腸栄養は空腸管からの経腸栄養と比較しても安全性で劣ることなく施行可能であるという結果であった [13]．

(7) 選択的消化管除菌 SDD：selective decontamination of the digestive tract

膵局所感染症を予防するために非吸収性抗菌薬を投与し，腸内細菌，主としてグラム陰性桿菌を選択的に根絶しようとするのが重症急性膵炎に対する SDD の目的である．ただ，現在までに急性膵炎を対象として行われた SDD の RCT は 1 件のみ [14] であり，その後の追試もなく，SDD は重症例の感染性合併症および死亡率を低下させる根拠に乏しい．

(8) 腹腔洗浄・腹膜灌流 PL：peritoneal lavage

全身に移行すれば重要臓器障害を惹起するような毒性物質を多量に含有する血性腹水や壊死組織を，生理食塩水などで直接洗い流すことを目的に施行されるが，現時点でその有効性は証明されていない．むしろ，腹膜からの漏出蛋白量が増加し，血漿輸注量が増加したとの報告もある [15]．

* 重症例に対する特殊治療
(1) 持続的血液濾過透析 CHDF : continuous hemodiafiltration
　十分な初期輸液にもかかわらず，循環動態が不安定で利尿の得られない症例に対しては，CHDF の導入を考慮するべきである．保険診療上，重症急性膵炎に対する持続緩徐式血液濾過術（8 回が限度）として認可されている．また，血中サイトカインなどの病因物質除去効果も期待され，重症急性膵炎発症早期の CHDF は多臓器不全への進展を防止する可能性がある[16]．
(2) 蛋白分解酵素阻害薬・抗菌薬膵局所動注療法
　膵組織は薬剤の移行性が低く，特に急性壊死性膵炎では発症早期から膵の虚血，膵微小循環障害がみられるため，経静脈的に投与された薬剤は膵組織に到達しにくい．急性壊死性膵炎症例に対して，動注カテーテルを留置し蛋白分解酵素阻害薬や抗菌薬を持続投与する膵局所動注療法を施行（発症後 3 日以内に開始し，5 〜 7 日間程度）することで，致死率を低下させ早期の膵感染を予防する可能性がある[17]が，保険適用ではないので十分な説明と同意を要する．

2. 外科的治療・インターベンション治療
(1) 壊死性膵炎
- 壊死性膵炎に対するインターベンション治療（手術，IVR，内視鏡治療など）の適応として合意が得られているのは，感染性膵壊死の場合である．
- 非感染性膵壊死では保存的治療が原則である．多くは保存的治療により軽快するが，保存的集中治療を継続しても病態の改善を認めない場合は手術適応とする報告もある[18]．
- 壊死性膵炎に対する手術時期に関しては，早期手術例での死亡率が高いことから，手術を行う場合は可能な限り後期（発症後 3 〜 4 週以降）に施行すべきである[19]．術式は，壊死に陥った膵および周囲組織のみをデブリードマン（debridement）する膵壊死部摘除術（necrosectomy）およびドレナージが一般的である．

(2) 膵膿瘍
　膵膿瘍も手術適応の一つであるが，その大部分が液状の膿汁貯留を本態とすることから，膵膿瘍に対してはドレナージ治療（経皮的ドレナージ，内視鏡的ドレナージ，外科的ドレナージ）を行うべきである．最近では 78 〜 86％の症例が経皮的ドレナージのみで治癒可能であると報告されている[20]．ただし，重症例や複数の膿瘍が存在する症例においては経皮的ドレナージによる一期的治癒率は

30～47％と低率であるため，ドレナージ後も感染徴候が遷延する場合には開腹ドレナージ術を行う必要がある．
(3) 膵仮性嚢胞
- 膵仮性嚢胞に対するインターベンション治療の適応として一般的に受け入れられているのは，以下の場合である．
  - ①腹痛などの症状を伴うもの
  - ②感染や出血などの合併症を生じたもの
  - ③経過観察中に増大するもの
  - ④長径が6cm以上の大きなもの
  - ⑤6週間以上経過観察を行っても縮小傾向を認めないもの
- ①～③に対して異論を唱える論文は見当たらない．一方，④⑤については絶対的な治療適応ではない．
- 治療法として，経皮的ドレナージ，内視鏡的ドレナージ，外科的ドレナージ（主に内瘻造設術）がある．経皮的ドレナージは最も低侵襲で，治癒率は80～100％に達するが，仮性嚢胞が一時的に消失しても再発する症例が少なくなく，根治術は外科的ドレナージが優るとする意見もある．なお，経皮的ドレナージの奏効例におけるカテーテル留置期間が平均16～42日と報告されていることから，この期間を過ぎてもなお改善傾向を認めない場合は外科治療を考慮すべきである．
- 内視鏡的治療は，経胃的穿刺や経十二指腸的穿刺などの経消化管的穿刺ドレナージや経乳頭的ドレナージが可能である．経消化管的穿刺ドレナージは超音波内視鏡ガイドにより，安全に施行できるようになった．経乳頭的ドレナージは嚢胞と膵管に交通のある症例が対象となる．

治療 Up to date

1. ERCP後膵炎について

「ERCP施行後に発症した急性膵炎」をERCP後膵炎としているが，現状では膵酵素上昇の時期や程度の基準がない．厚生労働省難治性膵疾患に関する調査研究班による全国調査の結果，2007年1年間の急性膵炎患者のうち診断的ERCP後膵炎の頻度は3.4％，内視鏡的乳頭処置に伴う膵炎は1.8％であった．ERCP後膵炎高危険群（Oddi括約筋機能不全，ERCP後膵炎の既往，カニュレーション

困難例など）に対する予防的膵管ステント留置は膵炎予防に有用とされている[21]．また，2012年に報告された前向きRCTによると，ERCP後膵炎高危険群に対して経直腸的にindomethacinを予防投与するとERCP後膵炎のリスクを下げることができた[22]ことから，indomethacinが有用な可能性がある．gabexateに関してはERCP後膵炎の予防には無効であると結論している報告[23]がある一方で，別のRCT報告では，500mg/6hrの術後投与を高危険群にのみ施行することを勧めている[24]．

2. 重症急性膵炎における抗サイトカイン療法の開発について

ラットを用いた重症急性膵炎モデルに抗TNF-α抗体infliximabを投与すると，膵壊死やARDSなどの呼吸器合併症が有意に軽減したことが2004年に報告[25]された．臨床例での安全性はまだ不明であり，重症急性膵炎の多臓器不全予防を目的とした安全で効果的な抗サイトカイン療法の確立が期待される．

3. 内視鏡を用いた急性膵炎後膵周囲膿瘍に対するnecrosectomyについて

最近，壊死性膵炎後の膵周囲膿瘍に対してEUSガイド下に膿瘍を経胃的にドレナージし，後日穿刺部をバルーンで拡張して上部消化管内視鏡を直接膿瘍腔に挿入して洗浄・デブリードマンを行うという手技が行われるようになっている[26]．膿瘍腔内にコンパートメントを形成している場合など，ドレナージチューブを挿入・留置するだけでは感染をコントロールできない時に有用とされている．ただし，この手技は2012年の時点でまだ保険収載されておらず，適応症例については慎重に検討する必要がある．

（阪森亮太郎，常松日奈子）

■ 参考文献

1) 急性膵炎診療ガイドライン2010改訂出版委員会：急性膵炎診療ガイドライン2010．金原出版，2009．
2) 武田和憲，他：急性膵炎重症度判定基準最終改訂案の検証．厚生労働科学研究費補助金難治性疾患克服研究事業難治性膵疾患に関する調査研究，平成19年度総括・分担研究報告書．29-33, 2008.
3) Jakobs R, et al: Buprenorphine or procaine for pain relief in acute pancreatitis. A prospective randomized study. Scand J Gastroenterol 35: 1319-1323, 2000.
4) Kahl S, et al: Procaine hydrochloride fails to relieve pain in patients with acute pancreatitis. Digestion 69: 5-9, 2004.

5) Buchler M, et al: Human pancreatic tissue concentration of bactericidal antibiotics. Gastroenterology 103: 1902-1908, 1992.
6) Rokke O, et al: Early treatment of severe pancreatitis with imipenem: A prospective randomized clinical trial. Scand J Gastroenterol 42: 771-776, 2007.
7) Manes G, et al: Prophylaxis with meropenem of septic complications in acute pancreatitis: a randomized, controlled trial versus imipenem. Pancreas 27: e79-e83, 2003.
8) Seta T, et al: Treatment of acute pancreatitis with protease inhibitors: a meta-analysis. Eur J Gastroenterol Hepatol 16: 1287-1293, 2004.
9) Pezzilli R, et al: Multicentre comparative study of two schedules of gabexate mesilate in the treatment of acute pancreatitis. Italian Acute Pancreatitis Study Group. Dig Liver Dis 33: 49-57, 2001.
10) Sax HC, et al: Early total parenteral nutrition in acute pancreatitis: lack of beneficial effects. Am J Surg 153: 117-124, 1987.
11) Petrov MS, et al: A randomized controlled trial of enteral versus parenteral feeding in patients with predicted severe acute pancreatitis shows a significant reduction in mortality and in infected pancreatic complications with total enteral nutrition. Dig Surg 23: 336-344, 2006.
12) Gupta R, et al: A randomised clinical trial to assess the effect of total enteral and total parenteral nutritional support on metabolic, inflammatory and oxidative markers in patients with predicted severe acute pancreatitis (APACHE II > or = 6). Pancreatology 3: 406-413, 2003.
13) Petrov MS, et al: Nasogastric tube feeding in predicted severe acute pancreatitis. A systematic review of the literature to determine safety and tolerance. JOP 9: 440-448, 2008.
14) Luiten EJ, et al: Controlled clinical trial of selective decontamination for the treatment of severe acute pancreatitis. Ann Surg 222: 57-65, 1995.
15) Mayer AD, et al: Continuous clinical trial of peritoneal lavage for the treatment of severe acute pancreatitis. N Engl J Med 312: 399-404, 1985.
16) 平澤博之, 他: 重症急性膵炎における humoral mediator からみた持続的血液濾過透析 (CHDF) の有効性に関する検討. 厚生省特定疾患対策事業重症急性膵炎の救命率を改善するための研究班, 平成 11 年度研究報告書. 162-170, 2000.
17) Takeda K, et al: Benefit of continuous regional arterial infusion of protease inhibitor and antibiotic in the management of acute necrotizing pancreatitis. Pancreatology 1: 668-673, 2001.
18) Rau B, et al: Surgical treatment of necrotizing pancreatitis by necrosectomy and closed lavage: changing patient characteristics and outcome in a 19-year, single-center series. Surgery 138: 28-39, 2005.
19) Nathens AB, et al: Management of the critically ill patient with severe acute pancreatitis. Crit Care Med 32: 2524-2536, 2004.

20) Baril NB, et al: Does an infected peripancreatic fluid collection or abscess mandate operation? Ann Surg 231: 361-367, 2000.
21) Singh P, et al: Does prophylactic pancreatic stent placement reduce the risk of post-ERCP acute pancreatitis? A meta-analysis of controlled trials. Gastrointest Endosc 60: 554-550, 2004.
22) Crippa S, et al: Rectal indomethacin to prevent post-ERCP pancreatitis. N Engl J Med 367: 278, 2012.
23) Zheng M, et al: Gabexate in the prophylaxis of post-ERCP pancreatitis: a meta-analysis of randomized controlled trials. BMC Gastroenterol 7: 6-13, 2007.
24) Manes G, et al: Efficacy of postprocedure administration of gabexate mesilate in the prevention of post-ERCP pancreatitis: a randomized, controlled, multicenter study. Gastrointest Endosc 65: 982-987, 2007.
25) Oruc N, et al: Infliximab: a new therapeutic agent in acute pancreatitis? Pancreas 28: e1-8, 2004.
26) Michel Kahaleh: Endoscopic necrosectomy for walled-off pancreatic necrosis. Clin Endosc 45: 313-315, 2012.

2 慢性膵炎 chronic pancreatitis

どういう疾患か？

- 膵臓内部に不規則な線維化，細胞浸潤，実質の脱落，肉芽組織などの慢性変化が生じ，進行すると膵外分泌・内分泌機能の低下を伴う病態である．病理組織学的変化は基本的に膵臓全体に存在するが，病変の程度は不均一で，分布や進行性も様々である．これらの変化は持続的な炎症やその遺残から生じ，多くは非可逆的である[1]．
- 初期は膵機能が比較的保たれ，血・尿中の膵酵素上昇を伴う上腹部痛が主症状である．病状が進行すると膵組織が破壊され疼痛は軽減し血中膵酵素上昇も認められなくなるが，膵外分泌機能低下による消化吸収障害や内分泌機能低下による糖代謝障害が出現する．
- 成因により，アルコール性と非アルコール性（特発性，遺伝性，家族性など）に分類される（自己免疫性膵炎や閉塞性膵炎は治療により病態や病理所見が改善する場合があり，可逆性である点より別個に扱う）．
- 厚生労働省難治性疾患克服研究事業難治性膵疾患に関する調査研究班による2007年の慢性膵炎推計受療患者数は47,100人，新規慢性膵炎発症患者数は15,200人であり，年々増加している[2]．
- 成因として最も多いのはアルコール性で全体の64.8%を占め，次に特発性が18.2%，胆石性は2.8%である．男性ではアルコール性が73.1%と最も多く，女性では特発性が40.5%と最も多い．1999年以降，アルコール性慢性膵炎が増加しており，特発性と胆石性慢性膵炎は減少している傾向にある[2]．
- 1994年から2002年までの8年間の追跡調査によると，慢性膵炎患者の標準化死亡比は1.55と一般集団に比べ高く，死因別では悪性新生物による標準化死亡比が2.02と高率で，特に膵癌では7.84と非常に高い．

治療に必要な検査と診断

- 一般には腹痛や背部痛は慢性膵炎患者の80%で認められ，腹痛発作は何らかの誘因で起こることが多く，特に飲酒は重要な誘因である．また，慢性膵炎で

表1 慢性膵炎臨床診断基準[1]

慢性膵炎の診断項目
① 特徴的な画像所見　　④ 血中または尿中膵酵素の異常
② 特徴的な組織所見　　⑤ 膵外分泌機能障害
③ 反復する上腹部痛　　⑥ 1日80g以上（純エタノール換算）の持続する飲酒歴

慢性膵炎確診（a, b のいずれかが認められる）
 a. ①または②の確診所見
 b. ①または②の準確診所見と③④⑤のうち2項目

慢性膵炎準確診
 ①または②の準確診所見が認められる

早期慢性膵炎
 ③～⑥のいずれか2項目以上を早期慢性膵炎の画像所見が認められる

ただし、①、②のいずれも認めず、③～⑥のいずれかのみ2項目以上を有する症例のうち、他疾患が否定されるものを慢性膵炎疑診例とする。疑診例には3ヵ月以内にEUSを含む画像診断を行うことが望ましい。
④は血中膵酵素値（膵アミラーゼ，リパーゼ，エラスターゼⅠなど）が連続して複数回にわたり正常範囲を超えての上昇または正常下限未満に低下、または尿中膵酵素値が連続して複数回にわたり正常範囲を超えて上昇することをさす。
⑤はBT-PABA試験における尿中PABA6時間排泄率が70％以下に低下することをさす（2回以上）。

（慢性膵炎臨床診断基準2009を一部改変）

は膵炎発作を起こすことがあり，病歴聴取，身体診察が診断に重要である．
- 2009年に日本膵臓学会により慢性膵炎臨床診断基準が改訂された（**表1**）．また，日本消化器病学会により作成された診断のフローチャートを**図1**に示す[3]．腹部超音波，CT，MRCP，ERCPなどの画像検査にて膵石の有無，主膵管の拡張・狭窄の程度，膵実質の変化を観察する．また，臨床症状や病歴，生化学的検査を合わせて行うことも肝要である．さらに，膵癌との鑑別や合併の有無に注意する必要がある．
- 2009年の慢性膵炎臨床診断基準改定において，新たに早期慢性膵炎診断基準（**表2**）が提唱され，超音波内視鏡（EUS）の重要性が明記された．疑診例，または臨床的に慢性膵炎が疑われる場合にはEUS診断を念頭におく必要がある．
- 膵外分泌機能検査として現在わが国で実施可能なものはBT-PABA試験のみ

3章 膵疾患

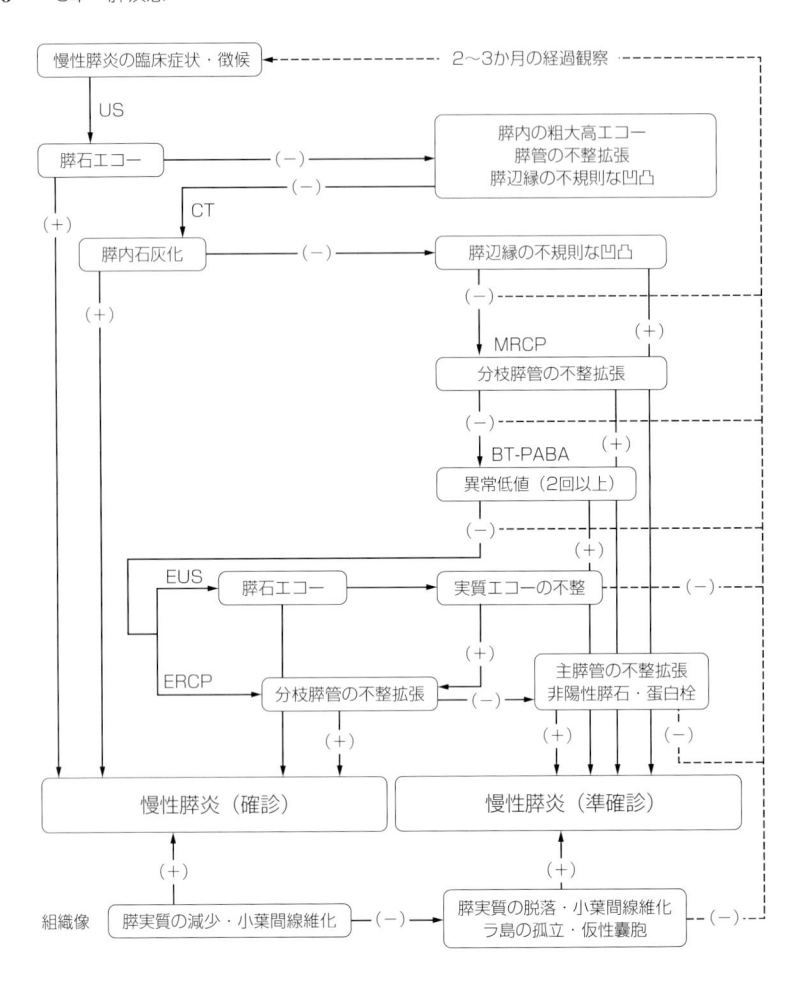

(慢性膵炎診療ガイドラインを一部改変)

図1 慢性膵炎の診断フローチャート[3]

表2 早期慢性膵炎の画像所見 [1]

a, b のいずれかが認められる
a. 以下に示す EUS 所見 7 項目のうち,
　①～④のいずれかを含む 2 項目以上が認められる
　①蜂巣状分葉エコー ②不連続な分葉エコー ③点状高エコー ④索状高エコー
　⑤囊胞 ⑥分枝膵管拡張 ⑦膵管辺縁高エコー
b. ERCP 像で, 3 本以上の分枝膵管に不規則な拡張が認められる

(慢性膵炎臨床診断基準 2009 より引用)

であり,保険適応がある.
- 膵内分泌機能検査としては経口ブドウ糖負荷試験,グルカゴン負荷試験,アルギニン負荷試験などがある.
- 進行した慢性膵炎では膵石や膵内石灰化,膵管の不整な拡張のため腫瘍の発見が困難な場合があり,定期的な画像診断や腫瘍マーカーの測定などによる注意深い経過観察が求められる.

EBM に基づく治療の実際

日本消化器病学会により作成された治療のフローチャートを図2に示す[3].
- 成因(アルコール性,胆石,高カルシウム血症,脂質異常症,特発性など),活動性,重症度,病期を考慮した治療が求められる.喫煙は慢性膵炎の成因によらず膵石および糖尿病の進行を早めるため,禁煙指導も重要である.
- 慢性膵炎の初期は急性膵炎の反復が主な病態であり,再燃と緩解を繰り返す.再燃時には急性膵炎に準じた治療が必要となる.緩解期には飲酒制限や喫煙制限,脂肪制限食などの生活習慣の指導が重要である.
- 厚生労働省研究班によって,5 段階の重症度分類が提唱されている.膵外分泌機能の低下,膵管像の異常,耐糖能の低下,腹痛,飲酒および合併症の有無により点数化され軽症,中等症,重症Ⅰ,重症Ⅱ,最重症となる.この重症度と Performance Status(日常生活の障害度),Body Mass Index(栄養状態)はよく相関する.
- 慢性膵炎の病期は代償期,移行期,非代償期に分類される.代償期では反復する膵炎と腹痛の治療が中心であり,非代償期では消化吸収障害や糖尿病の治療

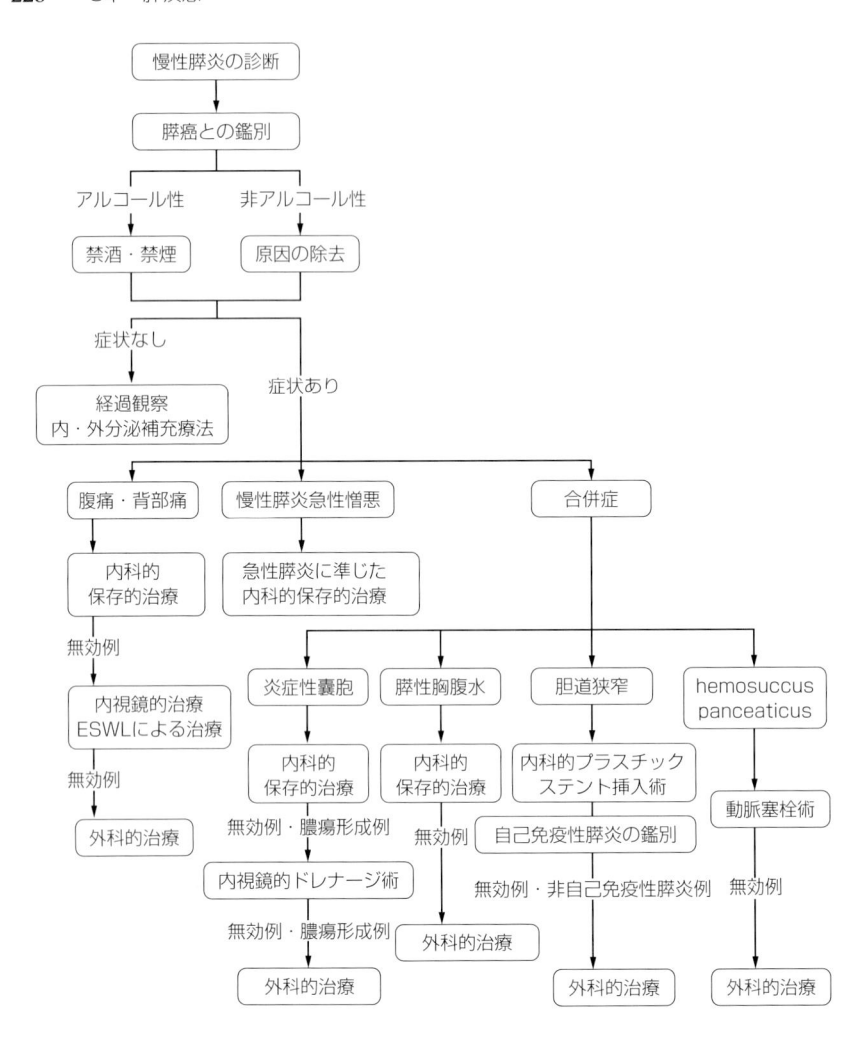

(慢性膵炎診療ガイドラインを一部改変)

図2 慢性膵炎の治療フローチャート[3]

を行い，栄養管理が生命予後を左右する．

1．内科的治療
- 胆石による慢性膵炎の場合は内視鏡的結石除去術を行う．アルコール性の場合は禁酒が最も重要である．
- 禁酒・禁煙に加え，脂肪制限食を行う．1回の食事量を減らし，頻回に分けて摂取することが推奨されるが，摂取カロリーや脂肪摂取量については個々に症例に合わせた管理が必要となる．
- 膵外分泌機能低下に対しては，大量の消化酵素薬，制酸薬，脂溶性ビタミン製剤の投与を行う．消化酵素薬はリパーゼ力価の高い腸溶性パンクレアチン製剤が奨励される．わが国では2011年に高力価パンクレアチン製剤（リパクレオン®）が発売され効果が期待されている[4]．
- 腹痛に対しては，NSAIDs座薬の頓用が有用とされているが，その他，COMT阻害薬や抗コリン薬が用いられる．蛋白分解酵素阻害薬の有用性については明らかにされていない．疼痛が強いときには非麻薬性鎮痛薬が必要となるが，薬物依存に注意し短期間に留める必要がある．EUS/CTガイド下腹腔神経叢 neurolysis（CPN）は新しい治療法であるが，保険適応はなく臨床治験として今後の症例の集積が望まれる．
- 膵石に対しては体外衝撃波（ESWL）単独や内視鏡的治療（膵管口切開術 EPS，膵石除去術，膵管拡張術，膵管ステント留置術）との併用が疼痛管理に有効と報告されている[5]．近年S字状の膵管ステントが開発され，2012年にはEPSの保険収載が認められた．膵管ステントを長期留置する場合は頻回（3ヵ月毎）の交換が奨励されており，症例に合わせた注意深い観察が必要となる[6]．膵石に対してはトリメタジオンの内服，蛋白栓に対しては塩酸ブロムヘキシンの内服が有効との報告もあるが，わが国では保険適応外である．
- その他，仮性囊胞に対して内視鏡的ドレナージ術（内瘻化，外瘻化）や膵内胆管狭窄に対して胆管ステント留置術を行うこともある．
- 膵性胸腹水に対してはまず，禁食，胃管挿入，TPN，薬物療法，ドレナージなどを組み合わせた保存的治療が選択される．薬物療法としてはソマトスタチンまたはオクトレオチドが有効とする報告もあるが，オクトレオチドは保険適応外であり，使用についてはその適応を十分に検討する必要がある．
- hemosuccus pancreaticus（HP）は主膵管を介する十二指腸乳頭部からの出血をさす．慢性膵炎の約10％は仮性動脈瘤を合併する．出血源不明で慢性の経

過を示す消化管出血に対しては，HP を念頭においた検索を行うことが重要で，治療としては動脈瘤塞栓術が第一選択となる．
- 糖尿病に対してはインスリン治療が第一選択になるが，グルカゴン分泌能も低下している可能性が高く，低血糖には十分注意する．

2. 外科的治療
- 適応は，①内科的治療で疼痛のコントロールが困難な場合，②仮性囊胞や膵膿瘍，胆管狭窄や胆石症などの合併症がある場合，③悪性腫瘍の存在が否定できない場合，である．
- 術式としては膵管ドレナージ術，膿瘍ドレナージ術，膵切除術などがあり，症例により適応を十分考慮して行われる．

〔江崎久男，濱野美奈〕

■ 参考文献
1) 厚生労働省難治性膵疾患に関する調査研究班，日本膵臓学会，日本消化器病学会：慢性膵炎臨床診断基準 2009．膵臓 24：645-646, 2009.
2) 下瀬川 徹，他：慢性膵炎の実態に関する全国調査．厚生労働科学研究費助成金「難治性膵疾患に関する調査研究」平成 20 年度〜22 年度 総合研究報告書 185-189, 2011.
3) 日本消化器病学会：慢性膵炎診療ガイドライン，2009．
4) 武内 正，他：薬の知識．パンクレリパーゼ（リパクレオン）．臨床内科 27：383-386, 2012.
5) 山口武人：内視鏡治療の限界—ESWL 併用を含めて—．胆肝膵 64：901-906, 2012.
6) 川口義明，他：再発性膵炎に対する内視鏡的ステント留置法の現状．胆と膵 33：357-365, 2012.

3 膵癌 pancreatic cancer

どういう疾患か？

- わが国の膵癌による死亡数は2002年に20,000人を超え，2009年には年間26,791人と年々増加の一途を辿っている．臓器別の癌による死因の7.8％を占めており，肺，胃，結腸・直腸，肝についで第5位である．膵癌患者の平均年齢は男女ともに約65歳で，男女比は1.1：1である．

- 膵癌の予後は3年生存率20.1％，5年生存率11.6％と著しく不良であるが，膵癌切除症例は非切除症例と比較して格段に生存率が高く（3年生存率：切除症例20.1％，非切除症例0.9％），早期発見が膵癌治療の第一歩と言える．しかし早期診断はいまだ困難で切除率は2001年以降も40％前後にとどまっている．

- 膵癌のリスクファクターとして，家族歴・遺伝性膵癌症候群，糖尿病，肥満，慢性膵炎，遺伝性膵炎，膵管内乳頭粘液性腫瘍（IPMN），膵嚢胞，喫煙，大量飲酒が挙げられる．

- 膵癌患者の3〜9％に膵癌の家族歴があり，第一度近親者（両親・兄弟姉妹・子）に2人以上の膵癌患者がいる場合の相対リスクは6.79倍と高い．また家族性大腸腺腫ポリポーシス，Peutz-Jeghers症候群，家族性乳癌などの遺伝子性疾患では膵癌の発生率が高く，遺伝性膵癌症候群と呼ばれている．

- 膵癌患者の既往歴では糖尿病が約25％と高く，糖尿病の膵癌危険率は2つのメタアナリシスにより約2倍程度と考えられている．また，膵癌の発症は糖尿病発症後3年以上の患者に比べて3年以内の患者に有意に多く[1]，糖尿病の新規発症からの慎重なフォローアップは膵癌早期発見の糸口となる可能性がある．

- 慢性膵炎の膵癌発生の相対的危険度は一般の約4〜8倍と報告されている．一方，膵癌の高危険群としてフォローすることは必ずしも早期診断につながっていないことが報告されている．慢性膵炎200例を平均3.7年経過観察した報告によれば，5例に膵癌が発生したが，診断時には全例がStage IVbの進行癌であり[2]，その診断の難しさが示唆されている．

- 膵管内乳頭粘液性腫瘍（IPMN）の患者においてはIPMN由来浸潤癌だけでなく，通常型膵癌が合併しやすい（2.5〜10.4％）．また膵嚢胞患者の膵癌発生リスクも一般より高い．

- 喫煙は膵癌危険率を2〜3倍に増加させる．また禁煙により膵癌の発生リスクが低下することも複数のコホート研究で示されている．

治療に必要な検査と診断

1．症候・血液検査
- 無症状で発見されたのが15.4％であるのに対して，初発症状には腹痛（31.6％），黄疸（18.9％），背部痛（8.6％），体重減少（4.7％），食欲不振（4.5％）などがある．糖尿病の増悪が診断の契機となったのは4-5％である．これらの症状・所見を認め他に原因が考えられる疾患が同定出来ない場合には，膵癌を疑い検査を進めることを考慮する（**表1**）[3]．
- 腫瘍マーカーの膵癌検出感度はCA19-9 70〜80％，Span-1 70〜80％，DUPAN-2 50〜60％，CEA 30〜60％である．2cm以下の膵癌ではCA19-9の陽性率は52％に留まるため，早期膵癌の検出に有用とは言えない．CA19-9については，閉塞性黄疸でも上昇すること，また日本人の約10％を占めるLewis A抗原陰性者ではCA19-9が産生されないためマーカーとして用いることが出来ないことに注意が必要である．
- 血中膵酵素の上昇は膵癌には特異的ではなく，膵癌での血清アミラーゼ・エラスターゼ1の異常率は20〜50％程度である．
- 現状では膵癌の早期発見に適したマーカーは存在しないため，膵癌の家族歴・既往歴・嗜好歴などについてのリスクファクターを踏まえた丁寧な問診が膵癌の適切な診断に重要である．また高い感度と特異性を有する新しい検査法の開発が望まれる．

表1　膵癌を疑う契機

症状	黄疸，腹痛，腰背部痛，糖尿病の発症・悪化
血液検査	腫瘍マーカー（CEA・CA19-9）上昇，膵酵素上昇
画像検査での異常	膵腫瘤，膵囊胞，膵管拡張

2. 画像・病理細胞学的診断
- 画像診断は膵腫瘍の質的診断だけでなく，脈管侵襲・遠隔転移など癌の進展度を評価する上で非常に大きな役割を占めている．
- しかし一方で，種々の画像診断により膵癌と診断され，切除された病変において良性疾患が5～10%存在することや膵癌患者に対する手術侵襲は大きいことを考慮すると，病理細胞学的診断の必要性は高い．2010年に保険収載された，超音波内視鏡下穿刺吸引細胞診（EUS-FNA）を中心とした病理細胞学的診断を治療開始前に行うことが望ましい．

(1) 超音波検査
- 簡便で低侵襲性な検査であり，膵癌のスクリーニング方法として広く活用されている．腸管ガスの影響などにより尾部・鉤部の観察が困難な場合が多い．膵癌検出につながる間接所見として，主膵管の拡張や囊胞が膵癌の前駆所見と考えられるため，これらの所見を認めた場合にはCT/EUSなど他の画像診断を速やかに考慮すべきである．

(2) CT
- 膵癌の質的診断に寄与するだけでなく，膵癌のStagingに関与する脈管浸潤，遠隔転移の診断にも有用である．
- 膵癌は単純CTのみでは進行膵癌以外は指摘困難であることが大部分であり，診断にはdynamic CTが不可欠である．典型的な膵癌は動脈相で乏血性，平衡相では遅延性に濃染される．
- また早期動脈相のデータから3D画像（volume rendering）を作製し，動脈解剖や動脈浸潤の評価を行うことができる．

(3) MRI, MRCP
- 高分解能のdynamic MRIは，造影CTと同程度の感度，特異度が報告されている．また拡散強調像，脂肪抑制T1強調像（膵癌で低信号）も膵癌診断に有用である．
- MRCPでは主膵管の壁不整像や途絶像を捉えることができ，局在診断能は優れている．診断能はERPと比してほぼ同等と考えられている．

(4) EUS, EUS-FNA
① EUS
- 消化管ガスの影響をほとんど受けないこともあり，膵癌の診断において感度86～100%，特異度58.3～97%，正診率93%と比較的良好な成績が報告されている．またTS1（腫瘍径20mm以下）の膵癌ではUS/CT/EUSでの腫瘍描

出能がそれぞれ 67％，57％，96％と，小病変の描出においては他の画像検査より優れていることが報告されている[4]．

② EUS-FNA
- EUS での観察下に穿刺を行い細胞診・組織診を行う方法であり，2010 年の保険収載を機にさらなる普及が期待されている手技である．
- EUS-FNA の膵腫瘍性病変に対する膵癌診断の感度は 80～97％，特異度は 82～100％と高い．また EUS-FNA の合併症は 1～2％で，急性膵炎・消化管出血・消化管穿孔などが報告されている．
- 穿刺による腹膜播種のリスクも懸念されるが，その報告は全世界で 4 例と非常に少数であり，膵癌では今まで一例しか報告されていない．

(5) ERCP
- 内視鏡的に膵管にカニューラを挿入し，膵管造影を行う方法である．膵管の狭窄が主な所見で，主に膵頭部癌で胆管狭窄を認める場合もある．主な合併症は膵炎である．
- 検査時に膵液細胞診，ブラシ細胞診などを行うことで病理診断に寄与するが，一般的にその診断率は EUS-FNA と比較して低い（感度：33～76％）．また ERCP 後膵炎のリスクもある．
- 一方で ENPD 細胞診が上皮内癌の診断において有用，との報告もあり[5]，早期膵癌を拾い上げる，という観点からは重要な役割を果たす可能性がある．

(6) FDG-PET/PET-CT
- FDG-PET は悪性腫瘍への FDG 集積を評価する方法である．また CT と組み合わせた PET-CT は PET 単独よりも診断能が優れる，という報告されており，化学療法の効果判定など診断以外の有用性も報告されている．一方 FDG の集積は自己免疫性膵炎など炎症性膵疾患でも認めるため鑑別が難しい場合があること，2cm 以下の小病変では感度が低い（68.8％）ことなどが問題点として挙げられる．

EBM に基づく治療の実際

- 治療内容の決定には，上記画像診断に基づく病期の決定が重要である．膵癌の病期分類には，日本膵臓学会『膵癌取扱い規約（第 6 版）』の分類があり，2009 年に改訂されている（図 1）[6]．

	M0			M1
	N0	N1	N2	N3
Tis	0			
T1	I	II	III	
T2	II	III	III	
T3	III	III	IVa	IVb
T4	IVa			

Tis	非浸潤癌
T1	腫瘍の最大径≦2cm，腫瘍は膵内に限局
T2	腫瘍の最大径＞2cm，腫瘍は膵内に限局
T3	腫瘍の大きさ関係なし，腫瘍が膵内胆管，十二指腸，膵周辺組織に浸潤
T4	腫瘍の大きさ関係なし，腫瘍が大血管，膵外神経叢，他臓器に浸潤
TX	膵局所進展度が評価できないもの
N0	所属リンパ節転移なし
N1	第1群リンパ節転移陽性
N2	第2群リンパ節転移陽性
N3	第3群リンパ節転移陽性
NX	リンパ節転移の程度が不明
M0	遠隔転移がないもの
M1	遠隔転移があるもの
MX	遠隔転移の有無が不明

(『膵癌取扱い規約（第6版）』より）

図1　stage 分類[6]

- 病期毎の予後を図2に示す．膵内に腫瘍が限局する Stage I，II においては比較的良好な予後が期待できる一方，StageIVb では MST 8.3ヵ月といまだ予後不良である（図2）[7]．病期に応じた適切な治療の選択が必要となる．
- 膵癌はその病態に応じて，切除可能例（Stage 0-IVa*），局所進行切除不能例（Stage IVa**），遠隔転移例（Stage IVb）・術後再発非切除例の3つに大別される．
（*上腸間膜動脈もしくは腹腔動脈幹に浸潤がないもの，**浸潤があるもの）
- 切除可能例には手術切除療法，局所進行切除不能例には化学放射線療法あるい

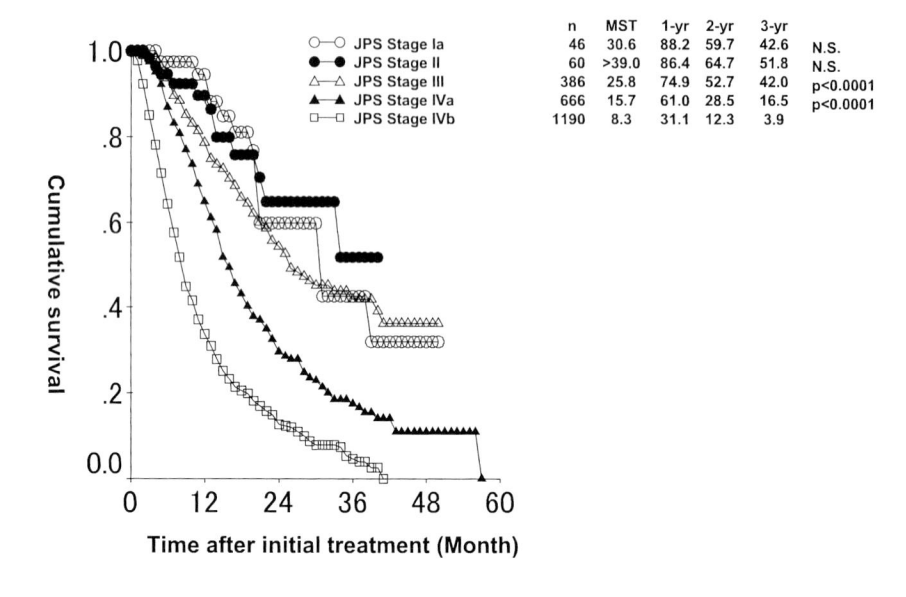

	n	MST	1-yr	2-yr	3-yr	
○—○ JPS Stage Ia	46	30.6	88.2	59.7	42.6	N.S.
●—● JPS Stage II	60	>39.0	86.4	64.7	51.8	N.S.
△—△ JPS Stage III	386	25.8	74.9	52.7	42.0	p<0.0001
▲—▲ JPS Stage IVa	666	15.7	61.0	28.5	16.5	p<0.0001
□—□ JPS Stage IVb	1190	8.3	31.1	12.3	3.9	

図2 Stage 毎（膵癌取扱い規約）の生存率

は全身化学療法，遠隔転移例・術後再発非切除例には全身化学療法が中心に行われている．

1．切除可能例（Stage I-IVa）

- 切除可能症例においては根治を期待して手術を行うことが勧められる．膵頭部癌に対しては膵頭十二指腸切除術，膵体尾部癌に対しては膵体尾部切除術が施行される．
- 術前化学（放射線）療法の意義については確立されていない．術前化学放射線療法施行後切除例での5年生存率は36～51%と高くその有用性が期待されるが，手術療法単独とのランダム化比較試験（RCT）がないため，今後の更なる検討が待たれる．
- 一方，術後補助化学療法については，ゲムシタビン（以下，GEM）の有用性が確立されている．GEMによる補助化学療法群と切除単独群のRCTにおいて，補助化学療法による無再発生存期間，生存期間を有意に延長することが証明された．術後化学放射線療法については未だその意義は確立されていない．

2. 局所進行切除不能例（Stage IVa）
- 科学的根拠に基づく膵癌診療ガイドラインでは，化学放射線療法と化学療法単独がそれぞれ治療の選択肢として推奨されている．
- 化学放射線療法と化学療法単独を比較するRCTは今まで複数施行されているものの，その結果は相反するものであった．5-FUとシスプラチンを併用した化学放射線療法実施後GEMを投与する群と，GEMによる化学療法単独群を比較したRCTでは，後者のMSTが有意に良好であった（8.6ヵ月 vs. 13.0ヵ月）．一方，GEM併用化学放射線療法群と，GEMによる化学療法単独群を比較したRCTでは，前者のMSTが有意に良好であった（11.1ヵ月 vs. 9.2ヵ月）．この結果の違いは施行している化学放射線療法の違い（レジメン・放射線量）などによるものの可能性もあり，現時点では両者のいずれかが優位であると結論付けることは出来ず，それぞれが治療の選択肢として推奨されているのが現状である．
- 化学放射線療法の際の標準的な併用化学療法は5-FUとされているが，S-1（5-FUと同じフッ化ピリミジン系の経口抗癌剤）やGEMについてもその有効性，安全性が示されてきており，選択肢の一つとして考慮される．
- 化学療法単独の具体的治療の選択肢については，遠隔転移に後述する．

3. 遠隔転移例（Stage IVb）・術後再発非切除例
〈一次化学療法〉
(1) GEM単独療法
- 1997年にBurrisらがGEMと5-FUのRCTにおいてGEMの優位性を報告して以降（MST 5.65ヵ月 vs. 4.41ヵ月，1年生存率 18% vs. 2%），GEMは切除不能進行膵癌患者における第一選択薬として位置づけられてきた．
- GEMは1週間に1回1000mg/m^{2}を30分で投与する．通常は3回投与して1回休薬することを1クールとする．血液毒性のスキップ基準（白血球数 2000/μL未満，好中球数 1000/μL未満，血小板数 7万/μL未満）を満たす場合には，1週間後に投与を延期する．血液毒性以外の主な毒性としては間質性肺炎に注意する必要がある．

(2) GEM・エルロチニブ併用療法
- GEMと他剤の併用療法に関する臨床研究が数多くなされてきたが，有意な延命効果を認めたのはエルロチニブとの併用療法のみであった．GEMとエルロチニブ併用療法のMSTが6.37ヵ月，1年生存率24%であったのに対して，

GEM 単独療法の MST は 5.91 ヵ月，1 年生存率 17％であった．国内第 II 相試験でも本併用療法は MST 9.23 ヵ月と比較的良好で，2011 年に使用可能となった．
- 通常の GEM 投与に加えて，エルロチニブ 100 mg を 1 日 1 回経口投与する．内服のタイミングは食事の 1 時間以上前，あるいは食後 2 時間後以降である．
- 本併用療法における重要な有害事象の一つは間質性肺炎である．わが国第 II 相試験での頻度は 8.5％（9/106 例）と，GEM 単独療法と比べても高い．命に関わる可能性があるため，慎重なフォローが必要となる．間質性肺炎・肺気腫などの肺の基礎疾患を持つ患者，濃厚な喫煙歴を持つ患者などについてはエルロチニブ併用を回避する必要がある．
- もう一つの重要な有害事象は皮膚障害（痤瘡様皮疹，皮膚乾燥症，爪囲炎など）である．頻度は 72～93％と非常に高い．患者にとっては非常に不快な症状である一方で，Grade 2 以上のより重篤な皮膚障害の患者群は，Grade 1 以下の患者群より MST/1 年生存率が良好であるという結果が得られている（図 3）[8]．エルロチニブ投与開始時からの皮膚ケアが有効である．
- エルロチニブは肝チトクローム P450 で代謝されるため，影響を及ぼす可能性のある飲食（グレープフルーツなど），薬剤（クラリスロマイシンなど）に注意する必要がある．

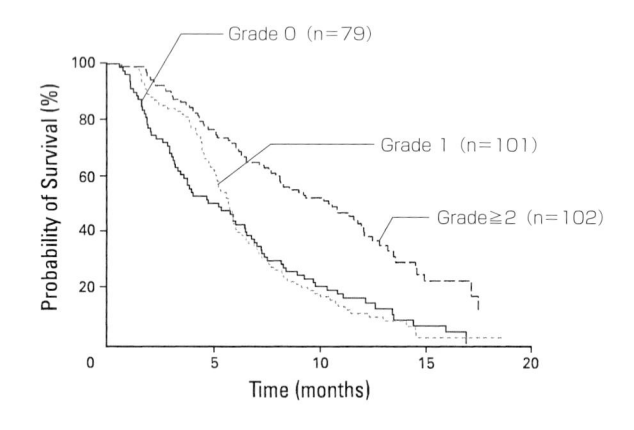

図 3　皮膚障害の重症度による予後の違い

(3) S-1

- S-1はフッ化ピリミジン系経口薬で，体表面積に基づいた投与量を朝食後・夕食後の1日2回，28日連日経口投与し，その後14日休薬する．これを1コースとして投与を繰り返す．
- GEM単独療法，S-1単独療法，GEM・S-1併用療法の第III相比較試験（GEST試験）において，S-1単独療法のGEM単独療法に対する非劣性が証明された（MST: S-1 9.7ヵ月／GEM 8.8ヵ月，HR 0.96,97.5%信頼区間 0.78〜1.18）．このためS-1単独療法も第一選択となり得ると考えられる．
- 主な有害事象としては消化器毒性（食欲不振，下痢，口内炎など），骨髄抑制（白血球減少・好中球減少など）が挙げられる．

(4) まとめ

- 従来GEMが唯一の一次化学療法であったが，近年GEM・エルロチニブ併用療法，S-1単独療法が一次治療の選択肢として新たに加わったことから，基礎疾患・生活歴などに基づき，適切な治療の選択肢を患者に提示することが求められるようになった．特にエルロチニブ併用療法については重篤な有害事象も懸念されることから，十分な患者説明が必要である．
- GEMとS-1のいずれを一次治療として選択するか，の判断基準については，現時点では特にコンセンサスは得られていない．それぞれの薬剤の有害事象のプロファイルを十分理解した上での使い分けが今後必要になると考えられる．

〈二次化学療法〉

- 一次化学療法が不応となった後の二次治療については，支持療法と比べて化学療法の有用性がRCTにより示されている．
- 二次化学療法の標準レジメンは未だ確立されていない．S-1単独療法は奏効率15%，MST 4.5ヵ月，またGEM・S-1併用療法は奏効率18%，MST 7.0ヵ月と報告されている．

治療 Up to date

1. 化学療法のトピックス：FOLFIRINOX療法

- 一次療法としては従来GEMが用いられていたが，その治療成績は十分とは言えずより有効性の高い治療法が望まれている．
- FOLFIRINOX療法は2週間を1コースとして，オキサリプラチン$85mg/m^2$

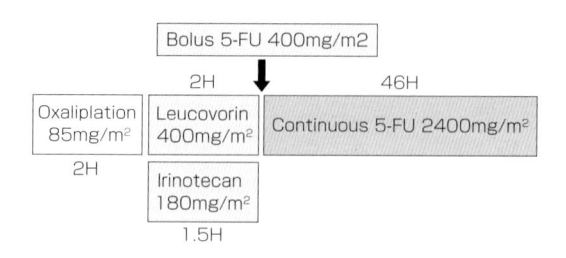

```
          Bolus 5-FU 400mg/m2
        2H      ↓
Oxaliplation  Leucovorin       46H
85mg/m²       400mg/m²    Continuous 5-FU 2400mg/m²
2H            Irinotecan
              180mg/m²
              1.5H
```

図4 FOLFIRINOX療法

を2時間静注し，直後にロイコボリン400mg/m²を2時間静注，ロイコボリン投与開始から30分後にイリノテカン180mg/m²の静注を90分間行う．その後5-FUを400mg/m²にて急速静注し，2400mg/m²を46時間持続点滴静注する方法である（図4）．

- 2011年Conroyらは，全身状態が良好な（performance status 0-1）遠隔転移を伴う膵癌患者を対象としたFOLFIRINOX療法とGEM単独療法の第III相RCTの結果を報告した[9]．FOLFIRINOX療法はGEM単独療法と比較して，MST 11.1ヵ月 vs. 6.8ヵ月（ハザード比 0.57，95％信頼区間 0.45～0.73）と有意に生命予後を改善することを示した．また無再発生存期間，奏効率も有意に前者で良好な結果が得られた．
- FOLFIRINOX療法は，Grade 3以上の好中球減少，発熱性好中球減少，血小板減少，下痢，感覚神経障害が優位に多かった．42.5％の患者に対してG-CSFを使用したにも関わらず，5.4％にGrade 3以上の発熱性好中球減少を認めるなど，骨髄抑制や消化器毒性が強いレジメンと考えられる．一方，治療関連死は稀であり忍容性は示されている．
- 上記試験には日本人は参加していないため，日本人における安全性や効果は確認されていない．2011年より第II相試験が開始され，その結果が待たれるところである．

2. 膵外分泌機能不全：パンクレリパーゼ（リパクレオン®）
- 膵癌患者において膵外分泌機能は健常成人と比較して低下することが知られており，消化吸収障害や，それに伴う症状（腹部不快感・腹部膨満・下痢・脂肪便・体重減少など）の原因となり，患者のQOLを増悪させる可能性がある．膵消化酵素薬の高用量投与は，膵外分泌機能低下を伴う膵癌患者において体重

減少や脂肪の吸収障害を改善することが報告されており，QOL の改善に寄与すると考えられている[10]．
- 2011 年 4 月，わが国でもパンクレリパーゼが承認された．従来承認されていた膵消化酵素薬と比較して 6.5 〜 8.4 倍の高用量であり，その使用により膵外分泌機能低下を伴う膵癌患者の QOL 改善が期待される．

（池澤賢治，重川　稔）

■ 参考文献

1) Ogawa Y, et al: A prospective pancreatographic study of the prevalence of pancreatic carcinoma in patients with diabetes mellitus. Cancer 94: 2344-2349, 2002.
2) 中原一有，他：経過中に膵癌を発症した慢性膵炎症例の臨床像．胆と膵 29: 253-258, 2008.
3) 池永直樹，他：膵癌　疫学・危険因子・症候．日本内科学会雑誌 101: 4-6, 2012.
4) 高山玲子，他：画像診断；EUS. Pharma Medica 26: 35-38, 2008.
5) Iiboshi T, et al: Value of cytodiagnosis using endoscopic nasopancreatic drainage for early diagnosis of pancreatic cancer: establishing a new method for the early detection of pancreatic carcinoma in situ. Pancreas 41: 523-529, 2012.
6) 日本膵臓学会：膵癌取扱い規約，第 6 版，p.11, 金原出版，2009.
7) 田中雅夫：膵癌登録報告 2007. 膵臓 22: e133, 2007.
8) Moore MJ, et al: Erlotinib plus gemcitabine compared with gemcitabine alone in patients with advanced pancreatic cancer: a phase III trial of the National Cancer Institute of Canada Clinical Trials Group. J Clin Oncol 25: 1960-1966, 2007.
9) Conroy T, et al: FOLFIRINOX versus gemcitabine for metastatic pancreatic cancer. N Engl J Med 364: 1817-1825, 2011.
10) Damerla V, et al: Pancreatic enzyme supplementation in pancreatic cancer. J Support Oncol 6: 393-396, 2008.

4 膵嚢胞性疾患 cystic disease of pancreas

★膵管内乳頭粘液性腫瘍
intraductal papillary-mucinous neoplasm : IPMN

どういう疾患か？

- 膵管内乳頭粘液性腫瘍（IPMN）は，膵管内に粘液を過剰に産生する腫瘍上皮が乳頭状に増殖する疾患で，粘液貯留による膵管拡張を特徴とする．IPMNの多くは高齢，男性，膵頭部に発生する．
- 画像診断あるいは組織学的に分枝型，主膵管型，混合型の三型に分類される．
- 2012年の international consensus guideline[1] では，部分的あるいはびまん性の5mmを超える主膵管拡張が他の原因がなく見られるものを主膵管型，主膵管と交通する5mmを超える分枝膵管の拡張を認めるものを分枝型，両者を満たすものを混合型と定義している．
- IPMNの一部は腫瘍細胞が悪性化し，上皮内癌を経て浸潤癌へ進展し，IPMN由来浸潤癌となる．また，年率0.72〜1.1%でIPMNとは離れた部位に通常型膵癌の発生（併存癌）が認められる[2-4]．このためIPMNのフォローにおいては，IPMNそのものの悪性化のみならず，併存癌の発生にも注意して膵全体をチェックする必要がある．

治療に必要な検査と診断

- 主膵管型IPMNでは主膵管のびまん性拡張が，分枝型IPMNは多房性でブドウの房状の嚢胞性病変が特徴的とされる．主膵管拡張を認める場合は，閉塞機転がないかの確認が必要である．分枝型IPMNと後述する他の嚢胞性病変である粘液性嚢胞腫瘍（MCN），漿液性嚢胞腫瘍（SCN），仮性嚢胞との鑑別ポイントについては表1に示す．
- USは非侵襲的な検査であり，病変のスクリーニングや経過観察に用いられる．空間分解能に優れるため結節や隔壁肥厚などの小病変の描出に優れるが，腸管ガスの影響などを受けやすく部位によっては詳細な観察は難しい．

表1 一般的な膵嚢胞の臨床的および画像診断上の特徴（『IPMN/MCN 国際診療ガイドライン 2012 年版』より）

特徴	MCN	BD-IPMN	SCN	仮性嚢胞
性別 （女性の場合）	＞95％	～55％	～70％	＜25％
年齢	40代，50代	60代，70代	60代，70代	40代，50代
無症状例の割合	～50％	小囊胞はほとんど	～50％	ほぼゼロ
局在 （体尾部の割合）	95％	30％	50％	65％
共通被膜	あり	なし	あり	該当せず
石灰化	稀にあり 被膜に曲線状	なし	30～40％ 中央部	なし
肉眼的形状	オレンジ状	ブドウの実・房状	スポンジまたは蜂巣状	一定の形状なし
多発性	なし	あり	なし	稀にあり
内部構造	cysts in cyst	cyst by cyst	microcystic 稀に macrocystic	単房性
主膵管との交通	稀	あり（描出できるとは限らない）	なし	通常あり
主膵管の所見	正常または変位あり	正常または拡張あり ＞5mmは混合型	正常または変位あり	正常または不整拡張，膵石がありうる

略語：MCN（mucinous cystic neoplasm），BD-IPMN（branch duct intraductal mucinous neoplasm），SCN（serous cystic neoplasm）

- CT は病変の全体像が捉えやすく，他臓器との位置関係や脈管侵襲，遠隔転移の有無の評価に有用である．造影により拡張分枝内の隔壁様構造や結節状隆起が造影されるため，粘液や蛋白栓との鑑別に有用である．
- MRI では囊胞は T1 強調像で低信号，T2 強調像で高信号を呈し，結節や粘液は T2 強調像で陰影欠損として描出される．MRCP は主膵管と拡張分枝全体の描出ができるため全体像の把握に有用であるが，囊胞と主膵管の交通や微小な結節状隆起の評価は困難である．また，粘稠な粘液が存在する場合は結節状隆起との鑑別が問題となる．
- ERCP では乳頭開口部の開大や開口部からの粘液排出が特徴的であり，主膵管内や囊胞内の粘液や結節は透亮像として描出される．結節状隆起は，可動性がないこと，再現性のある陰影欠損像として描出されることから粘液と鑑別する．膵液の細胞診や膵管生検による病理診断が可能なため，治療方針決定や術前精査にあたり必須の検査である．
- IDUS では，膵管内の結節の有無やその大きさ，膵実質浸潤の有無が評価できる．主膵管の結節は高エコーの点の集簇あるいは乳頭状腫瘤として観察される．浸潤部では膵実質内に腫瘍像が観察される．腫瘍の主膵管内進展の範囲が評価できるため，膵切離線の決定に有用である．ただし，IDUS は 20 ～ 30MHz の高周波プローブを主膵管に挿入しての検査であるために観察深度がプローブから約 20mm 程度と浅く，病変が大きい場合には全体像の観察は困難である．
- EUS は優れた空間分解能を持ち，隔壁の存在や壁肥厚，壁在結節や小膵癌の併存を捉えるのに最も優れた検査法である．結節は等～高エコーの充実性病変として描出される．

EBM に基づく治療の実際

- 主膵管型・混合型 IPMN はその 61.6 %（36 ～ 100 %）が悪性と報告されており[1]，主膵管径が 10mm 以上のものは手術適応とされている．主膵管径が 5 ～ 9mm の症例に関しては，EUS で主膵管内の壁在結節，壁肥厚や粘液栓を認める場合や，細胞診が suspicious あるいは positive であれば手術適応とされている．
- 分枝型 IPMN は切除例の 25.5 %（6.3 ～ 46.5 %）[1] が悪性と報告されている．

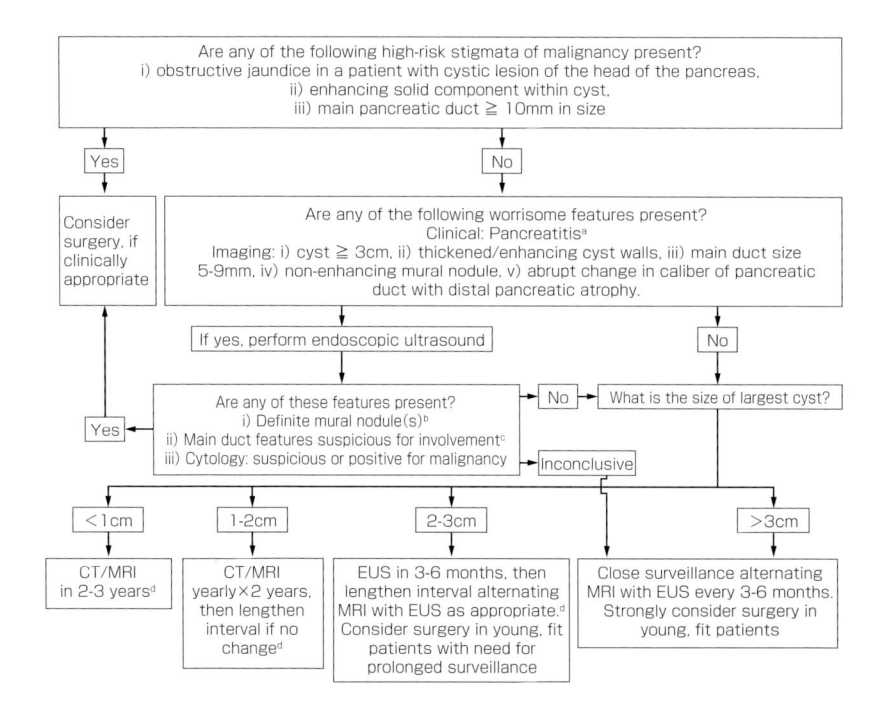

```
┌─────────────────────────────────────────────────────────────────────┐
│           Are any of the following high-risk stigmata of malignancy present? │
│     i) obstructive jaundice in a patient with cystic lesion of the head of the pancreas, │
│                 ii) enhancing solid component within cyst,          │
│                 iii) main pancreatic duct ≧ 10mm in size            │
└─────────────────────────────────────────────────────────────────────┘
       ↓ Yes                              ↓ No
┌──────────────┐   ┌──────────────────────────────────────────────────┐
│ Consider     │   │    Are any of the following worrisome features present? │
│ surgery, if  │   │              Clinical: Pancreatitis[a]           │
│ clinically   │   │ Imaging: i) cyst ≧ 3cm, ii) thickened/enhancing cyst walls, iii) main duct size │
│ appropriate  │   │ 5-9mm, iv) non-enhancing mural nodule, v) abrupt change in caliber of pancreatic │
└──────────────┘   │              duct with distal pancreatic atrophy. │
                   └──────────────────────────────────────────────────┘
                           ↓ If yes, perform endoscopic ultrasound       ↓ No
       ┌───────────────────────────────────────┐    ┌────→┌──────────────────────────┐
       │  Are any of these features present?   │←No─┤     │What is the size of largest cyst?│
  Yes  │    i) Definite mural nodule(s)[b]     │    │     └──────────────────────────┘
  ←────│ ii) Main duct features suspicious for involvement[c] │    │
       │iii) Cytology: suspicious or positive for malignancy │ ←─Inconclusive
       └───────────────────────────────────────┘

   ↓ <1cm    ↓ 1-2cm       ↓ 2-3cm                    ↓ >3cm
┌────────┐ ┌──────────┐ ┌────────────────────────┐ ┌──────────────────────────────┐
│CT/MRI  │ │CT/MRI    │ │EUS in 3-6 months, then │ │Close surveillance alternating│
│in 2-3  │ │yearly×2  │ │lengthen interval alter-│ │MRI with EUS every 3-6 months.│
│years[d]│ │years,    │ │nating MRI with EUS as  │ │Strongly consider surgery in  │
│        │ │then      │ │appropriate.[d]         │ │young, fit patients           │
│        │ │lengthen  │ │Consider surgery in     │ │                              │
│        │ │interval  │ │young, fit patients with│ │                              │
│        │ │if no     │ │need for prolonged      │ │                              │
│        │ │change[d] │ │surveillance            │ │                              │
└────────┘ └──────────┘ └────────────────────────┘ └──────────────────────────────┘
```

a. Pancreatitis may be an indication for surgery for relief of symptoms.
b. Differential diagnosis includes mucin. Mucin can move with change in patient position, may be dislodged on cyst lavage and does not have Doppler flow. Features of true tumor nodule include lack of mobility, presence of Doppler flow and FNA of nodule showing tumor tissue.
c. Presence of any one of thickened walls, intraductal mucin or mural nodules is suggestive of main duct involvement. In their absence main duct involvement is inconclusive.
d. Studies from Japan suggest that on follow-up of subjects with suspected BD-IPMN there is increased incidence of pancreatic ductal adenocarcinoma unrelated to malignant transformation of the BD-IPMN(s) being followed. However, it is unclear if imaging surveillance can detect early ductal adenocarcinoma, and, if so, at what interval surveillance imaging should be performed.

図1 分枝型 IPMN の診療方針選択のアルゴリズム

2006年のガイドライン[5]では膵液細胞診陽性，壁在結節あり，嚢胞径＞3cm，主膵管拡張，膵炎による臨床症状のあるものが切除適応とされてきた．新しいガイドライン[1]では膵頭部の嚢胞による閉塞性黄疸例，壁在結節を有する例，10mm以上の主膵管拡張例が手術適応で，嚢胞径＞3cmの症例に関しては，EUSで拡張分枝内の壁在結節，主膵管内の壁肥厚や粘液栓や結節の所見を認める場合や，細胞診がsuspiciousあるいはpositiveであれば手術適応とされた．新しいガイドラインにおける分枝型IPMNの診療方針選択のアルゴリズムについては図1に示すとおりである．分枝型IPMNの経過観察方法については未だ議論が多くわかれるところであり，より多くの施設にて施行可能なエビデンスに基づいた経過観察プロトコルの作成が望まれる．

★粘液性嚢胞腫瘍　mucinous cystic neoplasm: MCN

どういう疾患か？

- 厚い被膜に覆われた，球形の隔壁を有する腫瘍で，中年女性の膵体尾部に好発する[6]．
- 組織学的には卵巣様間質（ovarian-type stroma）を有することが多い[6]．ほとんどが女性にみられるため，男性例でMCNの診断がなされたものは，慎重に見直し・再検討すべきである．
- 卵巣様間質は卵巣の間質に類似した細胞密度の高い間質で，円形あるいは細長い核と，細胞質の乏しい紡錘形の細胞が密に集合したものとされる．免疫染色ではvimentin陽性，smooth muscle actin陽性で，progesteron receptorおよびestrogen receptorは，ときに陽性となる．
- MCNの中の14〜16.8%[7,8]は卵巣様間質のないものがあること，それらは卵巣様間質のあるものより浸潤傾向が強く，術後成績の悪い傾向が報告されている．

治療に必要な検査と診断

- CT，USでは隔壁を有する大きな多房性嚢胞，あるいは単房性嚢胞として描

出される．囊胞全体を被包する分厚い線維性被膜を有し，多房性であるが外側に凸に向かう囊胞は見られず，内部が隔壁で大小に分割され内側に凸に向かう囊胞が cyst in cyst の形で存在して夏みかん状の形態を呈するのが特徴的とされる[9]．単房性の場合や隔壁が薄い場合は仮性囊胞との鑑別が問題となる．
- MRI では囊胞は T1 強調像で低信号，T2 強調像で高信号を示し，被膜および隔壁は T1，T2 強調像ともに低信号を示す．出血を伴う場合は T1 強調像で高信号域として描出される．
- ERCP や MRCP では膵管拡張を認めず，膵管との交通を認めないことが多い．

EBM に基づく治療の実際

- MCN は腺腫であっても malignant potential を有し，浸潤癌例の予後は不良で，良悪性の術前診断が困難である．そのため MCN と診断されれば外科手術治療が可能な限り切除が推奨されるが，4cm 未満で壁在結節のない MCN では悪性例は報告されておらず，このような MCN を有する高齢者では経過観察も考慮される[1]．腫瘍径の大きなもの，壁在結節，卵殻様石灰化などが悪性を示唆する所見とされており，腫瘤像が囊胞内から囊胞壁構造の破壊や周囲への浸潤所見がみられれば浸潤癌と診断する．
- 切除例の 5 年生存率は 37.5％ と低く，明らかな浸潤所見を認める場合の予後は良好とは言えない[6]．

★漿液性囊胞腫瘍　serous cystic neoplasm: SCN

どういう疾患か？

- 中高年女性の膵体尾部に好発する球形の腫瘍であり，大半が良性腫瘍であるが，1.3％ に悪性例が認められたという報告もある[10]．典型的には多数の小囊胞が蜂巣状に集簇する海綿状の多房性囊胞腫瘍であり，従来から microcystic adenoma と呼ばれている．しかし近年，大きな囊胞からなる macrocystic type や肉眼的には充実性に近い solid type も報告されている．
- Von Hippel-Lindau（VHL）病に合併することがある．

治療に必要な検査と診断

- USでは小嚢胞の集簇が観察される場合もあるが，高エコーの充実性腫瘍として描出されることが多い．ただし，solid type は低〜等エコーを呈することが多い．
- 単純 CT では嚢胞を反映して多房性で境界明瞭な低吸収域として観察され，10〜40％程度で腫瘍の中心部に石灰化を認める．造影 CT では隔壁や間質が造影されるため，早期相から濃染する．血管造影でも同様に hypervascular な腫瘍として観察される．
- MRI では T1 強調像で低信号，T2 強調像で高信号を呈する．
- EUS では小嚢胞の集簇による蜂巣状構造が観察される．Solid type は微細な高エコーとして描出されることがある．
- ERCP では膵管との交通は認めないことがほとんどである．

EBM に基づく治療の実際

- ほとんどが良性腫瘍であるため，診断が確実で臨床症状がない場合は経過観察が基本となる．ただし一部に悪性例の報告や鑑別診断が困難である症例もあり，渡辺らは① IPMN，MCN，内分泌腫瘍などとの鑑別が困難で悪性の可能性がある場合，②有症状例（腹痛や黄疸など），③急激な増大例，④ 10cm 程度の巨大腫瘍例では積極的切除の適応であるとしている[11]．

★ solid-psudopapillary neoplasm：SPN

どういう疾患か？

- 若い女性の膵体尾部に好発する低悪性度腫瘍で，結合性の弱い，形態学的に均一な上皮性腫瘍細胞が充実性あるいは偽乳頭状構造を形成する．細胞の起源は不明で，Franz tumor, solid and cystic tumor など様々な名称で呼ばれていたが，組織所見から現在の名称となった．国内報告 302 症例をまとめた報告では，女性例が 262 例（86.8％）とされる[12]．

- 本来は充実性腫瘍であるが，時間の経過により，出血・壊死・石灰化などの変化を伴い，充実成分と囊胞成分が混在する（囊胞変性を来たす充実性腫瘍）．肥厚した線維性被膜に囲まれる結節性病変を形成することが多い．

治療に必要な検査と診断

- 境界明瞭で膵の被膜外側に突出するように発育する．US, CT では単房性囊胞性病変として描出され，充実成分が認められることもある．約40％に石灰化や異所性骨化を伴い，卵殻状の石灰化は SPN に特徴的な所見とされる．SPN 自体は乏血性であることが多く，造影効果に乏しいが，囊胞成分を伴わない SPN では腫瘍濃染を示す例もある．
- 膵管造影では主膵管の圧排像程度の所見であることが多いが，腫瘍の位置や大きさによっては主膵管の途絶が認められることもある．

EBM に基づく治療の実際

大部分は良性だが，再発・転移の報告もあるため，手術治療が基本となる．切除に関しては，予防的リンパ節郭清術の必要はなく，腫瘍の完全摘出により95％以上の症例で根治が期待できる[13]．

★仮性囊胞　pseudocyst

どういう疾患か？

- 線維や肉芽組織などの結合組織の壁で被包された膵液貯留で，急性膵炎や慢性膵炎，膵外傷，膵手術等により膵組織や膵管の損傷を来たし，膵液が膵組織内外に貯留した状態．感染が加わると膵膿瘍となる．
- 成因から大きく3つのタイプに分類される．
    - Type-Ⅰ：急性膵炎後の仮性囊胞
    - Type-Ⅱ：慢性膵炎急性増悪後の仮性囊胞

Type-Ⅲ：慢性仮性囊胞（貯留囊胞）

Type-Ⅰ，Ⅱはいずれも膵外への炎症波及に伴って膵・胃間の網囊腔への浸出液貯留，Winslow 孔の閉鎖が起こり，網囊腔を囊胞腔とした仮性囊胞が形成されるため胃壁そのものが仮性囊胞の壁となるが，Type-Ⅲは膵内の囊胞である．

治療に必要な検査と診断

- 一般に類円形の単房性構造を特徴とし，囊胞壁は平滑で薄く，造影 CT で造影効果が認められる．囊胞内腔は US では無エコー，CT では低吸収域に描出される．MRI 検査は囊胞内溶液の性状を知るのに有用で，T1 強調像で低信号，T2 強調像で高信号域となる．
- Type-Ⅱの仮性囊胞では隔壁構造や囊胞内部の壊死物質や血液などにより多彩な像を呈する．

EBM に基づく治療の実際

- 仮性囊胞は自然消退するものも多いが，径 6cm 以上で 6 週以上経過したものでは感染・出血・破裂などの危険性が高まること[14]，6 週間を経過して消失せず，腹痛，感染，gastric outlet syndrome，閉塞性黄疸などの症状を呈する例は治療適応とされる[15]．
- 治療法としては外科手術や内視鏡的治療（EUS を用いた経消化管的ドレナージや内視鏡的 debridement，経乳頭的ドレナージ），US/CT ガイド下ドレナージの他，オクトレオチドを用いた薬物療法も報告されているが，選択に関して確立されたコンセンサスはない．

（岩橋　潔，重川　稔）

■ 参考文献

1) Tanaka M, et al: International consensus guidelines 2012 for the management of IPMN and MCN of the pancreas. Pancreatology 12: 183-197, 2012.
2) Uehara H, et al: Development of ductal carcinoma of the pancreas during follow-up of branch duct intraductal papillary mucinous neoplasm of the pancreas. Gut 57: 1561-

1565, 2008.
3) Tanno S, et al: Pancreatic ductal adenocarcinoma in long-term follow-up patients with branch duct intraductal papillary mucinous neoplasms. Pancreas 39: 36-40, 2010.
4) Kawakubo K, et al: Incidence of extrapancreatic malignancies in patients with intraductal papillary mucinous neoplasms of the pancreas. Gut 60: 1249-1253, 2011.
5) Tanaka M, et al: International consensus guidelines for management of intraductal papillary mucinous neoplasms and mucinous cystic neoplasms of the pancreas. Pancreatology 6: 17-32, 2006.
6) 鈴木　裕，他：IPMT，MCTにおける全国症例調査の分析と現状における問題点．膵臓 18: 653-663, 2003.
7) Zamboni G, et al: Mucinous cystic tumors of the pancreas. Am J Surg Pathol 23: 410-422, 1999.
8) Suzuki Y, et al: Cystic neoplasm of the pancreas: a Japanese multiinstitutional study of intraductal papillary mucinous tumor and mucinous cystic tumor. Pancreas 28: 241-246, 2004.
9) 山雄健次：膵管内乳頭腫瘍と粘液性囊胞腫瘍の臨床診断．消化器画像 3: 322-328, 2001.
10) Galanis C, et al: Resected serous cystic neoplasms of the pancreas: A review of 158 patients with recommendations for treatment. J Gastrointest Surg 11: 820-826, 2007.
11) 渡辺五郎，他：Serous Cystic Tumor（SCT）の手術適応―自験例17例の検討と手術適応についての考察．胆と膵 24: 303-310, 2003.
12) 吉岡正智，他：膵solid-pseudopapillary tumorの臨床病理学的特徴と外科的治療―本邦報告302例と自験6例について―．胆と膵 22: 45-52, 2002.
13) 杉山政則，他：膵囊胞性腫瘍の治療方針．日消病会誌 101: 865-71, 2004.
14) Bladley EL, et al: The natural history of pancreatic pseudocyst: A unified concept of management. Am J Surg 137: 135-139, 1979.
15) 乾　和郎，他：膵仮性囊胞の内視鏡治療ガイドライン2009．膵臓 24: 571-593, 2009.

5 自己免疫性膵炎 autoimmune pancreatitis

どういう疾患か？

- 自己免疫性膵炎は，わが国より提唱された疾患概念であり，高γグロブリン血症，高 IgG 血症，高 IgG4 血症や自己抗体の存在，ステロイド治療が有効など，自己免疫機序の関与を示唆する所見を伴う膵炎である[1]．
- 国際的には 2011 年に国際コンセンサス診断基準が作成されたが[2]，やや煩雑で専門医向きであるため，わが国の一般臨床家のために，日本膵臓学会と厚生労働省難治性膵疾患調査研究班により，『自己免疫性膵炎臨床診断基準 2011』が作成された（表 1）[3]．
- 画像検査で膵腫大や膵管狭窄像を認めるものの，腹痛や背部痛などの膵炎の症状は軽度なことが多く，閉塞性黄疸，糖尿病や随伴する膵外病変による症状を呈することが多い．
- 2008 年の厚生労働省難治性膵疾患の疫学調査では年間受療者数は約 2800 人，罹患率は人口 10 万人対 2.2 人で中高年の男性に多い[4]．慢性膵炎全体の約 2％程度の頻度である．
- 自己免疫性膵炎にはステロイドが奏効するが，無治療で自然軽快する症例もある．

治療に必要な検査と診断

- 『自己免疫性膵炎臨床診断基準 2011（表 1）』に近年の知見が集約されている．
- 悪性腫瘍との鑑別が困難な症例に対するステロイドの診断的治療はあくまでオプションであり，非専門医が行うべきではない．超音波内視鏡下穿刺吸引細胞診（EUS-FNA）等の組織診断にて十分に悪性腫瘍を否定後に膵臓専門医によって慎重に行われるべきである．

表1 自己免疫性膵炎臨床診断基準2011[3]
(日本膵臓学会・厚生労働省難治性膵疾患調査研究班)

【疾患概念】
　わが国で多く報告されている自己免疫性膵炎は，その発症に自己免疫機序の関与が疑われる膵炎であるが，IgG4関連疾患の膵病変である可能性が高い．中高年の男性に多く，膵の腫大や腫瘤とともに，しばしば閉塞性黄疸を認めるため，膵癌や胆管癌などとの鑑別が必要である．高γグロブリン血症，高IgG血症，高IgG4血症，あるいは自己抗体陽性を高頻度に認め，しばしば硬化性胆管炎，硬化性唾液腺炎，後腹膜線維症などの膵外病変を合併する．病理組織学的には，著明なリンパ球やIgG4陽性形質細胞の浸潤，花筵状線維化（storiform fibrosis），閉塞性静脈炎を特徴とする lymphoplasmacytic sclerosing pancreatitis（LPSP）を呈する．ステロイドが奏功するが，長期予後は不明であり，再燃しやすく膵石合併の報告もある．
　一方，欧米ではIgG4関連の膵炎以外にも，臨床症状や膵画像所見は類似するものの，血液免疫学的異常所見に乏しく，病理組織学的に好中球上皮病変（granulocytic epithelial lesion；GEL）を特徴とする idiopathic duct-centric chronic pancreatitis（IDCP）が自己免疫性膵炎として報告されている．男女差がなく，比較的若年者にもみられ，時に炎症性腸疾患を伴う．ステロイドが奏功し，再燃はまれである．国際的にはIgG4関連の膵炎（LPSP）を1型，GELを特徴とする膵炎（IDCP）を2型自己免疫性膵炎として分類し，国際コンセンサス基準（International Consensus of Diagnostic Criteria（ICDC）for autoimmune pancreatitis）が提唱されている．しかしながら，わが国では2型が極めてまれであるため，本診断基準ではわが国に多い1型を対象とし，2型は参照として記載するに留めた．

【診断基準】
A. 診断項目
　I. 膵腫大：
　　a. びまん性腫大（diffuse）
　　b. 限局性腫大（segmental/focal）
　II. 主膵管の不整狭細像：ERP
　III. 血清学的所見
　　　高IgG4血症（≧135mg/dl）
　IV. 病理所見：以下の①〜④の所見のうち，
　　a. 3つ以上を認める．
　　b. 2つを認める．
　　①高度のリンパ球，形質細胞の浸潤と，線維化
　　②強拡1視野当たり10個を超えるIgG4陽性形質細胞浸潤
　　③花筵状線維化（storiform fibrosis）
　　④閉塞性静脈炎（obliterative phlebitis）
　V. 膵外病変：硬化性胆管炎，硬化性涙腺炎・唾液腺炎，後腹膜線維症
　　a. 臨床的病変
　　　臨床所見および画像所見において，膵外胆管の硬化性胆管炎，硬化性涙腺炎・唾液腺炎（Mikulicz病）あるいは後腹膜線維症と診断できる．
　　b. 病理学的病変
　　　硬化性胆管炎，硬化性涙腺炎・唾液腺炎，後腹膜線維症の特徴的な病理所見を認める．

＜オプション＞ステロイド治療の効果
　専門施設においては，膵癌や胆管癌を除外後に，ステロイドによる治療効果を診断項目に含むこともできる．悪性疾患の鑑別が難しい場合は超音波内視鏡下穿刺吸引（EUS-FNA）細胞診まで行っておくことが望ましいが，病理学的な悪性腫瘍の除外診断なく，ステロイド投与による安易な治療的診断は避けるべきである．

表1 つづき

B. 診　断
I. 確診
　①びまん型
　　Ia ＋ ＜ III/IVb/V（a/b）＞
　②限局型
　　Ib ＋ II ＋ ＜ III/IVb/V（a/b）＞の2つ以上
　　または
　　Ib ＋ II ＋ ＜ III/IVb/V（a/b）＞＋オプション
　③病理組織学的確診
　　IVa

II. 準確診
　限局型：Ib ＋ II ＋ ＜ III/IVb/V（a/b）＞
III. 疑診*
　びまん型：Ia ＋ II ＋ オプション
　限局型：Ib ＋ II ＋ オプション

　自己免疫性膵炎を示唆する限局性膵腫大を呈する例でERP像が得られなかった場合，EUS-FNAで膵癌が除外され，III/IVb/V（a/b）の1つ以上を満たせば，疑診とする．さらに，オプション所見が追加されれば準確診とする．
疑診＊：わが国では極めて稀な2型の可能性もある．
＋：かつ，／：または

表2　自己免疫性膵炎の治療についてのコンセンサス[1]

・診断／合併症の検索
・胆道ドレナージ（黄疸例）
・血糖コントロール（糖尿病合併例）

プレドニゾロン　30〜40mg/日
（0.6mg/体重(kg)/日）

プレドニゾロン　5.0〜7.5mg/日
（活動性や体重により10mg/日も考慮する）

入院　｜　寛解導入　｜　維持療法　｜　経過観察
　　　　2〜3ヵ月
　　　　　　　3年を目安

注1.自己免疫性膵炎の診断がつかない時点で，安易にステロイド治療を行ってはならない．また，ステロイド治療の経過から膵腫瘍が否定されない場合，膵癌を念頭においた再評価を行う．

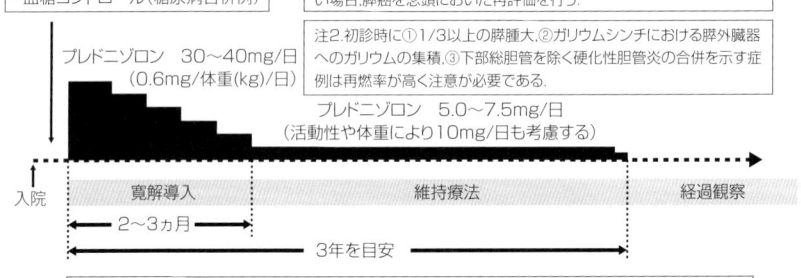

注2.初診時に①1/3以上の膵腫大，②ガリウムシンチにおける膵外臓器へのガリウムの集積，③下部総胆管を除く硬化性胆管炎の合併を示す症例は再燃率が高く注意が必要である．

注3.ステロイド治療の効果判定および再燃についての経過観察には，血清γグロブリン値やIgG，IgG4などの血液生化学検査所見，腹部画像診断，黄疸や腹部不快感などの臨床徴候を参考にする．

EBMに基づく治療の実際

- 厚生労働省難治性膵疾患調査研究班と日本膵臓学会より『自己免疫性膵炎診療ガイドライン2009[1]』が作成されている（表2）．
- 自然軽快例があるため，閉塞性黄疸，腹痛・背部痛を有する例，膵外病変合併

例がステロイド治療の適応となる.
- 緩解導入療時には経口プレドニゾロン 0.6mg/ 体重 kg/ 日から投与を開始し，2〜4週間の継続投与後に 5mg ずつ減量し，2〜3ヵ月を目安に維持量まで漸減する[1].
- 維持療法では経口プレドニゾロンを少なくとも 5mg/ 日で投与し，画像検査および血液検査で完全な改善が得られた症例では，3年間を目安に中止する[1].
- 初回治療でのステロイド無効例では，悪性腫瘍を念頭に置いた再評価が必要である.

治療 Up to date

- 厚生労働省難治性膵疾患調査研究班による全国調査[5]では，自己免疫性膵炎 563 例中，459 例（82％）にステロイドが投与され，緩解率はステロイド治療例（98％）でステロイド無治療例（88％）に比し高かった.

（木津　崇）

■ 参考文献
1) 厚生労働省難治性膵疾患調査研究班・日本膵臓学会：自己免疫性膵炎診療ガイドライン 2009．膵臓 24：1-54, 2009.
2) Shimosegawa T, et al: International consensus diagnostic criteria for autoimmune pancreatitis: guidelines of the International Association of Pancreatology. Pancreas 40: 352-358, 2011.
3) 日本膵臓学会・厚生労働省難治性膵疾患調査研究班：自己免疫性膵炎臨床診断基準 2011．膵臓 27: 17-25, 2012.
4) 西森　功，他：自己免疫性膵炎の実態調査（第 2 回全国調査）平成 21 年度厚生労働省難治性膵疾患調査研究報告書．222-225, 2010.
5) 西森　功，他：自己免疫性膵炎の治療についての実態調査．胆と膵 28: 961-966, 2007.

256　3章　膵疾患

6 神経内分泌腫瘍 neuroendocrine tumor: NET

どういう疾患か？

- 神経内分泌腫瘍（neuroendocrine tumor: NET）は古典的内分泌腺（下垂体，甲状腺，副腎，性腺）に加え，消化管，肺，膵臓などにも分布する神経内分泌細胞から発生した腫瘍の総称である．特に膵原発の腫瘍を膵内分泌腫瘍（pNET）といい，膵腫瘍全体の2～3%を占める[1]．ホルモン分泌能のある機能性腫瘍（頻度の高い順に：インスリノーマ，ガストリノーマ，グルカゴノーマ，ソマトスタチノーマ，VIPoma）とホルモン分泌能のない非機能性腫瘍に大別される．
- 2005年のpNET有病者数は人口10万人あたり約2.23人，1年間の新規発症率は人口10万人あたり約1.01人と推定されている[2]．
- 性差では1:1.6とやや女性に多く，発症年齢の平均は57.6歳で60歳代にピークがある[2]．
- 診断の契機は60%が有症状で，このうち低血糖症状が最も多かった．一方，無症状で検診にて発見された症例は24%であった[2]．
- 多発性内分泌腫瘍症1型（MEN1）の合併がpNETの10%にみられ，ガストリノーマが最も多く27.2%であった．逆にMEN1では非機能性pNETを約80%に合併し，ガストリノーマおよびインスリノーマをそれぞれ約50%，約20%合併する[3]．

治療に必要な検査と診断

- 機能性腫瘍ではホルモン過剰分泌により下記の様な臨床症状を呈する．
  インスリノーマ：低血糖症状（意識消失，痙攣，発汗，脱力発作）
  ガストリノーマ：難治性胃潰瘍，上腹部痛，嘔吐，下痢
  グルカゴノーマ：壊死性遊走性紅斑，体重減少，口角炎，口内炎，血栓塞栓症，下痢
  ソマトスタチノーマ：胆石，脂肪便，下痢
  VIPoma：水溶性下痢（watery diarrhea），低カリウム血症（hypokalemia），低酸症（achlorhydria）（WDHA症候群）

- 診断に有効な生化学的マーカーとしては各種ホルモンの他，NSE，クロモグラニン A が代表的である．クロモグラニン A は非機能性腫瘍でも有用であるが日本では保険未承認である．
- 腹部超音波検査では内部均一な低エコーを呈することが多い．
- 造影 CT では早期濃染を示すことが多い．
- MRI では T1 強調画像で低信号，T2 強調画像で高信号となることが多い．
- 超音波内視鏡（EUS）は微小な腫瘍の検出に優れている．
- 機能性腫瘍では，ホルモン分泌により腫瘍の存在が強く疑われるにもかかわらず画像上診断不可能な場合があり，選択的動脈内カルシウム注入法（SACI）が有効である．カルシウム（0.025mEq/kg）の投与によりホルモン値の上昇（＞2倍）を認めれば，その血管支配領域に腫瘍が存在する可能性が高い．
- pNET では機能性，非機能性を問わずソマトスタチンレセプター（SSTR2,3,5）を高率に発現することが知られており[4]，ソマトスタチンレセプターシンチグラフィーが局在診断に有効である（保険未承認）．
- 組織採取の方法としては外科的切除の他，超音波内視鏡下穿刺吸引法（EUS-FNA）が有効であるが，grading（後述）には難があるという意見が多い．
- 神経内分泌腫瘍は高分化型と低分化型に大別され，増殖因子により grade 分類される（WHO 分類）（表1）．患者の予後は WHO 分類および進行度を表す stage 分類〔ENETS TNM（表2），AJCC/UICC TNM，わが国の『膵癌取扱い規約』〕などにより規定される．

表1　神経内分泌腫瘍の WHO 分類（2010）

名称	Grading		
	Grade	核分裂像（/10HPF）	Ki-67 指数（%）
神経内分泌腫瘍（NET）G1	G1	＜2	≦2%
神経内分泌腫瘍（NET）G2	G2	2〜20	3〜20%
神経内分泌癌（NEC）	G3	＞20	≧20%

（文献5より一部改変）

表2 TNM分類（ENETS）

T 原発腫瘍分類	
TX	原発巣の評価が不可能
T0	原発腫瘍を認めない
T1	膵内に限局，＜2cm
T2	膵内に限局，＜2cm ～ 4cm
T3	膵内に限局，＞4cm あるいは十二指腸または胆管に浸潤
T4	周囲臓器（胃，脾臓，結腸，副腎）あるいは大血管（腹腔動脈や上腸間膜動脈）に浸潤

N リンパ節転移分類	
NX	所属リンパ節転移の評価が不可能
N0	所属リンパ節転移なし
N1	所属リンパ節転移あり

M 遠隔転移分類	
MX	遠隔転移の評価が不可能
M0	遠隔転移なし
M1	遠隔転移あり

Stage			
Stage I	T1	N0	M0
Stage IIa	T2	N0	M0
Stage IIb	T3	N0	M0
Stage IIIa	T4	N0	M0
Stage IIIb	全てのT	N1	M0
Stage IV	全てのT	全てのN	M1

（文献6より一部改変）

EBMに基づく治療の実際

- 唯一の根治的治療法は手術のみであり，適応のある患者には積極的な手術療法が勧められる．以前は2cm以上で手術を検討していたが，最近は機能性腫瘍であればホルモン症状の緩和のために，非機能性腫瘍であれば大きさに関係な

- く grade が高いため手術を行うという方針になりつつある．
- NCCN のガイドラインでは，肝転移の 70％が切除できるのであれば切除を推奨している．切除不能な残りの 30％に対しては，ラジオ波焼灼術（RFA）や経動脈的科学塞栓療法（TACE）などの追加を検討する．
- 手術不能例に対しては内科的治療が選択される．
- 高分化型 pNET に対してはストレプトゾシン（国内未承認）＋ドキソルビシンが奏効率 69％，生存期間中央値 26.4 ヵ月で有効との報告がある[7]．
- 低分化型 pNET に対しては臨床的病理学的に類似する肺小細胞癌の化学療法に準じ，エトポシド＋シスプラチンおよびイリノテカン＋シスプラチン療法が報告されているが，ランダム化比較試験による延命効果は証明されていない．

治療 Up to date

- 中腸由来の NET（G1, G2）に対してソマトスタチンアナログ製剤（オクトレオチド）を用いた第Ⅲ相試験（PROMID 試験）において，無増悪生存期間がプラセボに対して有意に延長した（14.3 ヵ月 vs 6.0 ヵ月）と報告されている[8]．膵臓においてのエビデンスは不十分であるが，同様の効果が得られることが期待されている．
- pNET（G1, G2）に対してマルチキナーゼ阻害剤であるスニチニブ（わが国では 2012 年 8 月に認可）を投与した第Ⅲ相試験において，無増悪生存期間がプラセボに対し有意に延長した（11.4 ヵ月 vs 5.5 ヵ月）と報告されている[9]．
- pNET（G1, G2）に対して mTOR 阻害剤であるエベロリムス（わが国では 2011 年 12 月に認可）を用いた第Ⅲ相試験（RADIANT-3）において，無増悪生存期間がプラセボと比較し有意に延長した（11.0 ヵ月 vs 4.6 ヵ月）と報告されている．なお，倫理的な問題からプラセボ群で病状が進行した場合に 2 次治療として実薬の投与が許可されている試験デザインであるため，生存期間に有意差は認めていない[10]．

（巽　智秀，川口　司）

参考文献

1) Halfdanarson T, et al: Pancreatic endocrine neoplasms: epidemiology and prognosis of pancreatic endocrine tumors. Endocr Relat Cancer 15: 409-427, 2008.

2) Ito T, et al: Epidemiological study of gastroenteropancreatic neuroendocrine tumors in Japan. J Gastroenterol 45: 234-243, 2010.
3) Alexakis N et al: Hereditary pancreatic endocrine tumors. Pancreatology 4: 417-435, 2004.
4) Oberg K, et al: Consensus report on the use of somatostatin analogs for the managements of neuroendocrine tumors of the gastroenteropancreatic system. Ann Oncology 15: 966-973, 2004.
5) Bosman FT, et al: WHO classification of Tumors of Digestive System Eds: 4th Edition, 2010 LARC Press, lyons France.
6) Rindi G, et al: TNM staging go foregut (neuro) endocrine tumors: a consensus proposal including a grading system Virchows Arch 449: 395-401, 2006.
7) Moertel CG, et al: Streptozocin-doxorubicin, streptoaocin-fluorouracil or chlorozotocin in the treatment of advanced islet-cell carcinoma. N Engl J Med 326: 529-523, 1992.
8) Rinke A, et al: Placebo-controlled, double-blind, prospective, randomized study on the effect of octreotide LAR in the control of tumor growth in patients with metastatic neuroendocrine midgut tumors: a report from the PROMID Study Group. J Clin Oncol 27: 4656-4663, 2009.
9) Raymond E, et al: Sunitinib malate for the treatment of pancreatic neuroendocrine tumors. N Engl J Med 364: 501-513, 2011.
10) Yao JC, et al: Everolimus for advanced pancreatic neuroendocrine tumors. N Engl J Med 364: 514-523, 2011.

4章 食道疾患

1 胃食道逆流症 gastroesophageal reflux disease: GERD, 逆流性食道炎, Barrett 食道

どういう疾患か？

- 胃食道逆流症（gastroesophageal reflux disease: GERD）は，胃内容物の逆流によって臨床症状や合併症を生じた病態の総称である[1]．したがって，GERD例の中には内視鏡検査で下部食道を中心に粘膜障害を認める逆流性食道炎例と，逆流症状を有するが粘膜障害の見られない非びらん性逆流症（non-erosive reflux disease: NERD）が含まれる．
- GERD の食道粘膜障害の主な原因は胃酸の暴露であるが[2]，胃酸以外の食道内逆流も GERD の原因となりうる．食道への胃酸暴露の原因は，食道裂孔ヘルニア・下部食道括約部の異常などが考えられる[3,4]．
- 身体的合併症としては下部食道の粘膜障害（逆流性食道炎）が代表的であるが，胃食道逆流による呼吸器や咽頭・喉頭の合併症を呈する場合がある．逆流関連症状では，胸やけや胃液の逆流感（呑酸）が典型的であり，それに伴う胸痛も食道由来の症状とされる．咳嗽，喘息，喉頭炎，う歯などの食道外症状がある[1,5]．
- Barrett 食道は，逆流性食道炎，胃食道逆流症により下部食道の扁平上皮粘膜が化生性円柱上皮粘膜に置換された後天性の変化である．定義としては「胃から連続して食道内に存在する円柱上皮」であり，組織学的な腸上皮化性の有無は問わないとされている．
- わが国では，検診受験者や医療施設受診者の 4 〜 19.9％が逆流性食道炎（びらん性 GERD）と診断され，その頻度は増加傾向にある．わが国の Barrett 食道の頻度は約 1％[5]であるが，食道腺癌と共に増加傾向にあることが報告されている[6]．

治療に必要な検査と診断

- 胸やけ症状と逆流感が GERD の定型症状とされているが，「胸やけ」という症状の理解が患者に正しく理解されていないのが現状である．そのため，自覚症

状に関する問診が必要で，愁訴の内容から胃食道逆流に関連する症状であるかを判断する（食後，高脂肪食，運動や腹圧上昇などによる症状増悪，制酸剤による軽減など）．問診表は GERD の初期診断に有用であり，QUEST 問診表の逆流性食道炎（びらん性 GERD）に対する感度と特異度はそれぞれ 58 〜 81% と 46 〜 78% と報告されている[7]．

- 逆流性食道炎（びらん性 GERD）の分類には，上部消化管内視鏡検査によるロサンゼルス分類が，その客観性の高さから世界で最も汎用されている[8,9]．粘膜障害（mucosal break）の広がりの程度で grade A 〜 D の 4 段階に分類されており，粘膜障害の長径が 5mm を超えないものを grade A, 5mm 以上のものを grade B，75% 以下の癒合性を認める grade C，75% 以上の grade D としている[9]．なお粘膜障害とは"より正常に見える周囲粘膜と明確に区別される，白苔ないし発赤を有する領域"と定義されている．

- わが国においては欧米に比して逆流性食道炎の頻度が少ないことから，胸やけ症状を有する患者の大半が上記 grade A 〜 D に含まれないこととなる．そのため，びらん・潰瘍は見られないものの，境界不明瞭な発赤・白色混濁といった色調変化を伴うものを色調変化型（minimal change）：grade M，色調変化も認めないもの：grade N として追加したロサンゼルス分類（改変）が提唱され[10]，現在わが国では最も使用されている（図1）．

- 強力な酸分泌抑制作用を有する PPI を用いて，胸やけなどの酸逆流症状消失の有無で治療的診断を行う PPI テストが行われることもある．内視鏡陽性・pH モニタリング陽性 GERD 患者を対象としたプラセボコントロール・二重盲検・多施設でのオメプラゾール 40mg/ 日 × 7 日間投与で行われた試験において感度 74% であったとの報告があり[11]，内視鏡を用いないため，低侵襲であり，簡便，低コストで GERD の診断を行うことが可能である．

- pH モニタリング検査は NERD（非びらん性 GERD）および非定形的症状を訴える患者の食道内酸逆流の評価，難治性 GERD の治療効果判定に有用[12]である．本法で病的な酸逆流の有無と症状との関連は symptom index（SI）[13]や，symptom sensitivity index（SSI）[14]，さらには symptom association probability（SAP）[15]などの指標で評価される（表1）．近年開発された食道壁に直接装着するカプセル型の pH モニタリングは通常のワイヤー型の pH モニタリングによる不快感が軽微であり，より長時間（48 時間）の検査が可能であるが[16]，わが国では薬事法未承認であるため保険適応外である．

- Barrett 食道の定義として，日本食道学会の診断基準では，食道胃接合部

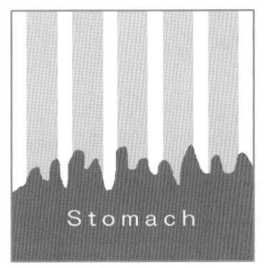

1. 胃食道逆流症, 逆流性食道炎, Barrett 食道　**263**

grade N
内視鏡的に変化を認めないもの

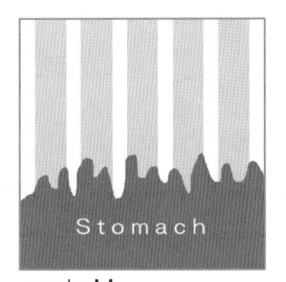

grade M
色調変化型（minimal change）

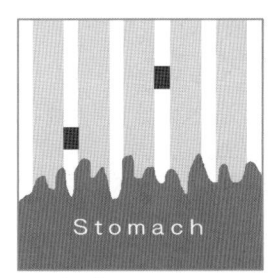

grade A
長径が5mmを超えない粘膜障害で粘膜ひだに限局されるもの

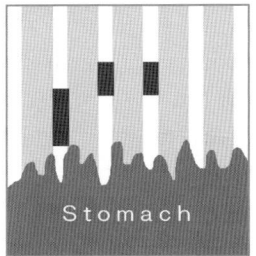

grade B
少なくとも1か所の粘膜障害の長径が5mm以上あり、互いに連続していないもの

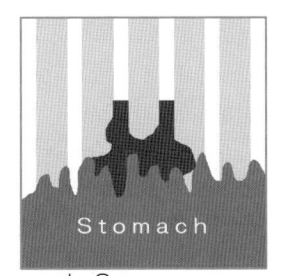

grade C
少なくとも1か所の粘膜障害が2条以上に連続して広がり、全周の75%を超えないもの

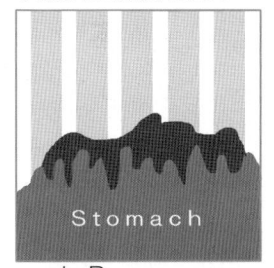

grade D
全周の75%以上の粘膜障害

図1　逆流性食道炎のロサンゼルス分類（改変）（文献10を元に一部改変）

表1　症状と逆流の関連性についての指標

指標	計算式	陽性の判定
symptom index（SI）	= $\dfrac{症状に関連した逆流回数}{総症状回数} \times 100\%$	50%以上
symptom sensitivity index（SSI）	= $\dfrac{症状に関連した逆流回数}{総逆流回数} \times 100\%$	10%以上
symptom association probability（SAP）	= $(1\text{-}p^*) \times 100$	95%以上

*症状と逆流の関連性について，Fisherの直接法によりp値を算出する．

(esophago-gastric junction: EJG) よりも口側に円柱上皮が存在する場合, Barrett食道とされているが, EGJの定義が国際的に統一されていないのが問題である. わが国では下部食道の柵状血管網下端をもってEGJと定義されており, この**柵状血管網下端よりも口側に粘膜境界（squamo-columnar junction: SCJ）を認めれば, それらの間がBarrett粘膜である**. 組織学的には①円柱上皮粘膜領域内の食道固有腺, ②円柱上皮内の扁平上皮島, ③粘膜筋板の二重構造のうち, いずれかの所見が認められる.

- Barrett粘膜が3cm以上全周性に認められるものをLSBE（long segment Barrett's esophagus）と呼び, それ以下のものをSSBE（short segment Barrett's esophagus）と呼ぶ.
- 円柱上皮化性のうち, 特殊腸上皮化性（specialized intestinal metapasia: SIM）を有するBarrett食道は腺癌発生のリスクが高いとされている[17]. 欧米のガイドラインでは肉眼的に認識できる粘膜異常を示す部位の他に, random biopsyや2cm間隔でのquadrant biopsiesを行うことが推奨されているが, 最近では, 酢酸法による拡大内視鏡診断や[18], NBI（Narrow-band imaging）拡大内視鏡の有用性[19]も報告されている.

EBMに基づく治療の実際

1. GERDの内科的治療

- **プロトンポンプ阻害薬（PPI）は初期治療における第一選択薬**であり, 病変の治癒率, 症状の改善率, 費用対効果ともにH_2受容体拮抗薬よりも優れている. 標準量のPPI治療に反応しない患者でも, 倍量投与により食道炎治癒および症状消失が得られるとの報告がある[20].
- 逆流性食道炎の維持療法においても**PPIはH_2受容体拮抗薬よりも優れた症状寛解維持ならびに食道炎の再発抑制効果を示し, 費用対効果に優れている**. PPI半量維持療法は費用対効果に優れているが, 半量でコントロールが不十分な場合は常用量で維持療法が行われることもある.
- PPI初期治療に反応するNERDや軽症の逆流性食道炎の長期管理についてはPPIによるon-demand療法が有用であるとの報告もある.
- PPIはGERDをはじめとする酸関連疾患治療に優れた効果を示し, 高く評価されてきたが, 骨折リスクのある患者に対する**長期使用に関しては注意が必要**

である．大腿骨頸部骨折の増加が注目されている[21]．
- PPI はシトクロム P450（CYP）による代謝を受けるため，**ワルファリン，ジアゼパム，フェニトイン，ジゴキシン，テオフィリンをはじめとする CYP による代謝を受ける他剤との相互作用には十分な注意を要する**．
- 制酸薬は症状緩和には有効だが，その治療効果は限られる．
- 生活習慣指導は顕著な効果が現れるとは限らないが，治療当初より行い継続することが望ましい．
  ① 高脂肪食，飲酒，喫煙，柑橘系ジュース，コーヒー，就寝前の食事など，症状誘発・増悪因子の制限
  ② 肥満症例では減量
  ③ 就寝時，上半身挙上（ときに夜間胸やけ症例で有効な場合あり）
  ④ 高齢女性における亀背症例：原疾患（骨粗鬆症・椎骨圧迫骨折）に対する指導・治療

2. GERD の外科的治療

- 生活習慣の改善や薬物療法の効果が十分に得られない患者，また長期的な PPI の継続投与が必要なびらん性 GERD 患者においては，外科的治療の適応となる．
- びらん性 GERD に対する逆流防止手術の長期成績は PPI 治療と同等もしくは優れていると報告されている[22]が，わが国での比較検討は十分には行われておらず，費用対効果についても十分に検討されていない．
- 手術成績は外科医の経験と技能に左右されることがある．
- 従来は開腹により行われてきた胃食道逆流防止手術も，**現在ではほとんどが腹腔鏡下に行われるようになっている**．術式としては，腹腔鏡下で行われる Nissen 法ないしその変法が基本となるが，Nissen 法とその代表的変法である Toupet 法では長期成績に明らかな差は認めない．ただ，逆流防止効果の確実性では Nissen 法が，過剰な逆流防止機能に関する合併症の面では Toupet 法が勝るとの報告が多い．
- GERD に対する内視鏡的治療は 2003 年より欧米で盛んに行われるようになったが，まだ研究段階である．治療による症状の改善，PPI 服用率の低下に関する報告は多いが，その治療効果は時間経過とともに低下する．腹腔鏡手術と内視鏡的治療の比較では腹腔鏡治療の方が優れているとの報告もある[23]．わが国では 2006 年 4 月に Bard 社の EndoCinch を用いた内視鏡下食道噴門部縫縮

術が保険収載されたが，日本人を対象とした多数例の報告はまだない．

3. Barrett 食道に対する治療

- わが国では Barrett 食道からの dysplasia 発生をアウトカムとした介入研究はなく，Barrett 食道に対する治療の是非については不明である．欧米では，dysplasia の発生について内服治療，外科治療，内視鏡治療について様々な報告があるが，長期観察した研究はない．
- PPI 内服は Barrett 食道の消失には効果を認めないが，外科的手術（Nissen など）は Barrett 食道の軽度の改善と dysplasia の消失をもたらすという報告がある[24]．
- 内視鏡治療については，光線力学療法（photo dynamic therapy: PDT）やアルゴンプラズマ凝固療法（algon plasma coagulation: APC），ラジオ波焼灼療法（radiofrequency ablation: RFA）[25] が腺癌発生リスクを軽減するという報告がある．

治療 up to date

- GERD に対する内視鏡治療として，Stretta を用いたラジオ波焼灼術が近年開発された．しかし長期成績は不明であり，日本人を対象とした多数例の報告はなく，保険適応はないのが現状である．
- Barrett 食道癌に対する治療はその占拠部位における食道扁平上皮癌に準じて行われる．内視鏡的切除の適応は，壁深達度が粘膜固有層内にとどまるものであり（EP, SMM, LPM），相対適応は現在検討中である．

（山田拓哉，辻井正彦）

■ 参考文献

1) Vakiol N, et al: The Montreal definition and classification of gastroesophageal refulux disease: a global evidence-based consensus. Am J Gastroenterol 101: 1900-1920; quiz 1943, 2006.
2) Fass R, et al: Systematic review: proton-pump inhibitor failure in gastro-oesophageal refulux disease-where next? Aliment Parmacol Ther 22: 79-94, 2005.
3) Xenos ES: The role of esophageal motility and hiatal hernia in esophageal exposure to

acid. Surg Endsc 16: 914-920, 2002.
4) 草野元康，他：日本人の食道裂孔ヘルニアの頻度．Gastroenterol Endsc 47: 962-973, 2005.
5) GERD 研究会：GERD Guidline Workshop Report 2002. 2002.
6) Hongo M: Review article: Barrett's oesophagus and carcinoma in Japan. Aliment Parmacol Ther 20: 50-54, 2004.
7) 吉田智治，他：問診による逆流性食道炎および GERD の診断．日臨 62: 1455-1458, 2004.
8) Armstrong D, et al: The endoscopic assessment of esophagitis: a progress report on obserber agreement. Gastroenterology 111: 85-92, 1996.
9) Lundell LR, et al: Endoscopic assessment of oesophagitis: clinical and functional correlates and further validation of the Los Angeles classification. Gut 45: 172-180, 1999.
10) Hoshihara Y: Endoscopic findings of GERD. Nihon Rinsho 62: 1459-1464, 2004.
11) Johnsson F, et al: One-week omeprazole treatment in the diagnosis of gastro-oesophageal reflux disease. Scand J Gastroenterol 33: 15-20, 1998.
12) Klinkenberg-Knol EC, et al: Combined gastric and oesophageal 24-houe pH monitoring and oesophageal manometry in patients with reflux disease, resistant to treatment with omeprazole. Aliment Pharmacol Ther 4: 485-489, 1990.
13) Wiener GJ, et al: The symptom index: a clinically important parameter of ambulatory 24-hour esophageal pH monitoring. Am J Gastroenterol 83: 358-361, 1988.
14) Breumelhof R, et al: The symptom sensitivity index: a valuable additional parameter in 24-hour esophageal pH recording. Am J Gastroenterol 86: 160-164, 1991.
15) Weuten BL, et al: The symptom-assosiation probability: an improved method for symptom analysis of 24-hour esophageal pH data. Gastroenterology 107: 1741-1745, 1994.
16) des Varannes SB, et al: Simultaneous recordings of oesophageal acid exposure with conventional pH monitoring and a wireless system (Bravo). Gut 54: 1682-1686, 2005.
17) Wang KK, et al: American Gastroenterological Association technical review on the role of the gastroenterologist in the management of esophageal carcinoma. Gastroenterology 128: 1471-1505, 2005.
18) Guelrud M, et al: Enhanced magnification endoscopy: a new technique to idenitify specialized intestinal metaplasia in Barrett's esophagus. Gastrointest Endosc 64: 559-565, 2001.
19) Mannath J, et al: Narrow band imaging for characterization of high grade dysplasia and specialized intestinal metaplasia in Barrett's esophagus: a meta-analysis. Endoscopy 42: 351-359, 2010.
20) Holloway RH, et al: Relation between oesophageal acid exposure and healing of oesophagitis with omeprazole in patients with severe reflux oesophagitis. Gut 38: 649-654, 1996.

21) Gote GA, et al: Potential adverse effects of proton pump inhibitors. Curr Gastroenterol Rep 10: 208-214, 2008.
22) Anvari M, et al: A randomized controlled trial of laparoscopic nissen fundoplication versus proton pump inhibitors for treatment of patients with chronic gastroesophageal reflex disease: one-year forrow-up. Surg Innov 13: 238-249, 2006.
23) Chadalavada R, et al: Comparative results of endoluminal gastroplasty and laparoscopic antireflex surgery for the treatment of GERD. Surg Endosc 18: 261-165, 2004.
24) Hofstetter WL, et al: Long-term outcome of antireflex surgery in patients with Barrett's esophagus. Ann Surg 234: 532-538, 2001.
25) Shaheen NJ, et al: Radiofrequency ablation in Barrett's esophagus with dysplasia. N Engl J Med 360: 2277-2288, 2009.

2 食道・胃静脈瘤 gastroesophageal varices

どういう疾患か？

- 食道・胃静脈瘤は門脈圧亢進症に伴って生じ，門脈圧の上昇によって生理的に発生した側副血行路の途中に生じるものである（図1)[1]．
- 食道・胃静脈瘤の主要供血路は左胃静脈であり，後胃静脈，短胃静脈からも一部供血される．これらの供血路は食道胃接合部から下部食道にかけて存在する柵状血管網を経て食道静脈瘤に連続する．食道静脈瘤と連続しない胃静脈瘤の排血路はほとんどが腎静脈である．
- 門脈亢進症の約90％は肝硬変症に伴うものであり，わが国では60％がC型肝炎ウイルス，20％がB型肝炎ウイルス，10％がアルコールによるといわれている．その他，自己免疫性肝炎，原発性胆汁性肝硬変症，特発性門脈圧亢進症，肝胆道系疾患術後なども原因となる．
- 静脈瘤出血後の死亡率は，近年の内視鏡治療の進歩に伴い改善している．内視鏡治療が主体となる前の死亡率は50％を上回っていたが，近年では全体で約15％，Child-Pugh分類別ではChild-Pugh分類A・B肝硬変症例で0％，Child分類C症例で32％と報告されている[2]．

治療に必要な検査と診断

1．内視鏡検査[3,4]

- 門脈圧亢進症の徴候を示す肝硬変症例，およびChild-Pugh分類BやCの症例は，定期的にスクリーニングの内視鏡を行う．
- 診断は**食道・胃静脈瘤内視鏡所見記載基準**[5]に従う（**表1**）．大きな形態，**青色静脈瘤，発赤所見は破裂の危険性が高い徴候である．このうち，発赤所見は破裂の危険が最も高い**．
- 出血例では輸液，輸血，酸素吸入などのショック対策を優先する．呼吸循環動態が改善された後，内視鏡検査を行う．静脈瘤破裂出血を含め，肝硬変を有する上部消化管出血例では，消化管出血の際の細菌感染が予後を短くするため，内視鏡検査前より最大7日間まで抗生剤（norfloxacinやceftriaxone）を投与

270　4章　食道疾患

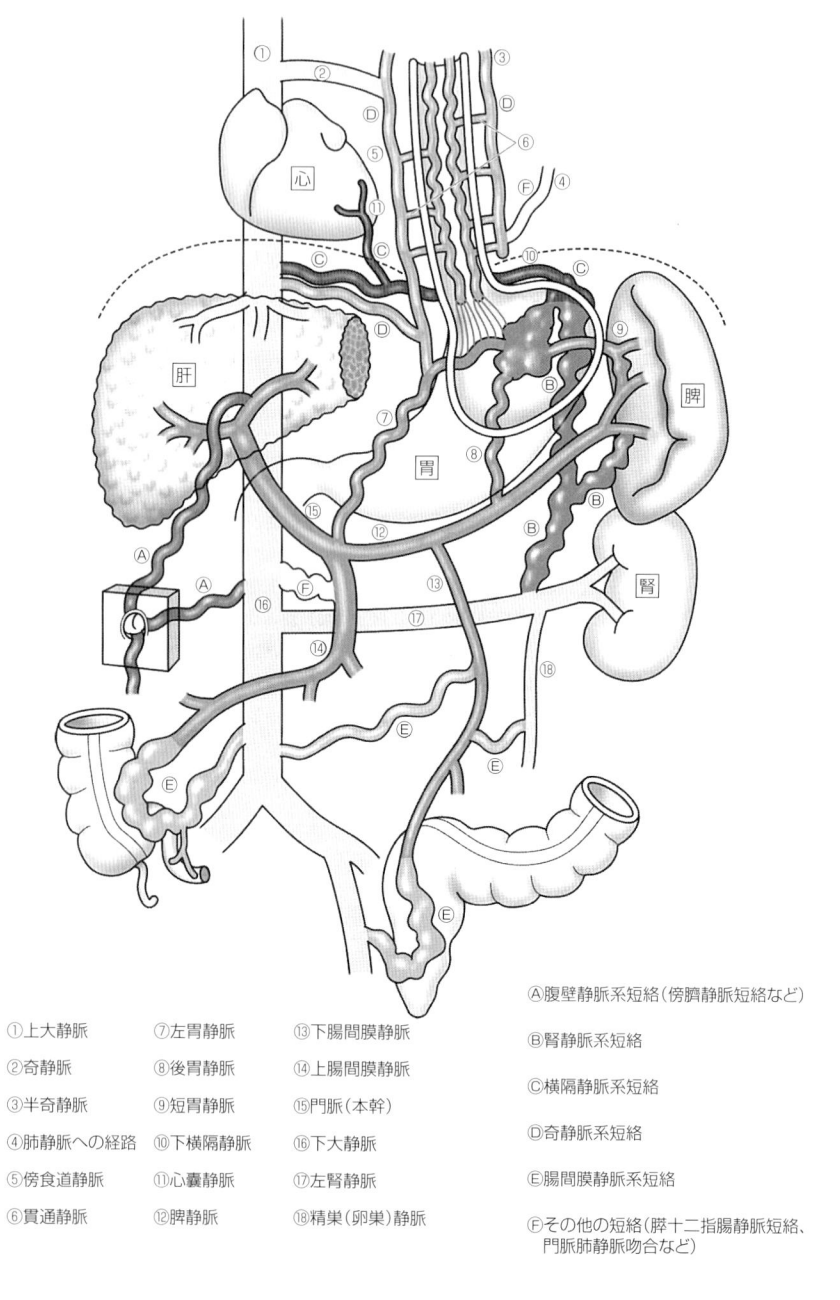

①上大静脈	⑦左胃静脈	⑬下腸間膜静脈	Ⓐ腹壁静脈系短絡（傍臍静脈短絡など）
②奇静脈	⑧後胃静脈	⑭上腸間膜静脈	Ⓑ腎静脈系短絡
③半奇静脈	⑨短胃静脈	⑮門脈（本幹）	Ⓒ横隔静脈系短絡
④肺静脈への経路	⑩下横隔静脈	⑯下大静脈	Ⓓ奇静脈系短絡
⑤傍食道静脈	⑪心嚢静脈	⑰左腎静脈	Ⓔ腸間膜静脈系短絡
⑥貫通静脈	⑫脾静脈	⑱精巣（卵巣）静脈	Ⓕその他の短絡（膵十二指腸静脈短絡、門脈肺静脈吻合など）

（文献1より一部改変）

図1　門脈圧亢進症により発生する側副血行路

表1 食道・胃静脈瘤内視鏡所見記載基準[4]

	食道静脈瘤（EV）	胃静脈瘤（GV）
占拠部位 (location) [L]	Ls：上部食道まで認められる Lm：中部食道にまで及ぶ Li：下部食道にのみに限局	Lg-c：噴門輪に限局 Lg-cf：噴門部から穹隆部に連なる Lg-f：穹隆部に限局 （注）胃体部にみられるものはLg-b，幽門部にみられるものはLg-aと記載する．
形態 (form) [F]	F_0：治療後に静脈瘤が認められなくなったもの F_1：直線的な比較的細い静脈瘤 F_2：連珠状の中等度の静脈瘤 F_3：結節状あるいは腫瘤状の静脈瘤	食道静脈瘤の記載法に準じる
色調 (color) [C]	Cw：白色静脈瘤，Cb：青色静脈瘤	食道静脈瘤の記載法に準じる
	（注）i）紫色・赤紫色に見える場合はviolet（v）を付記してCbvと記載してもよい．ii）血栓化された静脈瘤はCw-Th，Cb-Thと付記する．	
発赤所見 (red color sign) [RC]	RCにはミミズ腫れred wale marking（RWM），チェリーレッドスポットcherry red spot（CRS），血マメhematocystic spot（HCS）の3つがある．	
	RC_0：発赤所見を全く認めない RC_1：限局性に少数認めるもの RC_2：RC1とRC3の間 RC_3：全周性に多数認めるもの	RC_0：発赤所見を全く認めない RC_1：RWM，CRS，HCSのいずれかを認める
	（注）i）telangiectasiaがある場合はTeを付記する．ii）RCの内容RWM，CRS，HCSはRCの後に付記する．iii）F_0であってもRCが認められるものは$RC_{1～3}$で表現する	（注）胃静脈瘤ではRCの程度を分類しない．
出血所見 (bleeding sign)	出血中所見 湧出性出血（gushing bleeding） 噴出性出血（spurting bleeding） 滲出性出血（oozing bleeding） 止血後間もない時期の所見：赤色栓（red plug），白色栓（white plug）	食道静脈瘤の記載法に準じる
粘膜所見 (mucosal finding)	びらん（Erosion）[E]：認めればEを付記する 潰瘍（Ulcer）[Ul]：認めればUlを付記する 瘢痕（Scar）[S]：認めればSを付記する	

することが望ましい[6].
- 破裂出血の診断には，赤色栓，白色栓といった一時出血休止期の所見に習熟しておくことが重要である．
- 大量の血液で視野がとれない場合，ショック状態で内視鏡検査ができない場合は，Sengstaken-Blakemore tube（S-B tube）や stomach balloon tube を用いて圧迫止血し，一時止血後 12〜24 時間以内に再度検査を行う．

2. 画像検査
- 超音波内視鏡検査は食道胃壁内外の血行動態を詳細に把握することができる．
- 3D-CT や MRI 血管造影では，消化管外を含めた側副血行路の評価が可能である．

3. その他の検査
- 肝予備能，凝固能，腎機能の評価を行う．腎機能低下例や高度肝障害例では，EVL など腎機能や肝機能に影響が少ない治療法を選択する．
- 静脈瘤硬化療法（EIS）を考慮する場合，アルブミンは硬化剤の不活化作用を有しているため，低アルブミン血症では副作用出現の危険性が高く，術前にアルブミンを投与しておくことが必要となる（3.0g/dL 以上）．

EBM に基づく治療の実際

1. 治療適応[5]
- 食道静脈瘤
    - ①出血静脈瘤
    - ②出血の既往のある静脈瘤
    - ③ F_2 以上の静脈瘤または RC 陽性の静脈瘤
- 胃静脈瘤は出血予知が確立されておらず，現時点では以下の基準が予防治療の適応とされている．
    - ① RC 陽性の静脈瘤
    - ②びらん，潰瘍を有するもの
    - ③急速に増大傾向にあるもの
    - ④ F_2, F_3 の緊満したもの

⑤食道静脈瘤治療後に胃静脈瘤が残存または新生した場合
- 肝癌合併例に対する適応
  ①肝癌の進行とともに静脈瘤は急速に悪化する．食道・胃静脈瘤に対する予防的治療を要する症例では，門脈内腫瘍塞栓が発達していない時期に（Vp0, 1）治療する．
  ②食道・胃静脈瘤の存在部位と程度，肝癌の状況と切除適応の可否，肝予備能の程度などを考慮し治療方針を決定する．
  ③静脈瘤出血の危険性が高い場合は静脈瘤の治療を先行し，低い場合は肝癌の治療を先行する．
  ④門脈腫瘍塞栓（Vp3, 4）合併肝癌症例に対して予防的治療は行わない．

2. 禁忌[4]
- 以下のような症例で原疾患の予後を上回る効果が期待できない場合は，硬化療法の禁忌となる．より侵襲性の低い治療法を考慮すること．
  ①高度黄疸；T.Bil ≧ 4.0mg/dL
  ②低アルブミン血症；Alb ≦ 2.5g/dL
  ③血小板減少；Plt ≦ 2万/μL
  ④全身性の出血傾向（DIC）
  ⑤腹水貯留
  ⑥高度脳症
  ⑦高度腎不全症例

3. 主な治療法
(1) 内視鏡的静脈瘤結紮術（endoscopic variceal ligation: EVL）
ゴムバンド（Oリング）で機械的に結紮することにより静脈瘤を壊死脱落させて潰瘍を形成し，その周囲に血栓性閉塞を起こさせるものである．薬剤を使用せず，安全性が高い．静脈瘤の発生母地を断つため（地固め），ポリドカノール（エトキシスクレロール®：AS）の粘膜内注入（EIS），アルゴンプラズマ凝固療法（argon plasma coagulation: APC）などを併用する方法もある．胃穹隆部静脈瘤では早期に大出血することがあり，単独では禁忌である．B-RTOや血管内へのEISを早期に追加する．

(2) 内視鏡的静脈瘤硬化療法（endoscopic injection sclerotherapy: EIS）
血管内注入法は10%エタノラミン・オレート（オルダミン®）（EO）と，造影

剤イオパミドールを等量混合した5% EOIをX線透視下に注入する方法 (endoscopic varicealography during injection sclerotherapy: EVIS) が安全かつ効率的である．硬化療法1回あたりの5% EOIの使用量は0.4mL/kg以内にとどめる．

血管外注入法は膨隆（クワデル）を形成するように粘膜内に注入する．硬化剤は主にASを用い，1回の注入量は1〜2mLとし，総量は20mL以内とする．EOを用いる場合は，組織傷害性が強く，穿孔の危険性が高いため，1回の注入量を1mL以下とする．他にASを血管内外に注入する方法，EOを血管内にASを血管外に異時性に注入する方法もある．地固め法としてEO・AS併用法により食道静脈瘤がほぼ消失した時期にAPCなどを用いて焼灼する方法がある．

(3) 胃静脈瘤に対する内視鏡的静脈瘤硬化療法（EIS）

EO注入法は食道静脈瘤と同様である．ただし，静脈瘤の造影効果が得られない場合は血流が極めて豊富であることを示し，EOの使用量が増えて合併症の危険性が増すため，cyanoacrylate系組織接着剤〔ヒストアクリル®（HA），アロンアルファA®（CA）〕を用いる．

HAあるいはCA注入法はlipiodolと混合し62.5〜75%として用いる（X線透視下で確認できる）．cyanoacrylate系組織接着剤は水と接触すると約200秒後に血液と接触すると瞬時に重合硬化するので注入直前に混合する．注入前に血液の逆流を確認後，造影剤でフラッシュし，一気に注入する．これら組織接着剤は硬化剤としては未承認であり，使用にあたっては十分なインフォームドコンセントが必要である．

(4) 薬物療法

予防的治療として非選択的β-blockerのプロプラノロールやナドロールを用いる．いずれも30mg/日より開始し，安静時心拍数の25%低下もしくは55/分以下となるような量まで増量する．心拍出量の低下に伴う二次的な門脈血流の減少により門脈圧降下が得られる．ただしnon-responderが約30%存在する．止血治療に用いるバゾプレッシンは，内臓動脈の収縮作用により門脈圧および脾静脈圧が降下することで止血を得る．バゾプレッシンとして20単位を5%ブドウ糖液などに混和し，0.1〜0.4単位/分の注入速度で持続的に静脈内投与する．なお，年齢，症状に応じて適宜増減する．合併症として狭心症，心筋梗塞，高血圧，尿量低下などがありニトログリセリンと併用するのが望ましい．

(5) 経皮的肝内門脈静脈短絡術（transjugular intrahepatic portosystemic shunt: TIPS）

肝実質内の門脈と肝静脈との間に短絡路を形成するものである．内視鏡的治療抵抗例や腹水貯留例でも施行可能であるが，門脈血が直接大循環系に流入するため，術後肝性脳症が問題となる．

(6) バルーン下逆行性経静脈的塞栓術（balloon occluded retrograde transvenous obliteration: B-RTO）

わが国で開発された治療法で，胃腎シャントを有する大きな胃穹窿部静脈瘤に対して有効である．バルーンで流出路を遮断して造影した後，硬化剤（5% EOI）を注入する．術後に食道静脈瘤の増悪あるいは出現をみる場合があり，注意を要する．

(7) 外科的治療法

直達手術として食道離断術，胃離断術，上部胃切除術，血行廓清兼脾摘術（Hassab術）などがある．シャント手術，特に主流の選択的シャント手術としては左胃静脈-下大静脈吻合術，遠位脾腎静脈吻合術（Warren）がある．

4. 食道静脈瘤治療法の選択

メタアナリシスやRCTの成績から，現時点での食道静脈瘤の治療は表2のようになる．

(1) 初回出血予防（一次予防）に関する主なエビデンス

＜背景＞海外では，わが国と異なり透視下EISはほとんど行われおらず，EISとしては非透視下での静脈瘤内への硬化剤注入もしくは血管外注入が行われてきた．したがって，中等度以上の静脈瘤を有する患者では，非選択的 β-blocker もしくはEVLを用いた初回出血予防が行われている．

表2 食道静脈瘤の治療

①予防治療の第一選択となりうるのは簡便で合併症が少なく安全性の高い治療法という観点からはEVLあるいは β-blockerである．
②EVLはEISより再発しやすいが，APCなどの地固め法を併用すると治療成績は向上する．
③再発率の低さではEISが第一選択である．しかし合併症はEVLより多い．
④止血治療においてはEVLが第一選択となる．
⑤基本的にはEIS, EVL両手技を習得することが望ましい．

276　4章　食道疾患

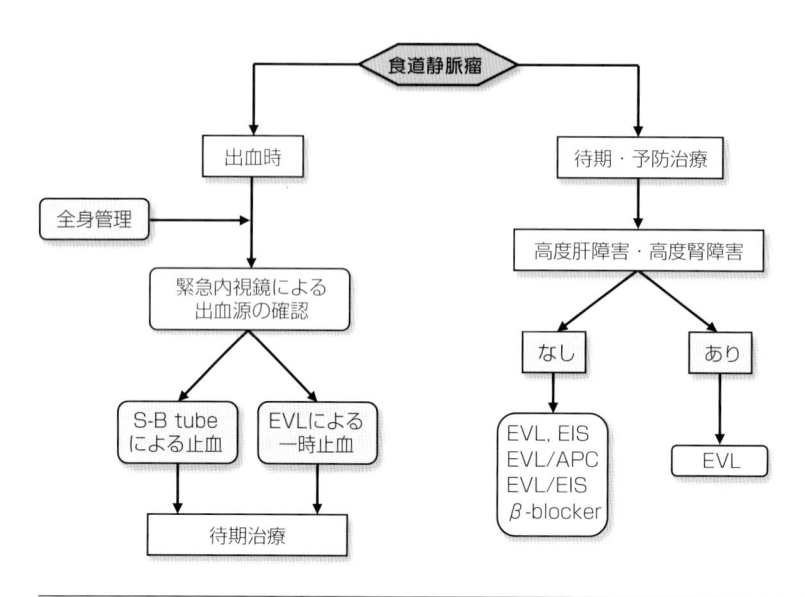

```
                           ┌─────────────┐
                           │  食道静脈瘤  │
                           └──────┬──────┘
                    ┌─────────────┴─────────────┐
              ┌─────┴─────┐                ┌────┴─────────┐
              │   出血時   │                │ 待期・予防治療 │
              └─────┬─────┘                └────┬─────────┘
  ┌────────┐        │                           │
  │ 全身管理 │───────▶│                 ┌─────────┴──────────┐
  └────────┘        ▼                 │  高度肝障害・高度腎障害  │
              ┌──────────┐            └─────────┬──────────┘
              │緊急内視鏡による│                  ┌────┴────┐
              │ 出血源の確認  │              ┌───┴──┐  ┌───┴──┐
              └──────┬───────┘              │ なし │  │ あり │
                ┌────┴────┐                 └───┬──┘  └───┬──┘
        ┌───────┴──┐  ┌───┴──────┐              ▼          ▼
        │ S-B tube │  │ EVLによる │        ┌─────────┐  ┌──────┐
        │ による止血│  │ 一時止血 │         │ EVL, EIS│  │ EVL  │
        └───────┬──┘  └───┬──────┘        │ EVL/APC │  └──────┘
                ▼         ▼                │ EVL/EIS │
              ┌──────────────┐             │β-blocker│
              │   待期治療    │             └─────────┘
              └──────────────┘
```

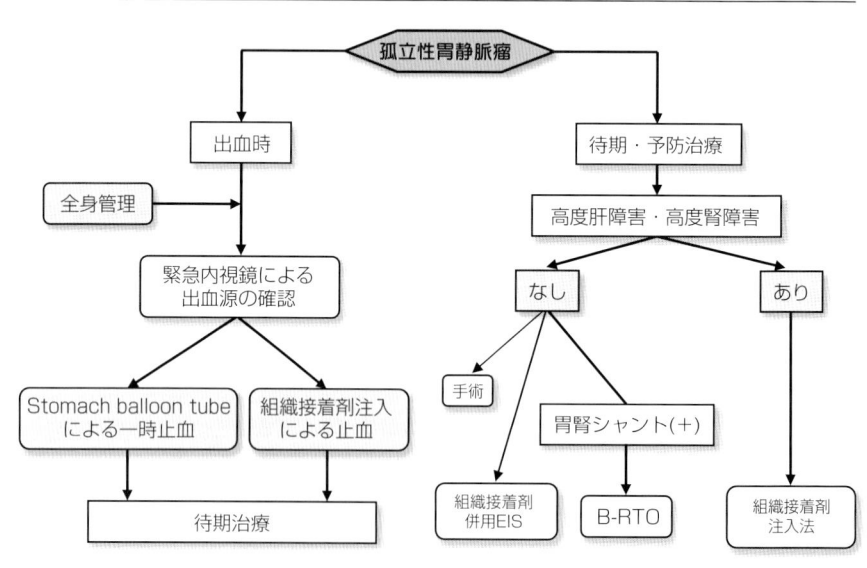

```
                           ┌───────────────┐
                           │  孤立性胃静脈瘤 │
                           └──────┬────────┘
                    ┌─────────────┴─────────────┐
              ┌─────┴─────┐                ┌────┴─────────┐
              │   出血時   │                │ 待期・予防治療 │
              └─────┬─────┘                └────┬─────────┘
  ┌────────┐        │                           │
  │ 全身管理 │───────▶│                 ┌─────────┴──────────┐
  └────────┘        ▼                 │  高度肝障害・高度腎障害  │
              ┌──────────┐            └─────────┬──────────┘
              │緊急内視鏡による│                  ┌────┴────┐
              │ 出血源の確認  │              ┌───┴──┐  ┌───┴──┐
              └──────┬───────┘              │ なし │  │ あり │
                ┌────┴────┐                 └───┬──┘  └───┬──┘
   ┌────────────┴──┐  ┌───┴──────────┐      ┌───┴───┐     │
   │Stomach balloon│  │ 組織接着剤注入 │       │ 手術  │     │
   │tubeによる一時止血│  │ による止血    │       └───────┘     │
   └────────────┬──┘  └───┬──────────┘          │           │
                ▼         ▼                ┌────┴────────┐  │
              ┌──────────────┐            │ 胃腎シャント(+)│  │
              │   待期治療    │             └──┬───────┬──┘  │
              └──────────────┘                ▼       ▼     ▼
                                        ┌────────┐┌─────┐┌────────┐
                                        │組織接着剤││B-RTO││組織接着剤│
                                        │併用EIS ││     ││ 注入法 │
                                        └────────┘└─────┘└────────┘
```

（文献3より改変）

図2　静脈瘤治療法の選択

- β-blocker が一次予防に有効であることが示されており，初回出血を 40～50％低下させることが示されている．有意差はないが，死亡率を減少させる傾向がある [3, 7, 8]．
- EVL は無治療群に比べ，初回出血の危険性と死亡率を有意に減少させる [8]．
- Gluud らによると，EVL と β-blocker の比較試験では EVL と β-blocker の間に生存率，出血率に差がなかったと報告されているが [9]，Khuroo らによると EVL の方が初回出血を有意に抑制し有害事象が少ないと報告されている [10]．研究によって差はあるものの，EVL は初回出血の予防効果や有害事象において β-blocker に勝るとも劣らない治療法である．一次予防を目的とした EVL と β-blocker の併用療法の効果については報告が少なく，AASLD practice guideline（2007）でも現在のところ併用療法を推奨していない [11]．
- EVL 単独治療群と EVL 後に APC を追加する APC 併用群を比較すると，APC 併用群で再発率が有意に低く，安全で有効であったと報告されている [12]．
- わが国における予防的 EIS の効果を検討した多施設での RCT では，79 症例（対照群 39 例，治療群 40 例）について最低 42 ヵ月の観察をしたところ，有意差は認めないものの，非出血率が対照群 68％，治療群 92％であった．また，5 年生存率も対照群 58％，治療群 61％であった．予防的 EIS は静脈瘤出血を予防するが有意差はなく，臨床的意義は見出せないと結論づけている [13]．一方，単一施設での比較研究では，予防的 EIS 群は緊急止血群より生存率が有意に高いとの報告もある [14, 15]．
- EIS と EVL を比較すると，EIS は再発が有意に少なく，EVL は治療回数や合併症が有意に少ない．出血率や生存率に有意差はないとの報告もある [3, 16, 17]．
- EVL，EIS の選択については，施設の方針や内視鏡施行医の技量，侵襲や合併症の程度に依存するため基準を明確にすることは現状では難しい．EVL で EIS と同等の治療効果が期待されるのであれば，低侵襲である EVL が選択される．一方，傍食道静脈瘤の発達していない例など局所の血流遮断だけでなく供血路閉塞を要するような症例は，EVL では再発しやすいため EIS が選択される．

(2) 出血例に対する止血治療に関する主なエビデンス
- 食道静脈瘤出血に対して，EVL および EIS は有効な治療法である．
- EVL と EIS を比較すると，EVL は静脈瘤消失までの期間，合併症率，再出血率という点で EIS より有利である [3]．EVL は EIS より生存率を改善したとの RCT もある [18]．Avgerinos らは，EVL 及び EIS の治療前後で HVPG（hepatic

venous pressure gradient）を測定し，EVL では治療後 48 時間以内に HVPG がベースライン水準に戻ったことを報告している[19]．AASLD practice guideline[11] では食道静脈瘤出血に対する内視鏡治療として EVL が推奨されており，EVL が技術的に困難である患者には EIS が好ましいとされている．

- 予防治療と同様，EVL 治療後に APC を併用した場合の有効性が報告されている[20]．
- EVL に EIS を併用した場合，出血時の止血率，再出血率，死亡率は EVL 単独に比べ，有意差はみられなかった．合併症では，特に食道狭窄が併用群で有意に多く，治療後の食道潰瘍からの出血，呼吸器感染症，特発性細菌性髄膜炎などの出現率は両群で同程度であった[21]．
- 止血後，内視鏡治療ができない場合は β-blocker の投与も有効といわれている[6]．また，内視鏡治療に追加することにより再出血率を有意に低下させる可能性がある[22]．

5. 胃静脈瘤に対する治療法の選択

胃静脈瘤治療の確実なエビデンスは得られていない．胃静脈瘤の治療法としては表 3 のようになる．

（1） 胃静脈瘤組織接着剤に関するエビデンス

- cyanoacrylate 注入法と EVL を追加した RCT では，cyanoacrylate 注入群の方が初回止血率，再出血率，治療後潰瘍からの出血のいずれにおいても，より効果があった[23]．
- cyanoacrylate 注入法とエタノールを用いた EIS とを比較した RCT では，閉塞率，治療期間，緊急出血例での止血率において cyanoacrylate 注入群の方が有意に効果があった[24]．

表 3　胃静脈瘤の治療法

①噴門部小彎の静脈瘤は食道静脈瘤と交通していることが多く，その場合は下部食道より EIS を行う．不十分な場合は胃静脈瘤を直接穿刺する[3]．
②噴門部大彎側の静脈瘤は孤立性のことが多いので直接穿刺にて EIS を行う[3]．
③穹隆部静脈瘤ではほとんどが胃腎シャントを有しており，B-RTO を選択する．出血例では，cyanoacrylate を用いた硬化療法で止血した後 B-RTO を追加するのが妥当である．

6. 治療に注意を要する例

- 巨木型静脈瘤（pipe-line varix）：柵状血管網を介さずに，左胃静脈から胃噴門小彎を経由し高位食道まで上行する太径，高度の静脈瘤．EIS抵抗性であることが多い．
- 胃穹窿部静脈瘤：特に複数の流出路がある例ではB-RTOでも難治性である．複数回のB-RTOにより小さな流出路を消失させるか，EISなど他の治療との併用が必要である．
- 肝癌腫瘍塞栓あるいは血栓による門脈本幹閉塞：完全閉塞の場合，硬化療法は効果が一時的であり，急激な門脈圧の上昇が術後出血の危険性を増加させるため，適応外となる．
- 肝癌による肝動脈−門脈シャント（A-P shunt）：門脈本幹閉塞と同様，門脈圧，血流ともに増大し治療困難で再発も早く，予防的治療は禁忌である．
- 門脈−肺静脈シャント（porto-pulmonary venous anastomosis：PPVA）：硬化剤やEISによる血栓が直接左心系へ逸脱し動脈系塞栓（特に脳血管障害）を引き起こす可能性がある．EISは禁忌であり，EVLを選択すべきである．術前診断にはEUSが有用である．EIS時には熟練医が内視鏡的静脈瘤造影（endoscopic varicealography during injection sclerotherapy：EVIS）をモニターで詳細に観察することによりPPVAを確認できる．

7. 合併症とその対策

（1） EVLに伴う合併症

- オーバーチューブによる食道穿孔：チューブの挿入は回転させるなどして慎重に行う．絶飲食，中心静脈栄養管理，抗生剤投与，食道内持続吸引などを行う．保存的加療で不十分な場合は，外科的ドレナージも考慮する．
- 結紮部出血：結紮時の出血と結紮後潰瘍からの出血がある．食道静脈瘤では，術後数日後に起こることが多い．静脈瘤の残存があればEOの血管内注入を試み，静脈瘤の残存がはっきりしなければ，高張Naエピネフリン（HSE）の局注を行う．
- 食道狭窄：EISによるものよりも低率である．術直後から高度の狭窄症状を呈した場合は対壁との二重結紮を疑う．二重結紮は全周性の食道潰瘍を形成し，高度の食道狭窄を来たすため，できるだけ早期にOリングをナイフや鉗子で外す必要がある．

(2) EIS に伴う合併症

表4のようなものが挙げられるが[25],特に注意すべきものとして以下に記す.

- 血管内溶血,腎機能障害:EO の血管内皮細胞傷害作用,赤血球膜傷害作用により強い溶血が起こる.多くはヘモグロビン尿,LDH や AST の上昇を一過性にみるのみであるが,稀に腎不全に至ることがある.術前 24 時間クレアチニン・クリアランス値 30mL/min 以下の症例は EIS 禁忌とすべきである.腎尿細管障害を防ぐため,ヒトハプトグロビン 2000〜4000 単位の投与が有効である.尿量を十分に確保し,高度腎障害時は血液透析にて対応する.
- 血栓塞栓:肺塞栓はシャントを介し,大循環に大量に流出した硬化剤が肺静脈の上皮を傷害することにより来たす.硬化剤を注入しても造影範囲が広がらな

表4 硬化療法後の合併症[19]

	発症数	発症頻度(%)
1. 胸痛	1560	21.5
2. 発熱	1640	22.7
3. 食道潰瘍	2219	30.6
4. 食道びらん・潰瘍出血	125 (8)	1.5
5. 食道穿孔	25 (12)	0.5
6. 食道狭窄	282	3.9
7. 器具による食道静脈瘤出血	43 (1)	0.6
8. 出血性胃炎,胃十二指腸潰瘍出血	158 (2)	2.2
9. 胸水貯留	375	5.2
10. 門脈血栓	25 (5)	0.4
11. 肺塞栓	13 (4)	0.2
12. 肺炎	27 (7)	0.5
13. 腎機能障害	55 (5)	0.5
14. 肝機能障害	107 (28)	1.9
15. 脳血管障害	27 (1)	0.4
16. 敗血症	7 (3)	0.1
17. ショック	146 (3)	2
18. DIC	32 (5)	0.5
19. その他	300 (4)	4.2
延べ合計	7172 (88)	

重複例あり.( )内はその合併症が直接死因となった症例数

い場合はシャントへの流出を考慮して一度中止し，時間をおいて繰り返し注入することで静脈瘤が閉塞することもある．
- 穿刺部出血：巨木型食道静脈瘤や胃穹窿部静脈瘤のように血流の速い場合には大量出血の可能性がある．硬化剤注入後すぐには抜針せず，なるべく長時間硬化剤を供血路に停滞させることや，抜針前に穿刺部に EVL を併用する方法が有用である．胃穹窿部静脈瘤の治療時には必ず cyanoacrylate 系薬剤を準備しておき，血管内注入にも関わらず造影されない場合は血流が極めて速いと考え，cyanoacrylate 系薬剤を注入する．
- 穿孔：食道穿孔は致死的となることがある．血管外の筋層に多量の硬化剤を注入することが原因と考えられる．EO が血管外注入になった場合は注入量を 1mL 以下にとどめることが重要である．
- 食道狭窄：食道狭窄は治療後 1 ヵ月頃に増強することが多い．ブジーやバルーンで適宜拡張する．
- 縦隔炎，胸水：血管外に EO を多量に注入すると合併することがある．また血管内注入でも出現することがある．局所の血管炎や還流障害などが原因と考えられる．胸部 X 線で下行大動脈の陰影が不明瞭となる．また胸水は左胸水が多い．

8. 治療後の経過観察
- 治療終了後は 3 ヵ月ごとに内視鏡で経過観察を行う．静脈瘤の増悪がなければ 6 ヵ月から 1 年と観察間隔を延ばしていく．再発症例（F1 以上あるいは RC 陽性）では追加治療を行う．

治療 Up to date

- わが国では画像検査で血行動態を評価し，症例に応じて EIS や EVL を適切に選択する，いわゆる「治療の個別化」を図る施設もある．傍食道静脈を認める症例ではそれが排血路となるため，EVL でも再発率は EIS と同等だが，認めない症例で左胃静脈が供血路である場合は EIS が必要との報告もある[26]．
- 肝移植待機肝硬変症例の静脈瘤出血の一次予防，二次予防の推奨[27]．
  〈一次予防〉
  全ての待機症例に上部消化管内視鏡スクリーニングを行う．

- ★静脈瘤なし→年に一度の内視鏡検査を継続する.
- ★小静脈瘤あり→Child-Pugh分類B・Cの肝硬変症例では非選択的β-blocker（プロプラノールやナドロール）の投与を考慮する.
- ★中〜大静脈瘤→非選択的β-blockerあるいはEVLを検討する.

〈二次予防〉
- ★非選択的β-blockerとEVLの併用療法を再出血予防に用いるべきである.
- ★EVLは静脈瘤が閉塞するまで3，4週ごとに行う．その後は3ヵ月後に経過観察する.
- ★一次予防にβ-blockerを使用している場合はEVLを追加する．EVLを最初に施行した例ではβ-blockerの禁忌がなければβ-blockerを追加する.
- ★併用治療を行っても再出血する例でChild-Pugh分類A・B症例の場合TIPSが考慮される.

（薬師神崇行，向井香織）

■ 参考文献

1) 日本門脈圧亢進症学会：門脈圧亢進症取扱い規約．第2版，巻頭挿絵，金原出版，2004.
2) Carbonell N, et al: Improved survival after variceal bleeding in patients with cirrhosis over the past two decade. Hepatology 40: 652-659, 2004.
3) ASGE Guideline: the role of endoscopy in the management of variceal hemorrhage, updated July 2005. Gastrointest Endosc 62: 651-655, 2005.
4) 小原勝敏，他：食道・胃静脈瘤内視鏡治療ガイドライン（日本消化器内視鏡学会卒後教育委員会編：消化器内視鏡ガイドライン）．第3版，pp215-233，医学書院，2006.
5) 日本門脈圧亢進症学会：門脈圧亢進症取扱い規約．第2版，pp.37-50，金原出版，2004.
6) Chavez-Tapia NC, et al: Antibiotic prophylaxis for cirrhotic patients with upper gastrointestinal bleeding. Cochrane Database Syst Rev, 2010. CD002907.
7) Renner E：WGO-OMGE Practice Guideline: Treatment of Esophageal Varices（www.omge.org/），World Gastroenterology Organization, 2003.
8) 杉原桂蔵，他：門脈血行異常症（門脈圧亢進症）による上部消化管出血に対する塩酸プロプラノロールの予防効果および安全性の検討．肝臓 45：248-260, 2004.
9) Gluud LL, et al: Banding ligation versus beta-blockers as primary prophylaxis in esophageal varices : Systematic review of randomized trials. Am J.Gastroenterol 102:2842-2848, 2007.
10) Khuroo MS, et al: Meta-analysis endoscopic variceal ligation for primary prophylaxis of oesophageal variceal bleedingligation. Aliment Pharmacolo Ther 21: 347-361, 2005.

11) Garcia-Tsao G, et al: Prevention and Management of Gastroesophageal Varices and Variceal Hemorrhage in Cirrhosis.Hepatology 46:922-938, 2007.
12) Nakamura S, et al: Endoscopic induction of mucosal fibrosis by argon plasma coagulation (APC) for esophageal varices: a prospective randomized control trial of ligation plus APC vs ligation alone. Endoscopy 33: 210-215, 2001.
13) 萩原 優, 他：高度食道静脈瘤に対する予防的硬化療法の無作為比較臨床試験. 日本門脈圧亢進症学会雑誌 7: 140-145, 2001.
14) Tomikawa M, et al: Endoscopic injection sclerotherapy in management of 2105 patients with esophageal varices. Surgery 131: S171-175, 2002.
15) Okano H, et al: Long-term follow-up of patients with liver cirrhosis after endoscopic ethanol injection sclerotherapy for esophageal varices. Hepatogastroenterol 50: 1556-1559, 2003.
16) Svoboda P, et al: A prospective randomized control trial of sclerotherapy vs ligation in the prophylactic treatment of high-risk esophageal varices. Surg Endosc 13: 580-584, 1999.
17) Masumoto H, et al: Ligation plus low-volume sclerotherapy for high-risk esophageal varices: comparisons with ligation therapy or sclerotherapy alone. J Gastroenterol 33: 1-5, 1998.
18) Laine L, et al: Endoscopic Ligation Compared with Sclerotharapy for Treatment Esophageal Variceal Bleeding. Ann Intern Med 123:280-287, 1995.
19) Avgerinos A, et al: Sustained rise of portal pressure after sclerotherapy, but not band ligation, in acute variceal bleeding in cirrhosis. Hepatology 39:1623-1630, 2004.
20) Cipolletta L, et al: Argon plasma coagulation prevents variceal recurrence after band ligation of esophageal varices: preliminary results of a prospective randomized trial. Gastrointest Endosc 56: 467-471, 2002.
21) Singh P, et al: Combined ligation and sclerotherapy versus ligation alone for secondary prophylaxis of esophageal variceal bleeding: meta-analysis. Am J Gastroenterol 97: 623-629, 2002.
22) Ravipati M, et al: Pharmacotherapy plus endoscopic intervention is more effective than pharmacotherapy or endoscopy alone in the secondary prevention of esophageal variceal bleeding: a meta-analysis of randomized, controlled trials. Gastrointest Endosc 70: 658-664, 2009.
23) Lo GH, et al: A prospective, randomized trial of butyl cyanoacrylate injection versus band ligation in the management of bleeding gastric varices. Hepatology 33: 1060-1064, 2001.
24) Sarin SK, et al: A randomized controlled trial of cyanoacrylate versus alchol injection in patients with asolated fundic varices. Am J Gastroenterol 97: 1010-1015, 2002.
25) 出月康夫, 他：食道静脈瘤に対する治療法の現況―全国アンケート調査の集計. 日本医事新報 3517: 23-29, 1991.

26）Irisawa A, et al: Endoscopic recurrence of esophageal varices is associated with the specific EUS abnormalities: severe peri-esophageal collateral veins and large perforating veins. Gastrointest Endos 53:77-84, 2001.
27）Andres C, et al: Management of patients with cirrhosis awaiting liver transplantation. Gut 60: 412-421, 2011.

3 食道癌 esophageal cancer

どういう疾患か？

- 食道癌は世界で6番目に多い癌で，毎年41万人以上が罹患していると推測されている．わが国では年間1万人以上が罹患し，男女比は6：1と男性に多い[1]．年齢階層別の罹患者数では50歳代から急激に増加し70歳代にピークを認める．
- 世界の全罹患者の80％以上が扁平上皮癌であり，わが国の食道癌も90％以上が扁平上皮癌であるが，欧米では過半数が腺癌を占める．
- 喫煙と食道癌の発生の関連が示唆されており，男性の喫煙者における食道癌の相対リスクは2.24である．食道癌の罹患率は1日当たり日本酒にして1合から2合で非飲酒者の2.6倍，2合以上で4.6倍，過去喫煙者で3.3倍，現在喫煙者では非喫煙者の3.7倍（喫煙率20未満2.1倍，20〜29 2.7倍，30〜39 3.0倍），さらに飲酒と喫煙で相乗的に高まる．
- わが国では約4割にアルデヒド脱水素酵素（ALDH）2活性が低い者がおり，このような遺伝的素因を持ち大量飲酒者は，素因を持たない少量の飲酒者と比べ食道癌発症リスクは55.8倍と上昇すると報告されている[2]．

治療に必要な検査と診断

- 表在癌（粘膜下層までにとどまる癌）では59％の症例に自覚症状がなく，検診や他疾患の検査で発見されており，90％が内視鏡検査で，5％が食道造影検査で発見されている．一方，進行癌（筋層以深におよぶ癌）では狭窄感，嚥下困難がそれぞれ39％，22％に見られ，大部分が有症状で発見されている[1]．
- 食道癌の診断は，進行度を正確に診断することが重要である．内視鏡検査においては，表在癌やskip lesionを正確に診断するため**ヨード染色法が必須**である．Narrow Band Imaging（NBI）は表在癌の拾い上げ診断や質的診断に有用であり[3]，拡大内視鏡によるIPCL（上皮乳頭内毛細血管ループ）の観察は質的診断および深達度診断に有用と考えられる[4]．また，病変の占拠部位を決定するために上部消化管造影を行うこともある．

- 表在型の食道癌では，深達度によりリンパ節転移の可能性を推察し治療法を決定するため，肉眼型および超音波内視鏡（EUS），拡大内視鏡などにより深達度診断を行う．表在癌でも T1a-MM 以深の症例はリンパ節転移もみられることから，転移巣の検索も必要となる．
- 進行型の食道癌では，周囲臓器への浸潤の有無，遠隔転移の有無が治療方針を決定するために重要であり，胸腹部 CT，MRI，EUS，FDG-PET などにより浸潤，転移の有無を診断する．また，遠隔転移はリンパ節（43.9％），肝（13.3％），肺（11.1％），骨（3.3％）の順に多い．リンパ節転移の検出には FDG-PET が特異度，正診率において CT よりも優れているとされている[5]が，感度については CT より高いとする報告と低いとする報告がある．FDG の原発巣への集積（SUV）は深達度や腫瘍長径と相関し，T1a の病変ではほとんど描出されないが，T2 以上の病変ではほぼ 100％描出される．
- 食道癌の同時性重複癌は 7％であり，同時性重複臓器としては胃 3.5％，頭頸部 1.8％，大腸癌 0.6％，肺癌 1.0％と報告されている[1]．食道癌診断時には重複癌の検索が必要であり，特に頭頸部癌の検索は重要である．

EBM に基づく治療の実際

1．概要

- 病変の深達度が，リンパ節転移や脈管侵襲が稀な T1a-LPM までであり，安全に内視鏡的切除を行うことができる病変は内視鏡的切除術（endoscopic resection: ER）の適応となる．T1a-MM 以深の深達度ではリンパ節転移の可能性が約 10～20％以上であるため，遠隔転移がなく，手術可能な全身状態であれば，リンパ節郭清を含めた外科切除を行う．
- 近年，化学放射線療法の発達により，外科切除を行わず根治が得られる症例が増加している．機能温存などの観点から，患者が外科手術を望まず，根治的化学放射線療法を希望される症例も増加しており，根治的化学放射線療法は非外科的治療の標準的治療として，治療選択肢の一つと考えられている．切除不能症例に対しては，化学放射線療法を行うか，遠隔転移を認める場合，化学療法を行う．

2. 内視鏡的切除術（ER）

- 術前の深達度診断には限界があり，さらに広範囲な病変では深達度の正確な診断は困難であるため，切除組織標本による診断が不可欠である．ER には，病変粘膜を把持・吸引し，スネアにて切除する内視鏡的粘膜切除術（endoscopic mucosal resection: EMR）と，IT ナイフ，フックナイフなどによる広範囲の病変の一括切除が可能な内視鏡的粘膜下層剝離術（endoscopic submucosal dissection: ESD）の方法がある．
- **壁深達度が粘膜層（T1a）のうち，EP，LPM 病変ではリンパ節転移は極めて稀であり，ER により十分に根治性が得られる．** 壁深達度が粘膜筋板に達したもの，粘膜下層に浸潤するもの（200μm まで）では ER が可能であるが，リンパ節転移の可能性があり，相対的適応となる．粘膜下層（T1b）に深く入ったもの（200μm 以上）では 50％以上の転移率があり，表在癌であっても進行癌に準じて治療を行う．粘膜切除が 3/4 周以上に及ぶ場合，粘膜切除後の瘢痕狭窄の発生が予測されるため，十分な術前説明と狭窄予防が必要である．また表層拡大型癌では複数個所で深部浸潤することがあり，慎重な深達度診断を要する．切除標本の組織学的評価のため，病変部は一括切除が望ましく，従来 EMR で分割切除となっていた病変に対しても ESD による一括切除が可能になってきた．
- ER の合併症として，出血，穿孔，狭窄がそれぞれ約 2〜3％の頻度で生じ得るとされている．食道壁は腹部食道を除き，漿膜が存在しないため，縦隔気腫を生じやすく，注意を要する．ER 後の切除組織診断における追加治療の要否については，さまざまな意見があり一定の見解を見ない．

3. その他の内視鏡治療（光線力学的治療，アルゴンプラズマ凝固療法）

- ER 後の辺縁遺残病変に対する追加治療，放射線治療や放射線化学療法の追加治療，あるいは出血傾向のある症例など ER 不能症例に対する治療の選択肢として，光線力学的治療（Photodynamic therapy: PDT）やアルゴンプラズマ凝固療法（argon plasma coagulation: APC）などがある．表在食道癌での局所制御率は，PDT で 84％[6]，APC で 90％[7]と報告されている．

4. 外科治療

- 深達度 T1a-MM では 9.3％にリンパ節転移が見られ，深達度が深くなるにつれて転移率は高くなり，SM3（癌の浸潤が粘膜下層の深部側 1/3 に留まるもの）

では，46〜55％と報告されている[5, 8-11]．そのため，表在癌であってもリンパ節転移がある程度疑われるものに対しては，進行癌に準じてリンパ節郭清を行うとする意見が一般的である．
- T4（食道周囲臓器に浸潤しているもの）症例は，手術単独での治療成績は不良で，その臓器が容易に合併切除可能な臓器の場合は T3（癌腫が食道外膜に浸潤している病変）に準じて手術適応を決定するが，気管，気管支や大血管への浸潤が認められる場合には術前化学放射線療法を行い，down staging が得られた場合に手術を考慮する．
- 術前化学療法は，切除可能な Stage Ⅱ・Ⅲ胸部食道癌（UICC 分類 2002 年版）を対象として CDDP ＋ 5-FU による術前化学療法と術後化学療法とを比較したランダム化比較試験 JCOG9907 では，術前化学療法群で全生存期間が有意に改善した[12]．これを受けて，**切除可能な Stage Ⅱ・Ⅲ胸部食道癌に対する術前化学療法＋根治手術は，わが国における標準治療として位置づけられることとなった．**
- 術前化学放射線療法は，欧米では 3 年生存率を向上させるとのメタアナリシスがあるが，わが国でのレベルの高いエビデンスはなく，術前治療として推奨するだけの根拠は認めない．
- 術後化学療法は JCOG 食道癌グループの RCT では，術後 CDDP ＋ 5-FU により手術単独に比べ無再発生存期間が延長し，再発予防効果が認められた[13]．ただし，サブグループ解析では有効性はリンパ節転移陽性例のみで認められ，転移陰性例では認められなかった．術後放射線療法では，生存率に有意差は認められない．

5．化学療法
- 化学療法単独治療が適応となるのは，遠隔転移例あるいは術後再発例に限られる．多剤併用化学療法が主流で，CDDP の臨床導入以来，本剤を中心とした多くのレジメンが報告されてきたが，現在汎用されているのは CDDP ＋ 5-FU の 2 剤併用である．しかし，生存期間延長のエビデンスは明確ではなく，姑息的な治療としての位置づけである．わが国での扁平上皮癌の進行癌あるいは再発例を対象とした CDDP ＋ 5-FU の奏功率は 36％であった[14]．
- Nedaplatin は，腎毒性などの軽減のため CDDP の代わりに使用されるが，現時点では合併症などで CDDP ＋ 5-FU の投与が困難な症例に対して選択されるべきである．二次治療としてドセタキセルの単剤療法などが行われてきた

が，パクリタキセルの単剤療法も行われつつある．

6. 放射線療法
- 根治的照射のよい適応となるのはT1-4N0-3M0（UICC-TMN分類2009年版）および鎖骨上窩リンパ節転移（M1）までの局所進行例である．ただし，切除不能局所進行例（T4）では，瘻孔形成などの重篤な合併症の危険性は高くなる．なお，化学療法が併用できる全身状態の良好な症例では，放射線単独療法よりも化学放射線療法が標準治療である．

7. 化学放射線療法
- 食道癌において化学放射線療法は放射線単独療法に比べ有意に生存率を向上させることが比較試験で証明されており[15]，非外科的治療を行う場合の標準的な治療として位置付けられる．根治を目指した化学放射線療法の対象となる症例は，T1-3N0M0（UICC-TMN分類2009年版）の切除可能症例，切除不能のT4N0-3M0，及び所属リンパ節ではないリンパ節（M1）転移例である．しかし，わが国ではStage IA（T1N0M0, UICC-TMN分類2009年版）症例では化学放射線療法と外科手術の同等性が期待されているものの，StageIB-Ⅲ（UICC-TMN分類2009年版）症例では，術前化学療法＋手術の成績が化学放射線療法を上回ると推定されている．
- 根治的化学放射線療法における化学療法薬剤はCDDP + 5-FU，放射線照射量は50-65Gyとする報告が多いが，投与量や投与スケジュールは一定していない．
- 根治的化学放射線療法後の遺残・再燃腫瘍に対しては最近，内視鏡治療や外科手術による救済（Salvage）治療の試みが報告されている．
- 根治的化学放射線療法後（通常50Gy以上）は，術前化学放射線療法後（通常40Gy以下）に比べて手術合併症，手術関連死亡の発生頻度が高く，手術の実施に際しては十分な注意を要する．

8. 病期別治療法
(1) Stage 0, Ⅰに対する治療
- 深達度がT1a-EPあるいはLPMの病変はERの適応である．深達度T1a-MM以深の病変については外科切除が標準治療と考えられる．深達度がMM，SM1と診断され，画像診断でリンパ節転移が疑われないものについてはER

の相対的適応病変と考えられ，切除標本にて断端の評価やリンパ管侵襲，脈管侵襲の有無などを検討し，根治度の判定を行った上で，経過観察を行うか，外科切除や化学放射線療法などの追加治療を行うかを選択する．経過観察を行う際は局所再発やリンパ節などへの転移に十分注意する必要がある．

- 根治的化学放射線療法については，JCOG9708 第Ⅱ相試験の Stage Ⅰ 症例を対象にした検討[16]で，87.5％にCRを認め，5年生存率が75.5％と外科手術成績に遜色ない良好な成績であった．しかしながら，CR後の再発が少なくないことから，定期的に経過観察を行い，再発後のERやSalvage手術の時期を逸しないことが重要と考えられる．

(2) Stage Ⅱ，Ⅲに対する治療

- JCOG9907 の結果，切除可能な Stage Ⅱ・Ⅲ 胸部食道癌症例では CDDP＋5-FU による術前化学療法の施行により全生存期間が有意に改善することが示され，切除可能な Stage Ⅱ・Ⅲ 胸部食道癌に対する術前化学療法＋根治手術は，わが国における標準治療として位置づけられることとなった．術前化学放射線療法は，欧米では3年生存率を向上させるとのメタアナリシスがあるが，わが国でのレベルの高いエビデンスはなく，術前治療として推奨するだけの根拠は認めない．

- 根治的化学放射線療法は，手術に適さないか，手術を希望しない症例に対しては治療選択肢の一つと考えられるが，治療によりCRが得られない症例やCR後の再発例も多く認められ，Salvage 治療が必要になることも多い．化学放射線療法後の追加化学療法は原則的に施行することが勧められる．

(3) Stage Ⅳに対する治療

- 切除不能 T4/M1a（UICC 分類）症例に対する化学放射線療法の有用性が報告されており，CR率33％，MST 9ヵ月，3年生存率23％であった[17]．瘻孔併発などに注意する必要があるが，このステージでも治癒が目指せる可能性が示されている．

- 放射線照射が困難な遠隔転移例に関しては，通常化学療法のみの単独治療の適応となる．食道狭窄症例に対しては，姑息的に化学放射線療法が行われることもある．

9. 再発食道癌の治療

- 食道癌の初期治療は内視鏡治療・根治手術・根治的化学放射線療法など多岐にわたるため，再発食道癌の治療も初回治療の種類によって個別に考える必要が

ある．さらに，再発形式がリンパ節再発か局所再発か遠隔臓器再発か，または複合再発かによって治療法が異なり，また再発時の患者の全身状態も治療法の選択に影響を与える．再発の種類によっては治癒が得られる場合もあり，積極的治療が望まれるが，腫瘍増悪の抑制あるいは QOL の改善を目的とした治療が行われることが多い．

10. 切除不能症例に対する姑息的治療法

①バイパス手術：ステント挿入が適さない高度狭窄症例，食道気道瘻形成症例に行われる．適応は少なくとも 6 ヵ月前後の予後が期待できる症例に行うのが望ましく，ステント治療の普及により適応は狭まってきている．

②ステント挿入術：切除困難な狭窄症例や食道気道瘻形成症例に良い適応として広く用いられている．**放射線治療との併用は，出血，ステント自身による食道穿孔・瘻孔形成などの有害事象の発生が多く，原則として避けることが望ましい．**

③腸瘻・胃瘻造設：根治手術が期待できない症例，特に著しい狭窄や完全閉塞による低栄養状態を伴う症例に対して行う．

治療 up to date

- 内視鏡機器の進歩と診断能の向上により，拡大内視鏡による表在食道癌の深達度診断や NBI による拾い上げ診断，質的診断などが可能になった．
- ESD 後狭窄予防としてステロイド投与の有用性が報告されているが，投与方法（経口投与，局所投与），投与量については一定していない．
- 低侵襲，根治性，遠隔治療成績などに関して現時点では研究段階にあるが，将来的に期待できる治療法として，胸腔鏡・腹腔鏡下食道切除，再建術や腹腔鏡補助下食道裂孔非開胸食道抜去術などが報告されている．
- パクリタキセルが 2012 年 2 月より食道癌に対して公知申請で承認された．使用法としては 100mg/m^2 での weekly 投与が推奨されている．

〈山田拓哉〉

■ 参考文献

1) Ozawa S, et al: Comprehensive registry of esophageal cancer in Japan, 2002. Esophagus 7: 7-22, 2002.

2) Yokoyama A, et al: Generic polymorphisms of alcohol and aldehyde dehydrogenases and glutathione S-transferase M1 and drinking, smoking, and diet in Japanese men with esophageal squamous cell carcinoma. Carcinogenesis 23: 1851-1859, 2002.
3) Muto M, et al: Early detection of superficial squamous cell carcinomain the head and neck region and esophagus by narrow band imaging: a multicenter randomized controlled trial. J Clin Oncol. 28: 1566-1572, 2010.
4) 有馬美和子，他：食道癌表在癌深達度診断の進歩．胃と腸 41: 183-195, 2006.
5) 日本食道学会：食道癌診断・治療ガイドライン，2012 年 4 月版.
6) Savary JF, et al: Photodynamic therapy of early squamous cell carcinomas of the esophagus: a review of 31 cases. Endoscopy 30: 258-265, 1998.
7) Tahara K, et al: Argon plasma coagulation for superficial esophageal squamous-cell carcinoma in high-risk patients. World J Gastroenterol 18: 5412-5417, 2012.
8) 門馬久美子，他：食道癌に対する内視鏡的粘膜切除．癌と化学療法 30: 914-919, 2003.
9) 小山恒男，他：第 46 回食道色素研究会アンケート調査報告（転移のあった m3・sm1 食道癌の特徴）．胃と腸 37: 71-74, 2002.
10) 鍋谷圭宏，他：EBM のための内科疾患データファイル - 食道癌．内科 89: 1093-1097, 2002.
11) Group MRCOCW: Surgical resection with or without preoperative chemotherapy in oesophageal cancer: a randomized controlled trial. Lancet 359; 1727-1733, 2002
12) Ando N, et al: A randomized trial comparing postoperative adjuvant chemotherapy with cisplatin and 5-fluorouracil versus preoperative chemotherapy for localized advanced squamous cell carcinoma of the thoracic esophagus（JCOG9907）. Ann Surg Oncol 19: 68-74, 2012.
13) Ando N, et al: Surgery plus chemotherapy compared with surgery alone for localized squamous cell carcinoma of the thoracic esophagus: A Japan Clinical Oncology Group Study（JCOG9204）. J Clin Oncol 21: 4592-4596, 2003.
14) Iizuka T, et al: Phase II evaluation of cisplatin and 5-fuluorouracil in advanced squamous cell carcinoma of the esophagus: a Japanese Esophageal Oncology Group trial. Jpn J Clin Oncol 22: 172-176, 1992.
15) al-Sarraf M, et al: Progress report of combined chemoradiotherapy versus radiotherapy alone in patients with esophageal cancer: an intergroup study. J Clin Oncol 15; 277-284, 1997.
16) Kato H, et al: A phase II trial of chemoradiotherapy in patients with stage I esophageal squamous cell carcinoma: Japan Clinical Oncology Group study（JCOG9708）. Proc Am Soc Clin Oncol 22: 286, 2003.
17) Ohtsu A, et al: Definitive chemoradiotherapy for T4 and/or M1 lymph node squamous cell carcinoma of the esophagus. J Clin Oncol 17: 2915-21, 1999.

4 食道アカラシア esophageal achalasia

どういう疾患か？

- 2012年に改訂された『食道アカラシア取扱い規約（第4版）』では，同疾患を「下部食道噴門部の弛緩不全と食道体部の蠕動運動の障害を認める原因不明の食道運動機能障害」と定義した[1]．
- 症状は嚥下困難，口腔内逆流，胸痛，体重減少，夜間咳嗽など．
- 病理所見としてAuerbach神経叢の消失・減少・変性が顕著で，同部位に炎症細胞浸潤が見られる．病因はウイルス感染や自己免疫などの仮説があるが，いまだ明らかでない．

治療に必要な検査と診断

- 内圧測定は食道異常運動を最も直接的に計測する検査方法であり，診断の確定に不可欠である．『食道アカラシア取扱い規約（第4版）』では主要所見として下部食道括約部の嚥下性弛緩不全と一次蠕動波の消失を挙げている．その他の所見としては，食道内静止圧の上昇，下部食道括約部圧の上昇，同期性収縮波が挙げられる．
- レントゲン検査は形態評価と機能評価を兼ね備え，アカラシア診断に有用である．食道の拡張型は従来，紡錘型，フラスコ型，シグモイド型に分類されていたが，『食道アカラシア取扱い規約（第4版）』では直線型とシグモイド型に分類された．拡張度はⅠ度：最大横径（d）＜3.5cm，Ⅱ度：3.5≦d＜6.0，Ⅲ度：6.0≦dに分類される．病悩期間および病態の進行に伴って，これら所見も進行する．胃移行部の狭窄は平滑で不整がなく（bird's beak），同部の癌との鑑別に重要である．他に，バリウムの食道内停滞や食道の異常運動が観察されるが，その記録には静止画よりも動画が適する．
- 内視鏡検査は，客観性および確定的所見に乏しく積極的な診断にはならない．食道内腔は拡張し，食道内に食物残渣や液体が貯留する．食道壁には異常収縮波も観察され，食道粘膜には白色化や肥厚が観察される．食道胃接合部は送気だけでは開大しないが，スコープをプッシュすれば同部を通過する．胃内で反

転させて噴門部を観察すると，スコープへのまきつき・めくれこみが観察される．
- **食道癌**を合併しやすいと考えられているが，早期に治療すれば食道癌のリスクは上昇しないとの報告もある．米国消化器内視鏡学会は食道癌をスクリーニングする内視鏡検査の必要性を支持する根拠は十分でないと報告した[2]．混沌とした状況だが，早期に治療されて粘膜がスムースな食道は癌化のリスクが低く，罹病期間が長くて粘膜が荒廃した食道は癌化のリスクが高いことを示唆するようである．
- **鑑別疾患**の第一は食道胃接合部癌などの悪性疾患であり，CTやEUSで精査する．その他は，強皮症，糖尿病，アミロイドーシス，パーキンソン病，慢性特発性偽性腸閉塞症，びまん性食道痙攣症，ナットクラッカー食道，hypertensive LES, ineffective esophageal motility などである．

EBMに基づく治療の実際

1. 治療法の種類とその選択
- 治療法としては薬物療法，拡張術，手術療法が挙げられる．
- 最初に薬物療法でLES圧の低下を試み，効果が不十分であればバルーン拡張あるいは手術療法を考慮するのが一般的である．
- 手術療法はバルーン拡張よりも成績がよく推奨される治療とされてきたが，最近のオランダにおける多施設無作為比較試験において手術療法はバルーン拡張に対する優位性を示せなかった[3]．手術療法の優位性は絶対的なものではないようであるが，バルーン拡張は若年者（40歳未満）で有効率が低い．若年者においては手術療法が第一選択となりうる．

2. 治療の実際
(1) 薬物療法
- **カルシウム拮抗薬**と亜硝酸薬は平滑筋を弛緩させることでLES圧を低下させる．
- 食前に投与すると嚥下困難の改善が得られる．ただし，保険適応はない．

(2) バルーン拡張
- バルーンでLES部を拡張させて組織の断裂を引き起こす．

- 有効率は7〜9割であるが，5年間で約半数の患者に症状が再発する．
- 重篤な合併症は穿孔である．拡張後に逆流性食道炎が生じることもある．

(3) 手術療法
- 標準術式は筋層切開に逆流防止を付加した**Heller-Dor法**である．最近は鏡視下で行われている．
- 治療成績は長期観察で9割以上良好である．
- 食道の異常収縮は修復されないため，術後も一過性に胸痛や嚥下困難を訴えることがある．その場合は，上記薬物を頓用する．

治療 Up to date

1. ボツリヌス菌毒素局注
- ボツリヌス菌毒素はアセチルコリン分泌を抑制してLES圧を低下させると考えられ，欧米では実臨床で使用されている[4]．日本でもこの製剤は発売されているが保険適応は一部の神経疾患であり，アカラシアに対する保険適応は現在のところない．

2. POEM
- 食道筋層切開術を経口内視鏡で行う技術としてPOEM（per-oral endoscopic myotomy）が開発された[5]．保険適応はない．

〈渡部健二〉

■ 参考文献
1) 日本食道学会：食道アカラシア取扱い規約．第4版，金原出版，2012．
2) Hirota WK, et al: ASGE guideline: the role of endoscopy in the surveillance of premalignant conditions of the upper GI tract. Gastrointest Endosc 63: 570-580, 2006.
3) Boeckxstaens GE, et al: Pneumatic dilation versus laparoscopic Heller's myotomy for idiopathic achalasia. N Engl J Med 364: 1807-1816, 2011.
4) Pasricha PJ, et al: Botulinum toxin for the treatment of achalasia. N Engl J Med 322: 774-778, 1995.
5) Inoue H, et al: Peroral endoscopic myotomy (POEM) for esophageal achalasia. Endoscopy 42: 265-271, 2010.

5章 胃・十二指腸疾患

1 胃　炎 gastritis

- 胃炎とは，何らかの成因により胃粘膜における炎症性変化が惹起された状態である．
- 胃炎の分類は病理学的立場や，内視鏡的立場などから様々な分類が提唱されてきた．世界的に受け入れられ普及しつつある分類は，内視鏡所見，病理所見，病因分類の総合分類として1990年に世界消化器病会議のworking groupによって提唱されたSydney system（図1）[1,2]がある（組織学的所見については，1996年にthe updated Sydney systemに改訂されている）．
- 胃炎は臨床経過から急性胃炎と慢性胃炎に分類され，治療との関連からここでは急性胃炎と慢性胃炎に分けて述べる．

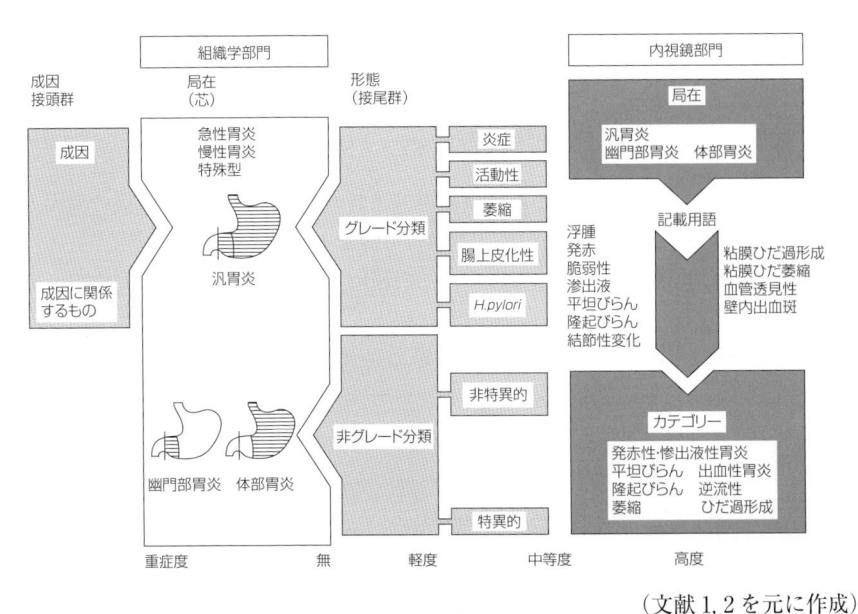

図1　Sydney system

（文献1, 2を元に作成）

★急性胃炎

どういう疾患か？

- 急性胃炎とは，胃粘膜における急性の炎症性変化を来した状態であり，慢性胃炎とは炎症の経過により区別される．
- 病理学的には好中球を主体とした炎症性細胞浸潤と，出血，充血，びらん，滲出液などの所見を認め，これらは内視鏡的にも粘膜変化として観察される．
- 急性胃炎の成因としては，非ステロイド性抗炎症薬（NSAIDs）を代表とする薬物，腐食性化学物質，アルコールや刺激性食品などの飲食物，ストレス，ウイルスやアニサキス，*H.pylori* などの感染，放射線照射や経カテーテル冠動脈塞栓術後，内視鏡検査後などの医原性がある．
- 急性胃炎に伴う症状は，突発性に出現する上腹部痛，悪心，嘔吐，重症例では吐下血なども認められることがある．

治療に必要な検査と診断

- 成因を推測できることが多く，食事内容（アルコールやアニサキス症の原因となる生鮮魚類など），服薬歴，ストレスの有無などの問診が重要である．
- 上部消化管内視鏡検査は必須である．内視鏡的止血や虫体除去などの治療にも直ちに移行できる．
- 腹部 X 線検査は消化管穿孔，腸閉塞の鑑別に有用である．
- 上部消化管造影検査はスキルス胃癌との鑑別に有用である．

EBM に基づく治療の実際

- 治療の基本は，発症誘因の除去をまず試みる．軽症例ではそれだけで自然治癒する場合も少なくない．
- 薬物治療には酸分泌抑制薬，胃粘膜防御因子増強薬などを投与し，腹痛が強い場合には抗コリン薬を加える．NSAIDs が原因の場合にはプロスタグランジン製剤の有効性が指摘されている．

- 活動性出血がある場合には内視鏡的止血術の適応であり，アニサキス症では内視鏡下に虫体を除去する．
- 急性胃炎は通常薬物も奏功し予後は比較的良好であるが，腐食性化学物質による胃炎は例外で，治療に難渋する場合が多い．

★慢性胃炎

どういう疾患か？

- 欧米では胃粘膜の組織学的炎症と定義されている．わが国では内視鏡像や消化管造影から診断される肉眼的胃炎や，臨床症状から診断される functional dyspepsia（FD）も含めて慢性胃炎と呼ばれてきたが，FD は独立して定義され，捉えられるようになった．
- 組織学的炎症をもつ慢性胃炎の大部分は *H.pylori* 感染に起因することが判明している．
- *H.pylori* 感染の組織学的特徴は多核白血球を伴う炎症細胞の浸潤と間質の浮腫で，炎症状態の持続により固有胃腺の減少を来たし，慢性萎縮性胃炎へと進展する．また，胃体部に巨大皺襞を認める患者（通常の胃 X 線検査の背臥位二重造影像で胃体部の皺襞幅 6mm 以上のもの）の多くに *H.pylory* 感染を認め，皺襞肥大型胃炎と呼ばれている[3]．
- *H.pylori* 以外でも *Helicobacter heilmannii*，梅毒，サイトメガロウイルス，結核などの感染症や，NSAIDs や抗生物質などの薬物も組織学的胃炎の原因となる．
- 自己免疫機序により特異的に壁細胞や主細胞の減少を伴い，胃体部の萎縮変化を呈する自己免疫性胃炎（A 型胃炎）もあり，時に悪性貧血，カルチノイドの合併がみられる．
- Crohn 病や好酸球性胃腸炎，膠原病などの全身疾患の胃病変もみられることがある．

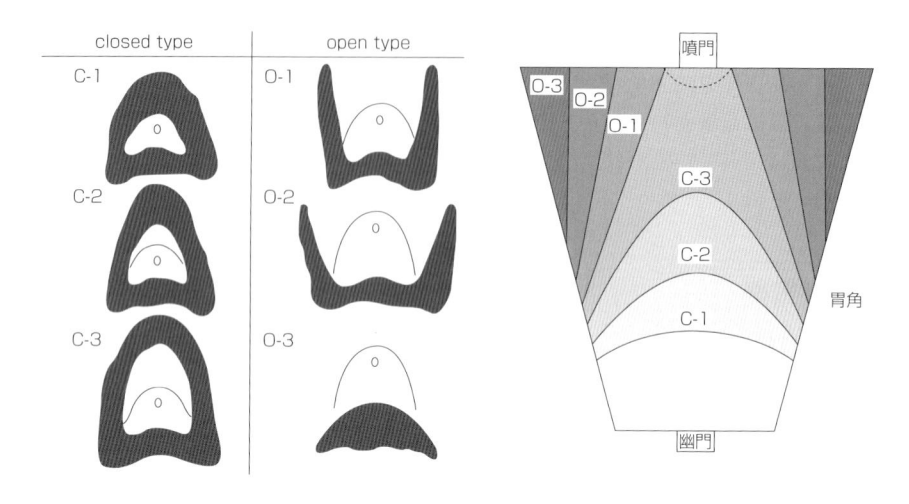

図2 木村・竹本分類
灰色部が非萎縮，白色部が萎縮性粘膜を示す．（文献4を元に作成）

治療に必要な検査と診断

- 診断と分類には，Sydney system を用いることが勧められる．
- 組織学的胃炎の診断には，上部消化管内視鏡検査による胃生検が必要となるが，胃炎診断のための胃生検は日常診療で容易に行えるものではなく，内視鏡診断，血清診断なども総合的に判断して診断する．
- 萎縮性胃炎の内視鏡診断は粘膜の血管透見，菲薄化，前庭部の腸上皮化生や結節状変化などの所見による．
- 内視鏡的胃粘膜萎縮の広がりを示すのに，わが国では木村・竹本分類（**図2**）が用いられている[4]．
- *H.pylori* 感染診断法は内視鏡的生検を用いる方法（鏡検法，培養法，迅速ウレアーゼ試験）と内視鏡検査を必要としない方法（血清抗体法，尿中抗体法，便中抗原法，尿素呼気試験）がある．
- *H.pylori* 感染診断法にはそれぞれ長所・短所があり，適切な方法を選び施行する必要がある（わが国の保険診療では1種類の検査のみが認められており，結果が陰性の場合は，1回のみ別の方法の追加検査が認められている）．
- 胃体部腺領域の主細胞と副細胞で産生されるペプシノゲンⅠ（PGⅠ）と胃内

全域の腺（噴門腺，体部腺，幽門腺）及び十二指腸の Brunner 腺で産生されるペプシノゲンⅡ（PGⅡ）を測定し，その比を用いて診断する血清ペプシノゲン検査も胃の萎縮の程度を推定するのに有用である（PGⅠ及びPGⅠ/Ⅱ比は胃体部萎縮性胃炎の進展により低下する）．PGⅠ＜70ng/mL，PGⅠ/Ⅱ＜3．ただし，保険適応はない．
- A 型胃炎については，萎縮の進展パターンが H.pylori 感染などの B 型胃炎と異なり，胃体部より進展し，極度に胃酸分泌は低下する．それに伴い著明な高ガストリン血症や，低ペプシノゲン血症を呈し，しばしば内因子抗体や抗壁細胞抗体が陽性となる．

EBM に基づく治療の実際

- 心窩部不快感や胃もたれ，吐き気などの自覚症状を伴う場合は，FD として胃酸分泌抑制薬，消化管運動機能調整薬，抗不安薬などを用いる．FD に関しては別項参照．
- 2013 年 2 月 21 日現在 H.pylori 除菌治療の保険適用となっている疾患は，胃潰瘍，十二指腸潰瘍，胃 MALT リンパ腫，特発性血小板減少性紫斑病，早期胃癌の内視鏡治療後，慢性萎縮性胃炎である．
- 自己免疫性胃炎の場合は，大球性貧血に対して Vitamin B_{12} の補充を要し，胃体部のカルチノイドの発症に注意する．カルチノイドの治療に関しては別項を参照．
- 全身疾患に伴う胃病変に対しては，原疾患の治療を行う．

（赤坂智史）

参考文献

1) Misiewicz JJ: The Sydney System: A new classification of gastritis. Introduction. J Gastroenterol Hepatol 6: 207-208, 1991.
2) Dixon MF, et al: Classification and grading of gastritis: The Updated Sydney System. International Workshop on the Histopathology of Gastritis, Houston 1994. Am J Surg Pathol 20: 1161-1181, 1996.
3) Yasunaga Y, et al: Improved fold width and increased acid secretion after eradication of the organism in Helicobacter pylori associated enlarged fold gastritis. Gut 35: 1571-1574, 1994.

4) 鎌田智有,他：木村・竹本分類. 胃と腸 47: 852, 2012.

2 胃潰瘍，十二指腸潰瘍

どういう疾患か？

- 消化性潰瘍の成因は胃酸やペプシンなどの攻撃因子と，粘液，血流，重炭酸バリアなどの防御因子とのアンバランスが原因と考えられてきた．しかし，現在では H.pylori 感染，NSAIDs が二大要因であり，胃酸がそれぞれに共通した増悪因子であると考えられている．
- H.pylori はグラム陰性の螺旋状桿菌で，その強力なウレアーゼ活性により産生される高濃度のアンモニアで胃酸を中和することにより強酸環境の胃内で生息している．
- 十二指腸潰瘍では，H.pylori の産生するアンモニアや幽門部胃炎により，ガストリン分泌が刺激され胃酸分泌が亢進する．また H.pylori が十二指腸球部の胃上皮化生に生着し，十二指腸潰瘍を引き起こす．
- 胃潰瘍では，H.pylori 感染により胃体部を中心に高度な萎縮性胃炎が生じる．粘膜の萎縮により，胃酸の分泌は抑制されるが，炎症と萎縮により胃粘膜防御機構は著しく障害されているため，少量の酸であっても潰瘍が生じる．
- H.pylori 感染の長期経過において胃潰瘍・十二指腸潰瘍が頻発し，除菌治療により胃潰瘍・十二指腸潰瘍の再発が抑制される．
- NSAIDs は cyclooxygenase（COX）を介したプロスタグランジン（PG）の産生を抑制することにより抗炎症作用を発揮するが，一方で NSAIDs は胃粘膜における内因性 PG を減少させ，粘膜抵抗性を減弱させる．

治療に必要な検査と診断

1．胃潰瘍・十二指腸潰瘍の診断

- 心窩部痛，鉄欠乏性貧血，吐血，黒色便などの消化管出血症状により本症が疑われる場合，上部消化管内視鏡を施行する．
- 内視鏡像は，活動期（A1，A2），治癒期（H1，H2），瘢痕期（S1，S2）に病期分類される．
  A1：潰瘍底の苔が厚く，辺縁に炎症性腫脹のある時期．

A2：潰瘍辺縁に白色の輪状縁および充血像が出現する時期．
H1：潰瘍が縮小し，辺縁に再生上皮がみられ，皺襞集中および潰瘍周囲における穏やかな皺襞の細まりが出現する時期．
H2：潰瘍辺縁全周に再生上皮を認め，潰瘍底の面積が縮小してくる．
S1：瘢痕の中心部に充血が残る，「赤色瘢痕」の時期
S2：瘢痕部の充血がなくなり周囲粘膜と同じ色調に戻る，「白色瘢痕」の時期．

- 良性の消化性潰瘍の診断に際し，癌，悪性リンパ腫など腫瘍性病変に伴う潰瘍を除外することが重要である．潰瘍型癌も良性潰瘍と同じく縮小する（悪性サイクル）ことがあるため，治癒期にも生検を行うことが望まれる．
- 良性潰瘍と癌性潰瘍の鑑別には，潰瘍の形態が円形か不整形か，辺縁が平滑か不整か，周囲にIIc面を疑う領域を伴うか，などの所見が参考となる．
- 潰瘍の形態が円形〜類円形であっても，周囲にIIcの広がりがあり，早期癌内部に消化性潰瘍を伴っている場合もあるため，NBI拡大観察や生検を用いて癌の可能性を除外する．

2．ヘリコバクター・ピロリ（*H.pylori*）の診断

- 日本ヘリコバクター学会により作成されたガイドライン[1]に従って，*H.pylori* 感染診断を行う．
- *H.pylori* の診断には，以下の6つの診断法が用いられている．
  ①迅速ウレアーゼ試験
  ②生検組織鏡検法
  ③培養法
  （①〜③は内視鏡検査による生検材料を用いる．）
  ④尿素呼気試験（urea breath test: UBT）
  ⑤血中・尿中抗体測定
  ⑥便中抗原測定法
- 以上6つの診断法が保険適用となっているが，1回に1法のみが適用である．結果が陰性の場合のみ，さらに別の検査が1法のみ保険適用となる．
- *H.pylori* 除菌判定は，制酸作用をもつプロトンポンプ阻害剤（proton pomp inhibitor: PPI）など *H.pylori* に影響を及ぼす可能性のある薬剤中止後4週以降にUBTを行うことが推奨される．
- 抗体測定法による診断では，抗体化は除菌成功後も徐々にしか低下しないため，除菌判定には向かない．*H.pylori* 除菌判定に抗体測定法を用いる際は，除

表1 Forrest 分類

Active bleeding type	Ia: Spurting bleed（噴出性出血）	
	Ib: Oozing bleed（湧出性出血）	
Recent bleeding type	IIa: Non-bleeding visible vessel（露出血管）	
	IIb: Adherent blood clot black base	
Non-bleeding	III: Lesion without signate of recent bleeding	

菌前と除菌後6ヵ月以上経過した後での定量的な比較を行い，抗体価が前値の半分以下に低下した場合に除菌成功と判定する．

3．出血性胃潰瘍の診断
- 出血性胃潰瘍の内視鏡的所見にはForrest分類が世界的に用いられている（表1）[2]．
- Forrest IIa以上の潰瘍が内視鏡的緊急止血術の適応となる．

EBMに基づく治療の実際

1．胃潰瘍・十二指腸潰瘍の治療（図1）
- 胃潰瘍と十二指腸潰瘍では胃酸の量は異なるが，ともに酸分泌の抑制が最も効果的である．初期治療において，オメプラゾール（オメプラール®）20mg，ランソプラゾール（タケプロン®）30mg，ラベプラゾール（パリエット®）10mg，エソメプラゾール（ネキシウム®）20mg（／日）などのPPIを第一選択とする．
- 胃潰瘍では，テプレノン（セルベックス®），エカベトナトリウム（ガストローム®），ポラプレジンク（プロマック®），レバミピド（ムコスタ®）などの胃粘膜保護剤を適宜併用する．
- PPIが使用できない場合には，シメチジン（タガメット®），塩酸ラニチジン（ザンタック®），ファモチジン（ガスター®），塩酸ロキサチジンアセタート（アルタット®），ニザチジン（アシノン®），ラフチジン（プロテカジン®，ス

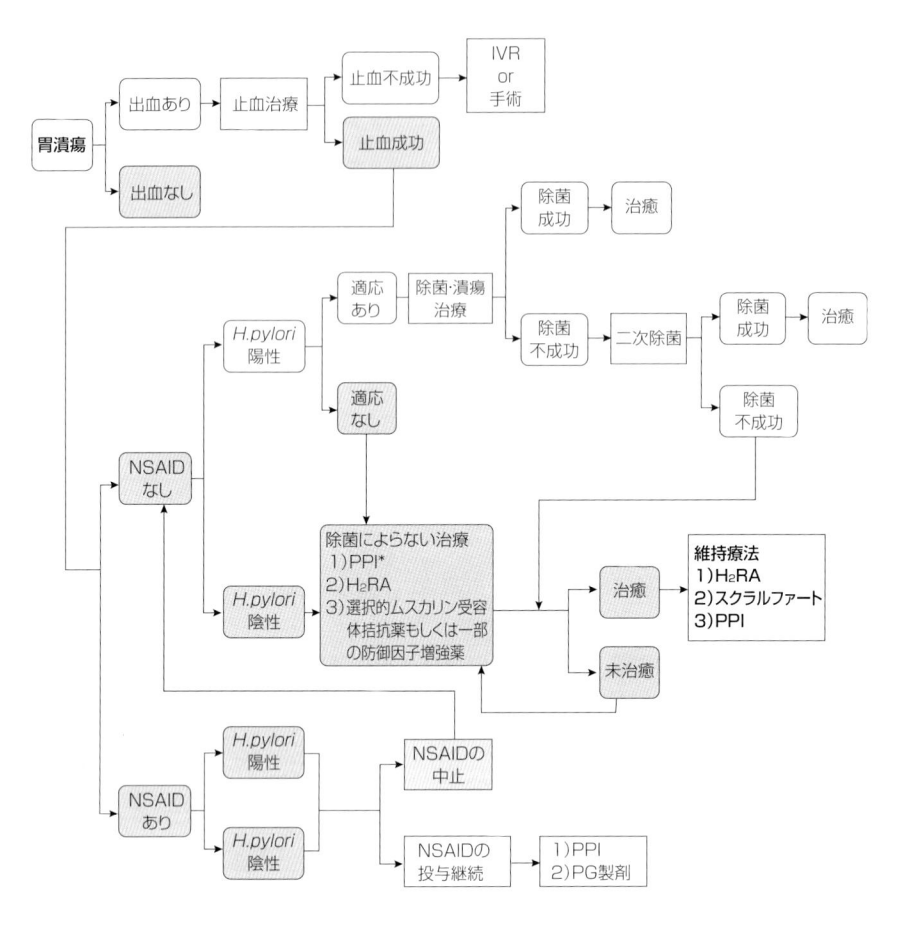

図1 胃・十二指腸潰瘍診療のフローチャート

トガー®）などの H_2 受容体拮抗薬（H_2RA）を使用する.
- わが国での二重盲検比較試験において，H_2 受容体拮抗薬あるいは PPI 投与による 8 週間後の胃潰瘍の治癒率は，ファモチジン 40mg で約 80％，オメプラゾール 20mg およびランソプラゾール 30mg で約 90％であった．6 週間後の十二指腸潰瘍の治癒率は，ファモチジン 40mg で約 90％，オメプラゾール 20mg，ランソプラゾール 30mg で約 97％であった．
- H_2 受容体拮抗薬と防御因子増強薬との併用については，シメチジンとエカベ

トナトリウムとの併用がシメチジン単独投与に比べて潰瘍治癒率が有意に高いとの報告がある．
- いずれの薬剤も保険適用上は胃潰瘍，吻合部潰瘍では8週間，十二指腸潰瘍では6週間までの投与期間の制限がある．

2. NSAIDs 潰瘍の治療
- NSIADs の抗炎症作用は COX 阻害を介したプロスタグランジンの産生抑制によるが，COX-1 阻害は胃粘膜の血流を阻害させる．NSAIDs 潰瘍は，NSAIDs を中止することが最優先される．NSAIDs 潰瘍は抗潰瘍薬を使用しなくても比較的高率に治癒するが，プロスタグランジン製剤は有意に潰瘍治癒を促進する．H_2RA は治癒を促進する傾向がある．
- NSAIDs が中止できない場合，PPI またはプロスタグランジン製剤（カムリード®，サイテック®）により治療を行う．NSAIDs 投与継続下での胃潰瘍の治癒に関しては PPI が最も治癒率が高い．
- COX-2 選択性が高く，消化管に対する有害事象が少ないとされる NSAIDs には，エトドラク（ハイペン®，オステラック®），ロルノキシカム（ロルカム®），メロキシカム（モービック®），セレコキシブ（セレコックス®）などが挙げられる．
- NSAIDs 投与継続下における再発に関しては，高用量の H_2 受容体拮抗薬（ファモチジン 80mg/日），PPI，プロスタグランジン製剤が有効であると報告されている[3]が，現在のところ予防投与は胃潰瘍または十二指腸潰瘍の再発抑制として，タケプロン 15mg，ネキシウム 20mg のみ承認されているが，その他は保険適用がない．
- NSAIDs 投与患者における除菌治療を非除菌療法または PPI と比較した RCT をまとめたメタアナリシスでは，除菌群 7.4％（34/459），対照群 13.3％（64/480），オッズ比 0.43（95％CI: 0.32〜0.51）と NSAIDs 投与患者で消化性潰瘍の発症が除菌により抑制されると報告されている[4]．

3. H.pylori 除菌療法
- H.pylori 感染者では胃潰瘍，十二指腸潰瘍を併発することがある．これらの患者では除菌治療により，胃および十二指腸潰瘍の再発が抑制される[5]．日本ヘリコバクター学会のガイドラインでは，胃潰瘍は除菌が望ましい疾患 A に分類されている．

- *H.pylori* 除菌の方法は，いずれも PPI と 2 種の抗生剤の組み合わせである．いずれも，80〜90％の高い除菌率であったが，近年抗生剤耐性の出現により低下してきている．

〈1 次除菌治療〉
① A 法　ランソプラゾール（タケプロン®）30mg
　　　　アモキシシリン（パセトシン®，サワシリン®，アモリン®）750mg
　　　　クラリスロマイシン（クラリス®，クラリシッド®）200mg or 400mg
　　　　を 1 日 2 回朝・夕，7 日間内服する．
② B 法　オメプラゾール（オメプラール®，オメプラゾン®）20mg
　　　　アモキシシリン（パセトシン®，サワシリン®，アモリン®）750mg
　　　　クラリスロマイシン（クラリス®，クラリシッド®）200mg or 400mg
　　　　を 1 日 2 回朝・夕，7 日間内服する．
③ C 法　ラベプラゾール（パリエット®）10mg
　　　　アモキシシリン（パセトシン®，サワシリン®，アモリン®）750mg
　　　　クラリスロマイシン（クラリス®，クラリシッド®）200mg or 400mg
　　　　を 1 日 2 回朝・夕，7 日間内服する．

A 法は 1 日の服用分が 1 シートにおさめられたパック製品（ランサップ®）も発売されている．

〈2 次除菌治療〉
① A 法　ランソプラゾール（タケプロン®）30mg
　　　　アモキシシリン（パセトシン®，サワシリン®，アモリン®）750mg
　　　　メトロニダゾール（フラジール®）250mg
　　　　を 1 日 2 回朝・夕，7 日間内服する．
② B 法　オメプラゾール（オメプラール®，オメプラゾン®）20mg
　　　　アモキシシリン（パセトシン®，サワシリン®，アモリン®）750mg
　　　　メトロニダゾール（フラジール®）250mg
　　　　を 1 日 2 回朝・夕，7 日間内服する．
③ C 法　ラベプラゾール（パリエット®）10mg
　　　　アモキシシリン（パセトシン®，サワシリン®，アモリン®）750mg
　　　　メトロニダゾール（フラジール®）250mg
　　　　を 1 日 2 回朝・夕，7 日間内服する．

- わが国の二重盲検試験で，除菌率はクラリスロマイシン（CAM）の 2 つの用量において，胃潰瘍では 200mg 群 87.5％，400mg 群 89.2％，十二指腸潰瘍で

は 200mg 群 91.9％，400mg 群 83.7％と CAM の量による有意差は見られなかった．また，A 法と B 法の間でも除菌率に有意差は見られていない．
- H.pylori 除菌治療が成功した場合，維持療法は不要であるが，何らかの理由で除菌治療を行わない場合や除菌失敗例では，初期治療後に再発を抑制するために維持療法を行うことが勧められる．H_2 受容体拮抗薬を半量投与する方法が一般的であり，適宜，胃粘膜保護剤を併用する．
- H.pylori 除菌治療は潰瘍の再発のみならず，早期胃癌内視鏡治療後患者の早期胃癌の再発率を 1/3 に低下させることが報告されている[6]．
- H.pylori 除菌治療は比較的安全に行われるが，副作用が 14.8％〜45.1％に認められる．
- 下痢・軟便が 10〜30％，味覚異常，舌炎，口内炎が 10〜15％，皮疹が 2〜5％に認められるが，大部分は軽症である．しかし 2〜5％に治療中止となるような強い副作用（下痢，発熱，喉頭浮腫，出血性腸炎）が発生しており，注意が必要である．
- メトロニダゾール（MNZ）特有の副作用として，飲酒によりジスルフィラム-アルコール反応が生じ，腹痛，嘔気，ほてりなどが出現することがあり，MNZ 内服中には飲酒を避ける必要がある．また，MNZ はワーファリンの作用を増強し，出血傾向が現れることがあるため注意を要する．
- H.pylori 除菌後に GERD が増悪するとの報告もあるが明らかではない．

4. 出血性胃潰瘍の治療

- 消化性潰瘍の重大な合併症に，消化管出血，消化管穿孔，通過障害が挙げられる．
- 吐下血があり，出血性胃・十二指腸潰瘍が疑われる症例では，まず出血性ショックに備えた全身管理に努める．静脈ラインを確保し，早急に輸血と緊急内視鏡の準備を行う．高度の貧血の場合，SpO_2 が 100％であっても酸素運搬能は悪く，酸素投与を考慮する．
- 出血性胃潰瘍の内視鏡的所見の評価には，Forrest 分類が用いられ，Forrest IIa 以上が内視鏡的緊急止血術の適応となる（「治療に必要な検査と診断」を参照）．
- 内視鏡的止血術
  ① クリップ法
  ② 純エタノールまたは HSE（5〜10％ NaCl 20mL ＋ボスミン 1mL）局注法

③焼灼凝固（止血鉗子，アルゴンプラズマ凝固（APC），ヒートプローブ）
- 内視鏡でコントロール困難な出血性潰瘍には，経動脈的動脈塞栓術（IVR）や外科手術を行う．
- 消化管穿孔に対しては緊急手術が原則だが，場合により保存的治療で済む場合もある．
- 止血後の絶食は3日が妥当である．これは，内視鏡的止血治療の再出血が3日以内に多いこと，再出血に対して内視鏡的止血法を再度行う場合に絶食であれば容易に行えること，また食事により胃の収縮運動や胃酸分泌が促進され再出血を誘発することなどが裏付けとなっている．
- 絶食中はPPI（経口薬または注射薬）に加え，トロンビン末・粘膜保護剤（アルロイドG）の内服を併用することが多い．

(井上拓也)

■ 参考文献

1) Asaka M, et al: Guideline in the management of Helicobacter pylori infection in Japan. Helicobacter 6: 177-186, 2001.
2) Kohler B, et al: Upper GI-bleeding - value and consequences of emergency endoscopy and endoscopic treatment. Hepatogastroenterology 38: 198-200, 1991.
3) Rostom A, et al: Preventiou of NSAID-induced gastroduodenal ulcer. Cochrane Database Syst Rev 4: CD002296, 2000.
4) Vergara M, et al: Meta-analysis: role of Helicobacter pylori eradication in the prevention of peptic ulcer in NSAID users. Aliment Pharmacol Ther 21: 1411-1418, 2005.
5) Ford AC, et al: Eradication therapy in Helicobacter pylori positive peptic ulcer disease: systematic review and economic analysis. Am J Gastroenterol 99: 1833-1855, 2004.
6) Fukase K, et al: Effect of eradication of Helicobacter pylori on incidence of metachronous gastric carcinoma after endoscopic resection of early gastric cancer: an open-label, randocised controlled trial. Lancet 372: 392-397, 2008.

3 胃ポリープ，胃腺腫
gastric polyp, gastric adenoma

どういう疾患か？

- 胃ポリープとは胃内腔に突出した隆起性病変の総称で，一般的には良性の上皮性非腫瘍性病変に対して用いられる名称である（表1）．胃の集団検診での発見率は0.5％程度である．
- 胃の隆起性病変の肉眼分類には山田・福富分類が用いられる（図1）．

表1　主な胃の上皮性の隆起性病変の病理学的分類

非腫瘍性病変
　・過形成性ポリープ ──┬── 腺窩上皮型（狭義の過形成性ポリープ）
　　　　　　　　　　　└── 幽門腺型（gatritis verrucosa）
　・胃底腺ポリープ
　・hamartomatous inverted polyp
　・内視鏡的切除後の再生成ポリープ
　・吻合部ポリープ（gastritis cystica polyposa）
　・炎症性類線維性ポリープ（inflammatory fibroid polyp）
腫瘍性病変
　・胃腺腫
　・胃癌（0-I 型，0-IIa 型）

（文献1，2を元に作成）

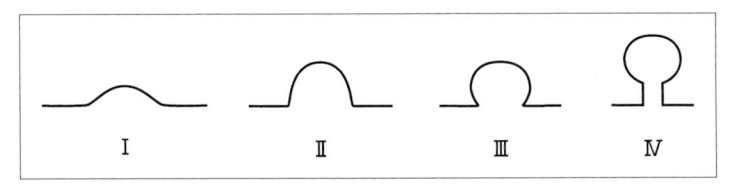

図1　山田・福富分類 [3]

I 型：隆起の起始部がゆるやかで，明確な境界線を形成しない隆起．
II 型：隆起の起始部に明確な境界線を形成しているが，くびれを認めない隆起．
III 型：隆起の起始部に明らかなくびれを形成しているが，茎を認めないもの（亜有茎性）．
IV 型：明らかな茎を有する有茎性病変．

・臨床的に頻度が高い腺窩上皮型の過形成性ポリープ，胃底腺ポリープ，胃腺腫について以下に述べる．

1. 過形成性ポリープ

　胃のポリープの30〜93％を占める．成因としては*H.pylori*感染による慢性胃炎やびらん，消化性潰瘍などによる粘膜傷害に対する過剰な再生によるものと考えられている．組織学的には腺窩上皮の腫大，延長，分岐や囊胞状の拡張が特徴である[2]．過形成ポリープに癌が併存するのは1.5〜4.5％程度で，癌合併例は大型の病変に多く，成因は不明だが，一部の症例では20mm以上で特にリスクが高いとされる．

2. 胃底腺ポリープ

　最初は家族性大腸腺腫症（familial adenomatous polyposis：FAP）患者の胃に多発するポリープとして報告され，その後FAP以外にも発生することが判明した．頻度は0.9〜5.9％で中年女性に好発する．*H.pylori*陰性の萎縮の少ない胃に発生することが多い．プロトンポンプ阻害薬投与による高ガストリン血症が関与しているとされる．組織学的には胃腺窩の短縮と腺管の拡張を伴った胃底腺の増生が特徴である．FAP関連胃底腺ポリープでは癌化（進行癌を含む）の報告がある．散発性のものでは癌化は稀であるとされるが，腫瘍性病変を併存した症例の報告もある．

3. 胃腺腫

　境界明瞭な良性上皮性病変で，管状構造が主体の上皮内非浸潤性腫瘍である．胃癌，再生異型上皮および腸上皮化生とは異なる独立した疾患として認識されていた異型上皮巣，ATP，IIa subtypeなどと呼ばれていた病変とほぼ同義である．多くが腸型（主に小腸型）の細胞形質を示すが，稀に胃型（幽門腺型）の腺腫が存在する[4]．大腸とは異なり，胃では癌の発生におけるadenoma-carcarcinoma sequenceを裏付ける遺伝子的な異常は証明されていない．

　生検診断による高分化型腺癌と胃腺腫の鑑別は必ずしも容易ではなく，胃腺腫を切除すると癌と診断されることがある．これは，異型の強い部分がfocalに存在する場合や異型の弱い癌では微小検体による診断が困難なため，良悪性の境界病変とも呼ばれる．実際，大阪大学と関連施設でESDを施行された胃境界病変468症例での検討では，術後に44％が癌と診断されていた[5]．

治療に必要な検査と診断

1. 胃X線検査
隆起として描出される．雛襞の集中は伴わない．癌との鑑別点は表面に不整像が認められないことである．

2. 内視鏡検査
(1) 過形成性ポリープ
H.pylori 感染による慢性胃炎を母地に発生するため，背景の胃粘膜には萎縮性の変化が見られる．

肉眼型は山田II型からIII型を呈することが多く，血管に富むため，正常粘膜に比べて鮮やかな発赤を呈することが特徴である．病変の増大にともなって表面に粘液や白苔の付着を認める．癌の合併がある場合には陥凹面を伴っていることがある．

(2) 胃底腺ポリープ
病変は胃底腺領域内に発生し，多発することも多い．背景の胃粘膜には萎縮性の変化が見られず，RAC（regular arrangement of collecting venules）が見られることが多い．

表面平滑な無茎性半球状小隆起で，色調は周囲粘膜とほぼ同じである．癌化例では色調の変化（褪色化），平坦化などがみられるとされる．

(3) 胃腺腫
腸型の腺腫は丈の低い褪色調の扁平隆起として見られることが多い．表面は平滑なもの，あるいは粒のそろった粗大顆粒状を呈することが多い．ときに脳回転状あるいは芋虫状を呈する．胃型の腺腫はポリープにポリープを生じるような形態，絨毛状の増殖，八頭状増殖が特徴である．前述のごとく，生検で胃腺腫と診断されていても切除後に癌と診断される症例を認めるが，こうしたものは大型（20mm以上），陥凹や発赤を伴っている病変に多いとされる．ただし，大阪大学関連施設でのESDにて切除された検討では20mm以下，隆起型，褪色調の病変においても術後に約3割が癌と診断されており，内視鏡像による鑑別は不十分である．

EBMに基づく治療の実際

1. 過形成性ポリープ

内視鏡的切除となるのは 20mm 以上の癌を合併しているの可能性が高い症例やポリープからの持続出血が疑われる症例である．

組織学的に強い炎症性変化を伴う多発性の過形成性ポリープに対しては *H. pylori* の除菌を行うことによりポリープの縮小・消失と背景粘膜の正常化が起こることがある（保険適応なし）．

2. 胃底腺ポリープ

散発性のものは，基本的には良性であるので，臨床的に放置する．ただし前述のように dysplasia を合併した症例の報告もあるため，径の大きなものや，明らかな増大傾向を示すものでは生検を考慮する．FAP 関連の胃底腺ポリープでは癌化（進行癌も含む）の可能性があるため，厳重に経過観察する．

3. 胃腺腫

胃腺腫自身は良性の腫瘍で，adenoma-carcinoma sequence も明らかでないために，原則として経過観察のみで十分である．一方で，内視鏡診断，生検病理診断は必ずしも十分ではないため，診断的に内視鏡的切除が行われることもある．ただし，胃腺腫に対する ESD は保険適応はない．

（加藤元彦）

Side Memo

内視鏡診断および生検標本による術後病理診断は，腺腫と癌の鑑別には不十分である．ESD による切除症例の後向き検討では，切除後に 44% が癌と診断された．一方，ESD の短期成績は一括断端陰性切除率 97%，出血率 5.5%，穿孔率 4.7% と良好な結果であり，胃良悪性境界病変に対して診断的 ESD がオプションとなりうる結果であった．ただし，後向きの断面調査であり，対象が ESD を施行された症例であることから内視鏡的に悪性を疑われた症例が多く含まれるなど，癌の割合を大きく見積もっている可能性がある．現在大阪大学 ESD Study Group で上記を検証する多施設前向き臨床試験（UMIN000007476）が進行中である．

■ 参考文献

1) 大倉康男, 他：IV. ポリープ（中村眞一編：消化管病理標本の読み方）. p.53-55, 日本メディカルセンター, 2008.
2) 八尾隆史, 他：【胃ポリープの意義と鑑別】胃ポリープの病理学的分類・鑑別診断と臨床的意義. 胃と腸 47: 1192-1199, 2012.
3) 山田達哉, 他：胃隆起性病変. 胃と腸 1: 43-48, 1966.
4) 日本胃癌学会：胃癌取扱い規約, 第14版, 2010.
5) Kato M, et al. Endoscopic submucosal dissection as a treatment for gastric noninvasive neoplasia: a multicenter study by Osaka University ESD Study Group. J Gastroenterol 46: 325-331, 2011.

4 胃粘膜下腫瘍 gastric submucosal tumor: SMT, gastrointestinal stromal tumor: GIST

どういう疾患か

- 胃粘膜下腫瘍（SMT）とは，胃粘膜層よりも深い壁内（粘膜下層，筋層，漿膜下層など）に発生した腫瘍で，多くは胃内に隆起を示す腫瘍の総称．大部分は非上皮性であるが，一部に上皮性腫瘍も含まれる．通常は無症状であるが，出血，腹痛，消化管通過障害，腫瘤触知などの症状を呈することがある．
- 日本では胃癌の健康診断が浸透しているため，SMT が発見される頻度は欧米に比べて高く（上部消化管内視鏡検査のうち約 3％と報告されている[1]），特に 5cm 以下で発見されることが多い．
- 充実性を示す SMT の多くは紡錘形細胞が索状に配列している．これらは以前，平滑筋由来の腫瘍と考えられていたが，免疫学的な手法により間葉系腫瘍であり，その大部分は GIST（gastrointestinal stromal tumor）であることが判明した．
- GIST は食道から直腸までの消化管と腸間膜に発生する 10 万人に 1 ～ 2 人と比較的稀な，c-kit 遺伝子産物（KIT）を特異的に発現する消化管の間葉系腫瘍で，GIST の発生や増殖の主な原因は KIT（85 ～ 90％）または PDGFRA（5 ～ 10％）遺伝子の機能獲得型突然変異である．
- GIST の発生に男女差はなく，好発年齢は 50 ～ 60 歳である．発生部位は胃が最も多く 60 ～ 70％を占め，次いで小腸が 20 ～ 30％，大腸，直腸は 5％以下とされている．
- 食道では胃と異なり GIST が少なく，平滑筋腫瘍の頻度が高い．
- GIST は稀に c-kit 遺伝子もしくは PDGFRA 遺伝子の生殖細胞レベルでの突然変異を原因とする多発性 GIST 家系や，これらの遺伝子のいずれにも変異を認めない von Recklinghausen 病として知られている神経線維腫症 1 型（NF1）に発生する GIST がある．NF1 患者では，経過中約 10％に GIST が発生すると言われており，その発生部位は小腸に多い[2]．
- GIST の一部，悪性リンパ腫，脂肪肉腫，血管肉腫，カルチノイドの一部では転移を来たすこともあり，悪性度の高いものも含まれる．

治療に必要な検査と診断

- SMT が疑われた場合は，腫瘍の大きさや形状，占拠部位，随伴する潰瘍や陥凹の有無をみる．潰瘍や表面に陥凹を伴っている場合は，良悪性の鑑別に参考になる．また，大きさがその後の治療方針の目安となるので，必ず計測する．
- 粘膜下腫瘍様の形態を呈する病変としては表1のような疾患が上げられ，SMT 様の発育形態を示す胃癌と鑑別を要する場合もある．
- 内視鏡検査では，鉗子などで腫瘍の硬さ，移動性をみることも鑑別に役立つ．壁外性腫瘍による圧排との鑑別は，空気量や体位変換，呼吸性移動を観察することにより判定する．しかし，壁外発育型の腫瘤の場合，その鑑別は難しいため，CT 検査と合わせて診断を行う．

表1 粘膜下様形態をとる病変

腫瘍性病変		非腫瘍性病変
非上皮系	上皮系	
間葉系腫瘍（GIST，平滑筋腫や平滑筋肉腫，神経系腫瘍など）	カルチノイド（消化管神経内分泌腫瘍）	異所性膵
血管原性腫瘍（血管腫，グロームス腫瘍，血管肉腫 Kaposi 肉腫など）	粘膜下腫瘍様形態を呈する癌腫（リンパ球浸潤性髄様癌，未分化型または低分化腺癌，膠様腺癌，異所性胃腺から発生した癌，内分泌細胞癌，胃型形質をもつ管状腺癌など）	炎症性線維性ポリープ（IFP）
脂肪腫・脂肪腫	転移性腫瘍	粘膜下層の異所性腺管や囊腫，重複腸管
悪性リンパ腫 悪性黒色腫 その他	その他	その他

- 明らかな粘膜面に異常を認めていなくとも，内視鏡による生検は必須である．表面に潰瘍や陥凹を伴っている場合は，潰瘍の辺縁や表面の陥凹部から生検を行う．
- 色調が黄色のものは脂肪腫，透明感のあるものは囊胞，リンパ管腫，青色のものは血管腫，鉗子で陥凹する軟らかいものは脂肪腫，囊胞，リンパ管腫，血管腫など内視鏡的に鑑別可能なものもある．
- 内視鏡検査で腫瘍径 2cm 未満の SMT で，半球状を呈し，輪郭が比較的平滑であり，潰瘍や陥凹を伴っていなければ，年 1〜2 回のフォローアップが推奨される．経過中，急速な増大傾向を示し，潰瘍形成や辺縁不整を伴い悪性が疑われる場合には，CT，超音波内視鏡（EUS）や，超音波内視鏡下穿刺吸引生検法（EUS-FNAB）による精査を行う．
- EUS では，粘膜下腫瘍が消化管のどの層由来かの腫瘍であるか，内部エコーの性状より鑑別診断が可能な場合もある．EUS にて悪性を疑う所見としては，内部エコーの不均一や辺縁の不整が挙げられる．
- 病理組織像は紡錘形細胞からなる場合が最も多いが，類上皮様細胞からなる場合や両者が混在する場合もある．通常の HE 染色のみでは鑑別困難であり，図1 に従った免疫染色を用いて鑑別を行う．免疫染色で KIT が陽性と判断されれば GIST と診断される．しかし，組織固定の条件などによっては偽陰性となることもある．
- CT 検査では経口造影剤の併用が望ましい．経静脈性造影剤は，病変の局在診

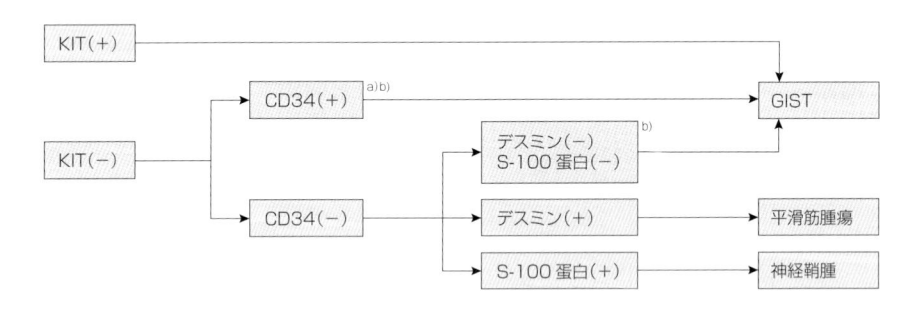

a) このようなパターンを示す腫瘍には solitary fibrous tumor があり，鑑別を要する．
b) このようなケースの診断には c-kit や PDGFRA 遺伝子の突然変異検索が有用となる．

（『GIST 診療ガイドライン 2010 年 11 月改訂（第2版補訂版）』より抜粋）

図1　免疫染色による主な消化管間葉系腫瘍の鑑別

断，鑑別診断，消化管の辺縁血管との関係などをみるために必須である．同時に門脈相にあわせて撮像することにより病期診断も兼ねることが望ましい．
- CT または MRI を用い内部の濃度・信号強度などの情報から比較的特異的に鑑別できるのは静脈瘤・脂肪腫・血管腫・リンパ管腫・貯留性嚢胞などである．多血性からグロームス腫瘍・傍神経節腫・カルチノイドなどが診断できることもある．多血性の GIST 肝転移の診断には，動脈相を含む多相性撮影が有用である．
- GIST は大きさが増すにつれ，より壁外性発育を示すようになり，辺縁は平滑から結節状を呈することも多く，腸間膜由来の間葉系腫瘍との鑑別が困難となる．
- FDG-PET は，2010 年 4 月の保険適用の改訂により，他の画像診断による病期診断が困難な場合にはわが国においても可能となった．

EBM に基づく治療の実際

1．治療方針の概要
- 2010 年 11 月に第 2 版補訂版が作成され『GIST 診療ガイドライン』の中に胃 SMT の治療方針（図 2）が提示されており，特に検診にて発見される自覚症状のない小さな SMT の自然経過が不明である現状，ガイドラインの治療方針に従うことが現時点推奨される．
- 外科的切除：悪性のもの（平滑筋肉腫など），出血しているもの，また大きなものや増大傾向にあるものも悪性を否定できないので手術の適応となる．
- 腫瘍径 5.1cm 以上の SMT は外科手術が強く推奨される．また，有症状，生検にて GIST と診断されるものは絶対的手術適応とされている．
- 腫瘍径 2cm 未満の SMT は，無症状かつ悪性でない場合には経過観察が推奨される．
- 腫瘍径 2cm 以上 5cm 以下の SMT に対しては，悪性であると推定される場合には外科手術を行うことがある．また，CT 検査，EUS，EUS-FNAB の結果で治療方針が決定される．しかし，これら腫瘍径 2cm 以上 5cm 以下の SMT の治療方針を支持する疫学的なデータは乏しい．
- 偽被膜を損傷することなく外科的に安全な切除断端を確保し完全に切除することが必要である．また予防的，系統的リンパ節廓清は不要で，肉眼的断端が陽

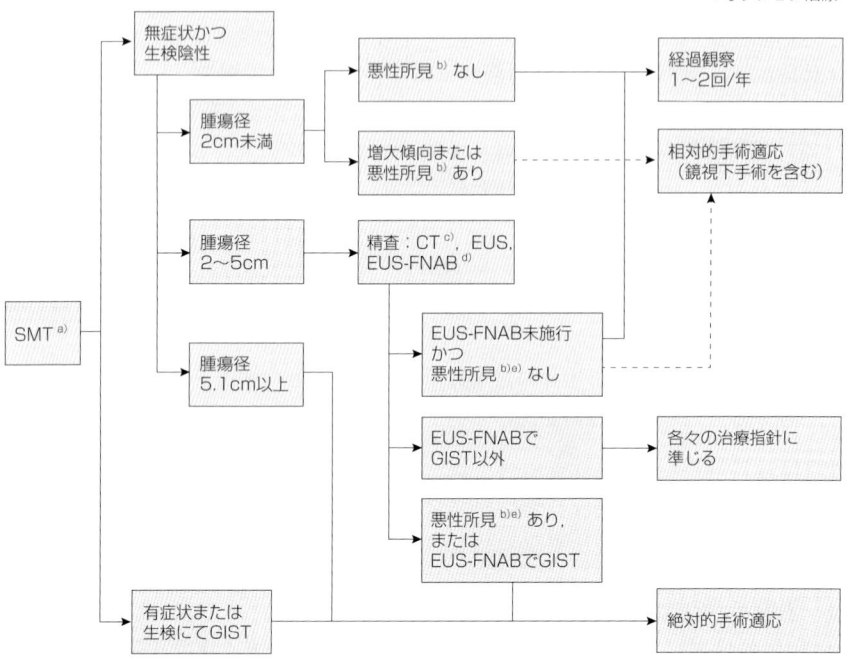

図2 胃粘膜下腫瘍（SMT）の治療方針
（『GIST 診療ガイドライン 2010 年 11 月改訂（第 2 版補訂版）』より）

フローチャート内容：

- SMT[a]
  - 無症状かつ生検陰性
    - 腫瘍径 2cm 未満
      - 悪性所見[b] なし → 経過観察 1〜2回/年
      - 増大傾向または悪性所見[b] あり → 相対的手術適応（鏡視下手術を含む）
    - 腫瘍径 2〜5cm
      - 精査：CT[c]，EUS，EUS-FNAB[d]
    - 腫瘍径 5.1cm 以上
      - EUS-FNAB 未施行かつ悪性所見[b)e] なし → 相対的手術適応（鏡視下手術を含む）
      - EUS-FNAB で GIST 以外 → 各々の治療指針に準じる
      - 悪性所見[b)e] あり，または EUS-FNAB で GIST → 絶対的手術適応
  - 有症状または生検にて GIST → 絶対的手術適応

（-----▶：オプション治療）

a. 内視鏡下生検の病理組織診断により，上皮性病変などを除外する．漿膜側からの生検は禁忌．
b. 潰瘍形成，辺縁不整，急速増大．
c. 経口・経静脈性造影剤を使用し，7mm スライス厚以下の連続スライスが望ましい．
d. EUS-FNAB 施行が望まれるが，必須ではない．
e. CT で壊死・出血，辺縁不整，血流豊富，EUS で実質エコー不均一，辺縁不整．（リンパ節腫大）．

性の場合，追加切除を考慮すべきである．
- GIST 手術においては核出術は避けるべきである．ただし，良性の経過をとる食道平滑筋腫は，予後や機能温存を考え核出術を行う場合もある．
- 術後のフォローアップは，表 2 のリスク分類に基づいて行うことが望ましい．
- リスク分類に関し，現在のガイドラインは腫瘍径と核分裂像数による modified Fletcher 分類を用いている．GIST においては以前より腫瘍発生部位

表2 GISTのリスク分類

Fletcher 分類（Fletcher C.D.M. et al: Hum Pathol.33:459,2002 より引用）		
リスク分類	腫瘍径（cm）	核分裂像数（強拡大50視野あたり）
超低リスク	＜2	＜5
低リスク	2〜5	＜5
中間リスク	＜5	6〜10
	5〜10	＜5
高リスク	＞5	＞5
	＞10	Any mitotic rate
	Any size	＞10

Miettinen 分類（Miettinen M, et al: Semin Diagn Pathol. 23:70, 2006 を改変）						
	腫瘍パラメーター		転移リスク			
グループ	腫瘍径（cm）	核分裂像数（強拡大50視野あたり）	胃	小腸	十二指腸	直腸
1	≦2	5≦	None	None	None	None
2	＞2≦5	5≦	Very low	Low	Low	Low
3a	＞5≦10	5≦	Low	Moderate	High	High
3b	＞10	5≦	Moderate	High		
4	≦2	＞5	＊1	＊1	＊3	High
5	＞2≦5	＞5	Moderate	High	High	High
6a	＞5≦10	＞5	High	High	High ＊2	High ＊2
6b	＞10	＞5	High	High		

＊1：症例数が少ない．
＊2：十二指腸 GIST と直腸 GIST の 3a と 3b，および 6a と 6b は症例数が少ため合算．
＊3：対象腫瘍含まれず少ないため合算．

により予後が異なることが示唆されていた．欧米では発生部位を考慮にいれた Miettinen 分類が，再発リスクを測定する一般的な基準となってきており，わが国において 2010 年 11 月に改訂された『GIST 診療ガイドライン（第 2 版補訂版）』においてこの分類が追加された．
- 高リスク，中間リスクまたは clinical malignant GIST では，CT によるサーベイランスを最初の 3 年は 4 〜 6 ヵ月ごと，その後 5 年までは 6 ヵ月ごと，10 年までは年に 1 回程度とする．なお低リスク，超低リスクの GIST 症例では術後 5 年間は 6 〜 12 ヵ月ごとの，その後年 1 回程度の腹部 CT によるサーベイランスが勧められる．

2. GIST に対する薬物治療

- 初診時に転移を有し，切除不能である場合，あるいは切除後転移・再発を来たし，且つ切除不能である場合には，内科的治療が選択される．
- 切除不能例に対しては従来の化学療法や放射線療法は感受性が低く治療困難と考えられていたが，KIT に対する分子標的治療薬イマチニブ（病勢コントロール率 83.1％）が 2003 年に適応承認を受け標準治療として位置づけられた．
- 内科治療はイマチニブ 400mg/ 日の内服が標準治療とされている．朝 1 回の内服を可能な限り継続する．Grade 3 以上のような重篤な有害事象が確認された場合には休薬・減量，または中止を行い，明らかな腫瘍増大の場合には中止を行う．
- 有害事象や忍容性により，イマチニブの減量が必要な場合には 300mg/ 日まで可能である．
- イマチニブ長期投与により c-kit 遺伝子に新たな変異が生じイマチニブに対する 2 次耐性が生じることが判明した．わが国ではイマチニブ耐性 GIST に対する治療薬として有効性が報告され，2008 年 6 月 13 日よりイマチニブ耐性 GIST に対してスニチニブの使用が可能となった．
- スニチニブは，6 週間（42 日）を 1 コースとし，最初の 4 週間 50mg/ 日，毎日 1 回服用し，次ぎの 2 週間を休薬とする．

治療 Up to date

- 1 年間のイマチニブ投与による術後補助治療は，Z9001 試験において placebo

との比較試験により無再発生存期間を改善することが報告されていたが[3],投与中止後1年くらいで再発が増加しており,少なくとも高リスクの患者には1年以上の長期投与が必要でないかという疑問が生じた.また全生存率(OS)の延長効果は確認されておらず,再発してから投与してもよいのではないかという疑問も生じた.この疑問に対して2011年ASCOにて術後補助療法としてのイマチニブ12ヵ月投与と36ヵ月投与の比較検討が報告された.36ヵ月のイマチニブ投与は術後再発の高リスクGIST症例に対して,12ヵ月間の投与よりも再発率,OSを有意に改善した[4].この結果より再発リスクが高いGIST患者には,イマチニブを少なくとも3年間投与すべきであり,しかも再発してからではなく,なるべく早期から投与することが予後を改善するには重要であることが示された.

- 2012年4月診療報酬改定に伴い,イマチニブの血中濃度測定が特定薬剤治療管理料の算定対象薬剤となり1回/月の算定可能となった.しかし,GIST患者に対するイマチニブ血中濃度測定による用量調節は,エビデンスが確立しておらず現時点では推奨されていない.

(西田　勉)

■ 参考文献

1) 川口　実:GISTの臨床的対応―粘膜下腫瘍におけるGISTの頻度と臨床的取り扱い.胃と腸 36: 1137-1145, 2001.
2) Kinoshita K, et al: Absence of c-kit gene mutations in gastrointestinal stromal tumours from neurofibromatosis type 1 patients. J Pathol 202: 80-85, 2004.
3) Dematteo RP, et al: American College of Surgeons Oncology Group (ACOSOG) Intergroup Adjuvant GIST Study Team. Adjuvant imatinib mesylate after resection of localised, primary gastrointestinal stromal tumour: a randomised, double-blind, placebo-controlled trial. Lancet 373: 1097-1104, 2009.
4) Joensuu H, et al: Twelve versus 36 months of adjuvant imatinib (IM) as treatment of operable GIST with a high risk of recurrence: final results of a randomized trial (SSGXVIII/AIO) [abstr]. J Clin Oncol 29, 2011.

5 胃癌（早期胃癌，進行胃癌）gastric cancer, early gastric cancer, advanced gastric cancer）

どういう疾患か？

- 胃癌はかつて日本人の死因の1位であったが，近年減少傾向にある．2010年の厚生労働省の人口動態統計によれば，胃癌は肺癌に次ぐ，わが国の癌死亡の第2位（男性2位，女性3位）で，年間約5万人が胃癌で死亡している[1]．男女比は概ね2：1で好発年齢は60歳前後である．
- 臨床および基礎的な研究成果の蓄積により，Helicobacter pylori（H.pylori）の感染が胃癌発生の主たる要因であり，非感染者には胃癌発症のリスクがほとんどないことが明らかとなっている．WHOは1994年に「H.pyloriの感染は胃癌の確実な発症要因である」としている．
- 『胃癌取扱い規約（第14版）』ではリンパ節転移の有無に関わらず，壁深達度が粘膜下層までにとどまるもの（T1）を早期胃癌，筋層（T2）以深に浸潤しているものを進行胃癌と分類している[2]．検診が浸透しているわが国では欧米に比べて早期癌の頻度が多く，胃癌の予後が良好な一因であると考えられている．
- 2000年代以降，わが国でランダム化比較試験を含む多くの臨床試験の成績が蓄積され，各病期ごとの標準的治療が確立された．これらは2010年10月改訂の『胃癌治療ガイドライン（第3版）』に記載されている．
- 各病期ごとの生存率は右頁に示すごとくである（表1）．

治療に必要な検査と診断

1．胃癌検診

2006年の"有効性評価に基づく胃癌検診ガイドライン"では，直接的な死亡率減少効果が示されていることから，**胃X線検査が対策型および任意型検診検診の方法として推奨されている**．一方，血清 H. pylori 抗体とペプシノゲン法の組み合せ（ABC検診）や内視鏡検査は死亡率減少効果が示されているものの，未だ十分なデータの蓄積に乏しく，現時点では積極的には推奨はされていない[4]．

表1 2008年全国胃癌登録の集計[3]
ただし，Stageは『胃癌取扱い規約（第13版）』のもの．

Stage	症例数	生存率				
		1年	2年	3年	4年	5年
Stage IA	4997	98.2%	96.7%	94.9%	93.2%	91.9%
Stage IB	1459	96.4%	93.0%	90.1%	87.4%	85.1%
Stage II	1237	93.0%	85.0%	79.7%	75.7%	73.1%
Stage IIIA	975	85.8%	71.2%	61.2%	55.2%	51.0%
Stage IIIB	562	76.6%	55.3%	43.9%[3]	36.0%	33.4%
Stage IV	1649	53.9%	32.2%	22.4%	18.3%	15.8%

2. 内視鏡検査

　組織診断を含めた確定診断のために必須の検査である．病変の拾い上げには通常の白色光観察に加えて，0.05～0.1%のインジゴカルミンの撒布による色素内視鏡が有用である．なお，胃癌は同時性・異時性の多発が10～20%に見られるため，検査時には「見落されている多発病変がないか」に注意することが肝要である．

　胃癌の内視鏡像の分類は『胃癌取扱い規約（第14版）』に基づく（**図1**）．0型（表在型）は，癌が粘膜下層までにとどまる場合に多く見られる肉眼型，その他（進行型）は固有筋層以深に及んでいる場合に多く見られる肉眼型である．隆起型の表在型のうち，隆起の高さが2～3mmを超えるものは0-I型に，それより低いものは0-IIa型に分類する．混合型のものはより広い病変から順に「＋」記号でつないで記載する（例 0-IIc ＋ III）．

3. 胃生検組織診断分類（Group分類）

　『胃癌取扱い規約』の改訂により，従来反応性の異型と取り扱われてきたGroup 2に癌の可能性のある病変が含まれることになったため，注意が必要である．以下に『胃癌取扱い規約（第14版）』におけるGroup分類とそれぞれに対

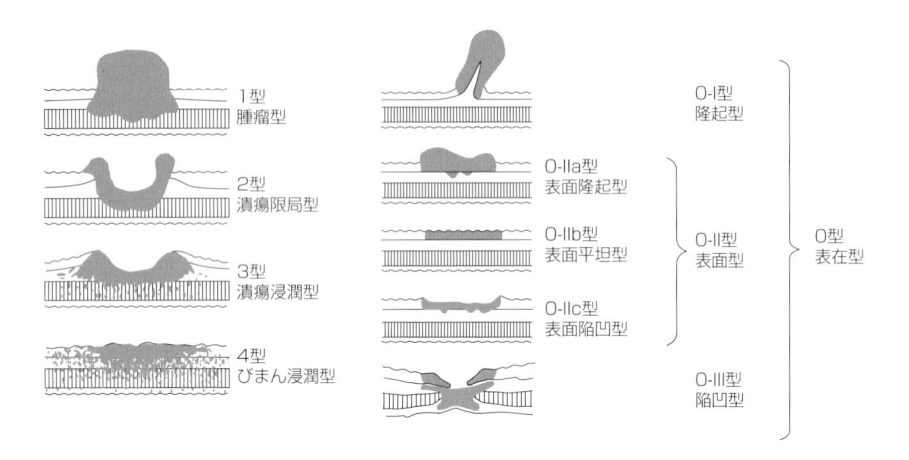

図1 胃癌の肉眼分類（『胃癌取扱い規約（第14版）』を元に作成）

表2 胃生検組織診断分類（『胃癌取扱い規約（第14版）』を元に作成）

分類	定義	対応
Group X	生検組織診断ができない不適材料	再生検
Group 1	正常組織および非腫瘍性腫瘍性病変	必要に応じて経過観察
Group 2	腫瘍性（腺腫または癌）か非腫瘍性の判断が困難な病変	臨床的な再検査（消炎後などに） 深切り切片，免疫染色（p53, Ki-67） 専門家への病理コンサルテーション
Group 3	腺腫	必要に応じて内視鏡的切除
Group 4	腫瘍と判定されるされる病変のうち，癌が疑われる病変	再生検による確定診断 内視鏡的切除による確定診断
Group 5	癌	治療

表3 胃癌の進行度[2]

	N0	N1	N2	N3
T1a (M), T1b (SM)	IA	IB	IIA	IIB
T2 (MP)	IB	IIA	IIB	IIIA
T3 (SS)	IIA	IIB	IIIA	IIIB
T4a (SE)	IIB	IIIA	IIIB	IIIC
T4b (SI)	IIIB	IIIB	IIIC	IIIC
T/N にかかわらず M1	IV			

する対応を示す（**表2**）．

4．病期診断のための検査

転移の有無の評価のために，腹部超音波検査，CT，MRI 検査，胸部 X 線検査，腹腔鏡検査，腹腔洗浄細胞診，FDG-PET，腫瘍マーカー測定などを実施する．ただし，胃は FDG の生理的集積を認めるため早期胃癌に対する FDG-PET は有用ではなく，保険適応外である（**表3**）．

EBM に基づく治療の実際

- 胃癌治療ガイドラインでは下記のような治療法のアルゴリズムが示されている（**図2**）．

1．内視鏡治療（EMR/ESD）
(1) 治療の原則

リンパ節転移の可能性がきわめて低く，腫瘍が一括切除できる大きさと部位にあること．ガイドラインでは，内視鏡治療の絶対適応病変の要件として，**肉眼的粘膜（cT1a）癌，腫瘍径2cm 以下，分化型癌（pap, tub1, tub2），UL（−）**の全てを満たすことが示されている．

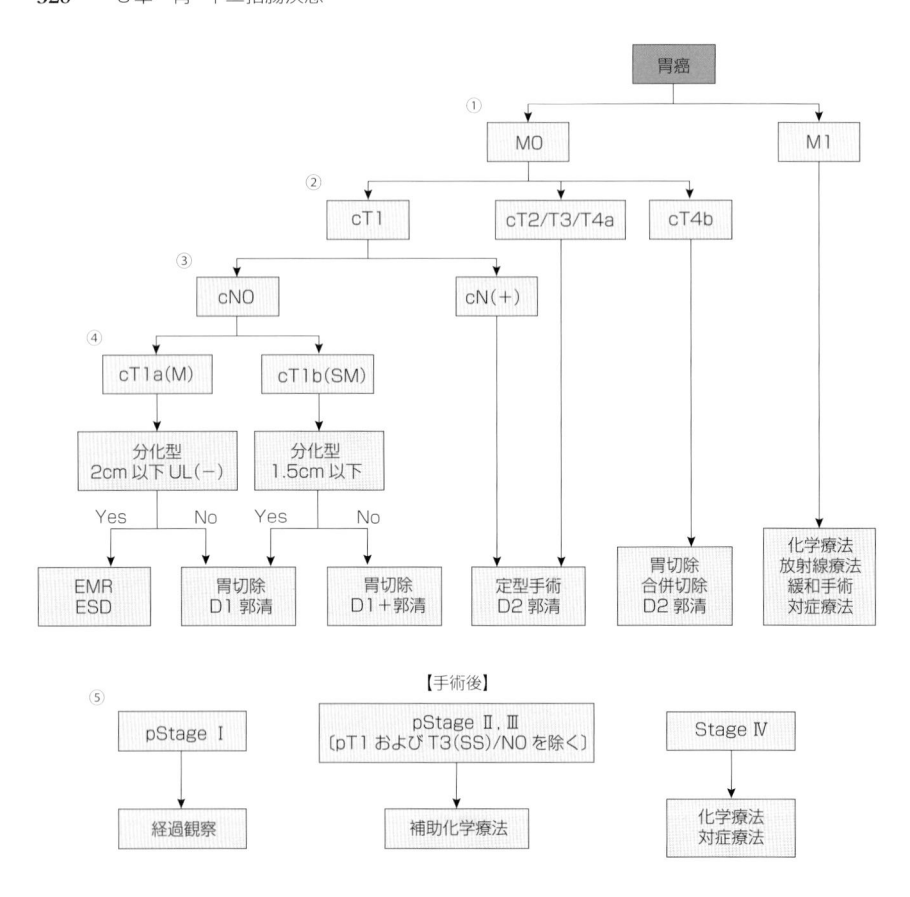

(『胃癌治療ガイドライン（第3版）』より引用）
図2　日常診療で推奨される治療法選択のアルゴリズム

(2) 適応拡大病変
　①2cmを越えるUL（−）の分化型cT1a癌，②3cm以下のUL（＋）の分化型cT1a癌，③2cm以下のUL（−）の未分化型癌cT1aのいずれかを満たすものはリンパ節転移の危険性は極めて低く，内視鏡治療（一括切除可能なESD）の適応となる可能性がある（適応拡大病変）．ただし，**適応拡大病変に対するESDについては長期予後に関して十分なエビデンスがないので，臨床研究として行われるべきである．**

(3) 切除後の取扱い

切除標本の病理学的検索により，治癒切除の有無を判定する．腫瘍が一括切除され，腫瘍径2cm以下，分化型癌で，深達度がpT1a，水平・垂直断端陰性で，脈管侵襲を認めない場合を絶対適応治癒切除とする．

上記以外のうち，一括切除がなされ，①2cmを超えるUL（−）の分化型pT1a，②3cm以下のUL（+）の分化型pT1a，③2cm以下のUL（−）未分化型pT1a，④3cm以下の分化型pT1b（SM1）（粘膜筋板から500μm未満）でかつ水平・垂直断端陰性で，脈管侵襲を認めない場合を適応拡大治癒切除とし，ガイドラインでは経過観察可能とされている．

上記の絶対適応・拡大適応の治癒切除条件に一つでも当てはまらない場合を非治癒切除とする．

(4) HPの除菌とサーベイランス

早期胃癌症例は同時性・異時性多発胃癌の高リスク群であり，定期的な内視鏡によるサーベイランスを行う．さらに，*H.pylori* の除菌療法が内視鏡治療後の異時性多発胃癌の発生を1/3に減らすことが多施設RCTにて示され[5]，2009年6月に保険収載された．

2. 外科的切除と術後補助化学療法

(1) 術式

切除範囲の多い順に，胃全摘出術，幽門側胃切除術，幽門保存胃切除術（胃上部1/3と幽門前庭部3～4cm程度を温存する），噴門側胃切除術がある．近位側切離断端距離を確保できる腫瘍に対しては幽門側胃切除術を，確保が難しい腫瘍に対しては胃全摘出術が行われる．cN0のT1腫瘍に対しては幽門保存胃切除術や噴門側胃切除術が行われることもある．

(2) 郭清範囲

原則として，cN（+）またはT2以深の腫瘍に対しては定型手術（D2郭清）を行う．cT1N0腫瘍のうち，分化型1.5cm以下の腫瘍に対してはD1郭清，これ以外に対してはNo.8a，9，11pなどを部位により追加したD1+郭清をする縮小手術を行う．D2を超える拡大リンパ節郭清のうち，No.16（傍大動脈リンパ節）郭清の意義はRCT（JCOG9501）で否定されている．

(3) 術後補助化学療法

切除後のpStageがⅡ/Ⅲの症例（SSN0症例，T1症例を除く）は**S-1単剤による術後補助化学療法により無再発生存に約10%の上乗せ効果が示されており**

(ACTS-GC 試験[6,7]）推奨される．レジメンは標準投与量 80mg/m^2/日の4週間投与，2週間休薬を1年間である．

3. 切除不能進行・再発症例，非治癒切除症例に対する化学療法
(1) 治療の目標と適応

最近の進歩により高い腫瘍縮小効果（奏効率）を実現できるようになったが，現時点では化学療法による完全治癒は困難であり，癌の進行に伴う臨床症状発現時期の遅延および生存期間生存期間の延長が治療の目標である．国内外の臨床試験の成績からは生存期間の中央値はおよそ 6 〜 13 ヵ月である．

適応の原則は切除不能進行・再発症例，あるいは非治癒切除（R2）症例のうち，全身状態が比較的良好で，主要臓器機能が保たれている症例．具体的にはPS 0-2 で，T4b（SI）あるいは高度リンパ節転移症例，H1P1 またはその他のM1を有する初回治療あるいは再発症例，非治癒切除症例などである．

(2) 初回治療

JCOG9912 試験[8] では，それまでの標準的な治療であった 5-FU 単独療法に比べて経口剤である S-1 単独療法の非劣性が証明された（生存期間中央値 10.8 ヵ月 vs 11.4 ヵ月，p=0.0034）．さらに，SPIRITS 試験[9] では，S-1 ＋シスプラチン併用療法は S-1 単独療法に比べて有意な生存期間の延長が示された（11.0 ヵ月 vs 13.0 ヵ月，p=0.0366）．以上，二つの国内の臨床第3相試験の結果より，ガイドラインでは初回治療のレジメンとして，S-1 ＋シスプラチン併用療法が推奨されている（図3）．

特殊な病態として，未分化型腺癌の一部に診断時 DIC，多発骨転移，肺リンパ管症などの重篤な症状と，急激な経過を辿り多くの場合短期間で致命的となる症例が存在するが，こうした症例には経験的に MTX ＋ 5-FU 時間差療法[10] が著効を示すことが知られている（図4）．

(3) 二次治療以降

前治療として既に化学療法が行われた症例において治療終了後短期間で再発あるいは治療中に増悪した症例では，全身状態が良好な場合には，病状コントロールが期待できる可能性がある．一般的に前治療で使用されていない薬剤（タキサン，イリノテカンなど）を選択して二次治療を行う（図5）．

(4) 胃癌補助化学療法後の再発

上述の ACTS-GC 試験により術後補助化学療法は確立したが，術後補助化学療法後の再発に関しては未だ確立したものはなく，S-1 をそのレジメンに加えるか

S-1 + CDDP 併用療法（35日間で1クール）

```
                 day1      day8              day21  day22      day35
S-1  80mg/m²/day  ┌─────────────────────────┐      ←（休薬）→
                  │   day 1〜21 経口投与     │
（朝夕2回に分けて経口投与） └─────────────────────────┘
CDDP 60mg/m²/day          ↓
（2〜3時間かけて点滴）
※CDDPによる腎毒性を予防するために投与前後に3000mL程度の輸液負荷をかける．
```

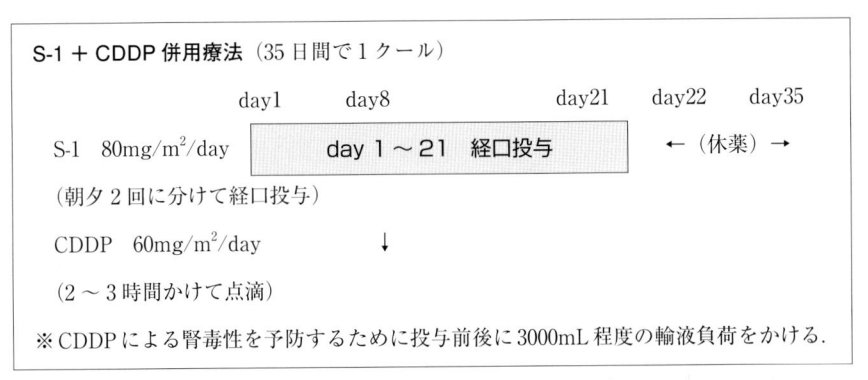

図3　S-1＋シスプラチン併用療法のレジメン

MTX+5-FU 時間差療法（週1回投与をProgressive Diseaseとなるまで継続）

```
                  day1    day8    day15   day22
MTX 100mg/body/day  ↓      ↓       ↓       ↓    （週1回を継続）
（急速静注）
5-FU 100mg/body/day ↓      ↓       ↓       ↓    （週1回を継続）
（MTX投与3時間後に急速静注）
※MTXによる副作用を予防するためにMTX投与24時間後よりleucovorin 15mgを
6時間毎に4〜6回経口投与する．
```

図4　MTX+5-FU 時間差療法のレジメン[10]

どうかは明らかでない．

4. 緩和ケア

　生命を脅かす疾患に関連する問題に直面している患者とその家族に対して，痛みとその他の身体的問題，心理社会的問題，スピリチュアルな問題を早期に同定し，適切に評価して対応することを通して，苦痛を予防し緩和することによって，患者と家族のQOLを改善するアプローチである．癌の進行に伴って，より大きな意味を持つ．

```
Weekly パクリタキセル療法（3週投与，1週休薬を1クール）
                                day1    day8    day15   day22
  前投薬
    デキサメタゾン        20mg/body/day    ↓      ↓      ↓
    ジフェンヒドラミン    50mg/body/day    ↓      ↓      ↓
    ラニチジン            50mg/body/day    ↓      ↓      ↓
    パクリタキセル    60～80mg/body/day    ↓      ↓      ↓
  （前投薬終了30分後より1時間かけて点滴静注）
  ※ヒマシ油に対する過敏症に注意．

イリノテカン単独療法（3週投与，1週休薬を1クール）
                                day1    day15   day29
    イリノテカン  150mg/m²/day    ↓       ↓       ↓
  （90分かけて点滴静注）
```

図5 weekly パクリタキセル療法とイリノテカン単独療法

治療 Up to date

1．画像強調内視鏡および拡大内視鏡観察による早期胃癌の診断

多施設共同の RCT において，胃小陥凹性病変の良悪性の鑑別診断における Narrow Band Imaging（NBI）下の拡大観察は，従来の白色光観察に比べて正診率 90.4% vs 64.8%と良好であることが報告されている[11]．

2．内視鏡治療の適応拡大

外科的切除例の検討より，①2cm を超える UL（－）の分化型 pT1a，②3cm 以下の UL（＋）の分化型 pT1a，③2cm 以下の UL（－）未分化型未分化型 pT1a，④3cm 以下の分化型 pT1b（SM1）（粘膜筋板から 500μm 未満）のリンパ節転移率は外科切除による5年間の原病死（pT1a で約1%，pT1b で約3%）より低い可能性が示唆されており[12,13]，内視鏡切除で外科手術と同等の治療成績が得られる可能性がある．現在，上記①②を対象に JCOG0607，③を対象に JCOG1009/1010 の切除後の5年生存割合を primary endpoint においた二つの臨床2相試験が進行中である．

3．腹腔鏡下胃切除術

腹腔鏡下手術は低侵襲な治療として注目され多くの施設で実施されるように

なっている．T2N0 までを対象にした臨床第 2 相試験である JCOG0703 試験では，十分な経験を持つ施設においては腹腔鏡手術は安全に実施可能であるとの結果であり，現在，腹腔鏡下手術と開腹手術の有効性を比較する第 3 相試験（JCOG0912）が進行中である．

4．術前補助化学療法

術前化学療法は再発の一要因となる微小転移の消滅をはかり，その後遺残した原発巣や転移巣を切除する集学的治療である．術後化学療法に比べ，より強力な化学療法が施行可能であるために奏効率が高率であり，ダウンステージによる切除率の向上や腫瘍の縮小による他臓器合併切除の回避などが期待される．現在大型 3 型および 4 型胃癌を対象として標準治療に術前 S-1 + CDDP の追加の有無を比較検討する第 3 相試験（JCOG0501）が進行中である．

5．減量手術

治癒切除が困難な症例において，外科的切除により体内に残存する腫瘍量を減少させて予後の延長を図ろうとする治療法を減量手術という．減量手術の意義を明らかにする目的で，2008 年 2 月より日韓共同で非治癒因子を 1 つ有する Stage IV 胃癌患者を対象に S-1 + シスプラチンによる化学療法単独群と D1 胃切除と S-1 + シスプラチンによる術後化学療法群を比較する第 3 相試験（JCOG0705/REGATTA 試験）が進行中である．

6．胃癌に対する分子標的治療薬

これまで，ToGA 試験（trastuzumab），AVAGAST 試験（bevacizumab），REAL-3 試験（panitumumab），GRANITE1 試験（erlotinib）の結果が公表されたが，ポジティブな結果を示したのは ToGA 試験のみである．HER2 に対するヒト化モノクローナル抗体 trastuzumab（ハーセプチン®）は乳癌に対する治療薬として有効性が示されている．日本を含む世界 24 カ国，142 施設で行われた国際的第 3 相試験（ToGA 試験）では trastuzumab の併用は，5-FU または capecitabine + シスプラチンの併用療法に比べて有意な全生存期間の延長が見られた．この結果を受けて，trastuzumab の HER2 の過剰発現が確認された治癒切除不能な進行・再発胃癌に対する効能が 2011 年 3 月に保険収載された．

〔西田　勉，加藤元彦〕

> **Side Memo** 早期胃癌に対する内視鏡切除後のサーベイランスについて,ガイドラインでは「年に1～2回の内視鏡による経過観察が望ましい」とされているが,その根拠となるエビデンスには乏しい.大阪大学ESD Study Group参加12施設での早期胃癌1258症例の後向きに検討によれば,1年以内の同時性多発病変を110例(8.7%)に認めており,このうち21例(19%)が初回治療時見落とし病変であった.見落とし病変のうち4例に深部浸潤癌を認めており1年以内はより密なサーベイランスが必要である.一方,1年以後の異時性多発癌の発生は年率約3%で一定であり,深部浸潤癌は852例中,1例のみで,ほとんどの症例は内視鏡治療可能であったことから以後は年1回程度でよいと考えられる[14].

■ 参考文献

1) 厚生労働省:人口動態統計年報. Available from: http://www.mhlw.go.jp/toukei/saikin/hw/jinkou/suii10/index.html.
2) 日本胃癌学会:胃癌取扱い規約,第14版,2010.
3) Isobe Y, et al: Gastric cancer treatment in Japan: 2008 annual report of the JGCA nationwide registry. Gastric Cancer 14: 301-316, 2011.
4) 平成18年度厚生労働省がん研究助成金「がん検診の適切な方法とその評価法の確立に関する研究」班:有効性評価に基づく胃がん検診ガイドライン,2006.
5) Fukase K, et al: Effect of eradication of Helicobacter pylori on incidence of metachronous gastric carcinoma after endoscopic resection of early gastric cancer: an open-label, randomised controlled trial. Lancet 372: 392-397, 2008.
6) Sakuramoto S, et al: Adjuvant chemotherapy for gastric cancer with S-1, an oral fluoropyrimidine. N Engl J Med 357: 1810-1820, 2007.
7) Sasako M, et al: Five-year outcomes of a randomized phase III trial comparing adjuvant chemotherapy with S-1 versus surgery alone in stage II or III gastric cancer. J Clin Oncol 29: 4387-4393, 2011.
8) Boku N, et al: Fluorouracil versus combination of irinotecan plus cisplatin versus S-1 in metastatic gastric cancer: a randomised phase 3 study. Lancet Oncol 10: 1063-1069, 2009.
9) Koizumi W, et al: S-1 plus cisplatin versus S-1 alone for first-line treatment of advanced gastric cancer (SPIRITS trial): a phase III trial. Lancet Oncol 9: 215-221, 2008.
10) Takashima A, et al: Sequential chemotherapy with methotrexate and 5-fluorouracil for chemotherapy-naive advanced gastric cancer with disseminated intravascular coagulation at initial diagnosis. J Cancer Res Clin Oncol 136: 243-248, 2010.
11) Ezoe Y, et al: Magnifying narrowband imaging is more accurate than conventional

white-light imaging in diagnosis of gastric mucosal cancer. Gastroenterology 141: 2017-2025 , 2011.
12) Gotoda T, et al: Incidence of lymph node metastasis from early gastric cancer: estimation with a large number of cases at two large centers. Gastric Cancer 3: 219-225, 2000.
13) Hirasawa T, et al: Incidence of lymph node metastasis and the feasibility of endoscopic resection for undifferentiated-type early gastric cancer. Gastric Cancer 12: 148-152, 2009.
14) Kato M, et al: Scheduled endoscopic surveillance controls secondary cancer after curative endoscopic resection for early gastric cancer: a multicentre retrospective cohort study by Osaka University ESD study group. Gut , 2012.

6 胃悪性リンパ腫, 腸管悪性リンパ腫, MALToma gastrointestinal malignant lymphoma

どういう疾患か？

- 消化管悪性リンパ腫は全消化管悪性腫瘍の1〜10%を占める比較的稀な疾患であるが, non-Hodgkin's lymphoma (NHL) の節外病変の中では消化管原発が最も頻度が高く, 全NHLの4〜20%, 全節外性リンパ腫の中では30〜50%を占める[1].
- 新WHO分類 (2008年) により, 悪性リンパ腫はB細胞性リンパ腫, T/NK細胞性リンパ腫, およびホジキンリンパ腫の3つの大きなカテゴリーに分けられ, さらにBおよびT/NK細胞リンパ腫は, 起源細胞の分化度に応じて, 前駆細胞腫瘍と成熟細胞腫瘍に分けられる[2]. **消化管悪性リンパ腫のほとんどは非ホジキンリンパ腫で成熟B細胞型であり**, TおよびNK細胞型は稀である (表1).
- 消化管リンパ腫の中で最も頻度が高いのは胃 (57〜80%) である. これに小腸, 大腸が次ぐ. 食道は非常に稀である[3].
- 胃悪性リンパ腫は, MALTリンパ腫 (31〜49%) とびまん性大細胞型B細胞リンパ腫 (34〜55%) の2つの型が大半を占める.

表1 新WHO分類 (2008)[2] に基づく消化管に発生する非ホジキンリンパ腫

成熟B細胞腫瘍
節外性辺縁帯B細胞リンパ腫 MALT型 (MALTリンパ腫)
びまん性大細胞型B細胞リンパ腫
濾胞性リンパ腫
マントル細胞リンパ腫
Burkittリンパ腫/白血病
成熟T/NK細胞腫瘍
成人T細胞白血病/リンパ腫
腸管症型T細胞性リンパ腫
未分化大細胞型リンパ腫
T/NK細胞性リンパ腫
末梢性T細胞リンパ腫, 非特異型

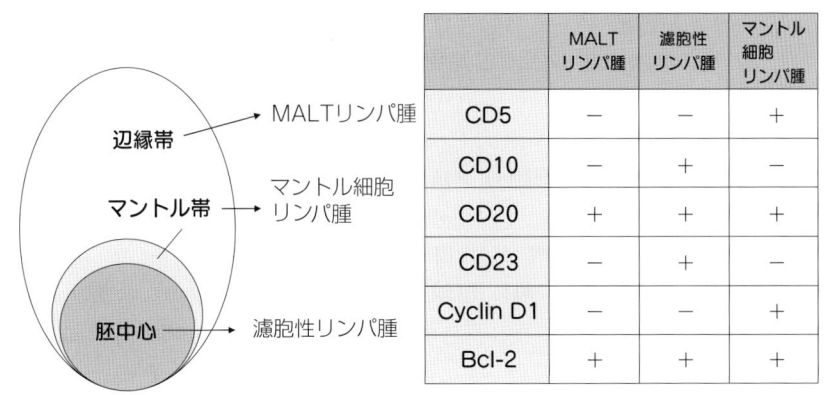

表2 リンパ節の構造と各リンパ腫の発生部位およびその表面マーカー

	MALT リンパ腫	濾胞性 リンパ腫	マントル 細胞 リンパ腫
CD5	−	−	＋
CD10	−	＋	−
CD20	＋	＋	＋
CD23	−	＋	−
Cyclin D1	−	−	＋
Bcl-2	＋	＋	＋

辺縁帯 → MALTリンパ腫
マントル帯 → マントル細胞リンパ腫
胚中心 → 濾胞性リンパ腫

- 小腸悪性リンパ腫では，B細胞性腫瘍の43％をMALTリンパ腫が占める[4]．
- 大腸悪性リンパ腫ではB細胞性腫瘍の約50％がMALTリンパ腫であり，盲腸と直腸に多い．
- 各リンパ腫の発生部位が，Bリンパ球の成熟・分化の過程で異なる．表面マーカーも各リンパ腫で異なるため，鑑別に利用される（**表2**）．

1. 節外性辺縁帯B細胞リンパ腫MALT型：MALTリンパ腫　低悪性度 (extranodal marginal zone B-cell lymphoma of mucosa-associated lymphoid tissue)

- 消化管のB細胞腫瘍の約50％を占める[5]．
- 緩徐進行性である．
- 内視鏡的肉眼所見：**境界不明瞭で凹凸に乏しく，発赤びらん，退色白斑，Ⅱc様陥凹，潰瘍，敷石状隆起，粘膜下腫瘍様隆起など多彩な形態を呈し，胃炎や早期胃癌との鑑別は必ずしも容易ではない**．
- 病理学的特徴：胚中心細胞（centrocyte）に類似した **centrocyte-like（CCL）cell のび慢性浸潤，異型リンパ球の上皮への浸潤破壊像（lymphoepithelial lesion：LEL），形質細胞への分化**が特徴．
- 免疫組織学的特徴：**CD19，CD20，CD21，CD35陽性，CD5，CD10，CD23陰性**（**表2**）．
- MALTリンパ腫の70〜80％がヘリコバクター・ピロリ（*Helicobacter pylori*；*H.pylori*）感染が原因である．MALTリンパ腫が消化管で胃に最も多いのは

そのためと考えられる．
- MALT リンパ腫の 40 ～ 50％（胃 MALT リンパ腫では 10 ～ 20％）で，t (11;18)(q21;q21) 転座による API2/MALT1 キメラ遺伝子が形成されている[6]．

2. びまん性大細胞型 B 細胞リンパ腫（diffuse large B-cell lymphoma：DLBCL）高悪性度
- 消化管 B 細胞腫瘍の約 40％ が DLBCL である[5]．
- 多発ないし多彩な病変像，癌に比較して胃の進展性が保たれる，病変の一部に粘膜下腫瘍様の所見が認められる，などが特徴．また t (11;18)(q21;q21) 転座が認められない．

3. 濾胞性リンパ腫（follicular lymphoma：FL）低悪性度
- 小腸，特に十二指腸に発生しやすい，比較的稀な B 細胞性腫瘍である．進行は緩徐であるが再発を繰り返す．
- 病変の半数が単発性である．
- MALT リンパ腫とともに低悪性度悪性リンパ腫であり，形態的にも MALT リンパ腫と同様，巨大腫瘤や大きな潰瘍は形成しないことが多い．
- 免疫組織学的には **CD10** が **陽性**であり，MALT リンパ腫との鑑別に重要（**表2**）．

4. マントル細胞リンパ腫（mantle cell lymphoma：MCL）高悪性度
- リンパ節マントル帯から発生すると考えられる病変で，消化管 B 細胞性腫瘍の約 5％を占め，予後不良で強力な化学療法が必要．
- multiple lymphomatous polyposis（MLP）と呼ばれる，中心に小陥凹を伴う比較的なだらかな 1cm 以下の隆起が粘膜面にびまん性に出現するのが特徴的だが，他の組織型の悪性リンパ腫でも MLP を呈することがあり，この形態で治療法を決定することはできない．
- 90％が **CD5 陽性**，**Cyclin D1 陽性**で（表2），t (11;14) の転座が認められる．

5. その他の消化管悪性リンパ腫
- 非常に稀であるが，空腸・回腸に発生し比較的急激な経過をたどる T 細胞性リンパ腫や NK/T 細胞性リンパ腫，Hodgkin 病も報告されている．

- 移植後の免疫抑制状態や，その他 HIV 等が原因となる免疫不全患者で，しばしば EB ウイルス感染による B 細胞性リンパ腫が主に小腸に発症する．

治療に必要な検査と診断

- 自覚症状：下痢，腹痛，体重減少，下血を認めることがあるが，無症状のことも多く注意を要する．
- 理学的所見：腹部腫瘤として触知することがある．
- 血液生化学的検査：特徴的な検査データの変化はない．LDH や血中可溶性 IL-2 レセプターは，進行した悪性リンパ腫や，多臓器転移をきたした場合にようやく陽性になるケースが多い．
- 消化管悪性リンパ腫の病期分類には，Lugano の国際分類が用いられる（表3）[7]．
- 消化管内視鏡検査：内視鏡的・組織学的診断のために必須の検査．超音波内視鏡（endoscopic ultrasound：EUS）による深達度診断も可能．
- 〈肉眼分類〉 国際的に統一されたものはない．
  - ✓胃悪性リンパ腫：わが国では佐野の分類（表層型，潰瘍型，隆起型，決潰型，巨大皺襞型）や八尾の分類（表層拡大型，巨大皺襞型，腫瘤形成型）が広く用いられている．
  - ✓小腸悪性リンパ腫：隆起型および潰瘍型に分けられる限局型と，MLP を含むびまん浸潤型に分類される．特に，潰瘍型に含まれる動脈瘤型では，大き

表3 消化管悪性リンパ腫の病期分類（Lugano 国際分類[7]）

Stage I	腫瘍が漿膜を貫通せずに消化管に限局
Stage II	腫瘍が原発巣から腹腔内へ浸潤 II 1 所属リンパ節転移あり（胃／腸間膜） II 2 遠隔リンパ節転移あり（傍大動脈／傍大静脈など）
Stage II E	漿膜を貫通して隣接臓器（膵臓，大腸，後腹膜など）へ浸潤
Stage IV	リンパ節以外の臓器への広範な浸潤または横隔膜上のリンパ節への浸潤

な腫瘍の内部に潰瘍が生じ，動脈瘤様に腸管内腔が拡大して見える．小腸悪性リンパ腫に特徴的な所見である．
- ✓ 大腸悪性リンパ腫：渡辺らの分類（表面型，隆起型，潰瘍型，びまん浸潤型，多発ポリープ型，複合型）が用いられる．
- 生検による組織採取では，免疫染色等も考慮し，病変部より最低4個以上採取する．
- 免疫組織学的検査は，鑑別診断のために重要な検査である．
- 経過観察内視鏡の生検において同一部位より生検する必要があるため，生検部位は明確に記載する．
- **超音波内視鏡（EUS）は胃悪性リンパ腫の病期診断に最も有用である**[8]．特にMALTリンパ腫では，粘膜下層深部への浸潤例では *H.pylori* 除菌の効果が期待できない可能性が高い．
- その他，診断・病期判定のために，*H.pylori* 感染の判定，消化管造影，腹部超音波，胸腹部CT，及びガリウムシンチやFDG-PET，骨髄穿刺などが有用である．
- MALTリンパ腫で *H.pylori* 陰性の場合は，API2/MALT1 遺伝子転座の有無を確認する．

EBMに基づく治療の実際

(1) 胃MALTリンパ腫の標準治療方針[9]
- *H.pylori* 陽性のMALTリンパ腫患者では，除菌療法を行う．
- *H.pylori* 陽性のMALTリンパ腫の50〜80％は除菌で治癒する．しかし，除菌後急速に増大する例が時々存在する．
- 除菌方法は消化性潰瘍におけるプロトコールと同様で，**アモキシシリン＋クラリスロマイシン＋プロトンポンプ阻害薬を7日間投与**する．
- 治療効果判定は以下の基準で行う．
  - ✓ 消失（CR）：内視鏡的に病変が消失または瘢痕化し，かつ組織学的に異型リンパ球を認めないもの．
  - ✓ 改善（PR）：内視鏡的に病変の縮小を認めるも，組織学的に異型リンパ球の残存を認めるもの．
  - ✓ 不変（SD）：内視鏡的に病変に変化が認められないもの．組織は問わない．

✓増悪（PD）：内視鏡的に病変が増大，または新病変が出現したもの．
- MALTリンパ腫の除菌判定にあたっては，複数の診断法を用い，除菌判定をより厳密に行うことが望ましい[10]．
- H.pylori除菌失敗例には，クラリスロマイシンをメトロニダゾールに変更し再除菌を試みる．除菌が成功してもSDもしくはPDの場合は，StageⅠもしくはⅡ1であれば約30Gyの放射線療法を考慮する．
- 除菌療法，放射線療法にてもリンパ腫の残存や増悪を認める場合，または診断時StageⅣの場合，化学療法を行う．First LineとしてR-CHOP（リツキシマブ，シクロホスファミド，ドキソルビシン，ビンクリスチン，プレドニゾロン）療法やRCVP（RCHOPのドキソルビシンを抜いたレジメン）が推奨されている．

(2) MALTリンパ腫以外の悪性リンパ腫に対する治療
- 高悪性度非ホジキン悪性リンパ腫に対する標準的治療は，局所病変部の出血，穿孔などのコントロールを兼ねた切除術後に，限局期であればCHOP療法3-4コース後の放射線治療（区域照射）もしくはCHOP療法6コース，進行期であればCHOP療法8コースを行う[11]．DLBCLにおいては，抗CD20モノクローナル抗体であるリツキシマブをCHOP療法に併用するR-CHOP療法の方がCHOP療法単独より有効であると報告されており[12]，上記レジメンをR-CHOP療法にて行う．
- 濾胞性リンパ腫の限局期StageⅠ，Ⅱ例では放射線治療が第一選択となる．放射線治療により40〜50％が治癒し，10年生存率は60〜80％である[13]．

治療 up to date

- H.pylori陰性かつAPI2/MALT1キメラ遺伝子陽性のMALTリンパ腫が経過中に悪性化した報告は極めて少なく，API2/MALT1陽性例は予後良好と考えられる．一方，H.pylori陰性API2/MALT1陰性例はDLBCLへの悪性化の可能性があることから注意を要する[14]．
- H.pylori陰性MALTリンパ腫に対する除菌療法の効果に関しては，まだ一定の見解が得られていない．Akamatsuらは，H.pylori陰性MALTリンパ腫に対する除菌でのCR率は11.1％（1/9）と，H.pylori陽性例の73.7％（28/38）より有意に低値であったと報告している[15]．

- DLBCL以外にも，各種悪性リンパ腫に対するリツキシマブの有効性が報告されている．未治療例における奏功率は，MALTリンパ腫で80〜90%，濾胞性リンパ腫で70〜75%，マントル細胞リンパ腫で35〜40%，再発例の奏功率は，MALTリンパ腫で40〜50%，濾胞性リンパ腫で45〜65%，マントル細胞リンパ腫で30〜40%と報告されている[12,16]．
- 外科的治療が化学療法や放射線療法より優れているという成績はいまだ得られていない．局所病変部の出血，穿孔などのコントロールを目的とした外科手術の有効性に関しては，今後データの蓄積が必要である．
- 切除不能例に対して化学療法が第一選択となることは，コンセンサスが得られているが，切除可能症例に対する化学療法の治療効果，化学療法後の遺残例に対する補助外科療法，放射線治療の意義についても今後検討課題である．

（新崎信一郎，川井翔一朗）

■ 参考文献

1) Freeman C, et al: Occurrence and prognosis of extranodal lymphoma. Cancer 29: 252-260, 1972.
2) Swerdlow SH, et al: WHO classification of tumors of haematopoietic and lymphoid tissues (4th ed.). Lyon, IARC Press, 2008.
3) d'Amore F, et al: Non-Hodgkin's lymphoma of the gastrointestinal tract: a population-based analysis of incidence, geographic features, and prognosis. J Clin Oncol 12: 1673-1684, 1994.
4) 飯田三雄, 他：小腸悪性リンパ腫．胃と腸アトラスI．医学書院，p66-69, 2001.
5) 吉野 正, 他：腸管悪性リンパ腫の分子病理学的特徴．胃と腸 41: 295-303, 2006.
6) Akagi T. et al: A novel gene, MALT1 at 18q21, is involved in t (11;18) (q21;q21) found in low-grade B-cell lymphoma of mucosa-associated lymphoid tissue. Oncogene 18: 5785-5794. 1999.
7) Rohatiner A, et al: Report on a workshop convened to discuss the pathological and staging classifications of gastrointestinal tract lymphoma. Ann Oncol 5: 397-400, 1994.
8) Nakamura S, et al: Predictive value of endoscopic ultrasonography for regression of gastric low grade and high grade MALT lymphomas after eradication of Helicobacter pylori. Gut 48: 454-460, 2001.
9) Andrew DZ, et al: NCCN Clinical Practive Guidelines in Oncology, Non-Hodgkin's lymphomas version 3. 2012.
10) 日本ヘリコバクター学会：*H.pylori* 感染の診断と治療のガイドライン―改訂版―, 2003.
11) 小椋美知則：腸管悪性リンパ腫の治療―内科的治療 胃と腸 41: 338-344, 2006.

12) Coiffier B, et al: CHOP chemotherapy plus rituximab compared with CHOP alone in elderly patients with diffuse large B-cell lymphoma. N Eng J Med 346: 235-242, 2002.
13) Mac Manus MP, et al: Is radiotherapy curative for stage 1 and 2 low grade follicular lymphoma: report from a single-institutional prospectibe study. J Clin Oncol 14: 1282, 1996.
14) 田近正洋, 他：除菌後の胃 MALT リンパ腫の長期経過. 日本臨床 63: 516-519, 2005.
15) Akamatsu T, et al: Comparison of localized gastric mucosa-associated lymphoid tissue (MALT) lymphoma with and without Helicobacter pylori infection. Helicobacter 11: 86-95, 2006.
16) Raderer M, et al: Rituximab for treatment of advanced extranodal marginal zone B cell lymphoma of the mucosa-associated lymphoid tissue lymphoma. Oncology 65: 306-310, 2003.

7 機能性ディスペプシア
functional dyspepsia: FD

どういう疾患か？

- 機能性ディスペプシア（functional dyspepsia: FD）とは，潰瘍などの器質的疾患を認めないにも関わらず，上腹部痛，腹部膨満感，早期腹満感，吐気，嘔吐などの症状を示す症候群である．
- この疾患概念は古くは症状を伴う慢性胃炎として認識されていたものであるが，1980年代にnonulcer dyspepsia（NUD）という病名が提唱されたことで転機を迎えた[1]．機能的胃腸疾患の概念の浸透に伴い，現在ではFDと呼ばれるのが一般的である．
- FDの診断基準の最新版はRome III基準である（表1）[2]．
- FDには食事との関係に基づいた亜分類が設定されている．食事によって誘発される**食後愁訴症候群**（postprandial distress syndrome: PDS）と，食事とは無関係に生じる**心窩部痛症候群**（epigastric pain syndrome: EPS）であり，それぞれの病態は異なると考えられている．
- FDの病態は，胃・十二指腸運動機能の異常，内臓知覚の異常，ピロリ菌感染，精神心理的背景などが複雑に交絡していると考えられている．

治療に必要な検査と診断

- FDの診断は**除外診断**が**基本**である．病歴の聴取，身体診察，上部消化管内視鏡検査を中心とする各種検査で患者が訴える症状の原因となり得る疾患を除外する（表2）．
- FDは「症状を説明し得る器質的疾患がない」とされているが，症状と内視鏡所見の関係は必ずしも明確ではない．たとえば，前庭部線状発赤と十二指腸潰瘍瘢痕が併存する患者は，そうでない患者と比べて上腹部症状を感じることが報告されている[3]．
- 胃の機能検査は排泄能と知覚に分かれる．前者は，米国ではシンチグラフィーが標準であるが，日本では超音波，cine MRIが行われる傾向にある．後者は

表1 機能性ディスペプシア（FD）の診断基準とその亜分類[2]

B1. FDの診断基準[*]
以下の2項目を満たすこと：
1. 以下の1項目以上を認める：
   a. わずらわしい食後腹満感
   b. 早期腹満感
   c. 心窩部痛
   d. 心窩部灼熱感
2. 症状を説明し得る器質的疾患がないこと（上部消化管内視鏡検査を含める）

[*]症状は診断時より6ヵ月以前に発現し，少なくとも最近の3ヵ月において診断基準を満たすこと

B1a. 食後愁訴症候群（PDS）の診断基準[*]
以下のいずれか1項目を満たすこと：
1. 通常量の食事の摂取後にわずらわしい食後膨満感を少なくとも週に数回認める
2. 通常量の食事を食べ終えることのできない早期腹満感を少なくとも週に数回認める

[*]症状は診断時より6ヵ月以前に発現し，少なくとも最近の3ヵ月において診断基準を満たすこと

＜補助的基準＞
1. 上腹部の膨満感，食後の嘔気または極度のげっぷを認めることがある
2. EPSを併存することがある

B1b. 心窩部痛症候群（EPS）の診断基準[*]
以下の前項目を満たすこと：
1. 心窩部に限局する中等度以上の疼痛または灼熱感が少なくとも週に1回認める
2. 疼痛は間歇的である
3. 全身性またはその他の腹部や胸部に限局されるものではない
4. 排便や放屁により軽快しない
5. 胆嚢やOddi括約筋障害の診断基準を満たさない

[*]症状は診断時より6ヵ月以前に発現し，少なくとも最近の3ヵ月において診断基準を満たすこと

＜補助的基準＞
1. 疼痛は胸やけに似ていることもあるが，胸骨後部には存在しない
2. 疼痛は通常食事摂取により誘発または軽快するが，空腹時にも生じることがある
3. PDSを併存することがある

表2　機能性ディスペプシアにおいて除外すべき疾患

1) 消化器疾患：消化性潰瘍，胃食道逆流症，胃癌，大腸癌，胆道系疾患，膵疾患など
2) 代謝性疾患：糖尿病，甲状腺機能低下症・亢進症，副甲状腺機能亢進症
3) 薬剤性：NSAIDs，抗生物質，抗癌剤，テオフィリンなど
4) 精神科疾患：うつ病，不安神経症，パニック障害など
5) その他：膠原病，虚血性心疾患など

バロスタット試験が行われる[4]．しかし，日本ではいずれの検査も保険診療上の適応はない．

EBMに基づく治療の実際

- FDの治療法は確立されておらず，治療効果も必ずしも満足出来るものではない．診療の目標は各種症状を消失させることではなく，症状を軽減させながらそれを受け入れるように患者を導くことである．
- FDの治療における最も重要なことは，①症状の原因として潰瘍や癌などの器質的異常が存在しないことを説明し，②症状は気のせいではなく消化管運動や内臓知覚の異常など何らかの原因によって生じていることを説明し，③精神的問題があれば適切に対応することである．
- FDはその成因を考慮して胃酸分泌抑制剤や消化管運動改善薬などが処方され，それらの有効性を検証するメタアナリシスや系統的レビューが報告されている．ディスペプシア一般の対処法はガイドラインや各種総説で示されているが，FDに限定したガイドラインは存在しない．
- **胃酸分泌抑制剤：PPIはディスペプシアおよびFDの診療において重要な地位を占める**．米国消化器病学会（American Gastroenterological Association）が示したディスペプシアのガイドラインでは，警告症状を伴わない55歳以下の患者に対して内視鏡検査を行わずにピロリ菌を除菌することおよびPPIを投与することが推奨されている[5]．FDにおいてもPPIがプラセボと比べて症状を抑制する効果が高いことが，7つの臨床研究を対象とした2007年のメタアナリシスにおいて示されている[6]．その中の層別解析によれば，PPIの治療効果は潰瘍様あるいは逆流性食道炎様症状を訴える患者に認めたが，消化管運動不全様症状を訴える患者には認めなかった．

- **消化管運動改善薬**：5-HT$_4$受容体作動薬シサプリドとD$_2$受容体拮抗薬**ドンペリドン（ナウゼリン®）**に関する2001年の系統的レビューによれば，17のプラセボ対照試験においてシサプリドおよびドンペリドンの有効性が確認されている[7]．シサプリドは使用に関連した死亡と重大な不整脈の発生が報告され，現在は市販されていない．シサプリドと同様の5-HT$_4$受容体作動薬である**モサプリド（ガスモチン®）**は，錐体外路症状やQT延長の副作用を引き起こす可能性がほとんどないとされている．最近，日本人のFD症例を対象とした前向きの大規模ランダム化比較試験（JMMS）の結果が報告された[8]．JMMSにおいてモサプリドは胃粘膜保護剤と比べ胃もたれの改善だけでなく胃の痛みに対しても有意にすぐれた症状改善効果を示した．
- **抗不安薬・抗うつ薬**：FDの診療において**抗不安薬および抗うつ薬の有効性に対する評価は定まっていない**．2005年の系統的レビューにおいて13論文を検討すると，11論文でディスペプシアの改善が確認された[9]．この論文の中から4論文をさらに選定してメタアナリシスを行うと，抗不安薬および抗うつ薬

```
            ディスペプシアの訴え
                    ↓
              上部消化管内視鏡
                    ↓
        ┌───────────┴───────────┐
  機能性ディスペプシア      胃潰瘍など器質的異常
        ↓
   ┌────┴────┐
食後愁訴症候群（PDS）  心窩部痛症候群（EPS）
   ↓                    ↓
消化管運動改善薬      胃酸分泌抑制薬
   ↓                    ↓
追加あるいは変更     追加あるいは変更
胃酸分泌抑制薬       消化管運動改善薬
        ↓
    抵抗性であれば
    抗不安薬・抗うつ薬
```

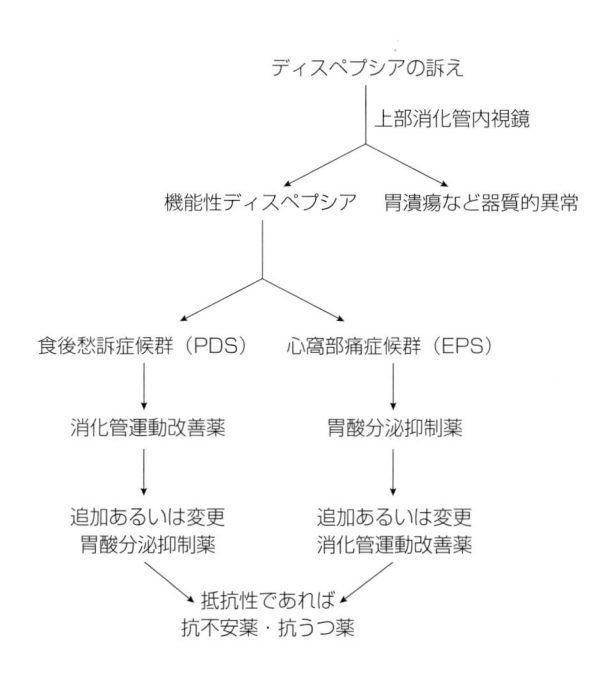

図1　機能性ディスペプシアの診療アルゴリズム（文献10を改変）

はプラセボと比べて有意に有効であることが示された.しかし,この系統的レビューは記述的分析にとどまり,抗不安薬や抗うつ薬がFDの治療において有用であるという証拠を示したとは言えない.
- Rome III 基準ではFDに亜分類のPDSとEPSが設定され,各分類に適した薬物療法を行うアルゴリズムが想定されている[10].図1に文献10で示されたアルゴリズムを抜粋して示した.なお,原著ではピロリ菌除菌も含まれているが,日本では保険診療上の適応がないこと,治療効果そのものが不明確であることから本著では削除した.
- FDは2012年現在,保険病名として収載されていない.この疾患概念は古くは症状を伴う慢性胃炎として認識されていた経過もあり,慢性胃炎として保険診療が行われているのが現状である.

(渡部健二)

■ 参考文献
1) Thompson WG: Nonulcer dyspepsia. Can Med Assoc J 130: 565-569, 1984.
2) Tack J, et al: Functional gastrodudenal disorders. Gastroenterology 130: 1466-1479, 2006.
3) Tahara T, et al: Association of endoscopic appearances with dyspeptic symptoms. J Gastoenterol 43: 208-215, 2008.
4) Henry P, et al: American Gastroenterological Association technical review on the diagnosis and treatment of gastroparesis. Gastroenteorology 127: 1592-1622, 2004.
5) Talley NJ: American Gastroenterological Association. American Gastroenterological Association medical position statement: evaluation of dyspepsia. Gastroenterology 129: 1753-1755, 2005.
6) Wang WH, et al: Effects of proton-pump inhibitors on functional dyspepsia: a meta-analysis of randomized placebo-controlled trials. Clin Gastroenterol Hepatol 5: 178-185, 2007.
7) Veldhuyzen van Zanten SJ, et al: Efficacy of cisapride and domperidone in functional (nonulcer) dyspepsia: a meta-analysis. Am J Gastroenterol 96: 689-696, 2001.
8) Hongo M, et al: Large-scale randomized clinical study on functional dyspepsia treatment with mosapride or teprenone: Japan Mosapride Mega-Study (JMMS). J Gastroenterol Hepatol 27: 62-68, 2012.
9) Hojo M, et al: Treatment of functional dyspepsia with antianxiety or antidepressive agents: systematic review. J Gastroenterol 40: 1036-1042, 2005.
10) Geeraerts B, et al: Functional dyspepsia: past, present, and future. J Gastroenterol 43: 251-255, 2008.

6章 腸疾患

1 小腸疾患

どういう疾患か？

　小腸は人体内で最大の臓器であるにも関わらず，検査法が限られていたため，診断・治療が困難であったが，近年カプセル内視鏡（capsule endoscopy: CE）とダブルバルーン内視鏡（double balloon endoscopy: DBE）が開発されたことにより，小腸領域の診断・治療は大きく進歩した[1,2]．2007年にはsingle balloon endoscopy（SBE）も市販され，DBEと合わせてballoon assisted endoscopy（BAE）と称されている．

　小腸疾患は大きく分けて，炎症性疾患，炎症性以外の非腫瘍性疾患（血管性病変など），腫瘍性疾患，全身性疾患に伴う小腸病変に大別される（**表1**）．疾患が多岐に及ぶため，各疾患の詳細は別稿に委ね，本稿では臨床で遭遇する頻度の高い原因不明消化管出血について述べる．

　原因不明消化管出血（obscure gastrointestinal bleeding: OGIB）の頻度は，全消化管出血のうち5％程度とされている[3]．わが国では「上下部消化管内視鏡検査を行っても原因不明の消化管出血」と定義され，顕在性（overt OGIB）と潜

表1　小腸疾患の分類と種類

炎症性疾患	Crohn病，薬剤起因性腸炎（NSAIDs，低用量アスピリン），感染性腸炎（細菌性腸炎，CMV腸炎），腸結核，Behçet病，単純性潰瘍，虚血性腸炎，非特異性多発性小腸潰瘍症，好酸球性腸炎，放射線性小腸炎，寄生虫など
腫瘍性疾患	上皮性腫瘍（腺癌，腺腫），悪性リンパ腫，間葉系腫瘍（GISTなど），カルチノイド，血管性腫瘍，ポリポーシス症候群，転移性小腸腫瘍など
炎症以外の非腫瘍性疾患	Angioectasia，動静脈奇形，小腸静脈瘤，リンパ管拡張症，小腸憩室，Meckel憩室，蛋白漏出性胃腸症，セリアック病など
全身性疾患に伴う小腸病変	門脈圧亢進性小腸症，腸間膜動脈症候群，アミロイドーシス，膠原病，血管炎症候群，GVHDなど

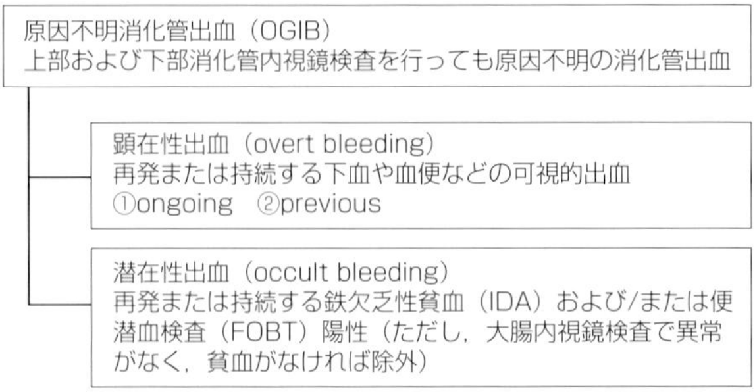

```
原因不明消化管出血（OGIB）
上部および下部消化管内視鏡検査を行っても原因不明の消化管出血

    顕在性出血（overt bleeding）
    再発または持続する下血や血便などの可視的出血
    ①ongoing ②previous

    潜在性出血（occult bleeding）
    再発または持続する鉄欠乏性貧血（IDA）および/または便
    潜血検査（FOBT）陽性（ただし，大腸内視鏡検査で異常
    がなく，貧血がなければ除外）
```

OGIB: obscure gastrointestinal bleeding, IDA: iron deficiency anemia, FOBT: fecal occult blood testing.

図1　日本における原因不明消化管出血の定義
（第5回カプセル内視鏡の臨床応用に関する研究会2010（東京）・日本カプセル内視鏡研究会用語委員会により作成）

在性（occult OGIB）とに区別され，顕在性には出血の持続するongoingと検査時に出血の認められないpreviousとが含まれる（**図1**）.

　OGIBの原因として頻度の高い疾患は，潰瘍性病変，血管性病変，腫瘍性病変が挙げられるが，それらの頻度には地域差が認められており，西欧では血管性病変の頻度が高く，アジアでは潰瘍性病変の頻度が高いと報告されている[4]．

　潰瘍性病変は感染性腸炎，Crohn病，薬剤性起因性腸炎（NSAIDs，低用量アスピリン）などが挙げられるが，原因の特定できない小病変が認められることがある．

　血管性病変はangioectasia，Dieulafoy's lesion，動静脈奇形（AVM）などが挙げられ，矢野・山本らによる分類が臨床的に有用である（**図2**）[5]．血管性病変は小病変であっても大量出血や，再出血を来たすことがあり注意が必要である．

　腫瘍性病変はgastrointestinal stromal tumor（GIST），小腸癌，悪性リンパ腫，カルチノイドなどの悪性腫瘍の検索が重要と考えられる．わが国の多施設共同研究によると，OGIBの出血源としてはGISTが最多と報告されている[6]．潜在性出血であっても悪性腫瘍を念頭に置いた精査が必要である．

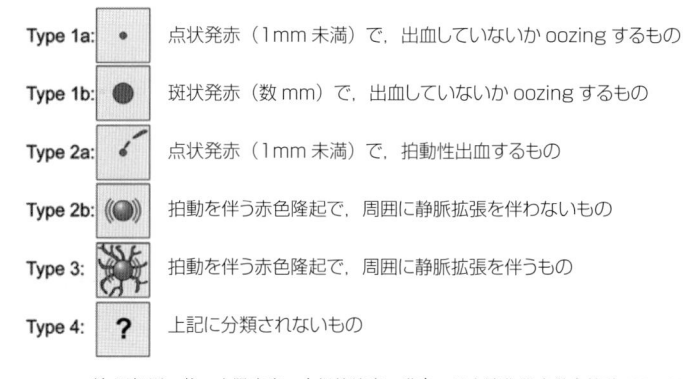

Type 1a:	・	点状発赤（1mm 未満）で，出血していないか oozing するもの
Type 1b:	●	斑状発赤（数 mm）で，出血していないか oozing するもの
Type 2a:		点状発赤（1mm 未満）で，拍動性出血するもの
Type 2b:		拍動を伴う赤色隆起で，周囲に静脈拡張を伴わないもの
Type 3:		拍動を伴う赤色隆起で，周囲に静脈拡張を伴うもの
Type 4:	?	上記に分類されないもの

（矢野智則，他：小腸疾患・内視鏡治療の進歩．日本消化器病学会雑誌 106：21, 2009 より）

図2　小腸血管性病変の内視鏡的分類

治療に必要な検査と診断

　小腸疾患を有する患者は腹痛，腹満，下痢，下血，体重減少，発熱，浮腫，倦怠感など様々な症状を訴えるため，症状や経過について注意深く問診を行い，診察を行う．家族歴，既往歴，飲食状況，服薬歴，海外渡航歴，放射線照射歴，生活歴なども参考になるため聴取しておく．

　続いて血液検査，糞便検査（細菌培養・潜血），検尿，腹部単純 X 線検査，腹部超音波検査などの一般検査を行い，必要に応じて腹部 CT 検査，腹部 MRI 検査，上・下部消化管検査を追加することで小腸以外の消化管疾患の有無を確認し，小腸疾患が疑われる場合には以下のような検査を考慮する．

(1) 小腸造影検査

　経口法とゾンデ法の2つがある．小腸の全体像が把握でき，腫瘍性病変や炎症性病変の診断には有用であるが，小病変に関しては CE や DBE の方が有用であると報告されている[7]．

(2) 小腸内視鏡検査

・CE

　日本においては従来 OGIB 症例に対してのみ保険適応となっていたが，2012年7月より腸管内で自然に溶解する PillCam®パテンシーカプセルが市販され，小腸疾患が既知または疑われる患者や，消化管の狭窄や狭小化を有するまたは疑われる患者でも事前に開通性評価を実施し，開通性が確認されれば，カプセル内

視鏡検査を施行することが可能となった．
- BAE（DBE もしくは SBE）

経口と経肛門ルートからの挿入を合わせることで，全小腸の観察も可能である．侵襲的な検査ではあるが，生検や止血術などの処置が可能で，診断から治療までその有用性は高い．

(3) OGIB に対する診断

OGIB に対する CE と BAE の診断率はほぼ同様であると考えられている[8]．2007 年に米国消化器病学会より提出された OGIB に対する診断アプローチアルゴリズムにおいては，非侵襲的な CE を先行し，その結果を元に BAE による診断・治療を行うことが望ましいとされているが[9]，症例によっては BAE を先行することもあり，わが国では一定のコンセンサスは得られていない．

OGIB では，図 3 のようなアルゴリズムを用いて診断を行う．潜在性・顕在性にかかわらず，小腸内視鏡に先行して可能な限り造影 CT 検査を行い，疑われる病変に応じて CE もしくは BAE を選択することが重要と考えられる．造影 CT にて小腸病変が明らかでない場合には侵襲が少ない CE が選択されることが多い．一方，造影 CT にて小腸病変が疑われ vital sign が安定している場合には，BAE にて組織学的な検索を含めた精査を行う．上・下部内視鏡検査で出血源が不明で CE あるいは BAE を施行した症例でも，その後の検査にて小腸外病変が出血源と判明する症例もあり，上・下部内視鏡検査を再検することも考慮すべきである．

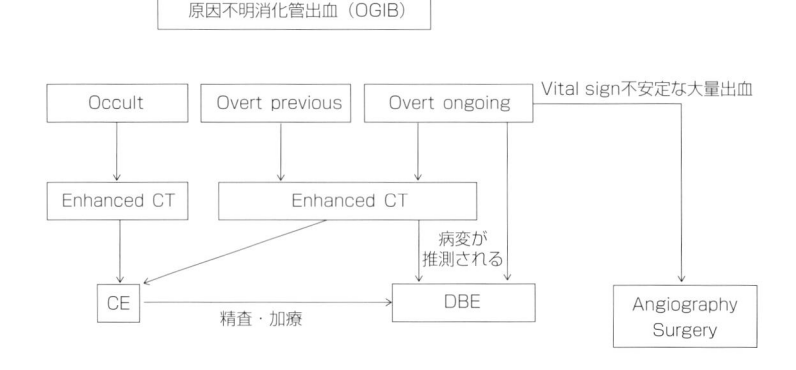

図 3 OGIB に対する診断アルゴリズム

EBMに基づく治療の実際

　出血の持続する(ongoing)OGIBにおいては通常の消化管出血と同様に，絶食，輸液，輸血などによりvital signの安定化を図り，続いてBAEを行う．病変に応じて焼灼止血術，クリップ止血術，アルゴンプラズマ焼灼術などを組み合わせてBAE下に治療を行うが，止血が得られない症例やvital signの不安定な症例では血管塞栓術や外科的治療を考慮する(**図3**).

(前川　聡，飯島英樹)

参考文献

1) Iddan G, et al: Wireless capsule endoscopy. Nature 405: 417, 2000.
2) Yamamoto H, et al: Total enteroscopy with a nonsurgical steerable double-balloonmethod. Gastrointest Endosc 53: 216-220, 2001.
3) Szold A, et al: Surgical approach to occult gastrointestinal bleeding. Am J Surg 163: 90-92, 1992.
4) Pasha SF, et al: Diagnostic evaluation and management of obscure gastrointestinal bleeding: a changing paradigm. Gastroenterol hepatol 5: 839-850, 2009.
5) Yano T, et al: Endoscopic classification of vascular lesions of the small intestine (with videos). Gastrointest Endosc 67: 169-172, 2008.
6) Mitsui K, et al: Role of double-balloon endoscopy in the diagnosis of small-bowel tumors: the first Japanese multicenter study. Gastrointest Endosc 70: 498-504, 2009.
7) 大宮直木，他：小さな小腸病変に対するカプセル内視鏡，ダブルバルーン内視鏡，小腸X線の診断能の比較．胃と腸 44: 1021-1028, 2009.
8) Leighton JA: The Role of Endoscopic Imaging of the Small Bowel in Clinical Practice. Am J Gastroenterol 106: 27-36, 2011.
9) Raju GS, et al: American Gastroenterological Association: American Gastroenterological Association (AGA) Institute medical position statement on obscure gastrointestinal bleeding. Gastroenterology 133: 1694-1696, 2007.

2 クローン病 Crohn's disease

どういう疾患か？

- 小腸，大腸の粘膜を中心に慢性の炎症や潰瘍が生じ，これらの病変により腹痛や下痢，血便，体重減少などをきたす原因不明の難治性疾患である．
- 10歳代から20歳代の若年者に好発し，男女比は約2：1と男性に多い．
- 病変部位は大腸や小腸，特に終末回腸に好発するが，消化管のあらゆる部位（口腔から肛門まで）に生じうる．これらの病変部位により，小腸型，小腸大腸型，大腸型等に分類される．
- 初期は縦走潰瘍，敷石像やアフタなどの炎症性病変，進行すると腸管の狭窄や，内瘻，外瘻，穿孔，腹腔内膿瘍といった腸管合併症や，痔瘻・肛門周囲膿瘍などの肛門病変が発生する．腸管合併症の有無により，炎症型，狭窄型，穿通型等に分類される．
- 病理学的には，浮腫，線維（筋）症や潰瘍を伴う肉芽腫性炎症性病変である．
- 時に虫垂炎様症状，腸閉塞，腸穿孔，大量出血で急性発症するが，稀に腹部症状を欠き，肛門病変や発熱（不明熱）で発症することもある．
- わが国の有病率は欧米と比較すると約1/2〜1/15と低率であるが，**増加傾向にある**．なお，厚生労働省難病指定2010年の受給者数は3万1652人である．

治療に必要な検査と診断

1．検査
(1) 一般検査
- 貧血や低栄養を反映し，低タンパク血症，低コレステロール血症が多くみられ，rapid turnover proteinも低下する．貧血は鉄欠乏を伴う小球性低色素性貧血が多いが，小腸，特に終末回腸に病変が存在する場合には，葉酸やビタミンB_{12}などの吸収障害を背景として大球性貧血を呈する．
- CRPや血沈の亢進，白血球，血小板の増加が疾患の病勢を反映することが多い．
- 便培養やアメーバ赤痢抗体等の検査を行い，感染性腸炎を除外する．

(2) 画像検査

- 診断時の検査としては，X線（注腸，小腸二重造影）あるいは内視鏡（下部消化管内視鏡，上部消化管，ダブル／シングルバルーン小腸内視鏡，カプセル小腸内視鏡）検査にて縦走潰瘍や敷石像が確認できれば診断は容易である．不整形潰瘍やアフタのみの場合は，生検検査にて病理学的に非乾酪性類上皮細胞肉芽腫を証明できれば診断が確定する．生検は敷石像頂部や潰瘍の辺縁から採取し，小潰瘍やアフタでは病変の中心より採取するが，生検により肉芽腫が確認できない場合には診断に難渋することも多い．
- 胃の特徴的な所見として竹の節様外観を呈する場合がある．また，胃や十二指腸のアフタから肉芽腫が確認できることもあるため，上部消化管内視鏡検査も積極的に行う．
- 診断が確定した症例においても，小腸や上部消化管の検索も行い，罹病範囲を検索することが重要である．症状に応じてCT・MRI・超音波検査なども適宜行い，狭窄や瘻孔，膿瘍，肛門病変の有無等を検索する．
- ダブル／シングルバルーン内視鏡の登場により，深部小腸の観察や生検・内視鏡的バルーン拡張術といった処置が可能となった．
- 2012年7月，PillCam®SB 2 plusカプセルおよびPillCam®パテンシーカプセルが保険収載され，クローン病患者に対してもカプセル内視鏡を用いて，安全かつ低侵襲な方法で小腸の画像診断検査が可能となった．

2. 診断

- 診断基準は，主要所見としてA. 縦走潰瘍，B. 敷石像，C. 非乾酪性肉芽腫を，そして副所見にa. 消化管の広範囲に認める不整形～類円形潰瘍またはアフタ，b. 特徴的な肛門病変，c. 特徴的な胃・十二指腸病変があげられ，確診例と疑診例についても詳細に規定されており，**表1に示すクローン病診断基準**[1]に基づいて診断する．

3. 重症度および活動指数

- CDAI（Crohn's disease activity index）（表2）がクローン病の活動状況を判断する国際判断基準として世界的に広く用いられている．1週間の下痢回数，腹痛の程度，一般状態などの評価が必要で，計算も複雑であるが，重症度の把握に有用である．

表1 クローン病診断基準（抜粋）

診断基準
(1) 主要所見
 A．縦走潰瘍〈注1〉
 B．敷石像
 C．非乾酪性類上皮細胞肉芽腫〈注2〉
(2) 副所見
 a．消化管の広範囲に認める不整形〜類円形潰瘍またはアフタ〈注3〉
 b．特徴的な肛門病変〈注4〉
 c．特徴的な胃・十二指腸病変〈注5〉
確診例：
 [1] 主要所見のAまたはBを有するもの．〈注6〉
 [2] 主要所見のCと副所見のaまたはbを有するもの．
 [3] 副所見のa, b, cすべてを有するもの．
疑診例：
 [1] 主要所見のCと副所見のcを有するもの．
 [2] 主要所見AまたはBを有するが虚血性腸病変や潰瘍性大腸炎と鑑別ができないもの．
 [3] 主要所見のCのみを有するもの．〈注7〉
 [4] 副所見のいずれか2つまたは1つのみを有するもの．

〈注1〉小腸の場合は，腸間膜付着側に好発する．
〈注2〉連続切片作成により診断率が向上する．消化管に精通した病理医の判定が望ましい．
〈注3〉典型的には縦列するが，縦列しない場合もある．また，3ヵ月以上恒存することが必要である．また，腸結核，腸型ベーチェット病，単純性潰瘍，NSAIDs潰瘍，感染性腸炎の除外が必要である．
〈注4〉裂肛，cavitating ulcer，痔瘻，肛門周囲膿瘍，浮腫状皮垂など．Crohn病肛門病変肉眼所見アトラスを参照し，クローン病に精通した肛門病専門医による診断が望ましい．
〈注5〉竹の節状外観，ノッチ様陥凹など．クローン病に精通した専門医の診断が望ましい．
〈注6〉縦走潰瘍のみの場合，虚血性腸病変や潰瘍性大腸炎を除外することが必要である．敷石像のみの場合，虚血性腸病変を除外することが必要である．
〈注7〉腸結核などの肉芽腫を有する炎症性疾患を除外することが必要である．

表2　CDAIの求め方

	CDAIの求め方	
X1.	過去1週間の軟便または下痢の回数	×2 = y1
X2.	過去1週間の腹痛 0 = なし，1 = 軽度，2 = 中等度，3 = 高度	×5 = y2
X3.	過去1週間の主観的な一般状態 0 = 良好，1 = 軽度不良，2 = 不良，3 = 重症，4 = 激症	×7 = y3
X4.	患者が現在持っている下記項目の数 1）関節炎／関節痛 2）虹彩炎／ブドウ膜炎 3）結節性紅斑／壊死性膿皮症／アフタ性口内炎 4）裂肛，痔瘻または肛門周囲膿瘍 5）その他の瘻孔 6）過去1週間37.8℃以上の発熱	×20 = y4
X5.	下痢に対してlomil（Lopemin）またはopiatesの服用 0 = なし，1 = あり	×30 = y5
X6.	腹部腫瘤 0 = なし，2 = 疑い，5 = 確実にあり	×10 = y6
X7.	ヘマトクリット（Ht）男（47-Ht）女（42-Ht）	×6 = y7
X8.	体重：標準体重；100 ×（1 − 体重／標準体重）	=y8

$$\mathrm{CDAI} = \sum_{i=1}^{8} y_i$$

〈判定基準〉
150未満：寛解，150〜220：軽症，220〜300：中等症，300〜450：重症，450以上：激症とする．

＊X5.の［opiates］とは，アヘン剤を指し，わが国のアヘンアルカロイドと硫酸アトロピンの配合剤であるオピアト（opiato：三共，田辺）とは異なる．

EBMに基づく治療の実際

- クローン病を完治させる治療は現時点ではない．治療の目標は，病態をコントロールし，患者QOLを高めることである．そのために，薬物療法，栄養療法，外科療法を組み合わせて栄養状態を維持し，症状を抑え，炎症の再燃・再発を予防することが重要である．
- 治療にあたっては患者にクローン病がどのような病気であるかをよく説明し，患者個々の社会的背景や環境を十分に考慮して，治療法を選択する．

1. 栄養療法

- 成分栄養剤（ED，エレンタール®：1包300kcal）は，特に小腸型クローン病での有用性がわが国を中心に報告されているが，海外ではほとんど受け入れられていない．
- 寛解維持におけるEDの有用性が無作為割付試験（RCT）において検証されており，Half ED群（エレンタール3包〜4包と残りの半量を自由摂食）はFree Diet群（自由摂食，エレンタール無し）に比して有意に再発を抑制した〔34.6% vs. 64.0%；ハザード比 0.40（95%CI: 0.16 〜 0.98）〕[2]．
- EDは内服可能であれば1日の維持投与量を2000kcal（理想体重1kg当たり35〜45kcal）以上にする．食事療法を併用する場合には，低残渣食，低脂肪食とし（脂肪摂取量30g未満／日），1日の必要エネルギーの50%を超えないようにする．EDの経口摂取が困難な場合には，在宅経管経鼻（経腸）栄養療法（HEN）を行うこともある．
- 病態が重篤な場合や高度な合併症を有する場合には腸管安静を図ることが重要であるため，絶食・中心静脈栄養とし，高カロリー輸液（完全静脈栄養：TPN）を行う．重症の場合，TPNが長期に及ぶことが多いため，ビタミン，必須脂肪酸，セレンなどの微量元素の欠乏，電解質異常，高血糖などに注意する．
- 短腸症候群を呈し，経腸栄養法で十分な栄養の摂取が困難な症例や，他の内科的治療を行っても炎症が再燃する症例などでは，在宅中心静脈栄養法（HPN）が行われる．

2. 薬物療法

(1) 5-ASA（アミノサリチル酸）・SASP（サラゾピリン®）

- 5-ASA（ペンタサ®）は大腸および小腸の両方に効果があり，その寛解導入・維持効果が示されている[3]．一方，SASP（サラゾピリン®）は，大腸型クローン病には有効であるが，小腸型クローン病には効果が低い．
- 5-ASAは1.5g〜3g，SASPは3g〜4gで投与する．効果は投与量と相関するという結果が得られており，効果不十分な場合は投与量を増量する．

(2) 副腎皮質ホルモン（ステロイド）

- クローン病治療指針（図1）[1]に詳述されているが，中等症〜重症例に対しプレドニゾロン40mg／日程度（重症例では40〜60mg／日）を投与する．2週間毎に効果を判定し，症状が改善したら1〜2週間毎に20mgまでは10mgず

2. クローン病　359

活動期の治療（病状や受容性により、栄養療法・薬物療法・あるいは両者の組み合わせを行う）		
軽症～中等症	中等症～重症	重症（病勢が重篤、高度な合併症を有する場合）
薬物療法 ・5-ASA製剤 　ペンタサ®錠 　サラゾピリン®錠（大腸病変） 栄養療法（経腸栄養療法） 受容性があれば栄養療法 ・成分栄養剤（エレンタール®） ・消化態栄養剤（ツインライン®など） ※効果不十分の場合は中等症～重症に準じる	薬物療法 ・経口ステロイド（プレドニゾロン） ・抗菌薬（メトロニダゾール*、シプロフロキサシン*など） ※ステロイド減量、離脱が困難な場合： 　アザチオプリン、6-MP* ※ステロイド、栄養療法が無効/不耐な場合： 　インフリキシマブ・アダリムマブ 栄養療法（経腸栄養療法） ・成分栄養剤（エレンタール®） ・消化態栄養剤（ツインライン®など）の併用 血球成分除去療法（アダカラム®） ※顆粒球吸着療法 ※通常治療で効果不十分・不耐で大腸病変に起因する症状が残る症例に適応	外科治療の適応を検討した上で、以下の内科治療を行う 薬物療法 ・ステロイド経口または静注 ・インフリキシマブ・アダリムマブ（通常治療抵抗例） 栄養療法 ・経腸栄養療法 ・絶食の上、完全静脈栄養療法（合併症や重症度が特に高い場合） ※合併症が改善すれば経腸栄養療法へ ※通常治療で維持が困難な場合はインフリキシマブ・アダリムマブを併用してもよい

肛門病変の治療	狭窄／瘻孔	術後の再発予防
まず外科的治療の適応を検討する ドレナージやシートン法など 内科的治療を行う場合 ・痔瘻、肛門周囲膿瘍：メトロニダゾール*、抗菌剤・抗生物質、インフリキシマブ ・裂肛、肛門潰瘍：腸管病変に準じた内科的治療 ・肛門狭窄：経肛門的拡張術	まず外科的治療の適応を検討する 【狭窄】 ・内科的治療により炎症を沈静化し、潰瘍が消失、縮小した時点で、内視鏡的バルーン拡張術 【瘻孔】 ・内科的治療としては 　インフリキシマブ・アダリムマブ（外瘻）	寛解維持療法に準ずる 薬物療法 ・5-ASA製剤 　ペンタサ®錠、サラゾピリン®錠（大腸病変） ・アザチオプリン ・6-MP* 栄養療法 ・経腸栄養療法 ※薬物療法との併用も可

在宅経腸栄養療法
・エレンタール®、ツインライン®など
※短期症候群では栄養管理困難例では在宅中心静脈栄養法を考慮する

*：現在、保険適応は含まれていない
※（治療原則）内科治療への反応性や薬物による副作用あるいは合併症などに注意し、必要に応じて専門家の意見を聞き、外科的治療のタイミングなどを誤らないようにする。薬容量や治療の使い分け、小児や外科的治療など詳細は本文を参照のこと。

図1　平成23年度クローン病治療指針（内科）[1]

つ，20mg より少量になるにつれて緩徐に減量する．
- ステロイドの寛解導入療法における効果は確立されているが，寛解維持療法としての再燃防止効果は認められていない[3]．ステロイドの投与には，**骨粗鬆症，糖尿病，易感染性，白内障，緑内障**などの重篤な副作用を認めることがある．さらに，手術後の感染症リスクも免疫調節薬よりも高く，小児や思春期の症例では，成長障害，ムーンフェイス，アクネなども問題となる．そのため**離脱・減量困難例には免疫調節薬，無効例には抗 TNF-α 抗体製剤への切り替えを考慮し，漫然と投与せず速やかに減量していくべきである**．近年ではこのような理由から，ステロイドが投与されるケースは減少してきている．

(3) 免疫調節薬

- クローン病における**寛解導入・維持療法，ステロイド減量効果および難治性痔瘻，瘻孔に対する有効性が認められている**[4]．
- ステロイドの減量・離脱が困難な場合には，免疫調節薬である azathioprine（AZA：イムラン®，アザニン®など）あるいは 6-mercaptopurine（6-MP：ロイケリン®，6MP は保険適応外）を投与する．AZA は 25mg/日で開始し，白血球の値に注意しながら，50mg〜150mg/日を目安に増量し，維持継続する．6-MP は AZA の約半量の投与が目安である．
- AZA，6MP の代謝酵素 TPMT の酵素活性が日本人は低く，欧米人と比して低用量でも有効性や副作用が発現しやすい．最終代謝産物である 6-チオグアニンスクレオチド（6-TGN）を測定することで投与量が治療域にあることが確認できるが，わが国で測定は保険承認されていない．6-TGN と白血球値が逆相関することが多いため，治療開始後の白血球数を目安に投与量を増減する．
- 安定した血中濃度に達するには数週間を要し，臨床効果の発現には 2〜3ヵ月といった比較的長期間を要する．
- 副作用として発熱，発疹，嘔気，下痢，膵炎，肝機能障害，白血球減少，脱毛，胃腸症状などがある．特に白血球・顆粒球減少は投与 1〜2ヵ月の間に急激に起こることがあり，特に投与初期には慎重な白血球の観察が必要である．催奇形性，妊娠・出産に影響はないとする報告があるが[5]，動物実験では催奇形性が認められているため，投与にあたっては十分なインフォームドコンセントが必要である．

(4) 生物学的製剤

- 抗 TNF-α 抗体である Infliximab（IFX：レミケード®）および Adalimumab（ADA：ヒュミラ®）はクローン病における優れた寛解導入作用，維持作用や

外瘻閉鎖作用が証明されている[6]．
- IFX は寛解導入療法として，5mg/kg を初回投与の後，2，6 週に投与を行う．寛解導入が得られたのちも寛解維持療法として 8 週おきに投与を継続する．
- ADA は，初回 160mg を皮下注射，2 週に 80mg の皮下注射を行い，以後は 40mg を 2 週間ごとに投与継続する．患者自身による自己注射も可能である．
- 生物学的製剤の本来の適応はステロイド抵抗性・依存性の中等症から重症クローン病であるが，早期治療介入により長期予後が改善することが報告され[7]，top-down 治療として発症早期から生物学的製剤を導入する方法が確立してきており，ステロイドの使用頻度が減少してきている．
- 抗 TNF-α 抗体の副作用は，結核や肺炎などの感染症，遅発性過敏症，IFX における infusion reaction，ADA における注射部位反応などである．
- あらかじめ，ツベルクリン反応，胸部 X 線，必要であればクォンティフェロン TB-2G や胸部 CT にて**結核の除外**がなされていることが必要である．活動性結核が疑われるが投与が必要な場合は，抗結核薬を併用する．また，B 型肝炎ウイルスの再活性化も報告されており，投与前に HBs 抗原，HBs 抗体，HBc 抗体を測定し，ガイドラインに準じて[8]必要に応じウイルス量の測定や核酸アナログの投与を行う．
- 生物学的製剤は長期投与時に寛解維持効果が減弱する，いわゆる二次無効が発生し，その対策が問題となる．IFX の場合は AZA などの免疫調節薬の併用が二次無効を抑制することが報告されており[9]，投与時から併用することが望ましい．二次無効となった場合の対策としては，免疫調節薬の追加，生物学的製剤の投与期間短縮や投与量増量（IFX 10mg/kg の倍量投与は保険適応）が行われる．IFX → ADA ないし ADA → IFX への生物学的製剤のスイッチも有効であるが，安易な切り替えは避けるべきであり，投与中の生物学的製剤の効果を最大限発揮する努力が必要である．
- 抗 TNF-α 製剤の選択においては，IFX と ADA はほぼ同等の治療効果を有していることから，投与方法や通院間隔の違いを説明し，患者のライフスタイルや好みに応じて選択する必要がある．

(5) 抗生物質

- メトロニダゾール（フラジール®）や塩酸シプロフロキサシン（シプロキサン®）および両者の併用が，活動期クローン病に有効と報告されている．特に肛門病変に対しては有用であることが多い（保険適応外）．IFX と塩酸シプロフロキサシンの併用も肛門病変に有用と報告されている．

(6) 血球成分除去療法
- 顆粒球吸着療法（granulocyte and monocyte apheresis：GMA）はわが国で開発・臨床応用された治療で，腸管粘膜傷害の主体である活性化顆粒球が末梢血中から腸管粘膜へ浸潤することを抑制し，効果を発揮すると考えられている．わが国での open-label による全国多施設共同臨床試験において，有効性と有意な活動度の低下が示された[10]．これを受けて，栄養療法や薬物療法が無効で，大腸病変に起因する臨床症状が残る中等症から重症の活動期クローン病患者の寛解導入療法を適応とし，2009年より保険承認が得られている．

(7) Methotrexate
- わが国での保険適応はないが低用量 methotrexate（MTX）に対するステロイド離脱効果や寛解導入作用が示されている．しかし，わが国での使用経験は少ない．

3. 外科/内視鏡治療
(1) 外科治療
- 外科治療の絶対的手術適応は，穿孔，大量出血，中毒性巨大結腸症，内科的治療で改善しない腸閉塞，膿瘍（腹腔内膿瘍，後腹膜膿瘍），小腸癌，大腸癌，痔瘻癌である．相対的適応は，内瘻，外瘻，難治性肛門病変，発育障害，内科治療無効例などである．
- 手術後の再手術率は5年で28％と高率であることから再燃・再発予防が重要であり，寛解維持療法に準じて治療が行われるが，確立されたものはない．IFX は回盲部切除後の再発を抑制することが示されているが[11]，栄養療法や 5-ASA で寛解維持できることも多く，生物学的製剤を使用すべき症例を絞り込む必要がある．手術後6ヵ月の時点で内視鏡的な評価を行い，内視鏡的再発が認められる症例に生物学的製剤を考慮すべきという意見もある[12]．

(2) 内視鏡的拡張術
- 消化管の狭窄とそれによる通過障害を認める場合には，内視鏡的バルーン拡張術を試みることで，手術を回避できる可能性がある．最近ではバルーン付き小腸内視鏡の登場により深部小腸の狭窄まで拡張が可能となった．一般的には，症状を有するか狭窄の口側腸管拡張を伴う狭窄で，狭窄長が5cm以下，瘻孔や膿瘍がないもの，深い潰瘍がないもの，癒着や病変による強い屈曲がないものが適用とされている[13]．ただし穿孔などの合併症も報告されており，内視鏡医は外科医とも連携を取りながら，十分な治療技術の習熟をもって慎重に施

行すべきである．

治療 Up to Date

1. 生物学的製剤の治療成績
- IFX では AZA との併用による治療効果増強効果や二次無効の抑制など，治療効果を最大化する工夫が確立されてきた．ADA も今後，IFX と同様の知見が得られる可能性が高いが，エビデンスの蓄積が待たれる状況である．

(1) CLASSIC Ⅰ，CLASSIC Ⅱ試験
- CLASSIC Ⅰは IFX 未使用の中等症から重症のクローン病患者に対する ADA の寛解導入効果を評価した試験である．299 例を無作為に投与量別に 3 群に割り付け，4 週目の寛解導入率を検討したところ，初回 160mg，2 週 80mg の皮下投与が 4 週目の寛解率が 36％であり，至適投与量と結論づけられた．CLASSIC Ⅱは CLASSIC Ⅰから移行した 276 例が ADA 40mg の隔週投与（病勢が増悪した際には毎週投与）を行い，維持投与の安全性が検証された[14]．

(2) CHARM 試験
- 中等症から重症クローン病 854 例を 3 群に無作為に割り付け，ADA の寛解維持効果が検証された．26 週での寛解維持率は，プラセボ，ADA 40mg 隔週，40mg 毎週の順に，それぞれ 17％，40％，47％であった．また 56 週での寛解維持率は，それぞれ 12％，36％，41％であった[15]．

(3) EXTEND 試験
- 中等症から重症クローン病 135 例を ADA 160mg/80mg による投与後，プラセボ，40mg 隔週に割り付け，寛解維持率と粘膜治癒率が検証された．52 週での粘膜治癒率はプラセボ，40mg 隔週で 0％，24％，寛解維持率は 9％，33％であった[16]．

(4) GAIN 試験
- IFX が 1 次無効，2 次無効であった 325 例を対象に ADA 160mg/80mg で寛解導入率を検証した．4 週での寛解率はプラセボ 7％，ADA 21％であり，IFX 無効例に対する有用性が示された[17]．

(5) CHOICE 試験
- IFX 使用歴のある 673 例を ADA 160mg/80mg による投与後，40mg 毎週投与による効果と安全性が検証された．24 週目の時点での瘻孔治癒率は 39％で

QOL の向上も認められ,IFX → ADA への切り替えの有用性が示された[18].

(井上隆弘,飯島英樹)

■ 参考文献
1) 潰瘍性大腸炎・クローン病診断基準・治療指針 厚生労働科学研究費補助金 難治性疾患克服研究事業「難治性炎症性腸管障害に関する調査研究」班(渡辺班)平成 23 年度分担研究報告書 別冊(平成 24 年 7 月): 15-20, 2012.
2) Takagi S, et al: Effectiveness of an 'half elemental diet' as maintenance therapy for Crohn's disease: A randomized-controlled trial. Aliment Pharmacol Ther 24: 1333-1340, 2006.
3) Summers RW, et al: National Cooperative Crohn's Disease Study: results of drug treatment. Gastroenterology 77: 847-869, 1979.
4) Present DH, et al: Treatment of Crohn's disease with 6-mercaptopurine. A long-term, randomized, double-blind study. N Engl J Med 302: 981-987, 1980.
5) Francella A, et al: The safety of 6-mercaptopurine for childbearing patients with inflammatory bowel disease: a retrospective cohort study. Gastroenterology 124: 9-17, 2003.
6) Ford AC, et al: Efficacy of biological therapies in inflammatory bowel disease: systematic review and meta-analysis. Am J Gastroenterol 106: 644-659, 2011.
7) D'Haens G, et al: Early combined immunosuppression or conventional management in patients with newly diagnosed Crohn's disease: an open randomised trial. Lancet 371: 660-667, 2008.
8) 免疫抑制・化学療法により発症する B 型肝炎対策ガイドライン(改訂版)厚生労働科学研究費補助金 肝炎等克服緊急対策研究事業「ウイルス性肝炎における最新の治療法の標準化を目指す研究」班による平成 24 年 B 型 C 型慢性肝炎・肝硬変治療ガイドライン: 18-19, 2012.
9) Colombel JF, et al: Infliximab, azathioprine, or combination therapy for Crohn's disease. N Engl J Med 362: 1383-1395, 2010.
10) Fukuda Y, et al: Adsorptive granulocyte and monocyte apheresis for refractory Crohn's disease: an open multicenter prospective study. J Gastroenterol 39: 1158-1164, 2004.
11) Regueiro M, et al: Infliximab prevents Crohn's disease recurrence after ileal resection. Gastroenterology 136: 441-450, 2009.
12) Yamamoto T, et al: Impact of infliximab therapy after early endoscopic recurrence following ileocolonic resection of Crohn's disease: a prospective pilot study. Inflamm Bowel Dis 15: 1460-1466, 2009.
13) Hirai F, et al: Endoscopic balloon dilatation using double-balloon endoscopy is a useful and safe treatment for small intestinal strictures in Crohn's disease. Dig Endosc 22: 200-204, 2010.

14) Sandborn WJ, et al: Adalimumab for maintenance treatment of Crohn's disease: results of the CLASSIC II trial. Gut 56: 1232-1239, 2007.
15) Hanauer SB, et al: Human anti-tumor necrosis factor monoclonal antibody (adalimumab) in Crohn's disease: the CLASSIC-I trial. Gastroenterology 130: 323-333; quiz 591, 2006.
16) Rutgeerts P, et al: Adalimumab induces and maintains mucosal healing in patients with Crohn's disease: data from the EXTEND trial. Gastroenterology 142: 1102-1111, 2012.
17) Sandborn WJ, et al: Adalimumab induction therapy for Crohn disease previously treated with infliximab: a randomized trial. Ann Intern Med 146: 829-338, 2007.
18) Lichtiger S, et al: The CHOICE trial: adalimumab demonstrates safety, fistula healing, improved quality of life and increased work productivity in patients with Crohn's disease who failed prior infliximab therapy. Aliment Pharmacol Ther 32: 1228-1239, 2010.

3 潰瘍性大腸炎 ulcerative colitis

どういう疾患か？

- 大腸にびらん・潰瘍を伴う特発性，非特異性の炎症性疾患．小児から30歳以下の成人に発症することが多いが，50歳以上の年齢層にもみられる．原因は不明で，免疫病理学的機序や心理学的要因の関与が考えられている．通常，血性下痢と種々の程度の全身症状を示す．
- 潰瘍性大腸炎からの炎症性発癌は colitic cancer と呼ばれ，多発癌が多く，低分化癌で浸潤癌が多い特徴がある．発癌には罹病期間と罹患範囲が関係し，7～8年以上経過した全大腸炎型の潰瘍性大腸炎において colitic cancer の合併が高い[1]．欧米の報告では癌合併のリスクは全大腸炎型で6.3％，左側大腸炎型で1.0％，直腸炎型ではリスクはないとされている．また累積癌化率は10年で2％，20年で8％，30年で18％と推定されている．広汎な大腸炎を有する患者に対して，発症から8～10年経過後，1年または2年に1度，大腸内視鏡と生検によるサーベイランスが推奨されている．
- 潰瘍性大腸炎は若年発症が特徴的であったが，近年は罹患者の高齢化が目立つ．その原因として，長期罹患者の増加と高齢発症例の増加が推測されている．
- 双子で発症がみられるが，一卵性双生児の方が二卵性双生児より発症率が高く，遺伝的素因の関与が考えられている（一卵性：クローン病37.3％，潰瘍性大腸炎10％，二卵性：クローン病7％，潰瘍性大腸炎3％）．遺伝的要因は，クローン病より低率である[2]．
- 喫煙は，クローン病の増悪因子と言われているが，潰瘍性大腸炎では，喫煙は発症リスクを下げることが報告されている．
- 炭水化物，砂糖，多価不飽和脂肪酸，マーガリン，牛肉，アルコールの摂取などが再燃リスクを高めると報告されている[3]．また，慢性的なストレスや鬱が再発に関与することが報告されている．
- わが国における2009年末での厚生労働省特定疾患（いわゆる難病）の登録患者は11万人を超える．

治療に必要な検査と診断

- 慢性の粘血・血便などがあり，本症が疑われるときには，放射線照射歴，抗生剤服用歴，海外渡航歴などを聴取するとともに，細菌学的・寄生虫学的検査を行って，感染性腸炎を除外する．内視鏡検査と生検組織にて，本症に特徴的な腸病変を確認する．必要に応じて注腸Ｘ線検査を行って，腸病変の性状や程度，罹患範囲などを評価する[4]．
- 診断基準を示す．次のＡのほか，Ｂのうち１項目，及びＣを満たし，下記疾患が除外できたら確診となる[1]．

> 1. **臨床症状**：持続性または反復性の粘血・血便あるいは，その既往がある．
> 2. **検査法**
>   ①内視鏡検査
>   ⅰ）粘膜はびまん性におかされ，血管透見像は消失し，粗ぞうまたは細顆粒状を呈する．さらにもろくて易出血性（接触出血）を伴い，粘血膿性の分泌物が付着しているか．
>   ⅱ）多発性のびらん，潰瘍あるいは偽ポリポーシスを認める．
>   ②注腸Ｘ線検査
>   ⅰ）粗ぞうまたは，細顆粒状の粘膜表面のびまん性変化．
>   ⅱ）多発性のびらん，潰瘍，あるいは偽ポリポーシスを認める．その他，ハウストラの消失や腸管の狭小・短縮が認められる．
>   ③生検組織学的検査
>   　活動期では粘膜全層にびまん性炎症性細胞浸潤，陰窩膿瘍，高度な杯細胞減少が認められる．いずれも非特異的所見であるので，総合的に判断する．寛解期では腺の配列異常（蛇行，分岐），萎縮が残存する．上記変化は，通常直腸から連続性に口側にみられる．
>
> 　上記の３検査が不十分，あるいは施行できなくとも切除手術または剖検により，肉眼的及び組織学的に本症に特徴的な所見を認める場合は，下記の疾患が除外できれば，確診とする．
> 　除外すべき疾患は，細菌性赤痢，アメーバー性大腸炎，サルモネラ腸炎，キャンピロバクタ腸炎，大腸結核，クラミジア腸炎などの感染性腸炎が主体で，その他にクローン病，放射線照射性大腸炎，薬剤性大腸炎，リンパ濾胞増殖症，虚血性大腸炎，腸型ベーチェットなどがある．

- 病態は病変の範囲と病期，重症度，疾患活動性により分類される．治療方針を選択する上で病態を的確に把握することが重要である．以下に主な分類を示す．
- 病変の範囲により，「直腸炎型」，「遠位大腸型」，「左側大腸炎型」，「全大腸炎型」に分類される(**表1**)．
- 病期は活動期と寛解期に分けられる．活動期は血便を認め，内視鏡的に血管透

表1 病変の広がりによる病型分類

直腸炎型	病変が直腸に限局しているもの
遠位大腸炎型	病変が直腸・S状結腸に限局しているもの
左側大腸炎型	病変が脾彎曲部より肛門側に限局しているもの
全大腸炎型	病変が脾彎曲部を越えて口側に広がっているもの

表2 臨床的重症度

	重症	中等症	軽症
(1) 排便回数	6回以上		4回以下
(2) 顕血便	(+++)		(+)〜(−)
(3) 発熱	37.5度以上	重症と軽症との中間	(−)
(4) 頻脈	90/分以上		(−)
(5) 貧血	Hb10g/dL以下		(−)
(6) 赤沈	30mm/h以上		(−)

注：・重症とは(1)および(2)の他に全身症状である(3)または(4)のいずれかを満たし，かつ6項目のうち4項目以上を満たすものとする．
　・軽症は6項目全てを満たすものとする．
　・重症の中でも特に症状が激しく重篤なものを劇症とし，発症の経過により，急性劇症型と再燃劇症型に分ける．
　・劇症の診断基準：以下の5項目を全て満たすもの
　　①重症基準を満たしている．
　　②15回/日以上の血性下痢が続いている．
　　③38℃以上の持続する高熱がある．
　　④10000/mm^{3}以上の白血球増多がある．
　　⑤強い腹痛がある．

見像の消失, 易出血性, びらん, または潰瘍を認める状態. 寛解期は血便が消失し, 内視鏡的には活動期の所見が消失し, 血管透見像が出現した状態.
- 臨床的重症度は,「軽症」,「中等症」,「重症」に分類され, 排便回数・血便・発熱・頻脈・貧血・赤沈の6項目で評価する (表2).
- 臨床研究でよく用いられる代表的な疾患活動性の指標には,「便回数」,「血便」,「症状」,「腹痛」,「発熱」,「腸管外合併症」,「検査所見 (ESR・Hb)」の7項目で評価する clinical activity index[5] (表3) と,「便回数」,「血便」,「粘膜所見」,「医師による全般的評価」の4項目で評価する Mayo Score[6] (表4) などがある.
- 内視鏡所見は Matts 分類[7] (表5) などが用いられる.

表3 clinical activity index

clinical activity index	score	clinical activity index	score
1) 1週間の便回数		4) 腰痛	
< 18	0	なし	0
18 ~ 35	1	軽度	1
36 ~ 60	2	中等度	2
> 60	3	重度	3
2) 血便の量		5) 腸炎による発熱	
なし	0	37 ~ 38 度	0
少量	2	> 38 度	3
多量	4	6) 腸管外合併症	
3) 症状に関する一般状態		虹彩炎	3
良好	0	結節性紅斑	3
普通	1	関節炎	3
不良	2	7) 臨床検査所見	
かなり不良	3	ESR > 50mm/h	1
		ESR > 100mm/h	2
		Hb < 10g/dL	4

clinical activity index = 1週間の便回数 + 血便の量 + 症状による一般状態 + 腹痛 + 腸炎による発熱 + 腸管外合併症 + 臨床検査所見
寛解 = ≤ 4

表4 Mayo Score

便回数	正常回数 正常回数より1〜2回/日多い 正常回数より3〜4回/日多い 正常回数より5回以上多い	0 1 2 3
血便	なし 排便時の半数以下で，わずかに血液が付着する ほとんどの排便時に明らかな血液の混入がみられる 大部分が血液である	0 1 2 3
粘膜所見 (S状結腸まで)	正常または非活動性所見 軽症（発赤，血管透見の減少，粘膜の軽度脆弱） 中等症（著明に発赤，血管透見の消失，粘膜の脆弱，びらん） 重症（自然出血，潰瘍）	0 1 2 3
医師による 全般的評価	正常 軽症 中等症 重症	0 1 2 3

Mayo Score ＝排便回数＋血便＋粘膜所見（S状結腸まで）＋医師による全般的評価
寛解＝≤2，軽症＝3〜5，重症＝11〜12

表5 Matts 分類

Grade 1	正常
Grade 2	血管透見像なし，易出血性なしまたはごく軽度，自然出血なし，粘膜発赤軽度，膿性粘液なし
Grade 3	血管透見像なし，易出血性あり，自然出血あり，粘膜浮腫状，発赤しやや粗，膿性粘液の付着あり
Grade 4	潰瘍，易出血性，自然出血著明，粘膜浮腫状，膿性粘液の付着あり，腸管の拡張不良

EBMに基づく治療の実際

重症度や罹患範囲・QOLの状態などを考慮して治療を行う．活動期には寛解導入療法を行い，寛解導入後は寛解維持療法を長期にわたり継続する．

1. 潰瘍性大腸炎に用いられる主な治療薬・治療法

(1) 5-アミノサリチル酸（ASA）製剤（ペンタサ®・サラゾピリン®・アサコール®）

副作用が少なく，寛解，維持治療への有効性が示されているため，軽症から中等症までの潰瘍性大腸炎の基本薬剤として広く用いられている．ペンタサ®はエチルセルロースコーティング型放出調節製剤で，時間依存性に小腸上部から放出が始まる．サラゾピリン®は，スルファピリジンと薬効成分の5-ASAの合剤で腸内細菌により分解され，5-ASAが放出されるが，スルファピリジンが精子減少，溶血性貧血などの副作用出現の原因となることがある．サラゾピリン®の副作用が起きる時は，少量から徐々に増量していくと，脱感作に成功することも多い．2009年12月に保険認可されたアサコール®はpH依存型放出調節製剤で，pH7以上で崩壊する高分子ポリマーでコーティングされており，終末回腸から放出が始まるため，大腸における薬剤濃度が高く維持することができ，遠位型潰瘍性大腸炎に対して高い効果が期待できる．寛解導入療法としてペンタサ®錠は高用量の効果が高いことより，1日4g投与，アサコール®錠は1日3.6g投与が望ましい．小児でも高用量の効果が高いことが知られている．また，ペンタサ®錠1.5～2.25g/日による寛解維持の場合，コンプライアンスを改善するために1日1～2回に分けて投与してもよい．

(2) 副腎皮質ステロイド

寛解導入率は40～80％であるが，減量後の再燃率は30～60％と高い．低用量ステロイドとプラセボ群との間で寛解維持効果は差がなく，再燃防止効果はない[8]．

(3) 免疫抑制薬・調節薬（シクロスポリン・タクロリムス・AZA・6-MP）

シクロスポリン（サンデュミン®）は2～4mg/kg/日を24時間持続静注投与で開始し，血中濃度を頻回にモニタリングしながら，400ng/mL前後を維持するよう投与量を調節する．経静脈投与することにより効果発現が早く，数日で効果判定ができるため，経口摂取が不可能で重症度の高い症例で有効である．改善が見られない場合や病状が増悪したり，重篤な副作用（感染症・腎不全）が出現し

たりする場合は，ほかの治療法や手術へ変更する．投与後1週間以内に明らかな改善を認めた場合は，最大14日まで静注を継続する．シクロスポリンは，重症の潰瘍性大腸炎の治療において，ステロイドの経静脈投与よりも有効性が高いことが示されているが，現在のところ潰瘍性大腸炎に対して保険適応はない．

タクロリムス（プログラフ®）は2009年7月に保険認可された経口薬で，投与初期は高トラフを目指す（10〜15ng/mL）がその後は低トラフ（5〜10ng/mL）にする．血中濃度をモニタリングしながら投与量を調節し，腎障害・手指振戦などの副作用に注意する．重症例に対して，初期投与量を増やすことにより血中濃度を速やかに上昇させ，寛解導入をはかることも試みられている．タクロリムスの維持投与は保険で認められていないため，寛解導入後はアザチオプリン（AZA）や6-MPに移行することが望ましいが，これらの薬剤は効果発現が遅く1〜3ヵ月を要するため，早めにタクロリムスに併用して投与することもある．

ステロイド抵抗例・依存例の寛解維持治療は，原則AZAや6-MPの免疫調節薬を使用する．AZAや6-MPは少量より開始し（AZAで25〜50mg／日），副作用や効果をみながら適宜増減する．白血球減少，胃腸症状，膵炎，肝機能障害などの副作用があり，投与開始後早期に起こることがあるため，頻回に血液検査を行い（投与開始後1〜2週間を目安にし，その後は数週間おき），副作用の程度に応じて減量または一時中止する．6-MPは現在保険適応には含まれていない．

(4) TNF-α抗体

2010年6月に抗TNF-α抗体製剤であるインフリキシマブ（IFX，レミケード®）が潰瘍性大腸炎にも保険適応になった．投与方法はクローン病と同様で0，2，6週投与とし，有効な場合は8週間隔の寛解維持療法に移行する．副作用として，結核菌感染の顕在化，敗血症や肺炎などの感染症，肝障害，発疹，白血球減少，infusion reactionなどがある．あらかじめ，ツベルクリン反応，胸部X線，必要であればクォンティフェロン®TB-2Gや胸部CTにて**結核の除外がなされていることが必要である**．結核が疑われるがIFXが必要な場合は，IFX投与前に抗結核薬による治療を先行する．また，B型肝炎ウイルスの再活性化も報告されており，投与前にHBs抗原，HBs抗体，HBc抗体を測定し，ガイドラインに準じてウイルス量の測定や核酸アナログの投与を行う．

(5) 血球成分除去療法

アダカラム®を用いて顆粒球・単球を吸着除去する顆粒球吸着療法（GMA）とセルソーバ®を用いて顆粒球・単球・リンパ球を除去する白血球除去療法（LCAP）がある．中等症以上のステロイド抵抗例を対象とすることが多い．脱

水が強く血液粘稠性亢進例や低体重例ではGMAが，炎症活動性や腸管粘膜障害が高度な例ではLCAPが適しているが，明確なエビデンスは確立されていない．中等症では計10回，重症劇症では計11回が保険適応である．通常週1回施行であるが，週2回施行した方が有効率が高く，2010年4月より週2回以上の治療が保険で認められるようになった．

2. 寛解導入療法
(1) 直腸炎型
5-ASA製剤（ペンタサ®・サラゾピリン®・アサコール®）による治療を行う．これで改善がなければ，製剤の変更や追加あるいは成分の異なる局所製剤への変更または追加を行う．
- 経口剤：ペンタサ®錠1.5〜4g/日または，サラゾピリン®錠3〜4g/日，アサコール®錠2.4〜3.6g/日を使用する．
- 局所製剤：5-ASA製剤ではサラゾピリン®坐剤1〜2g/日あるいはペンタサ®注腸1g/日を使用する．ステロイドを含む製剤では，リンデロン®坐剤1〜2mg/日あるいはステロイド注腸（プレドネマ®注腸20〜40mg/日，ステロネマ®注腸3〜6mg/日）を使用する．寛解導入した場合は，リンデロン®坐剤，ステロイド注腸を減量した後にこれらを減量・中止し，寛解維持療法に移行する．寛解導入に至らない場合は，左側大腸炎・全大腸炎の中等症に準じた治療を行う．ステロイド大量全身投与は安易に行うべきではない．

(2) 左側大腸炎型・全大腸炎型
1) 軽症
ペンタサ®錠1.5〜4g/日またはサラゾピリン®錠3〜4g/日，アサコール®錠2.4〜3.6g/日を経口投与する．ペンタサ®注腸を併用すると効果の増強が期待できる．左側大腸の炎症が強い場合はステロイド注腸の併用が有効な場合があり，2週間以内に明らかな改善があれば引き続き治療を継続し，寛解が持続する場合にはステロイド注腸は漸減・中止，寛解維持療法に移行する．寛解導入に至らない場合は，中等症①の治療を行う．

2) 中等症
① CRP 1.0mg/dL以上と炎症反応が見られる場合には軽症の治療に加えてプレドニゾロン30〜40mg/日の経口投与を初期より行っても良い．また，軽症に準じた治療で明らかな効果を認めない場合や途中で増悪する場合にもステロイド投与を行う．明らかな効果が得られたら20mg/日までは速や

かに減量し，以後は2週間毎に5mg/日ずつ減量する．ステロイド注腸はプレドニゾロンの経口投与を中止するまで続けてもよい．
②プレドニゾロンの減量に伴って増悪や再燃し，ステロイド離脱困難な場合は，難治例②の治療を行う．
③プレドニゾロンの経口投与を行っても1〜2週間以内に明らかな効果が得られない時は，重症①，②または難治例①の治療を行う．

3) 重症
①入院のうえ，全身状態の改善に対する治療を行う．常に手術治療の適応に注意し，外科医と連携して治療にあたる．
②薬物療法としては，プレドニゾロン40〜80mg/日（成人では1〜1.5mg/kgを目安にする）の経口投与あるいは点滴静注を追加する．明らかな効果が得られたら，プレドニゾロンを減量する．2週間以内を目安に減量を行い，以後は中等症①，②に準じた治療を行う．発熱や白血球増多が著明な期間は，短期間広域スペクトル抗生剤の投与を行う．十分な効果が得られない症例には，難治例①の治療を行う．
③上記治療を1〜2週間程度行っても明らかな改善が得られない場合は，劇症①に従い，あるいは難治例①に従う．
④上記治療でも明らかな改善が得られない場合は手術を考慮する．

4) 劇症
劇症型は急速に悪化し生命予後に影響する危険があるため，外科医と密接に連携をとり，緊急手術の適応を考慮する．
①重症の治療に加え経口摂取を禁止し，経静脈的栄養補給・電解質補給・血漿蛋白製剤・輸血を行う．小児ではメチルプレドニゾロンのパルス療法が選択されることもある．治療効果判定は，手術時期を失することのないように注意して行う．
②以上の治療で激烈な症状ほとんどが消失した場合は，この時点から重症①②による治療に移行する．
③上記の①の治療を行っても症状が悪化する場合，あるいは早期に症状の明らかな改善が得られない場合は，血球成分除去療法，シクロスポリンの投与を試みてもよいが，改善が期待できない例では時期を失することなく緊急手術を行う．

※重症，特に劇症では中毒性巨大結腸症や穿孔を起こしやすいため，腹部所見に留意し，適宜腹部単純X線撮影などによる観察を行う．

＊中毒性巨大結腸症
　発熱，頻脈，頻回の下痢，顕血便など重篤な症状を伴って，結腸，特に横行結腸の著明な拡張を起こした状態である．仰臥位腹部単純X線撮影で，横行結腸中央部の直径が6cm以上の場合は本症が考えられる．直ちに緊急手術を行うか，外科医の協力のもとに，短期間劇症の強力な治療を行い，改善が得られない場合は緊急手術を行う．

5) 難治例
　難治例の治療にあたっては，これまで投与した薬物による副作用，病態や治療による患者のQOLの状態などによる手術適応を考慮し，それぞれのメリット・デメリットなどを患者と相談の上で治療法を選択する．
　①ステロイド抵抗例：重症度が中等症以上では血球成分除去療法やタクロリムス，インフリキシマブ，シクロスポリンが選択可能である．中等症で重症度が高くない例では血球成分除去療法が推奨される．タクロリムス，インフリキシマブ，シクロスポリンの治療法のうちいずれを選択するかは，明確なエビデンスがない．ステロイド抵抗例の中に，クロストリジウム・ディフィシル（CD）感染やサイトメガロウイルス（CMV）感染の合併による増悪例が存在するため，定期的な検査が必要である．
　②ステロイド依存例：通常，免疫調節薬であるアザチオプリン（イムラン®など）50～100mg/日または6-MP（ロイケリン®）30～50mg/日を併用する．これらの効果発現は比較的緩徐で，1～3ヵ月を要することがある．免疫調節薬が有効と判断された場合，免疫調節薬開始1～2ヵ月後に経口プレドニゾロンを徐々に減量・中止する．寛解導入後は副作用に注意し，適宜採血などを行いながら寛解維持療法としての投与を続ける．効果不十分あるいは免疫調節薬不耐例では，血球成分除去療法，タクロリムスやインフリキシマブも考慮する．
　③これらの治療で効果不十分，あるいはQOL低下例では手術を考慮する．小児で成長障害がみられる例においても手術を考慮する．

3．寛解維持療法
5-ASA製剤の経口投与または局所製剤の単独または併用を行う．
- 経口剤：ペンタサ®錠1.5～2.25g/日または，サラゾピリン®錠2g/日，アサコール®錠2.4g/日を使用する．
- 局所製剤：ペンタサ®注腸1g/日またはサラゾピリン®坐剤0.5～1g/日を使用

する．
　なお，ステロイド抵抗例や依存例などの難治例では原則として免疫調節薬による寛解維持治療を行う．また，インフリキシマブで寛解導入を行った例ではインフリキシマブ投与による寛解維持療法を行う．

＊腸管感染症
　CD 腸炎や CMV 腸炎は，潰瘍性大腸炎の経過中に発症する感染症として一般的である．CD 腸炎の診断は，便培養は 2〜3 日かかるため，便中の CD toxin を直接計測する酵素免疫測定法（EIA）が使用されることが多い．最低 2 回連続で行い，便培養・内視鏡検査・腸液培養・組織培養を適宜行う．潰瘍性大腸炎に合併する偽膜性腸炎は稀で，非偽膜性の CD 腸炎の内視鏡像はアフタなど非特異的で内視鏡所見だけで診断するのは困難である．CMV 腸炎の典型的内視鏡所見として下掘れ状の打ち抜き様潰瘍を形成する．末梢血による診断（アンチゲネミア法によるウイルス感染細胞数の測定），生検病理所見による核内封入体の証明や免疫染色によるウイルス抗原の同定，あるいは組織中 CMV PCR を可能な限り行う．

治療　Up to date

1．Adalimumab（ADA：ヒュミラ®）
　ヒト型抗ヒト TNF-α モノクローナル抗体製剤．クローン病で 2010 年保険適応となったが，潰瘍性大腸炎では保険適応に含まれていない．ULTRA1，2 試験によると，ADA は中等症から重症の潰瘍性大腸炎に対する寛解導入及び寛解維持において，プラセボ群と比較し有意に効果があると報告された[9]．

2．妊娠中に使用可能な薬剤
　①受胎〜妊娠前期：メサラジン，サラゾピリン，プレドニン，アザチオプリン，6-MP，シプロフロキサシン，インフリキシマブ
　②妊娠中期〜後期：メサラジン，サラゾピリン，プレドニン，アザチオプリン，6-MP，シプロフロキサシン，メトロニダゾール
　③授乳期　　　　：メサラジン，プレドニン，インフリキシマブ
　　◆挙児希望のある男性は精子減少の副作用があるためサラゾピリンを使用しない．

- アザチオプリン，6-MPは，高用量を用いた動物実験で催奇形性が報告されており，FDAのグレードDと妊娠中の使用は推奨されていないが，ヒトで用いられる量による動物実験では催奇形性は報告されておらず，最近の炎症性腸疾患患者での報告では妊娠中の使用に問題がないという報告が増えている[10,11]．
- シクロスポリン，タクロリムスは受胎〜授乳まで使用しない．
- インフリキシマブは妊娠第3期以降には胎盤を介して胎児に移行し，出生児に免疫抑制がかかることが報告されており，妊娠30週以降は使用を避けるのが望ましい[12]．

（白石衣里，飯島英樹）

■ 参考文献

1) 難治性炎症性腸管障害に関する調査研究班（渡辺班）平成23年度改訂版：潰瘍性大腸炎・クローン病診断基準・治療指針，2011
2) Baumgart DC, et al: Inflammatory bowel disease. Lancet 369: 1627-1640, 2007.
3) Jowett SL, et al: Influence of dietary factors on the clinical course of ulcerative colitis: a prospective cohort study. Gut 53: 1479-1484, 2004.
4) 難治性炎症性腸管障害に関する調査研究班 プロジェクト研究グループ：エビデンスとコンセンサスを統合した潰瘍性大腸炎の診療ガイドライン，2006.
5) Rachmilewitz D, et al: Coated mesalazine (5-aminosalicylic acid) versus sulphasalazine in the treatment of active ulcerative colitis: a randomised trial. BMJ 298: 82-86, 1989.
6) Schroeder KW, et al: Coated oral 5-aminosalicylic acid therapy for mildly to moderately active ulcerative colitis. A randomized study. N Engl J Med 317: 1625-1629, 1987.
7) Matts, SGF: The value of rectal biopsy in the diagnosis of ulcerative colitis. Quart J Med 30: 393-407, 1961.
8) Truelove SC, et al: Cortisone in ulcerative colitis; final report on a therapeutic trial. Br Med J 2: 1041-1048, 1955.
9) Sandborn WJ, et al: Adalimumab induces and maintains clinical remission in patients with moderate-to-severe ulcerative colitis. Gastroenterology 142: 257-265, 2012.
10) Moskovitz DN, et al: The effect on the fetus of medications used to treat pregnant inflammatory bowel-disease patients. Am J Gastroenterol 99: 656-661, 2004.
11) Coelho J, et al: Pregnancy outcome in patients with inflammatory bowel disease treated with thiopurines: cohort from the CESAME Study. Gut 60: 198-203, 2011.
12) Mottet C, et al: Appropriate management of special situations in Crohn's disease (upper gastro-intestinal; extra-intestinal manifestations; drug safety during pregnancy and breastfeeding): Results of a multidisciplinary international expert panel-EPACT II. J Crohns Colitis 3: 257-263, 2009.

4 大腸ポリープ，消化管ポリポーシス，早期大腸癌 colon polyps, polyposis, early colorectal cancer

★大腸ポリープ・早期大腸癌

どういう疾患か？

- ポリープとは，粘膜上皮が局所的増殖により内腔に隆起した病変（図1）で，悪性でないもの（ただし，局所増殖の一部に癌細胞が認められる carcinoma in situ は含まれる）で病理学上，腺腫性，過誤腫性，炎症性，過形成性に分けられる．
- 大腸ポリープは，全人口の 9 ～ 15%，65 歳以上の 30% に認められ，80% が腺腫（＋腺腫内癌）である．

(1) 腺腫性ポリープ（全ポリープの 80%）
- 腺管腺腫 tubular adenomatous polyp（全ポリープの 80%）：大腸粘膜の腺管の形態を保ったもの．
- 絨毛腺腫 villous adenomatous polyp（全ポリープの 1 ～ 2%）：絨毛 villi の形態が顕著なもの．

(2) 早期大腸癌
- 大腸癌（97% が腺癌）のうち，癌細胞の浸潤が粘膜下層にとどまるのが早期癌

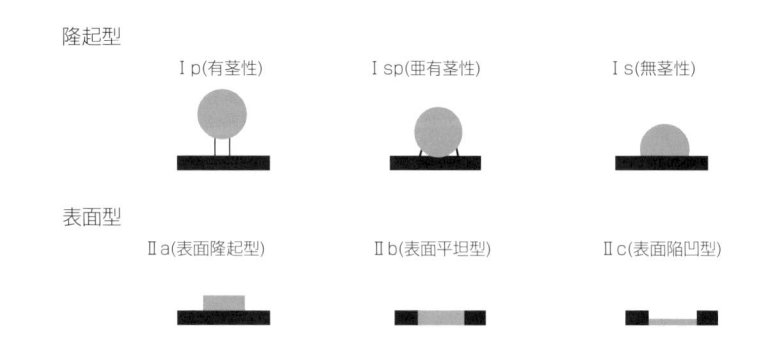

隆起型
　Ⅰp(有茎性)　　Ⅰsp(亜有茎性)　　Ⅰs(無茎性)

表面型
　Ⅱa(表面隆起型)　Ⅱb(表面平坦型)　Ⅱc(表面陥凹型)

図1　肉眼型分類（大腸癌取扱い規約[1]に基づき，早期癌に準じて記載）

で，リンパ節転移の有無は問わない．
(3) 過誤腫性ポリープ（全ポリープの 1.5%）
- 若年性ポリープ ― 幼少児例（1/3 は成人例）
  ― 1～3cm 大
  ― 直腸から S 状結腸に単発〜散在性に発生
  ― 出血しやすい
  ― 癌化しない，自然脱落する
  ― 異型の乏しい腺管の増生，囊胞状拡張，間質の浮腫・炎症
- Peutz-Jeghers 型ポリープ ― 異型の乏しい腺管の増生
  ― 粘膜筋板の樹枝状増生
(4) 過形成性ポリープ hyperplastic polyp（全ポリープの 7%）
- 腺管の鋸歯状変化を伴う過形成性増殖からなる隆起性病変で，大型のものは表面が脳回転状のことがある［Cf. 従来，過形成性ポリープは非腫瘍とされ，癌化の危険はほとんどない病変とされていたが，類似した鋸歯状構造を有する病変の中で明らかに細胞異型を有した腫瘍が発見されるようになり，鋸歯状腺腫（serrated adenoma）という概念が提唱された．現在，大腸鋸歯状病変は TSA（traditional serrated adenoma），HP（hyperplastic polyp），SSA/P（sessile serrated adenoma / polyp），SSA/P with cytological dysplasia に分類することが提唱されている[2]．

治療に必要な検査と診断

- 特異的な症状はなく，多くは無症状である．
- なんらかの下部症状を有する症例に対して検査を行い，その際に発見されることや，無症状者のスクリーニング検査（人間ドックなど）で発見されることが多い．
- 腫瘍の存在診断，質的診断（病変が良性か，癌か），癌である（または疑われる）場合は，深達度，病期診断を正確に診断することが必要である．
- 一般的な検査としては，便潜血検査，注腸造影検査，大腸内視鏡検査がある．診断の精度，見落とし率，検査の危険性や苦痛などと必要性と総合して，患者と担当医が相談の上検査を選択する．

1. 便潜血検査

　全大腸癌に対する感度は40％（進行癌74％，sm癌44％，m癌29％）との報告があり[3]，また経年で便潜血検査を行うことで大腸癌死亡率の有意な減少が報告されている[4]．スクリーニング検査としては，大腸癌が発見された率は大腸内視鏡検査と同等であったとの報告もあるが，進行腺腫及び非進行腺腫の発見率は大腸内視鏡検査には劣っていた[5]．

2. 注腸造影検査

　大腸内視鏡検査の普及に伴い，現在では大腸癌検査の第一選択ではなくなってきている．大腸内視鏡挿入困難例に対する施行や，病変の全体像・位置関係の把握に有用．

3. 大腸内視鏡検査

　大腸癌診断のための第一選択．通常観察に加え，色素内視鏡，拡大内視鏡（図2），超音波内視鏡などを併用して診断することにより，腫瘍の存在診断，質的診断（病変が良性か，癌か），癌である（または疑われる）場合は，深達度，病期診断を行う．必要時には生検も施行する．

補足：側方発育型腫瘍（laterally spreading tumor: LST）
・"LST" の定義：「最大径10 mm 以上の側方（表層）拡大型腫瘍性病変」
・"LST" は肉眼形態分類としての用語ではなく，垂直方向よりも水平方向に発育進展した大腸病変に対する総称であり，発育形態分類の用語として取り扱うことでコンセンサスが得られている．
・"LST" は表面顆粒結節状の顆粒型（granular type: LST-G）と表面平滑な非顆粒型（non-granular type：LST-NG）に亜分類され，さらにLST-Gは顆粒均一型（homogeneous type）と結節混在型（nodular mixed type）に，LST-NGは平坦隆起型（flat elevated type）と偽陥凹型（pseudodepressed type）に細分類される．
LST-G 結節混在型では粗大結節部やV型pit pattern 部（拡大内視鏡検査の項参照）で粘膜下層（SM）浸潤することや，LST-NG 偽陥凹型では多中心性にSM浸潤することなどが明らかになっている．また，いずれも腫瘍径が大きくなるにつれて担癌率，SM浸潤率は高く，特にLST-G 結節混在型やLST-NG 偽陥凹型は，他に比べSM浸潤率が高いことが特徴であるとされている[6]．

Subtypes of LST	Classification in type 0
LST granular (LST-G)	
Homogenous type	0-IIa
Nodular mixed type	0-IIa, 0-Is + IIa, 0-IIa + Is
LST non-granular (LST-NG)	
Flat elevated	Flat elevated 0-IIa
Pseudo-depressed type	0-IIa + IIc, 0-IIc + IIa

4. 拡大内視鏡検査

内視鏡下の観察において，悪性が疑われる場合に，拡大内視鏡を用いて腫瘍腺管の腺管開口部の形態観察から腫瘍のより詳細な質的・量的診断を行う（図2：工藤の pit pattern 分類）．m～sm と浸潤が強くなるにつれ，pit 間隔は狭くなり，腺管密度が上昇するとともに，pit 間隔・径のばらつきが大きくなる（V_I）．さらに浸潤が強くなり，sm1～sm2，3～mp になると被覆上皮の消失・腺口密度減少・間質幅増加などの所見がみられる（V_N）．正診率は80%以上と言われている．大腸腫瘍に対するNBI（narrow band imaging）拡大内視鏡所見分類は，各施設から複数提唱されており，また，分類ではないものの，いくつかの評価方法も検討されているが，いまだわが国で分類は統一されていない．

5. 超音波内視鏡検査（EUS）

pit pattern 分類で IIIs や VI など粘膜下浸潤に関し，より詳細な評価を要する症例に対して行う．根治治療の適応となる EUS 像第3層上縁に軽度狭小化がみられる程度の浸潤を正確に診断することが必要となる．正診率は85～90%前後とされており，大腸の場合，sm 層の線維化やリンパ濾胞が誤診の原因となる．

EBM に基づく治療の実際

治療法には内視鏡的治療と外科的治療がある．治療法の決定には内視鏡診断が重要である．

早期癌のうち，内視鏡的に粘膜下層への浸潤が疑われる場合は外科的切除を行い，リンパ節郭清を伴う腸管切除を施行する．

	Pit pattern	Pit形態	組織型
I	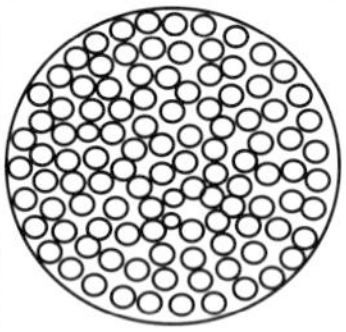	円形、類円形	正常・炎症・過形成
II	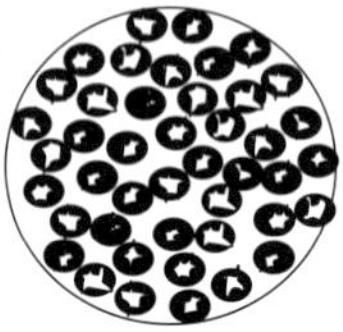	星芒状・乳頭型	過形成
IIIs	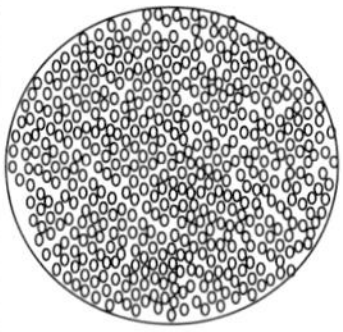	I型より小型の管状・類円形	腺腫・m・sm癌[陥凹型]
IIIL	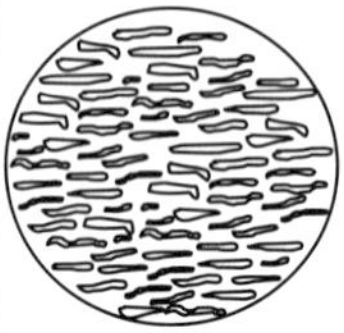	I型より大型の管状・類円形	腺腫・m癌[隆起型腺腫]
IV	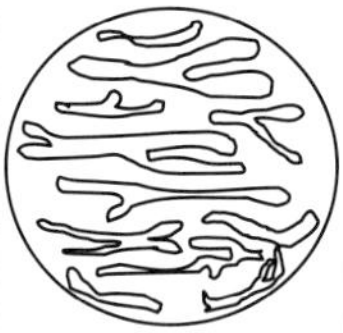	溝紋型・樹枝状・脳回状	腺腫・m癌[villous adenoma]
V	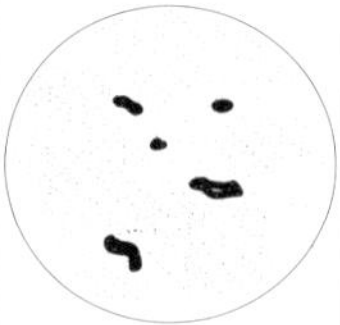	不整・無構造(ピット構造の消失)	V_I 不整型・不揃い m癌(sm癌) V_N 無構造 sm癌(mp癌)

図2　工藤の pit pattern 分類

1. 内視鏡治療の適応の原則

リンパ節転移の可能性がほとんどなく,腫瘍が一括切除できる大きさと部位にある.

- 治療法にはポリペクトミー,内視鏡的粘膜切除術（endoscopic mucosal resection：EMR）と内視鏡的粘膜下層剥離術（endoscopic submucosal dissection：ESD）がある.
- ポリペクトミー：病巣茎部にスネアをかけて高周波電流によって焼灼切除する方法.主として隆起型病変に用いられる.
- EMR：粘膜下層に生理食塩水などを局注して病巣を挙上させ,ポリペクトミーの手技により焼灼切除する方法.スネア法,吸引キャップ法（EMR using a cap：EMRC),などがある.主として表面型腫瘍や大きな無茎性病変に用いられる.
- ESD：病変周囲,粘膜下層にヒアルロン酸ナトリウム溶液などを局注して病巣を挙上させ,専用のナイフで病変周辺の切開,粘膜下層の剥離を進める手技である.主として,EMRで一括切除できない大きな腫瘍が適応である.ただし大腸ESDを実施するためには,医師や病院が一定の基準を満たした上で,厚生労働省に届け出る必要がある（2013年3月現在).

2. 内視鏡的摘除の適応基準

- ポリペクトミー,内視鏡的粘膜切除術（EMR）
  ①腺腫（一般的に5mm以下のものは,坦癌率は低い[7]）粘膜内癌,粘膜下層への軽度浸潤癌.
  ②最大径2cm未満.
  ③肉眼型は問わない.
- 内視鏡的粘膜下層剥離術（ESD）：EMRで一括切除が困難と考えられる病変.
  ①最大径が2cmから5cmの粘膜内癌,粘膜下層への軽度浸潤癌または腺腫.

4. 内視鏡的摘除後の追加治療の適応基準

- 垂直断端陽性の場合は外科的切除が望ましい.
- 摘除標本の組織学的検索で以下の一因子でも認めれば,追加治療としてリンパ節郭清を伴う腸切除を考慮する.
  ① SM浸潤度1,000 μm以上（SM浸潤距離の実測は図の方法に基づく）
  ②脈管侵襲陽性

無茎性の場合

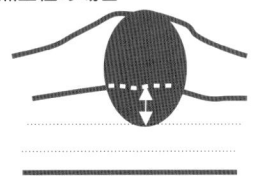

粘膜筋板の走行が同定・推定可能な場合は，病変の粘膜筋板下縁から浸潤距離を測定する．

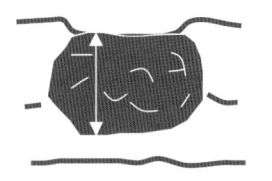

粘膜筋板の走行が同定・推定できない場合は，病変表層から測定する．

有茎性の場合

浸潤最深部が基準線より上方にあるときhead invasion，下方にあるときstalk invasionとする．

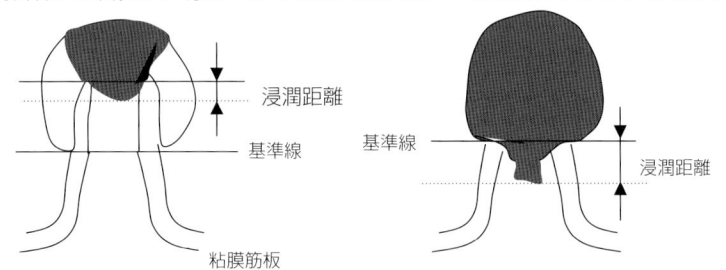

有茎性で粘膜筋板が同定できる場合は粘膜筋板からの浸潤距離を測定する．

有茎性で粘膜筋板が同定できない場合は頭部と茎部の境部（腫瘍と非腫瘍の境界，頭部と茎部の境界）を基準線とする．

図3　SM浸潤距離の測定法

③低分化腺癌，印環細胞癌，粘液癌
④浸潤先進部の簇出（budding）Grade 2/3

★ポリポーシス

どういう疾患か？

- ポリポーシスとは，ポリープが多発した状態（通常は100個以上）．
- 遺伝性のものと非遺伝性のものに大別され，遺伝性のものは腫瘍性と過誤腫性

とに分類される．
- 遺伝性消化管ポリポーシスは全消化管性，高発癌性という特徴があり，臨床上特に重要である．

それぞれの疾患の特徴と治療の実際

1. 家族性大腸腺腫症
- 遺伝性，腫瘍性のポリポーシス
- 頻度：5,000〜10,000人に1例
- 70〜80％でAPC遺伝子変異（常染色体優性遺伝），その他MYH遺伝子変異（常染色体劣性遺伝）．
- APC変異の95％はストップコドンとなるため，不完全な長さの変異蛋白質が作られる．
- 大腸に無数のadenomatous polypsが発生（adenomatosis coli）．APC変異例では，20歳時で大腸に多数の腺腫が80％以上認められる．密生型と散在型，attenuated FAP（APC遺伝子の変異の部位による．癌化の年齢が違う）．1cm以上で癌化多い．
- 大腸癌は，早ければ10歳代から罹患し，毎年，3.3％ずつ累積罹患率は増加し，40歳時で50％，60歳で90％以上の者が大腸癌に罹患する．密生型や女性で，比較的若く発癌する．
- 胃病変〔胃底腺ポリープ（過形成性：放置可）・前庭部胃腺腫／胃癌（切除必要）〕，十二指腸腺腫（大きくなれば切除必要），甲状腺腫／癌，膵癌（正常人の4.5倍の罹患率），幼少時の肝細胞芽腫（720倍の罹患率），骨腫（悪性化しない），軟部腫瘍（デスモイド）（良性だが，神経圧迫症状などあり）．
- 30％は家族歴なし．
- 大腸腺腫は100％発癌するので，経過中に大腸切除が必要となる．特に，癌化例，密生型例，直径が1cm以上の腺腫が極めて多発する例，大腸腺腫の易出血例などは早期に大腸切除の適応となる．
- 予後　大腸癌，胃癌，十二指腸癌による死亡が多く，膵癌は一般人の4.5倍，肝細胞芽腫は750倍以上の罹患率，甲状腺癌の死亡はかなり稀，デスモイド腫瘍によっても死亡する事がある．それ以外の癌に関しては一般人の発生率と差はないようである．

- 大腸腺腫症に骨腫と軟部腫瘍を合併した症例は，Gardner's syndrome，中枢神経腫瘍，脳腫瘍を合併した症例は Turcot's syndrome と呼ばれている．

(1) Gardner's syndrome
- 大腸腺腫症（adenomatosis coli）
- 皮膚の多発性類表皮嚢胞と軟部組織腫瘍（線維腫，類腱腫，脂肪腫，神経繊維腫）
- 多発性骨腫
- 常染色体優性遺伝
- 癌化のリスク大
- 歯芽形成異常，歯科疾患好発
- APC gene の異常

(2) Turcot's syndrome　＊世界で 16 例
- 大腸腺腫症（adenomatosis coli）
- 中枢神経系腫瘍
- Glioma（→ Glioblastoma）
- Meduloblastoma
- Astrocytoma
- Lymphoma
- Craniopharyngioma など
- 頭痛，四肢痙攣など
- APC gene 異常（type I），mismatch repair gene の異常（type II）など

2．Peutz-Jegher syndrome
- 遺伝性，非腫瘍性の過誤腫性ポリポーシス．
- 食道を除く全消化管に発生する常染色体優性遺伝病．小腸で最も多いが，ポリープの数は時には 100 個を下回る．直径5cm を超える大きなポリープの場合もあり，腸重積を起こすこともある．約10％で癌化（過誤腫だが，一部腺腫性ポリープも含まれているため）．
- 消化管ポリープの組織像は，粘膜筋板が樹枝状に延長し，正常腺管と同様の腺管が増生している．胃ポリープでは，上記所見に加え，腺窩上皮の増殖とのう胞状拡張を認める．
- メラニン色素沈着 口腔や手足の皮膚に色素が斑状に沈着する（cafe-au-lait spot）．

- 第19染色体（19 p13.3）に存在する STK11（LKB1）遺伝子の変異を認める．
- 消化管癌の合併率は 20 ～ 25％で，大腸癌が多い．卵巣癌，乳癌，膵癌，肺癌などの他臓器癌の合併も高率なので，全身の定期的な検査が必要である．
- できるだけ保存的に行い，大きなポリープは内視鏡的または外科的に切除する．

3．Cowden 病
- 遺伝性，非腫瘍性の過誤腫性ポリポーシス
- 消化管全域におよぶポリポーシスを呈する常染色体優性の遺伝性疾患で，顔面四肢の小丘疹，口腔粘膜の乳頭腫症，さらに甲状腺，乳房，生殖器などの全身諸臓器に過誤腫性病変を生じる．
- 中年期以降には内臓悪性腫瘍や乳癌を合併する．
- 病因遺伝子は pentaerythritol tetranitrate（PTEN）protein phophatase.

4．Cronkhite-Canada 症候群
- 非遺伝性，非腫瘍性のポリポーシス．
- 中年以降に発症し，男性に多い．1999 年までに 306 例の報告があり，そのうち 70％以上はわが国からの報告である．
- 下痢，腹痛，食思不振，低蛋白血症，蛋白漏出性胃腸症による低栄養状態
- 脱毛，爪甲萎縮，手指の色素沈着（Peutz-Jeghers 症候群のように斑点状ではなく，皮膚が黒ずんできたような瀰漫性の色素沈着）．
- 食道を除く全消化管に，粘膜固有層の浮腫状変化と胞性の腺管拡張および炎症性細胞浸潤を伴った若年性ポリープあるいは過形成性ポリープに類似した非腫瘍性ポリープを認めることが多い．経過とともに縮小・消失することが多い．癌化のリスクは少ないが，胃や大腸では腺腫や癌の合併も認められる．
- 副腎皮質ステロイドが奏効することがある．

〔辻井正彦，赤坂智史〕

■ 参考文献
1) 大腸癌研究会：大腸癌取扱い規約，第 7 版補訂版．金原出版，2009.
2) Snover DC, et al: Serrated polyps of the colon and rectum and serrated polyposis. In: Bosman FT, et al（eds）. WHO Classification of Tumours of the Digestive System, 4th edition, IARC Press, Lyon, France, pp160-165, 2010.

3) 山地　裕, 他：二次スクリーニング法発見大腸癌の特徴　便潜血検査陽性癌と陰性癌の特徴. 早期大腸癌 5, 149-156, 2001.
4) Jack S. Mandel, et al: Reducing mortality from colorectal cancer by screening for fecal occult blood. N Engl J Med 328: 1365-1371, 1993.
5) Enrique Quintero, et al: Colonoscopy versus fecal immunochemical testing in colorectal-cancer screening. N Engl J Med 366: 697-706, 2012.
6) 岡　志郎, 他：早期大腸癌の肉眼分類　側方発育型腫瘍（LST）とは. 胃と腸 45: 619-623, 2010.
7) Lieberman D, et al: Polyp size and advanced histology in patients undergoing colonoscopy screening: implications for CT colonography. Gastroenterology 135: 1100-1105, 2008.

5 進行大腸癌 advanced colon cancer

どういう疾患か？

- わが国の大腸癌の年齢調整死亡率および罹患率は1990年代までは著しく上昇傾向であったが，その後は横ばい傾向にある．2009年の人口動態統計によれば，**女性の大腸癌死亡率は全悪性新生物による死亡の中で14.3％と最多であり，男性では11.3％で肺癌，胃癌に次いで3番目に多い**．
- 大腸癌の発生には，遺伝的因子よりも環境的因子の比重が大きいと考えられており，食生活の欧米化，特に動物性脂肪やタンパク質の摂り過ぎが原因ではないかと言われている．また，わが国の疫学コホート研究で，アルコール摂取量の増加に応じて大腸癌罹患のリスクが上昇することが報告されている[1]．一方で，遺伝性大腸癌として，家族性大腸腺腫症と遺伝性非ポリポーシス性大腸癌がある．
- 大腸癌の発生には，腺腫と呼ばれる大腸ポリープを経て癌が発生する**adenoma-carcinoma sequence 説**と，腺腫を経ずに直接粘膜から癌が発生する**de novo 説**があるが，近年，鋸歯状病変，いわゆる sessile serrated adenoma/polyp（SSA/P）からの癌化が示唆される症例が報告され，その遺伝子的解析からこれらを介した発癌経路（**serrated pathway**）も想定されるようになった．
- 5年生存率は，『大腸癌取扱い規約（第6版）』による Stage 分類で，Stage Ⅰでは90.6％，Stage Ⅱで81.2％，Stage Ⅲa/Ⅲb で71.4/56.0％であるが，Stage Ⅳでは13.2％と報告されている（大腸癌研究会：大腸癌全国登録．1991〜1994年度症例）[2]．
- **手術不能進行・再発大腸癌では，対症療法のみでは生存期間中央値（MST）は約5〜6ヵ月と不良**であり，これらに対する治療成績を上げることが大腸癌の予後改善に大きな役割を果たす．
- 切除不能な進行・再発癌に対して行われる化学療法は，近年，分子標的治療薬の開発と認可に伴って，治療方法の選択肢が増えてきており，生存期間も延びてきている．
- 2010年に大腸癌研究会より『**大腸癌治療ガイドライン**』が作成され[2]，これによりエビデンスに基づいた標準的な治療方針が示され，大腸癌治療の水準の向上と施設間格差の解消，過剰あるいは過小診療の抑制，人的・経済的負担の

軽減などの効果が期待されている．

治療に必要な検査と診断

- 早期の癌では多くの場合自覚症状はないが，一般的に進行大腸癌では腫瘍による腸管の狭窄や機能低下のため，腹痛，腹部膨満感，下痢・便秘などの排便異常をきたしたり，腫瘍からの出血により血便・下血などの症状を呈したりする．さらに進行すれば，周囲への浸潤により腹痛が増強し，排便・排ガスの低下，腹部膨満感の増強，嘔気・嘔吐の出現などの腸閉塞症状を伴う．
- 免疫学的便潜血検査は検診などで広く用いられている．ただ，同時に施行した下部消化管内視鏡検査との比較で，高度異型病変を有した患者での感度（便潜血陽性率）は27.1％，進行癌患者での感度は65.8％に留まり，また深部大腸病変において感度が低くなる[3]ため，複数回の系統だった施行が望ましい．陽性となった場合は精密検査が必要である．
- 下部消化管内視鏡検査（あるいは注腸造影）にて原発巣の評価をするとともに，問診，理学的所見，血液検査（血算，肝機能，腎機能，腫瘍マーカーなど），画像検査（単純レントゲン検査，腹部超音波検査，CT検査，FDG-PET検査）にてperformance status（PS）をはじめとする全身状態，基礎疾患，病変の進展度を評価し，病期（Stage）を診断した上で治療方針を決定する（表1）．病期診断には，大腸癌研究会の『大腸癌取扱い規約』，TNM分類（AJCC/UICC），Dukes分類が用いられる．
- CT colonographyやカプセル内視鏡が開発され，大腸内視鏡に代わる苦痛の少ない検査として，臨床的有用性が評価されつつあるが，現時点では感度が劣っている点や組織学的評価ができない点から，一般診療へ普及するまでには至っておらず，さらなる改良が期待される．

EBMに基づく治療の実際

1．Stage 0～Ⅲ大腸癌の治療方針
(1) 内視鏡治療

早期大腸癌の頁を参照．

表1 大腸癌病期分類

	H0, M0, P0			H1, H2, H3, M1, P1, P2, P3
	N0	N1	N2, N3	M1（リンパ節）
M	0			
SM MP	I			
SS, A SE SI, AI	II	Ⅲa	Ⅲb	Ⅳ

（『大腸癌取扱い規約（第7版）』より）

（2）手術治療（図1）

術式の詳細や選択に関しては他著に譲る．

- 大腸癌手術におけるリンパ節郭清度は，術前の臨床所見あるいは術中所見によるリンパ節転移度と腫瘍の壁深達度から決定する．
- 術前・術中診断でリンパ節転移を疑う場合は，D3郭清を行う．
- 術前・術中診断でリンパ節転移を認めない場合は，壁深達度に応じたリンパ節郭清を以下のように行うとされる．
  ① M癌にはリンパ節転移はないのでリンパ節郭清の必要はないが（D0），術前深達度診断の精度の問題もあり，D1郭清を行ってもよい．
  ② SM癌には約10%のリンパ節転移があること，中間リンパ節転移も少なく

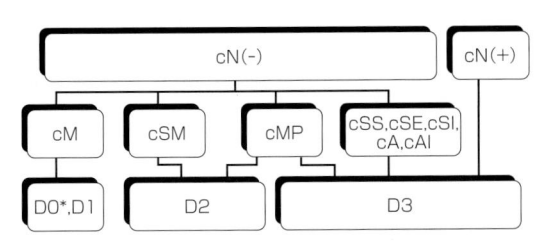

＊直腸癌では直腸局所切除を含む．

図1 Stage 0〜Stage III 大腸癌の手術治療方針

ないことから，D2 郭清が必要である．
③ MP 癌の郭清範囲を規定するエビデンスは乏しいが，少なくとも D2 郭清が必要である．しかし，主リンパ節転移が少なからずあること，および術前深達度診断の精度の問題から，D3 郭清を行ってもよい．

2. Stage IV大腸癌の治療方針（図2）

- 遠隔転移巣ならびに原発巣がともに切除可能な場合には，原発巣の根治切除を行うとともに遠隔転移巣の切除を考慮する．
- 遠隔転移巣が切除可能であるが原発巣の切除が不可能な場合は，原則として原発巣および遠隔転移巣の切除は行わず，他の治療法を選択する．
- 遠隔転移巣の切除は不可能であるが原発巣切除が可能な場合は，原発巣の臨床症状や原発巣が有する予後への影響を考慮して，原発巣切除の適応を決める．

3. 血行性転移の治療方針
(1) 肝転移の治療方針

- 肝転移の治療は，肝切除，全身化学療法，肝動注療法および熱凝固療法に大別できる．

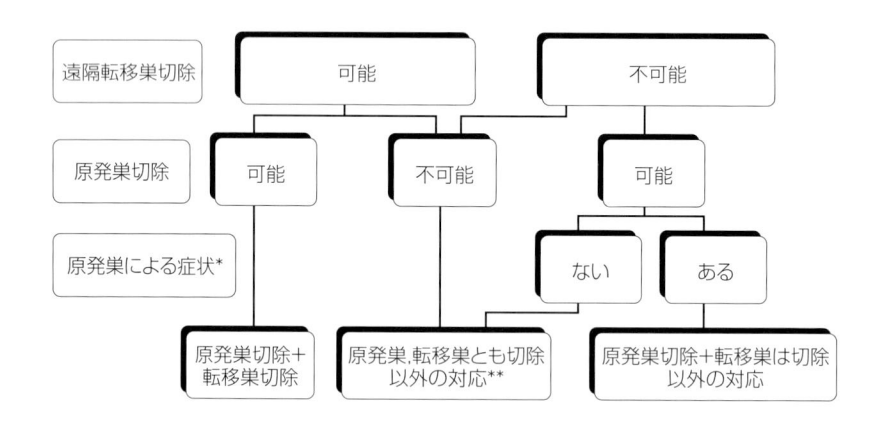

＊原発巣による症状：大出血，高度貧血，穿通・穿孔，狭窄等による症状．
＊＊切除以外の対応：原発巣緩和手術，化学療法，放射線療法ならびに血行性転移に対する治療方針等を参照．

図2　Stage IV 大腸癌の治療方針[2]

- 根治切除可能な肝転移には肝切除が推奨される．
- 肝切除術には系統的切除と部分（非系統的）切除がある．
  〈肝切除の適応基準〉
  ①耐術可能
  ②原発巣が制御されているか，制御可能
  ③肝転移巣を遺残なく切除可能
  ④肝外転移がないか，制御可能
  ⑤十分な残肝機能
- 切除不能な肝転移で全身状態が一定以上に保たれる場合（PS 0～2）は，全身化学療法と肝動注療法の単独または併用を考慮する．
- 熱凝固療法にはラジオ波焼灼療法（RFA：radiofrequency ablation）がある．
- 全身状態が不良な場合（PS ≧ 3）は適切な対症療法（BSC：best supportive care）を行う．

(2) 肺転移の治療方針
- 肺転移の治療には，肺切除と化学療法がある．
- 肺転移巣の切除が可能であれば肺切除を考慮する．
- 肺切除には系統的切除と部分（非系統的）切除がある．
  〈肺切除の適応基準〉
  ①耐術可能
  ②原発巣が制御されているか，制御可能
  ③肺転移巣を遺残なく切除可能
  ④肺外転移がないか，制御可能
  ⑤十分な残肺機能
- 切除不能肺転移で全身状態が一定以上に保たれる場合は，全身化学療法を考慮する．
- 耐術不能な場合でも，原発巣と肺外転移が制御されているか，制御可能で，肺転移個数が 3～4 個以内であれば定位放射線治療も考慮する．
- 全身状態が不良な場合は適切な BSC を行う．

4. 術後補助化学療法
- 術後補助化学療法は，R0 切除が行われた症例に対して，再発を抑制し予後を改善する目的で，術後に実施される全身化学療法である[4]．

〈適応の原則〉
① R0 切除が行われた Stage III 大腸癌．
②主要臓器機能が保たれている．
③ PS が 0～1 である．
④術後合併症から回復している．
⑤適切なインフォームド・コンセントに基づき患者から文書による同意が得られている．
⑥重篤な合併症（特に，腸閉塞，下痢，発熱）がない．

- 再発リスクが高い Stage II 大腸癌には，適切なインフォームド・コンセントのもとに，補助化学療法の適応を考慮する[5]．
- 推奨される療法としては，5-FU/LV 療法，UFT/LV 療法，capecitabine 療法，FOLFOX4 療法または mFOLFOX6 療法である．
- 推奨される投与期間は 6 ヵ月が原則である．
- 開始は術後 4～8 週間頃までが望ましいとされる．
- 化学療法期間中は，切除不能進行再発大腸癌に対する全身化学療法と同様の有害事象が起こりうるため，少なくとも 2～4 週毎に，自他覚症状の観察，臨床検査値の確認が必要である．

5．再発大腸癌の治療方針（図 3）

- 再発大腸癌の治療目的は，予後向上と QOL の改善である．
- 治療法には，手術療法，全身化学療法，動注化学療法，熱凝固療法，放射線療法などがある．
- 期待される予後，合併症，治療後の QOL などの様々な因子を考慮し，患者への十分なインフォームド・コンセントのもとに治療法を選択する．
- 再発臓器が 1 臓器の場合，手術にて再発巣の完全切除が可能であれば積極的に切除を考慮する．再発臓器が 2 臓器以上の場合，それぞれが切除可能であれば切除を考慮してもよいが，治療効果については統一見解が得られていない．
- 肝あるいは肺転移に対して不顕性転移を除外するために一定の観察期間を置いてから切除を行うという見解がある．

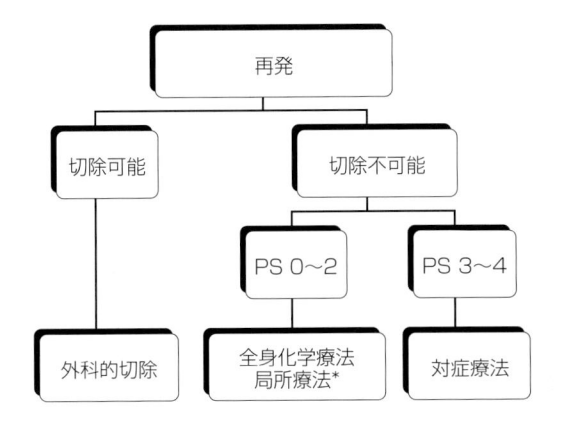

```
              ┌─────┐
              │ 再発 │
              └──┬──┘
         ┌──────┴──────┐
    ┌────┴────┐   ┌────┴────┐
    │ 切除可能 │   │切除不可能│
    └────┬────┘   └────┬────┘
         │         ┌───┴───┐
         │     ┌───┴──┐ ┌──┴──┐
         │     │PS 0~2│ │PS 3~4│
         │     └───┬──┘ └──┬──┘
    ┌────┴────┐ ┌──┴────┐ ┌┴────┐
    │外科的切除│ │全身化学療法│ │対症療法│
    │         │ │局所療法* │ │      │
    └─────────┘ └───────┘ └─────┘
```

手術療法は原則的に1臓器に限局したものが対象であるが,2臓器以上であっても切除可能であれば考慮する.
＊局所療法には肝動注療法,熱凝固療法,放射線療法などがある.

図3 再発大腸癌の治療方針[2]

6. 切除不能進行再発大腸癌に対する化学療法(図4)

- 化学療法を実施しない場合,切除不能と判断された進行再発大腸癌の生存期間中央値(MST)は約5~6ヵ月と報告されている.
- PS 0~2の症例を対象とした第III相試験において,化学療法群は抗がん剤を用いないBSC群よりも有意に生存期間が延長することが示されている[6-8].
- 切除不能進行再発大腸癌に対する化学療法が奏効して,切除可能となることがある.
- 臨床試験において有用性が示されており,かつ保険診療として国内で使用可能なレジメンは図4の通りである.

(1) 抗がん剤

- 古くより5-FUが大腸癌に有効な基本薬剤として使用され,5-FU + leucovorin (LV)併用療法が標準療法であった.MSTは11.7ヵ月であった.
- CPT-11はわが国で開発され,AIO法やde Gramont法に基づく5-FU + LV療法と併用し,MST 17.4ヵ月と延長を認め,標準療法となった.
- N9741試験において,5-FU + LV + L-OHP(FOLFOX4療法)とbolus 5-FU + LV + CPT11併用療法(IFL療法)が比較され,FOLFOX4療法がMST 19.5ヵ月で有意に延長を認めた.

6章 腸疾患

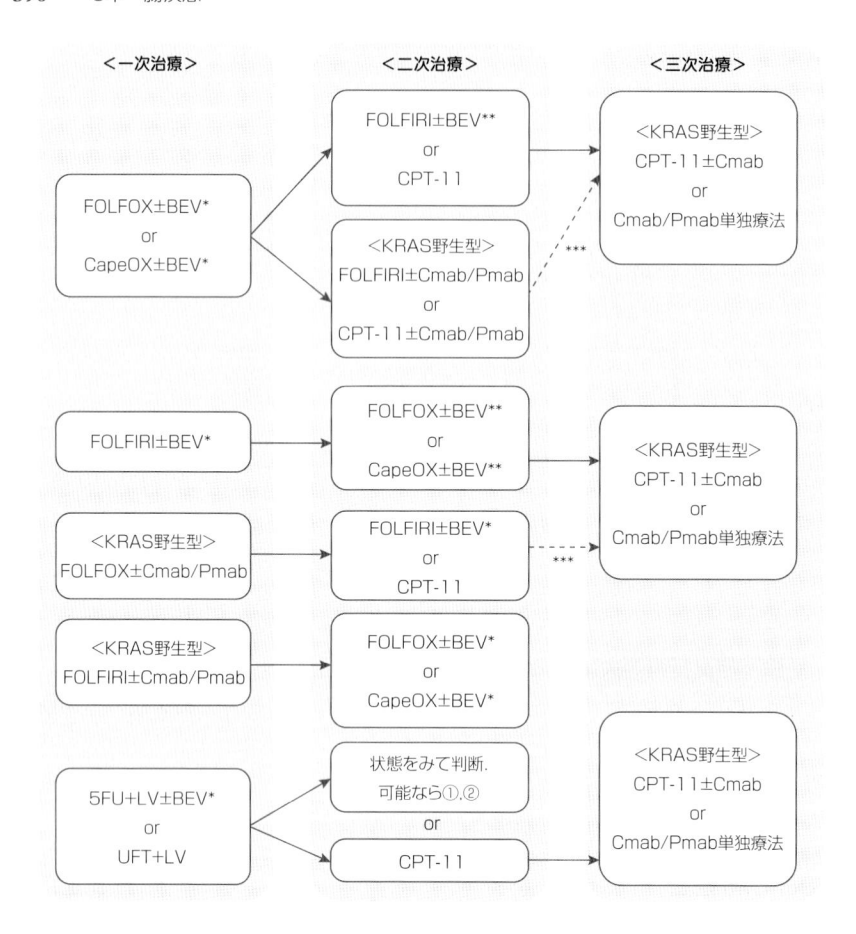

```
<一次治療>                <二次治療>                    <三次治療>

                    ┌─→ FOLFIRI±BEV**
                    │    or                    ──→ <KRAS野生型>
                    │    CPT-11                     CPT-11±Cmab
FOLFOX±BEV*         │                                or
   or ──────────────┤                               Cmab/Pmab単独療法
CapeOX±BEV*         │    <KRAS野生型>
                    └─→ FOLFIRI±Cmab/Pmab  ***
                         or
                         CPT-11±Cmab/Pmab


                    ┌─→ FOLFOX±BEV**
FOLFIRI±BEV*  ──────┤    or
                    │    CapeOX±BEV**              <KRAS野生型>
                                                   CPT-11±Cmab
<KRAS野生型>          ┌─→ FOLFIRI±BEV*                 or
FOLFOX±Cmab/Pmab ───┤    or                  ***  Cmab/Pmab単独療法
                         CPT-11


<KRAS野生型>          ──→ FOLFOX±BEV*
FOLFIRI±Cmab/Pmab        or
                         CapeOX±BEV*

                    ┌─→ 状態をみて判断．
                    │   可能なら①,②               <KRAS野生型>
5FU+LV±BEV*         │                              CPT-11±Cmab
   or ──────────────┤   or                           or
UFT+LV              │                              Cmab/Pmab単独療法
                    └─→ CPT-11
```

(BEV：bevacizumab, Cmab：cetuximab, Pmab：panitumumab)
＊ bevacizumab の投与が推奨されるが，適応でないと判断した場合はその限りでない．
＊＊一次治療において bevacizumab を投与していない場合，および一次治療の効果が持続しているが CPT-11 や L-OHP の毒性のために投与を中止した場合は，二次治療で bevacizumab の投与が推奨される．
＊＊＊二次治療までに抗 EGFR 抗体薬を未使用の場合．

図4 切除不能進行再発大腸癌に対する化学療法[2]

- BICC-C 試験では，IFL 療法と 5-FU ＋ LV ＋ CPT-11（FOLFIRI 療法）を比較し，FOLFIRI 療法が MST 23.1 ヵ月と良好であった．
- V308 試験において，FOLFIRI 療法 ⇒ FOLFOX6 療法と FOLFOX6 療法 ⇒ FOLFIRI 療法の比較がなされ，MST はそれぞれ 21.5 ヵ月と 20.6 ヵ月で同等であった．
- 現在は，FOLFOX6 療法と FOLFIRI 療法が標準治療となっている．わが国では，日本人の体格に合わせて，L-OHP を減量した mFOLFOX6 療法が用いられる．

5-FU ＋ LV 療法（de Gramont 法）　　　　　　　　　　　　＊隔週投与

LV	200mg/m^2/2 時間静注	Day1
5-FU	400mg/m^2/5 分静注静注	Day1
5-FU	600mg/m^2/22 時間静注	Day1～2

5-FU ＋ LV 療法（AIO 法）　　　　　　　　　　　　　　　＊6 投 2 休

LV	500mg/m^2/2 時間静注	Day1
5-FU	2000～2600mg/m^2/24 時間静注	Day1

mFOLFOX6 療法　　　　　　　　　　　　　　　　　　　　＊隔週投与

LV	200mg/m^2/2 時間静注	Day1
L-OHP	85mg/m^2/2 時間静注	Day1
5-FU	400mg/m^2/5 分静注	Day1
5-FU	2400～3000mg/m^2/46 時間静注	Day1～2

- L-OHPによる代表的な毒性に末梢神経障害がある．蓄積毒性であり，総投与量が750mg/m^{2}を超えると10%程度，1200mg/m^{2}を超えると50%程度の患者にgrade 3以上の障害が出現するとされている．休薬により，13週程度で改善するとされる．
- 経口フッ化ピリミジン製剤として，UFT/LV，TS-1，capecitabineがある．
- capecitabineは下痢を減少させる目的にわが国で開発された．有害事象として，手足症候群に注意する必要がある．

FOLFIRI 療法 　　　　　　　　　　　　　　　　　＊隔週投与

LV	200mg/m^2/2時間静注	Day1
CPT-11	150mg/m^2/2時間静注	Day1
5-FU	400mg/m^2/5分静注	Day1
5-FU	2400〜3000mg/m^2/46時間静注	Day1〜2

XELOX 療法 　　　　　　　　　　　　　　　　　＊1サイクル21日間

L-OHP	130mg/m^2/2時間静注	Day1
Capecitabine	1回1000mg/m^{2}内服 1日2回（朝・夕）	Day1〜14

(2) 分子標的薬
①抗VEGF抗体
- bevacizumabはVEGFに対するヒト化モノクローナル抗体である．
- BICC-C試験では，FOLFIRI + bevacizumab併用療法のMSTが28.0ヵ月であった．
- NO16966試験では，初回治療例を対象に，FOLFOX4療法や，capecitabine + L-OHP併用療法に対して，bevacizumabの上乗せ効果が示された．
- E3200試験では，二次治療として，FOLFOX4療法に対してbevacizumabの上乗せ効果が示された．
- bevacizumabは，有害事象として，消化管穿孔，創傷治癒遅延，出血，血栓症，高血圧などが知られている．

bevacizumab併用mFOLFOX6療法　　　＊隔週投与

bevacizumab	5～10mg/kg/30～90分静注	Day1
LV	200mg/m^2/2時間静注	Day1
L-OHP	85mg/m^2/2時間静注	Day1
5-FU	400mg/m^2/5分静注	Day1
5-FU	2400～3000mg/m^2/46時間静注	Day1～2

bevacizumab + FOLFIRI療法　　　＊隔週投与

bevacizumab	5～10mg/kg/30～90分静注	Day1
LV	200mg/m^2/2時間静注	Day1
CPT-11	150mg/m^2/2時間静注	Day1
5-FU	400mg/m^2/5分静注	Day1
5-FU	2400～3000mg/m^2/46時間静注	Day1～2

②抗 EGFR 抗体
- cetuximab は EGFR に対するキメラモノクローナル抗体である．
- EPIC 試験や BOND 試験では，CPT-11 抵抗性で，EGFR 陽性の切除不能・再発大腸癌に対して，CPT-11 + cetuximab 併用療法の二次治療，三次治療における有用性が示された．
- cetuximab の効果予測因子として，KRAS 遺伝子変異と皮疹出現がある．KRAS 遺伝子変異があると cetuximab の効果は期待できず，皮疹が出現しない場合も奏功率は低くなる．また EGFR 発現の程度とは治療効果は相関しない．
- CRYSTAL 試験にて，一次治療で FOLFOX や FOLFIRI 療法への cetuximab の上乗せ効果が示された．
- panitumumab は，EGFR に対する完全ヒト化モノクローナル抗体である．

XELOX 療法　　　　　　　　　　　　　　　　＊1サイクル21日間

bevacizumab	7.5mg/kg/30 ～ 90 分静注	Day1
L-OHP	130mg/m^2/2 時間静注	Day1
capecitabine	1 回 1000mg/m^2 内服，1 日 2 回（朝・夕）	Day1 ～ 14

cetuximab 単独療法

cetuximab	400mg/m^2/2 時間静注（初回） 250mg/m^2/1 時間静注（2 回目以降）	

cetuximab + CPT-11（毎週）併用療法

cetuximab	400mg/m^2/2 時間静注（初回） 250mg/m^2/1 時間静注（2 回目以降）	Day1/8/15/22/29/36
CPT-11	100mg/m^2/90 分静注	Day1/8/15/22

cetuximab + CPT-11（隔週）併用療法

cetuximab	400mg/m^2/2 時間静注（初回） 250mg/m^2/1 時間静注（2 回目以降）	Day1/8/15/22/29/36/43
CPT-11	150mg/m^2/90 分静注	Day1/15/29

(3) その他

- 全身化学療法の適応となる転移部位は肝，肺，リンパ節，腹膜，局所などがあり，骨転移や脳転移に対しては緩和的放射線治療の適応を考慮する．
- 腫瘍に伴う便の通過障害に対して，大腸ステントが保険適応となっている．
- PS3〜4，あるいは高度の臓器障害を有する患者は原則的には化学療法の適応外である．あえて治療を行う場合はそのリスクについて十分なインフォームド・コンセントを行う必要がある．
- 治療継続時には，前回投与時やその後の経過における治療関連有害事象や腫瘍関連症状を検討して抗がん剤投与の可否を判断し，適宜減量などを考慮する．
- 治療を繰り返す際には，蓄積性の有害事象（神経障害，食欲不振，倦怠感，下痢，皮膚障害，味覚障害など）に注意する．

治療 up to date

- 切除不能進行大腸癌に対して全身化学療法を施行することにより，全生存期間中央値が2年を超えていることから，長期間治療を受けることが必要となってきている．この治療効果を維持しながら，QOLを維持するために，drug holidayを導入する考え方がある．その方法としては，①薬を全て中止する，②蓄積毒性の高い薬剤を休薬し，他の薬剤で維持療法を継続する，③化学療法剤を中止し，分子標的剤のみで維持療法を行う．①と比較して②が有用であることが報告されている．
- 2012年の米国臨床腫瘍学会（ASCO）にて，bevacizumab併用化学療法後の継続投与（Bevacizumab Beyond First Progression: BBP）を検討した無作為化比較試験であるTML試験により，BBPが生存に寄与することが示された．
- 今後，multikinase inhibitorであるregorafenibやヌクレオシド系抗悪性腫瘍剤であるTAS-102などの切除不能進行大腸癌に対する有効性が期待されている．
- CORRECT試験において，標準治療不応性の進行・再発大腸癌に対する治療としてregorafenib単独療法のOS・PFS延長効果が示された（2012年ASCO）．
- VELOUR試験にて，VEGF受容体抗体であるafliberceptの，L-OHPを含むレジメン後の二次治療でのFOLFIRI療法への上乗せ効果が示された（2012年

ASCO).

(林　義人，辻井芳樹)

■ 参考文献

1) Mizoue T, et al: Alcohol drinking and colorectal cancer in Japanese: a pooled analysis of results from five cohort studies. Am J Epidemiol 167: 1397-1406, 2008.
2) 大腸癌研究会編：大腸癌治療ガイドライン医師用 2010 年版．金原出版，2010.
3) Morikawa T, et al: A comparison of the immunochemical fecal occult blood test and total colonoscopy in the asymptomatic population. Gastroenterology 129: 422-428, 2005.
4) National Institute of Health Consensus Conference: Adjuvant therapy for patients with colon and rectal cancer. JAMA 264: 1444-1450, 1990.
5) Benson AB 3rd, et al: American Society of Clinical Oncology recommendations on adjuvant chemotherapy for stage II colon cancer. J Clin Oncol 2004; 22: 3408-3419.
6) Scheithauer, et al: Randomised comparison of combination chemotherapy plus supportive care with supportive care alone in patients with metastatic colorectal cancer. Br Med J 306: 752-755, 1993.
7) Simmons PC: Palliative chemotherapy for advanced colorectal cancer: systematic review and meta-analysis. Colorectal Cancer Collaborative Group. Br Med J 321: 531-535, 2000.
8) Cunningham D, et al: Randomised trial of rinotecan plus supportive care versus supportive care alone after fluorouracil failure for patients with metastatic colorectal cancer. Lancet 352: 1413-1418, 1998.

6 過敏性腸症候群
irritable bowel syndrome: IBS

どういう疾患か？

- 過敏性腸症候群（irritable bowel syndrome: IBS）は，排便または便通の変化に伴い，腹痛または腹部不快感を来たし，症状が少なくとも3ヵ月以上続く機能的腸管障害である．生命予後はよいものの，緩解と増悪を繰り返しながら慢性に経過するため医療費や仕事・家事への影響など社会的問題が大きい．
- IBSの診断には，2006年に制定された**Rome III 診断基準**が用いられる[1]．その中で，IBSは中部ないし下部消化管に起因する機能性消化管障害（functional gastrointestinal disorders: FGIDs）の1つとして扱われている．
- 有病率は地域や報告により様々ではあるが，一般的には5～15％程度とされている．Rome III 診断基準を用いた最近のわが国の研究は13.1％と報告している[2]．
- 病型は便性状により，便秘型，下痢型，混合型，分類不能型に分類される（**表1**）[3]．男性には下痢型，女性には便秘型が多い．
- 病態として心理社会的ストレスにより脳が腸管の運動異常を惹起させると考えられてきた（brain-gut axis）が，最近では逆に腸管の知覚神経から入力された信号が脳の活動に影響を及ぼすことが明らかにされてきた（gut-brain axis）[4]．このような**脳と腸管の相互作用**（brain-gut interaction）により疾患の全体像が形成されていると考えられている．
- その他の病態として，感染性胃腸炎後に発症するIBS（post-infectious IBS）が注目されている[5]．その腸管粘膜では炎症細胞浸潤が指摘されており，従来IBSと診断されてきたものの一部は器質的異常を伴うことが明らかにされつつある．

治療に必要な検査と診断

- IBSの診断には**図1**のようなフローチャートに基づき器質的疾患の除外を行う．問診や各種検査などから類似した症状を呈する疾患を鑑別した上で，

表1 便性状による過敏性腸症候群の分類[3]

1. 便秘型（IBS-C）：硬便または兎糞状便[a]が25%以上　かつ　軟便または水様便[b]が25%未満
2. 下痢型（IBS-D）：軟便または水様便[b]が25%以上　かつ　硬便または兎糞状便[a]が25%未満
3. 混合型（IBS-M）：硬便または兎糞状便[a]が25%以上　かつ　軟便または水様便[b]が25%以上
4. 分類不能型（IBS-U）：IBD-C，IBD-D，IBD-Mのいずれでもない

止瀉薬，下剤を用いない状況で判断する．
[a] Bristol便形状スケールにおける1〜2型：分離した硬い木の実様（排便困難を伴う）〜硬いがソーセージ様便．
[b] Bristol便形状スケールにおける6〜7型：ぼろぼろ・ふわふわした小片様〜固形物を含まない水様便．

Rome III 診断基準に照らし合わせて診断を行う（図1，表2）[1]．
- 鑑別診断：炎症性腸疾患，感染性腸炎（結核，アメーバ），大腸憩室炎，虚血性腸炎，アミロイドーシス，顕微鏡的腸炎，大腸腫瘍性病変など．また消化器に器質的異常を認めなくても，消化吸収異常，薬剤性，内分泌疾患，婦人科的疾患，精神疾患の鑑別を行う．

EBMに基づく治療の実際

1．治療の指針
- IBSは慢性的な疾患である．**治療の目標は完治ではなく患者の症状および心配を軽減させることであり，患者の背景を的確に検討することが大切である**．具体的には，病状を悪化させる要因（薬物，食事，ストレス），癌に対する不安，精神疾患の合併有無などについて検討する．
- 治療を進めていく上で，**患者との間に良好な信頼関係を築くこと**が重要である．そのために，医師は患者に対して批判的な態度を取らないように努め，患者への説明においては治療の限界を認識した上で現実的な期待を抱いていただくように説明し，個々の治療法の選択においては患者の意向を十分に配慮する．

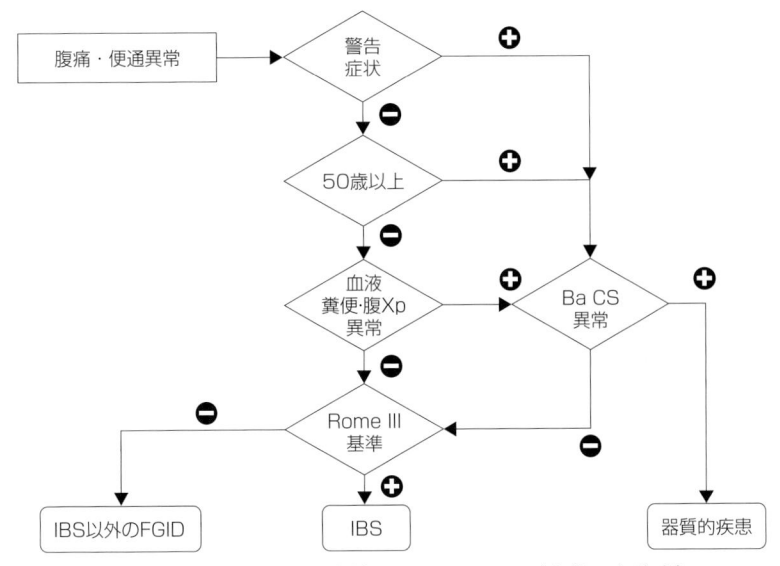

図1 過敏性腸症候群の診断フローチャート（文献6を改変）

表2 過敏性腸症候群のRome III診断基準[1]

腹痛あるいは腹部不快感が，最近3ヵ月間は1ヵ月当たり少なくとも3日間以上を占め，かつ下記の2項目以上の特徴を示す． (1) 排便によって症状が改善する． (2) 排便頻度の変化で始まる． (3) 便形状（外観）の変化で始まる．
・少なくとも診断の6ヵ月以上前に症状が出現し，最近3ヵ月間は上記基準を満たす必要がある． ・腹部不快感とは，腹痛と表現されるものではない不愉快な感覚のことを意味する．病態生理研究や臨床研究においては，腹痛あるいは腹部不快感が1週間あたり最低2日間以上を占める患者を対象とするのが望ましい．

2. 個々の薬物療法

- 患者の病状に合わせて治療法が選択される．症例によっては一時的に症状が寛解することもあり，薬物投与においては漫然と長期処方せず，適宜減量あるいは中止を検討する．
- わが国におけるガイドラインは存在していない．現在，日本消化器病学会が作成を進めており，2013年に完成する見込みである．2009年に米国消化器病学会（American College of Gastroenterology）のIBSタスクフォースが薬物療法のみならず食事療法，心理療法，代替療法についてエビデンスを確認し，各治療法に対する勧告を示した[7]．

(1) セロトニン拮抗薬（5-HT$_3$）

5-HT$_3$受容体拮抗薬は，消化管運動や大腸トーヌス，胃大腸反射，内臓知覚を抑制する効果を示す．2000年に米国で適応となったアロステロン（日本未承認）は下痢型IBSの症状全般に対して改善効果を示すことが報告されている．しかし，便秘と虚血性腸炎が重篤な副作用として出現するため，アロステロンの適した投与対象は他の治療法に対する応答が不良な女性であるとされている．一方，日本においては2008年ラモセトロン（イリボー®）が下痢型IBSに対して保険適応となった．ラモセトロン5μgは，症状全般，腹痛・腹部不快感および便通異常のいずれに対しても優れた改善効果を示す[8]．ラモセトロンの長期投与においては，効果や副作用の発現に応じて容量を適宜増減することで有効性と安全性が得られるとされている．参考までに，ラモセトロンは抗がん剤投与に伴う悪心，嘔吐の治療薬として高濃度で使われている（ナゼア注射液0.3mg）．

(2) 止瀉薬

ロペラミド（ロペミン®）は腹痛に対する改善効果を認めないが，下痢症状に対しては改善効果を認める[7]．

(3) 鎮痙薬

IBSにおける腹痛は腸管平滑筋の痙縮が原因であると想像されている．鎮痙薬として平滑筋に直接作用する薬物あるいは抗コリン作用を示す薬物の有効性を調べる試験が多数行われ，一般的に鎮痙薬は症状軽減に有効であるとされている[7]．国によって使用される薬物は異なるが，日本における代表的な薬物はスコポラミン（ブスコパン®）である．

(4) 抗うつ薬

消化管に作用する薬物が有効でない患者で腹痛が主症状である場合，しばしば抗うつ薬の使用が検討される．三環系抗うつ薬（TCA）と選択的セロトニン再

取り込み阻害剤（SSRI）は，IBS の症状全般を軽減する効果があるが，安全性と忍容性についてのデータは限られている[7]．SSRI は副作用として嘔気，下痢が生じることがあるので注意する．日本においてはその他に，ベンゾジアゼピン系抗不安薬のロフラゼプ酸エチル（メイラックス®），アルプラゾラム（ソラナックス®，コンスタン®）が使われる．

(5) 膨張性薬物

カルシウムポリカルボフィル（コロネル®，ポリフル®）は高分子重合体で，下痢便では含まれる水分を吸収することで便を有形化させ，硬便では便を膨潤・ゲル化させることで通過を促進させる．したがって，下痢型，便秘型，混合型のいずれに対しても有効である．

治療 Up to date

1．抗生剤

2011 年にリファキシミン（日本未承認）は腹部膨満感，腹痛，軟便・下痢便に改善効果を示すことが第 3 相の二重盲検プラセボ対照試験により示された[9]．症状改善のメカニズムは不明だが，結腸におけるガス産生菌抑制による腸管内圧の減少などが考えられる．腸管内の細菌増殖と IBS の関係について，今後の解明が期待される．

2．マスト細胞安定化薬

消化管のマスト細胞は神経支配を受けることが知られ，我々は神経細胞がマスト細胞を活性化させることを示した[10]．IBS の症状が精神的ストレスで惹起されることを考えれば，発症機序にマスト細胞の関与が想像される．2010 年にマスト細胞安定化薬ケトチフェンが直腸痛覚閾値を上昇させることが報告された[11]．IBS におけるマスト細胞の役割について今後の解明が注目される．

（前川　聡，渡部健二）

■ 参考文献

1) Douglas DA: The Functional Gastrointestinal Disorders and the Rome III Process. Gastroenterology 130: 1377-1390, 2006.
2) Miwa H: Prevalence of irritable bowel syndrome in Japan: Internet survey using Rome III

criteria. Patient Prefer Adherence 2: 143-147, 2008.
3) Longstreth GF, et al: Functional bowel disorders. Gastroenterology 130: 1480-1491, 2006.
4) Tillisch K, et al: Advances in imaging the brain-gut axis: functional gastrointestinal disorders. Gastroenterology 140: 407-411, 2011.
5) Barbara G, et al: Postinfectious irritable bowel syndrome. J Pediatr Gastroenterol Nutr. 48 Suppl 2: S95-97, 2009.
6) 福土　審, 他：過敏性腸症候群. 心身症　診断・治療ガイドライン 2006. 11-40, 協和企画, 2006.
7) American College of Gastroenterology Task Force on Irritable Bowel Syndrome, Brandt LJ, et al: An evidence-based position statement on the management of irritable bowel syndrome. Am J Gastroenterol 104 Suppl 1: S1-35, 2009.
8) Matsueda K, et al: A randomized, double-blind, placebo-controlled clinical trial of the effectiveness of the novel serotonin type 3 receptor antagonist ramosetron in both male and female Japanese patients with diarrhea-predominant irritable bowel syndrome. Scand J Gastroenterol 43: 1202-1211, 2008.
9) Pimentel M, et al: Rifaximin therapy for patients with irritable bowel syndrome without constipation. N Engl J Med 364: 22-32, 2011.
10) Furuno T, et al: The spermatogenic Ig superfamily/synaptic cell adhesion molecule mast-cell adhesion molecule promotes interaction with nerves. J Immunol 174: 6934-6942, 2005.
11) Klooker TK, et al: The mast cell stabiliser ketotifen decreases visceral hypersensitivity and improves intestinal symptoms in patients with irritable bowel syndrome. Gut 59: 1213-1221, 2010.

7 虚血性腸炎 ischemic colitis

どういう疾患か？

- 上腸管動脈など主幹動脈に明らかな閉塞がなく，可逆性の限局性微小血流障害にて発症する腸炎である．
- 原因として血管病変による循環障害のほかに，粘膜血流の減少をもたらす腸管内圧亢進が古くから挙げられる（表1）[1]．
- 心疾患，動脈硬化といった基礎疾患を持った高齢者に多いが，近年では若年発症例も少なくない．若年例では便秘が原因であることが多く，その大部分は一過性が占める．
- 腸管の支配動脈の解剖学的分布により，血流の少ない下腸間膜動脈が灌流する**左半結腸（脾湾曲部〜S状結腸）流域が好発部位**となる．内腸骨動脈からも供給を受ける直腸や微小血管網の発達する小腸では，発生は稀である．
- 臨床的重症度から一過性型（60〜70％），狭窄型（20〜30％），壊死型（10％）に分類される[1,2]．壊死型は非閉塞性腸間膜虚血（NOMI）の亜型と考えられている．
- **突然の腹痛，下痢，血便**が本症の3大症状である．血便は新鮮血であるが，出血量は少なく貧血やショックを来たすことは稀である．嘔気，嘔吐，発熱，腹部膨満感を伴うこともある．
- 症状は1〜2週間で消失することが多いが，狭窄型では狭窄に伴う腹痛，腹部膨満感が持続することがある．壊死型では腹痛が強く，持続性かつ進行性であり，数日で腹膜炎，麻痺性イレウスや穿孔を引き起こすことがあるため緊急手術の適応となる．

表1 虚血性腸炎の原因

①脈管側因子	1）微小動脈閉塞（血栓，塞栓，動脈硬化，経口避妊薬内服など） 2）静脈閉塞（血栓，腫瘍による圧迫など） 3）非閉塞性循環障害（心筋梗塞，不整脈，心不全，ショック，末梢血管攣縮，薬剤など）
②腸管側因子	1）大腸粘膜血流の減少をもたらす腸管内圧亢進（腸閉塞，便秘，浣腸など）

治療に必要な検査と診断

- 白血球増多，CRP上昇などの炎症所見がみられる．また，血清AMY，LDH，CPKの高度上昇や代謝性アシドーシスは壊死型への進行を疑うべきである．
- 内視鏡検査は腸穿孔，腹膜刺激症状がなく，全身状態が重篤でなければできるだけ早期に行う（内視鏡的に診断ができるため）．**腸管内圧を上げないために，前処置は行わず，無理な挿入や過剰送気には控えるべきである．**
- 内視鏡所見は急性期（発症後3日以内）には血管透見像消失，発赤，びらん，小潰瘍の多発，易出血性，粘膜浮腫がみられ，管腔は狭小化している．また，**病変部位が区域性**であることが他の腸炎とは異なる特徴であり，内視鏡検査で診断確定することが多い．
- 壊疽型では内視鏡検査による穿孔の危険が高いため，腹部造影CTによる著明な壁肥厚，腸管壁の造影不良，腸管壁内ガス像，門脈内ガス像，腹水など腸管壊死の所見による診断が望ましい．
- 注腸検査は急性期に施行されることは少ないが，治癒期に狭窄を来す場合の全体像描出に優れている．病初期には，鋸歯像，管腔の狭小化や，粘膜および粘膜下の出血あるいは浮腫による拇指圧痕像（thumb printing）などがみられる．狭窄型の治癒期では片側性の変形や囊形成（saccular formation）を認める．
- 高血圧，動脈硬化性疾患，心疾患，糖尿病などの基礎疾患を有し，突然に発症する腹痛，下痢，血便が出現し，内視鏡検査や注腸検査にて本症に特徴的な所見が得られたら，虚血性腸炎と診断してよい．

EBMに基づく治療の実際

- 壊死型は緊急手術の適応である．
- 虚血性腸炎患者の大半は一過性型または狭窄型であり，これらの軽症〜中等症患者では安静，絶飲食，補液，鎮痙薬や鎮痛役の投与などの保存的加療を行い経過観察する．必要に応じ，抗生物質投与，止血薬投与を考慮する．
- 経過観察中の腹膜刺激症状，麻痺性イレウス，強い腸管狭窄，蛋白漏出性腸症，多量出血の出現は外科的治療を考慮する．

- 明らかなエビデンスはないが，中等症から重症の虚血性腸炎患者に対しては経験的，実験的結果を根拠として，抗菌薬投与が行われる[3]．虚血性腸管傷害を抑制し，bacterial translocation を阻止するためである．
- 重症化の予測因子として血便の欠如，腹膜刺激症状，腎障害，男性，右側発症の虚血性腸炎が報告されている[4,5]．
- 一過性型および大部分の狭窄型の予後はきわめて良好である．しかし，壊死型は死亡率が50％前後と高く，適切な治療とその時期を逸すると予後は不良である．

（日山智史）

■ 参考文献

1) Marston A, et al: Ischaemic colitis. Gut 7 : 1-15, 1966.
2) Higgins PD, et al: Systematic review: the epidemiology of ischaemic colitis. Aliment Pharmacol Ther 19: 729-738, 2004.
3) Brandt LJ, et al: AGA technical review on intestinal ischemia. American Gastrointestinal Association. Gastroenterology 118: 954-968, 2000.
4) Brandt LJ, et al: Anatomic patterns, patient characteristics, and clinical outcomes in ischemic colitis: a study of 313 cases supported by histology. Am J Gastroenterol 105: 2245-2252; quiz 2253, 2010.
5) Huguier M, et al: Ischemic colitis. Am J Surg 192: 679-684, 2006.

8 感染性腸炎 infectious enteritis

どういう疾患か？

- 細菌，ウイルス，原虫，寄生虫などの病原菌による経口的腸管感染症であり，夏季には細菌感染，冬季にはウイルス感染を主体とする季節性を有する．
- 食事摂取による急性腸炎を特に食中毒と呼び，その発症様式から**毒素型**と**感染型**に分類される（表1)[1]．
- 熱帯，亜熱帯地域への海外渡航に伴い発症するコレラ，細菌性赤痢，腸チフス，パラチフスなどに代表される腸炎を**旅行者下痢症**と呼ぶ．
- 性行為により感染する **STD 腸炎**には，ヘルペス，クラミジア，赤痢アメーバなどが挙げられる．
- HIV 感染などにより免疫不全状態となると，クリプトスポリジウム，サイトメガロウイルスなどによる日和見感染症を生じ，しばしば致死的となる．

表1 食中毒の病態分類

毒素型	潜伏期が短い 例）黄色ブドウ球菌：2〜6時間 　　セレウス菌：1〜5時間 　　ボツリヌス菌：12〜24時間
感染型	潜伏期が長い 例）サルモネラ：8〜30時間 　　カンピロバクター：2〜4日 　　エルシニア：3〜7日
組織侵入型	細菌性赤痢，サルモネラ，カンピロバクターなど
非侵入型	腸炎ビブリオ，コレラ，毒素原生大腸菌など

症状

- 下痢，腹痛，嘔気・嘔吐，発熱など．下痢を伴わず嘔気・嘔吐のみを主症状とする事があるため注意を要する．
- ロタウイルスによる灰白色状便，コレラによる米のとぎ汁様下痢，赤痢アメーバに伴うイチゴゼリー状粘血便など，特徴的な便性状を呈するものがある．

治療に必要な検査と診断

1. 問診・身体所見

- 食事内容，病脳期間，便の性状・頻度，渡航歴，抗生剤の使用歴などが起炎菌を推定する上で重要である．
- 38.5℃以上の発熱，頻回の下痢（6行/day以上），血性下痢，脱水，重篤な腹痛，高齢，妊婦，易感染性などは重篤な腸炎の兆候であり注意を要する．
- 感染症の流行状況；主な情報の入手先は以下の通り
  厚生労働省「健康」：http://www.mhlw.go.jp/bunya/kenkou/index.html
  国立感染症研究サーベイランス：http://idsc.nih.go.jp/surveillance.html
  地方衛生研究所ネットワーク：http://www.chieiken.gr.jp/index.html
  日本医師会感染症危機管理対策室：http://www.med.or.jp/jma/kansen/
  検疫所海外感染症情報：http://www.forth.go.jp/

2. 検査

- 血液検査：炎症反応，血中抗原・抗体検査など
- 糞便検査（検鏡，便培養）：急性腸炎において便培養により起炎菌の同定に至るのは1.5〜5.6％にすぎない[2]．加えて，多くの腸炎は数日のうちに軽快するため，問診から推定したempiricな治療を先行する．便培養を必要とするのは以下の通りである．
―重篤な下痢を伴う場合，HIV感染，血液疾患などによる易感染状態，潰瘍性大腸炎に合併した腸炎，飲食業者など[3]
- 内視鏡検査：一般に急性腸炎において内視鏡検査は必ずしも必要ではない[4]．ただし，以下のような場合には内視鏡所見が有用となる．
  ① IBDとの鑑別を要する場合

表2 保健所へ届け出を必要とする消化管感染症

3類感染症	感染力,罹患した場合の重篤性から判断して,危険性は高くないが,特定の職業への就業によって集団発生を起こしうる感染症	直ちに保健所への届け出が必要	コレラ,腸チフス,パラチフス,細菌性赤痢,腸管出血性大腸菌
5類感染症	国が感染症の発生動向の調査を行い,その結果などに基づいて必要な情報を国民一般や医療関係者に情報提供・公開していくことによって,発生・蔓延を防止すべき感染症に類型化されている消化管感染症	7日以内に保健所への届け出が必要	アメーバ赤痢,クリプトスポリジウム,ランブル鞭毛虫

　②C. difficile による**偽膜性腸炎**を疑う場合
　③**虚血性腸炎**を疑う場合
　④ compromised host においてC. difficile やCMV感染などを疑う場合[4]
　また,病原体により好発部位や病変の形状に特徴を持つものがある.
結核(輪状潰瘍),赤痢アメーバ(たこいぼ様潰瘍),CMV(打ち抜き潰瘍),クラミジア(イクラ状粘膜)など
　①胃〜小腸 ウイルス感染
　②回盲部-結核,エルシニア,赤痢アメーバ
　③直腸-クラミジア,ヘルペス(STD)

EBMに基づく治療の実際

　急性腸炎の多くはサルモネラや腸炎ビブリオを起炎菌とする感染性腸炎であり,その**ほとんどは抗生剤の投与を必要としない**.治療の主体は**経口投与を中心とした補液**であり[5],安易な抗生剤の投与は耐性菌を生む原因となるため慎むべきである[6].特に,腸内細菌のβ-ラクタマーゼによる分解を受けるため,経口のペニシリン系やセフェム系抗生剤は急性腸炎の治療には適さない.
(1) 止痢剤,整腸剤
・抗コリン薬,止痢剤の安易な投与は中毒性巨大結腸症の誘因となることがある

ため，慎重でなければならない．
- 整腸剤の目的と主な薬剤

  腸内細菌の正常化（活性生菌製薬：ビオフェルミン®，ラックビー®，ミヤBM®など）

  粘膜保護（収斂薬：タンナルビン®末）

  異常分解産物の吸着（吸着薬：アドソルビン®末）

(2) 抗生剤を要する起炎菌

　①チフス・パラチフスA菌

　　キノロン系抗生剤，クラビット®500mg/day，投与期間14日間

　②細菌性赤痢

　　キノロン系抗生剤，クラビット®500mg/day，投与期間5日間

　　ホスホマイシン，ホスミシン®1.0〜2.0g/day，投与期間5日間

　③O1，O139コレラ菌

　　キノロン系抗生剤，クラビット®500mg/day，投与期間3日間

　　ドキシサイクリン，ビブラマイシン®200mg/day

　　ミノサイクリン，ミノマイシン®200mg/day

　④赤痢アメーバ

　　メトロニダゾール，1500mg/day，投与期間7〜10日間

　⑤Clostridium. difficile

　　メトロニダゾール，1500mg/day，投与期間10〜14日間

　　バンコマイシン，500mg/day，投与期間10〜14日間

(3) 大腸菌腸炎

　下痢性大腸菌は（**表3**）のように分類され，特にEHECでは重症化する場合がある．わが国では，O-157，O-26，O-111株が多く，**溶血性尿毒症症候群（HUS）**の併発が問題となる．HUSはEHECの産生する**志賀毒素**によるもので，

表3　病原性大腸菌

腸管出血性大腸菌：Enterohemorrhagic E. Coli（EHEC）
腸管病原性大腸菌：Enteropsthogenic E. Coli（EPEC）
腸管毒素原生大腸菌：Enterotoxigenic E. Coli（ETEC）
腸管侵入性大腸菌：Enteroinvasive E. Coli（EIEC）
腸管凝集性大腸菌：Enteroaggregative E. Coli（EAEC）

全 EHEC 感染の 6 〜 9% に併発する[7]. 下痢発症より 5 〜 10 後に発症し, TTP に起因する急性腎不全や神経症状を主症状とする. **抗生剤の投与は腸炎の病脳期間の短縮に寄与せず**[8], **さらには HUS 発症のリスクを増大させるため推奨されない**[9].

(向井　章)

■ 参考文献

1) Sumi A, et al: Proportion of sporadic gastroenteritis cases caused by rotavirus, norovirus, adenovirus and bacteria in Japan from January 2000 to December 2003. Microbiol Immunol 49: 745-756, 2005.
2) Guerrant RL, et al: Practice guidelines for the management of infectious diarrhea. Clin Infect Dis 32: 331-351, 2001.
3) Barbut F, et al: Comparative value of colonic biopsy and intraluminal fluid culture for diagnosis of bacterial acute colitis in immunocompetent patients. Infectious Colitis Study Group. Clin Infect Dis 29: 356-360, 1999.
4) Shen B, et al: The role of endoscopy in the management of patients with diarrhea. Gastrointest Endosc 71: 887-892, 2010.
5) Santosham M, et al: Oral rehydration therapy for diarrhea: an example of reverse transfer of technology. Pediatrics 100: E10, 1997.
6) Sirinavin S, et al: Antibiotics for treating salmonella gut infections. Cochrane Database Syst Rev, 2000. CD001167.
7) Tarr PI, et al: Shiga-toxin-producing Escherichia coli and haemolytic uraemic syndrome. Lancet 365: 1073-1086, 2005.
8) Bell BP, et al: Predictors of hemolytic uremic syndrome in children during a large outbreak of Escherichia coli O157: H7 infections. Pediatrics 100: E12, 1997.
9) Wong CS, et al: Risk factors for the hemolytic uremic syndrome in children infected with Escherichia coli O157: H7: a multivariable analysis. Clin Infect Dis 55: 33-41, 2012.

9 腸閉塞 ileus

どういう疾患か？

- 腸閉塞（イレウス）とは，様々な原因により腸管の通過障害を来たした状態である．
- その原因や発生病態により機械的腸閉塞と機能的腸閉塞に大別される（**表1**）．
- 器質的疾患が原因で腸管内腔の狭窄・閉塞を来たしたものを機械的腸閉塞といい，腸閉塞の90%がこれに相当する．原因として腹部手術後の癒着，腫瘍による通過障害，索状物による圧迫，内ヘルニア，腸捻転，腸内異物などが挙げられる．腸管の血流障害の有無により単純性（閉塞性）と複雑性（絞扼性）に分けられる．
- 器質的疾患がなく腸内容が停滞する状態を機能的腸閉塞といい，麻痺性と痙攣性に分けられる．腸管の虚血は，原因と程度により絞扼性にも麻痺性にもなりうる．
- 腸管内容の停滞による腸管拡張と内圧上昇に伴い静脈還流障害が生じ，腸管壁の浮腫・管腔への水・ナトリウムの漏出が起こる．更に腸管内圧が上昇することで動脈血流障害も惹起され，腸管壊死・穿孔を来たす場合もある．
- 重篤化を避けるためには腸閉塞の診断，および手術時期の判断が重要で絞扼性腸閉塞の場合は，早急に腸管壊死に陥る危険があるため，緊急手術の対象となる．

治療に必要な検査と診断

- 主な症状は腹痛・悪心・嘔吐・排便及び排ガスの停止・腹部膨満である．単純性腸閉塞では，腸管の強い収縮に伴って起こる周期的・間歇的な疝痛（colicky pain）が特徴的で，聴診により金属性有響音（metallic sound）を聴取できる．複雑性腸閉塞では急激で持続的な強い腹痛を伴うことが多く，絞扼が進めば頻脈・血圧低下などのショック症状を呈することもある．
- 血液検査では，体液の喪失による血液濃縮と電解質バランスの失調が見られ，代謝性アルカローシスを呈する．高度の白血球増加を認める場合は，複雑性腸

表 1　腸閉塞の原因

機械的腸閉塞		腹部手術後などによる癒着，腫瘍による閉塞，索状物による圧迫，鼠径ヘルニア，内ヘルニア，腸捻転，腸内異物，宿便，腸重積，憩室炎
機能的腸閉塞	麻痺性	血流障害の有無により単純性か絞扼性に分類される 神経疾患（糖尿病合併症を含む），周辺臓器の炎症波及（胆嚢炎，膵炎，腹膜炎など），壊死を伴わない程度の虚血（血栓，心不全など）
	痙攣性	鉛中毒，ヒステリー，低カリウム血症

閉塞または腹膜炎の合併を疑う．
- 腹部単純X線検査では，著明に拡張した腸管のガス像と立位での鏡面像（niveau）が認められる．小腸ではKerckring襞が，結腸ではハウストラが認められ，ガス像の部位と形態により閉塞部位の推測が可能な場合がある．
- 腹部超音波検査では，拡張した腸管とKerckring襞の存在（keyboard sign），その中を内容物が往復する所見（to-and-fro movement）などが特徴的である．部分的に拡張し内容物の移動のない2層構造もしくは水様のecho-lucentな内容物を示す腸管があり，その拡張した腸管上に強い圧痛があれば，絞扼性腸閉塞が考えられる．
- 腹部CT検査では閉塞部位の同定や，原因として腫瘍性病変の有無などが判定できる．また腸管壁の高度の浮腫，造影CTにおける腸管壁の造影効果の低下や，多量の腹水などは絞扼性の病態を示唆する所見である．
- マルチスライスCTにより冠状断像を構成し，腸閉塞の原因解明のための情報を取得し，さらに3DCTを構築することで形態学的評価も可能になる．
- 胃管・イレウス管が挿入されている場合は経管的に，挿入されていない場合は経口的にガストログラフィンによる造影検査を施行することで閉塞部位と程度の判断が可能である．
- 排便および排ガスの停止，嘔吐などの症状と，腹部単純X線検査でガス像と鏡面像が確認できれば診断は比較的容易である．
- 下記のような場合には絞扼性腸閉塞を疑い，緊急手術の必要性を判断することが重要である．
    ✓　発症初期より持続する比較的強い部分的圧痛

- ✓ 腹部超音波検査で圧痛部位に一致して内容が停滞し腸管拡張を認める
- ✓ 多量の腹水や，穿刺により血清腹水を認める
- ✓ 代謝性アシドーシスの進行
- ✓ 腸管壊死を示唆する AST，LDH，CPK などの上昇

EBMに基づく治療の実際

- 閉塞機転により治療法が異なり，保存的療法と手術療法に大別される．
- 単純性腸閉塞では，まず保存療法が選択される．イレウス管による減圧とともに絶食・輸液療法を行い，脱水・低栄養の改善，電解質の補正を行う．
- 胃管・イレウス管は経鼻的に挿入し，口側腸管の減圧を行う．イレウス管の先端が狭窄部の口側にある間は 500~1000mL/ 日の排液があるが，狭窄・屈曲部を越えたり減圧に伴い閉塞が解除されたりすると，排液量は 100~300mL/ 日程度に速やかに減少する．排液量に応じた輸液・電解質管理により，脱水を予防することが重要である．癒着性腸閉塞の 70％はこの吸引減圧療法により軽快するが，1 週間以上の保存的治療にて軽快が見られない場合や，頻回に腸閉塞症状を繰り返す場合には手術による癒着剥離を考慮する．
- 腫瘍などの閉塞による場合，腫瘍を含む腸管の切除など原疾患の治療が行われる．ただし，口側腸管の拡張・浮腫性変化が強い場合には，縫合不全のリスクを考え，まず人工肛門を造設する場合もある．
- 複雑性腸閉塞，穿孔による腹膜炎が疑われるものは緊急手術の適応となる．

(近藤純平)

10 大腸憩室炎, 虫垂炎
colon diverticulitis, appendicitis

★大腸憩室炎

どういう疾患か？

- 大腸憩室は大腸粘膜がヘルニアを起こし,囊状に大腸の漿膜側に突出したもので,大部分は仮性憩室である.
- 食物線維量の低下を介した便秘などの排便習慣の異常,それに伴う腸管内圧の上昇,加齢に伴う腸管壁の脆弱性などを主要因にして,解剖学的に圧抵抗の脆弱な血管貫通路に憩室が形成されると考えられている.
- 大腸憩室は欧米では80％以上がS状結腸にみられるのに対し,わが国では70％が右側型であり[1],発生部位には人種的要因の関与が推察されている.
- 憩室の発生頻度は,わが国では1960年代で2％程度であったが,高齢者の増加,食生活の欧米化により近年急増している.
- 大腸憩室内への腸管内容物の貯留や内圧上昇などにより憩室ならびに周囲組織に炎症が生じたものが大腸憩室炎である.わが国における大腸憩室炎の合併は数〜10％と言われている[2].

治療に必要な検査と診断

- 憩室炎の症状としては,発熱,悪心,嘔吐,憩室部位に限局した強い腹痛,圧痛,筋性防御が認められる.憩室出血を伴うこともある.
- 血液検査では白血球の増多と左方移動,CRP上昇,赤沈亢進などの非特異的な炎症所見がみられる.
- 合併症として穿孔,膿瘍,周囲臓器（膀胱,卵巣,子宮,膣など）への穿通,閉塞などが挙げられ,重症例では汎発性腹膜炎,敗血症,ショックに陥ることもある.
- 診断には腹部CTがgolden standardであるが,腹部超音波検査が診断・治療効果判定に有用とする報告も多い[3].

- 注腸検査や大腸内視鏡検査は炎症性腸疾患，虚血性腸炎，腫瘍などとの鑑別に有用であるが，急性期には炎症の増悪や穿孔を起こすこともあり，検査を控えるべきである．
- わが国では右側型が高率であるため右中下腹部痛で発症することが多く，急性虫垂炎との鑑別が困難なことがある．

EBMに基づく治療の実際

- 憩室周囲炎や小さい傍結腸周囲膿瘍の場合は絶食，輸液と嫌気性菌（特に*Bacteroides fragilis*）やグラム陰性桿菌に有効な抗生剤の投与による保存的加療によって大多数が軽快する．
- 保存的加療無効例や汎発性腹膜炎や膿瘍形成などの合併症を有したものは外科治療の適応となる．膿瘍が大きい場合（3cm以上），超音波下もしくはCTガイド下経皮ドレナージを保存的加療に加えることもある．
- 保存的加療後の再発率は約1/3と言われるが[4]，**大腸憩室炎の再発は必ずしも予後不良因子ではないことが判明してきており**[5]，保存的加療を基本とする．

★虫垂炎

どういう疾患か？

- 盲端である虫垂管腔の狭窄や閉塞による虫垂内圧上昇が主因である．
- 虫垂内圧の上昇は内臓痛として上腹部から臍周囲の不快感や漠然とした持続的鈍痛として自覚される．そこに常在腸内細菌の増殖や管腔内圧のさらなる上昇が加わり，炎症が漿膜側へ進行すると，体性痛として右下腹部に限局した疼痛となる[6]．
- 閉塞の原因としては糞石が最も多く，その他腫瘍，異物，粘膜内リンパ濾胞などがある．
- 病理学的には次の3つに分類される．
    ①カタル性虫垂炎：軽度の浮腫性腫脹や充血．
    ②蜂窩織炎性虫垂炎：さらに腫大や充血が進み膿の付着を伴う．

③壊疽性虫垂炎：梗塞・穿孔を起こしやすく，周囲への炎症の波及，癒着を伴う．

③が穿孔を引き起こすと穿孔性虫垂炎となり，周囲膿瘍や汎発性腹膜炎となる．

治療に必要な検査と診断

- 理学所見として最も重要なのは腹痛である．しばしば**心窩部痛で発症し，典型例では発症から 4 〜 6 時間で右下腹部痛へと移動することが多い**．
- 食欲不振は虫垂炎患者にほぼ必発であり，75％に嘔吐が出現する．嘔吐は通常 2 〜 3 回程度で，嘔吐が腹痛に先行したり，嘔吐回数が多い場合は他の疾患を考える．
- 典型例は約半数であり，高齢者や小児，妊婦ではむしろ少数派である．**腹痛をみたら虫垂炎を疑うことが大切である．**
- 腹部超音波検査は手技の熟練が必要であるが，侵襲性が低く，診断に非常に有用である．盲腸の基部に圧迫しても潰れない管状構造物が見られ，その壁の厚さが 2mm 以上，内腔が直径 6mm 以上の場合は虫垂炎が強く疑われる[7]．
- 腹部 CT では腫大虫垂や膿瘍形成，周囲脂肪織への炎症の波及，糞石，腹水や随伴する腸閉塞などを診断可能である．正診度，感度，特異度はすべて 90％を超える．

EBM に基づく治療の実際

- 腹膜刺激症状がなくカタル性虫垂炎の範囲であれば，絶食・抗生剤投与にて経過観察が可能であることが多い．腹膜刺激症状があり，各種画像検査にて蜂窩織炎以上の炎症である場合や糞石などの閉塞起点がはっきりしている場合は手術適応である．症状が 5 日間以上持続している症例や，膿瘍形成を認める症例は一旦，保存的治療を行い，炎症消退を待って虫垂切除を行う間歇的虫垂切除術が選択されることもある．
- 感染菌は腸内細菌や嫌気性菌であるため，外来であれば第 2・3 世代セフェム系経口抗生剤もしくはキノロン系合成抗生剤，または 1 日 1 回の静注投与可能

なCTRXやCTTを選択する．入院の上，保存療法を行う際には第2世代セファマイシン系のCMZを用いることが多い．
- 治療の golden standard は手術である．抗生剤投与にて保存的加療可能な症例は存在するが，虫垂切除と比し再発率が高いとされている[8]．腫瘍の合併を除外するために，症状消失後も虫垂切除が勧められる[9]．

（日山智史）

■ 参考文献

1) Miura S, et al: Bilateral type diverticular disease of the colon. Int J Colorectal Dis 11: 71-75, 1996.
2) 井上幹夫：大腸憩室疾患の疫学と臨床．日本大腸肛門病学会雑誌 45：904-913, 1992.
3) Schwerk WB, et al: Sonography in acute colonic diverticulitis. A prospective study. Dis Colon Rectum 35: 1077-1084, 1992.
4) Rafferty J, et al: Practice parameters for sigmoid diverticulitis. Dis Colon Rectum 49: 939-944, 2006.
5) Chapman JR, et al: Diverticulitis: a progressive disease? Do multiple recurrences predict less favorable outcomes? Ann Surg 243: 876-830; discussion 880-883, 2006.
6) 宮城良充：【消化器救急疾患とその対応】虫垂炎．外科治療 93：678-688, 2005.
7) 笹壁弘嗣：【腹痛診断へのアプローチ】急性虫垂炎へのアプローチ．治療 90：2529-2533, 2008.
8) Vons C, et al: Amoxicillin plus clavulanic acid versus appendicectomy for treatment of acute uncomplicated appendicitis: an open-label, non-inferiority, randomised controlled trial. Lancet 377: 1573-1579, 2011.
9) Deans GT, et al: Neoplastic lesions of the appendix. Br J Surg 82: 299-306, 1995.

11 放射線性腸炎 radiation colitis

どういう疾患か？

- 前立腺癌，子宮癌，膀胱癌，肛門管癌，大腸癌直腸吻合部再発などの骨盤内悪性腫瘍に対する放射線治療では隣接臓器も障害される．これに伴う小腸，大腸，直腸の障害が放射線性腸炎である．
- 放射線照射期間中および照射後2～3週程度の間に認められる**急性障害**と，照射後6ヵ月～1年以降に認められる**晩期障害**に分類される．晩期障害では照射終了後から数年経過して発症した報告も認められる．
- 急性障害は腸管上皮に対する直接作用が主病態であり，多くは可逆性である．症状は罹患部位により異なるが嘔気，嘔吐，下痢，テネスムス，出血，腹痛，体重減少など多岐に渡る．骨盤部への放射線治療施行患者の約80％にいずれかの症状を認めるという報告もある[1]．
- 一方，晩期障害では動脈内膜炎による血管壁肥厚に伴う微小循環障害が主病態で，虚血や繊維化を来たし，不可逆性，進行性の経過が多いとされる．症状は下痢，便秘，腹痛，吸収不全などの他，出血，狭窄，瘻孔形成も報告され，頻度は5～15％とされる[1]．発症のリスクファクターは治療側因子として放射線治療の線量，化学療法の併用が挙げられ，患者側因子として手術既往，高齢，糖尿病や高血圧に由来する血管病合併，関節リウマチなどの膠原病や炎症性腸疾患の合併が挙げられる．

治療に必要な検査と診断

- **病歴に基づく診断**が重要であるが，**感染性腸炎，虚血性腸炎，炎症性腸疾患，多臓器からの炎症の波及，悪性腫瘍，術後の癒着**との鑑別が必要である．
- 放射線治療に関する情報として**原疾患，照射時期，照射方法，照射量，照射範囲の把握**を行う．
- 腸管への検査として大腸内視鏡，注腸造影，CT，MRIなどを考えるが，婦人科・泌尿器科疾患に対する検査も必要に応じて検討する．
- 晩期障害の出血症例では，大腸内視鏡では新生毛細血管拡張と易出血性が典型

表1 Sherman 分類

Grade I	(a) 限局性紅斑，毛細血管拡張，易出血性を認める：潰瘍形成・狭窄を認めない (b) びまん性紅斑を認める
Grade II	潰瘍形成を認める
Grade III	潰瘍形成に狭窄を認める
Grade IV	潰瘍，直腸腟瘻，狭窄，穿孔を認める

例である．下部直腸のみに病変を認める事もあり，反転観察や先端アタッチメントを用いた観察も考慮するべきである．
- 内視鏡下の生検で前述の所見が認められる事もあるが，特異的所見に乏しい事も多く，他疾患の除外を目的とする場合に生検の施行を検討する．
- 病態の Grade 分類として Sherman 分類が頻用され，病変の進行度と相関を認める（**表1**）[2]．わが国では多田分類も用いられる[3]．

EBM に基づく治療の実際

- 外科的治療は腸管や腸間膜の繊維化や治療後の変化から困難を伴う事が多く，まずは内科的治療を検討する．内科治療に抵抗性，閉塞症状を伴う狭窄，瘻孔形成，穿孔，重篤な出血などを認める症例に対して外科的治療を検討する．
- 内科治療としては，早期障害に対しては放射線治療の減量や中止を考える．症状は一過性であることが多いため，対症療法も検討する．
- 晩期障害に対して有効であった内科治療として，ステロイド，スクラルファート，ビタミンA，高気圧酸素療法，抗生剤，5-ASA，コレスチラミン，食事栄養療法，短鎖脂肪酸注腸，止痢剤，プロバイオティクス，ペントキシフィリン，トコフェロール，オクトレオチド，ホルマリン，エストロゲン・プロゲステロン製剤の報告が認められる．特にスクラルファート注腸，ビタミンA，高気圧酸素療法，メトロニダゾールについてはRCTによる報告がある[4]．また一部の治療は晩期障害の予防効果もあるとされる．しかし，総じてエビデンスは不十分であり，実際には症例に則して治療法を選択する必要がある．

- 出血に対しては内視鏡下に Argon Plasma Coagulation（APC）による焼灼術が有効であるとする報告が認められる．しかし，潰瘍などの病変が存在する場合には穿孔や潰瘍拡大などの重篤な合併症も起こりうる．そのため，適応の検討を含めた慎重な施術が必要である[5]．
- 現在までのところ，不可逆性の変化を来した晩期障害に対する完全な治療はなく，予防も重要となる．放射線治療時の条件設定の他，膀胱膨満下での照射，治療時の Belly board の使用や外科的な腹腔内での小腸の隔離などにより，小腸への放射線治療の影響を減少させる方法が報告されている．

（新崎信一郎，川井翔一朗）

■ 参考文献

1) Ali S, et al: Pharmacological interventions for the prevention and treatment of radiation colitis, enteritis and proctitis. Cochrane Database of Systematic Reviews 2011, Issue 2. Art. No.: CD008971.
2) Sherman LF: A reevaluation of the factitial proctitis problem. Am J Surg 88: 773-779, 1954.
3) 多田正大，他：内視鏡的色素散布法による放射線性直腸炎についての研究．日消誌 74: 441-448, 1977.
4) Andreyev HJ, et al: Practice guidance on the management of acute and chronic gastrointestinal problems arising as a result of treatment for cancer. Gut 61: 179-192, 2012.
5) 千野晶子，他：放射線性腸炎の対処法．消化器内視鏡 23: 1997-2004, 2011.

12 消化管神経内分泌腫瘍, カルチノイド
neuroendocrine tumor: NET, carcinoid

どういう疾患か？

- 以前カルチノイドと呼ばれていた，神経内分泌系の細胞から発生した腫瘍は，最新の WHO 分類[1]では高分化型神経内分泌腫瘍（NET）に分類されている．
- 神経内分泌細胞に由来する腫瘍の中で，低分化型で増殖能が高く，高悪性度の神経内分泌系の腫瘍は，神経内分泌癌（NEC）に分類される．NET Grade1（G1），Grade2（G2）および NEC の分類には核分裂像数，Ki-67 指数が用いられている（表1）．
- 消化管 NET の好発部位は，わが国では直腸（30％），胃（25％）十二指腸（10％）である．欧米では虫垂，回腸，直腸の順に多い．

表1　NETの2010年WHO分類

2010年　WHO分類		核分裂像数	Ki-67 指数	特徴
神経内分泌腫瘍（NET）	NET G1	< 2	≦ 2％	・高分化型 ・腫瘍細胞は正常の細胞に似ている ・増殖能は低く，低〜中悪性度 ・カルチノイド腫瘍と呼ばれる場合もある
	NET G2	2〜20	3〜20％	
神経内分泌癌（NEC） （大細胞癌あるいは小細胞癌）		> 20	> 20％	・低分化型 ・腫瘍細胞は正常の細胞の機能をほとんと持たず，未熟で，増殖能が高い ・増殖能は高く，高悪性度 ・小細胞癌，大細胞癌に分けられる

- 多くは無症状であるが，4〜10%（特に肝転移を伴った症例）にカルチノイド症候群（下痢，皮膚紅潮，喘息様症状，カルチノイド心疾患）が見られる．
- 胃 NET は古典的には 3 つの subtype に分類される[2]．胃体上部に高度粘膜萎縮を呈する A 型胃炎を背景とする type 1 が最も多く，その他，ガストリン産生性 NET による高ガストリン血症を伴う type 2，血清ガストリンの上昇を伴わない type 3 がある．
- 十二指腸 NET は消化管 NET の 2〜3%を占める．腹痛，下痢，消化管出血などの症状が見られ，乳頭部 NET では急性膵炎や黄疸を契機に発見されることがある．
- 小腸 NET は小腸閉塞，虚血に伴う症状，出血などが見られ，肝転移や後腹膜リンパ節転移を伴う場合にはカルチノイド症候群が見られる．診断時，回腸 NET は 2cm を超えていることが多く，約 40%が多発性で，約 20%が所属リンパ節および肝臓に転移を来たしている．
- 大腸 NET は 8 割以上が直腸，特に下部直腸に多い．大腸 NET では，7.8%に同時性，5.2%に異時性の他臓器癌（大腸癌，肺癌，前立腺癌，乳癌など）が合併するとの報告[3]もあり，これら他臓器のスクリーニングを行うことが望ましい．

治療に必要な検査と診断

- 消化管 NET の主病巣は 1cm 以下のことも多く，その場合の局在診断は CT，MRI などでは困難である．胃，十二指腸，大腸の NET の場合には 1cm 以下であっても内視鏡検査で発見されることが多い．
- 白色光による通常内視鏡観察では粘膜下腫瘍の形態を呈し，表面に発赤，陥凹，潰瘍を伴うことがある．小腸や大腸では黄白色調の粘膜下腫瘍として認識される．一般に腫瘍径が大きい，表面に潰瘍がある，EUS での筋層浸潤所見，などでは転移のリスクが高くなる．
- 診断確定のための組織採取は大腸では通常の内視鏡下生検で可能なことが多いが，胃では困難なことも多く，超音波内視鏡下穿刺（EUS-FNA）が行われる．
- 神経内分泌系マーカーとして，chromogranin A，synaptophysin，NSE，CD56，somatostatin receptor などが診断マーカーとして用いられる．
- 最新の WHO 分類（2010 年）における病理組織学的分類では，腫瘍の増殖動

態を示す，「核分裂像数」と「Ki-67/MIB-1 指数」を参考に，NET G1，NET G2，NEC に分類される．この分類は予後と相関し，治療方針の決定にも用いられる（表1）．
- 消化管 NET では，術前の深達度（筋層浸潤）評価のために EUS が用いられる．NET は粘膜深層から粘膜下層に発育するため，EUS では第2，3層を主座とした低エコー腫瘍として描出される．
- 1cm 以上の主病巣，肝，肺，脳などへの転移巣の診断には CT，MRI，血管造影法などの画像検査が有用である．
- 海外では 1cm 以上の主病巣の局在診断，転移巣の検出にソマトスタチン受容体シンチ（somatostatin receptor scintigraphy：SRS）が用いられているが，わが国では認可されず現在のところ一般には用いられていない．

EBM に基づく治療の実際

- 消化管 NET に対する治癒の可能性がある唯一の治療は，原発巣および局所リンパ節の外科的切除である．腫瘍の部位，大きさ，悪性度にもよるが一部の腫瘍に対しては内視鏡治療も有用である．
- 胃 NET は type 1 は極めて予後がよく，内視鏡治療が第一選択とされる．1cm を超える場合には EUS が勧められ，筋層浸潤や転移，低分化型の組織像については外科切除を行う．type 2 では type 1 の治療に準ずるが，ガストリン産生腫瘍の切除が必要である．type 3 では癌に準じた治療を行う[4]．
- 十二指腸 NET は 1cm 以下で乳頭部近傍でなければ内視鏡的切除を行い，乳頭部近傍であれば外科切除を行う．2cm を超え，転移が所属リンパ節までであれば外科切除を行う．1～2cm の病変については内視鏡切除または外科切除が行われるが，十分なエビデンスは確立されていない[4]．
- 小腸 NET は診断の遅れによる病期の進行のため転移巣が先に発見されることが多い．多中心性や他臓器腫瘍の合併も来たすことがあり，原発巣や転移巣に対する頻回の手術療法を要することが多い．
- 直腸 NET では，潰瘍形成の無い腫瘍径 1cm 以下の場合のリンパ節転移率は 5～6％で内視鏡的切除，経肛門的局所切除が選択される．腫瘍径 1～2cm の場合は MRI，CT を行い，筋層浸潤，リンパ節転移，病理組織分類を参考に局所切除もしくは所属リンパ節郭清を含めた外科切除を行う．非完全切除例で

は，リンパ節転移がある，病理組織分類が NET G2 で T4 もしくは NEC での場合に補助薬物療法が考慮されるが，レジメンなどについてのエビデンスは確立されていない．腫瘍径 2cm 以上では遠隔転移がなければ所属リンパ節郭清を含めた外科切除，遠隔転移があれば，腫瘍による通過障害がある場合にのみ外科切除を行う[5]．

- 安定型ソマトスタチンアナログである octreotide[6]，長時間作用型の lanreotide[7]はカルチノイド症状の改善に有用である．近年，転移性 NET に対する，octreotide の抗腫瘍効果についても報告されている[8]．
- インターフェロンあるいはインターフェロンと octreotide の併用による腫瘍抑制効果も報告されているが，長期投与による副作用の問題もあり，現時点では保険収載されていない．
- 肝転移のみの場合には局所切除が第一選択で，切除不可能な肝転移症例に対しては動注化学療法や塞栓術が選択される．その他の部位への転移や術後再発例に対しては全身化学療法が行われる．
- 分子標的治療薬では血管内皮増殖因子（VEGF），血小板由来増殖因子受容体（PDGFR），mammalian target of rapamycin（mTOR）を標的とした様々な治療法が開発中である．

（西田　勉，井上拓也）

■ 参考文献

1) WHO classification of tumours of the digestive systems Eds: Bosman FT et al. 4th ed, 2010.
2) Rindi G, et al: Three subtypes of gastric argyrophil carcinoids and the gastric neuroendocrine carcinoma: A clinicopathological study. Gastroenterology 104: 994-1006, 1993.
3) Tichansky DS, et al: Risk of second cancers in patients with colorectal carcinoids. Dis Colon Rectum 45: 91-97, 2002.
4) Gianfranco DF, et al: ENETS consensus guidelines for the management of patients with gastroduodenal neoplasms. Neuroendocrinology 95: 74-87, 2012.
5) Martyn C, et al: ENETS consensus guidelines for the management of patients with digestive neuroendocrine neoplasms: Colorectal neuroendocrine neoplasms. Neuroendocrinology 95: 88-97, 2012.
6) Modlin IM, et al: Therapeutic options for gastrointestinal carcinoids. Clin Gastroenterol Hepatol 4: 526-547, 2006.
7) Oberg K, et al: Consensus report on the use of somatostation analogs for the

management of neuroendocrine tumors of the gastroenteropancreatic system. Ann Oncol 15: 966-973, 2004.
8) Rinke A, et al: Placebo-controlled, double-blind, prospective, randomized study on the effect of octreotide LAR in the control of tumour growth in patients with metastatic neuroendocrine midgut tumors: a report from the PROMID Study Group. J Clin Oncol 27: 4656-4663, 2009.

附 症候

1 急性腹症 acute abdomen

どういう疾患か？

1. 定義
- 急性腹症とは『急激に発症する腹痛を主訴とする腹部疾患で，緊急手術を要するか否かを中心に考える最終診断に至るまでの仮の症候群』である．
- 近年の画像診断の目覚ましい進歩により，診断不明のまま緊急開腹せざるをえない症例は減少し，出来る限り緊急手術を回避する傾向にある．それゆえ，早急に適切な治療方針を決定しなければならない腹部疾患である．

2. 病態
腹痛には体性痛と内臓痛，関連痛がある[1,2]．痛みの特徴を理解することが診断の参考となる．
- 体性痛は腹膜，腸間膜，横隔膜などに機械的，化学的，物理的刺激が加わって起こる痛みで，非対称性で突き刺すような限局した持続痛である．圧痛も明瞭なことが多く，筋性防御や反跳痛を認める．体動や体位変換で増悪する．鎮痛薬が有効な場合が多い．（例：穿孔性腹膜炎，急性腸間膜血管閉塞症，複雑性イレウスなど）
- 内臓痛は消化管，胆嚢，膀胱などの平滑筋の収縮や管腔の拡張などの刺激が原因となる．局在が不明瞭な鈍痛のことが多く，腸管の動きに伴って，周期的，間歇的で痛みの程度に強弱があり，悪心や嘔吐などの自律神経症状を伴うことが多い．体動や体位変換で軽快することがある．鎮痙薬が有効な場合が多い．（例：急性胃炎，胃・十二指腸潰瘍，胆石症，単純性イレウス，急性腸炎，尿管結石など）
- 関連痛は内臓への刺激がある程度以上強く加わると限局した鋭い痛みとして感じられる体壁性疼痛である．

3. 分類
- 急性腹症は，その成因や緊急度からいくつかの病態に分類されている．消化器以外の疾患でも急性腹症として発症することが少なくないので注意が必要である．急性腹症の分類を表1に示す[2]．

表 1 急性腹症の分類

臓器別	分類	疾患名
消化器疾患	消化管穿孔	胃（潰瘍，癌），十二指腸（潰瘍），小腸（腫瘍，憩室），虫垂（炎症，腫瘍），大腸（憩室，腫瘍，特発性）
	消化管の通過障害	複雑性イレウス：絞扼性イレウス，腸重積，嵌頓ヘルニア，S状結腸軸捻転 単純性イレウス：癒着性イレウス，腫瘍や糞塊によるイレウス
	消化管の潰瘍	胃潰瘍，十二指腸潰瘍，潰瘍性大腸炎，Crohn病
	消化器の炎症	急性肝炎，急性胆嚢炎，急性胆管炎，急性膵炎，急性胃炎，急性腸炎，憩室炎（十二指腸，Meckel憩室，大腸），急性虫垂炎，腸間膜リンパ節炎
	結石性病変	胆石，総胆管結石
泌尿器科疾患	結石性病変	腎結石，尿管結石
	炎症	腎盂炎，膀胱炎
	血管性病変	腎梗塞
動脈疾患	血管性病変	破裂性腹部大動脈瘤，急性腸間膜動脈閉塞症
婦人科疾患	女性生殖器病変	子宮外妊娠破裂，卵巣腫瘍茎捻転，卵巣出血，付属器炎，子宮内膜症，骨盤腹膜炎
心疾患	血管性病変	急性心筋梗塞，狭心症，急性大動脈解離
呼吸器疾患		肺炎，胸膜炎，気胸，肺動脈塞栓症
その他		帯状疱疹，血液疾患，膠原病

- 小児の場合は年齢的要因を考慮に入れて診察を進めなければならないが，問診と腹部診察が大切である．既往歴を聴取し，感染症の有無，腹痛の程度と部位，発熱や嘔吐の有無，下痢や下血の有無，程度を素早く診断する．特に小児の場合，少量の下血でもショックに陥りやすい点に注意が必要である[3]．

治療に必要な検査と診断

近年の画像診断の進歩には目を見張るものがあるが，問診や診察，胸腹部単純X線などの重要性には変わりない．

1．問診
- ①年齢，性　②既往歴　③腹痛に関する問診：発症様式，部位，性状や持続時間，放散部位，誘因，随伴症状などについて詳しく尋ねる．（*OPQRST質問を念頭に入れて聴取する）*はside memo参照．
- 女性では月経の状態や性器出血の有無を確認することが，婦人科疾患を鑑別する上で重要である．

2．理学的所見
- まず意識レベルや呼吸状態，ショックの有無などから全身状態を把握し，続いて腹部所見の把握を行う．腹部診察は，一般には①視診→②聴診→③打診→④触診，必要に応じて⑤直腸指診の順序で行う（表2）[1]．
- 急性腹症の部位による鑑別診断の代表的疾患を図1に示す[1,2]．

3．血液・尿検査
- 末梢血検査で貧血や白血球増加，電解質異常の有無をみる．
- 高齢者では骨髄機能の低下から感染を来たしていても白血球が増加しないこともあるため分画異常がないかも確認する．
- 生化学検査では各臓器組織の損傷による逸脱酵素（AST，ALT，LDH，CPK，アミラーゼなど）をみる．腎障害や出血，脱水，組織の異化反応をみるBUNも重要である．
- 血液ガス検査は呼吸状態や組織崩壊によるアシドーシスの有無をみるため必要である．

表2 急性腹症における腹部理学的所見

	所見	診断
1) 視診	腹部膨隆	イレウス，腹水，腹腔内出血（破裂性腹部大動脈瘤）
	手術痕	癒着性イレウス
	鼠径部腫瘤	鼠径ヘルニア嵌頓，大腿ヘルニア嵌頓
	蠕動不穏	機械的ヘルニア
	Cullen 徴候[*]，Grey-Turner 徴候[*]	急性膵炎
	咳刺激	急性虫垂炎，急性腹膜炎
2) 触診	筋性防御，Blumberg 徴候[*]	限局性・汎発性腹膜炎
	McBurney 圧痛点	急性虫垂炎
	波動	子宮外妊娠破裂，卵巣出血
	無拍動性腫瘤	癌，腸重積，卵巣腫瘍茎捻転
	拍動性腫瘤	破裂性腹部大動脈瘤
3) 打診	鼓音	イレウス，消化管穿孔
	濁音	腹腔内出血，腹水
	肺肝境界の消失	消化管穿孔
4) 聴診	腸蠕動亢進	機械的イレウス
	腸蠕動減弱	麻痺性イレウス，汎発性腹膜炎
	血管雑音	破裂性腹部大動脈瘤
5) 直腸指診	圧痛，腫瘤触知	Douglas 窩の膿瘍，腫瘍

[*]は Side Memo を参照

- 尿検査では潜血反応，赤血球数，妊娠反応を確認することが重要である．

4. 腹部単純X線検査
- 腹腔内の遊離ガスや腸管内異常ガス像をチェックする．その他，液体貯留像や石灰化像にも注意する．

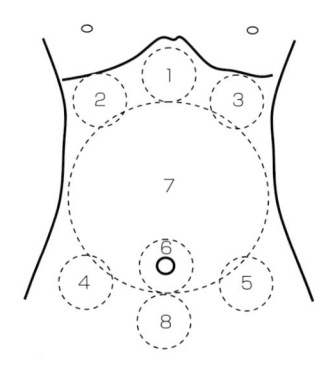

1. 心窩部：消化性潰瘍，胃炎，胃食道逆流，膵炎，心筋梗塞，心膜炎，大動脈瘤破裂，食道炎
2. 右上腹部：胆嚢炎，胆管炎，膵炎，肺炎，膿胸，胸膜炎，胸膜痛，横隔膜下膿瘍，肝炎，Budd-Chiari症候群
3. 左上腹部：脾梗塞，脾破裂，脾膿瘍，胃炎，胃潰瘍，膵炎，横隔膜下膿瘍
4. 右下腹部：虫垂炎，卵管炎，鼠径ヘルニア，子宮外妊娠，腎結石症，炎症性腸疾患，腸間膜リンパ節炎，盲腸炎
5. 左下腹部：憩室炎，卵管炎，鼠径ヘルニア，子宮外妊娠，腎結石症，過敏性腸症候群，炎症性腸疾患
6. 臍周囲：初期の虫垂炎，胃腸炎，腸閉塞，大動脈瘤破裂
7. びまん性非局在性疼痛：胃腸炎，腸間膜虚血，腸閉塞，過敏性腸症候群，腹膜炎，糖尿病，マラリア，家族性地中海熱，代謝性疾患，精神疾患
8. 下腹部（正中部）：膀胱炎，膀胱結石，膀胱癌

図1　腹部の部位による鑑別診断[1,4]

5. 腹部超音波検査，CT検査
- 腹部超音波検査はベッドサイドで非侵襲的に行うことができ，有用性が高い．
- CT検査は短時間で高解像度の画像が得られるため，本症においては極めて有用である．

6. 血管造影検査
- 出血部位の同定や腸管虚血の確定診断に有用である．

7. 消化管内視鏡検査
- 消化管出血に対する内視鏡的止血術の進歩もあって，近年は適応が拡大している．
- 消化性潰瘍例や，上部消化管の穿孔，穿通部位の確認，十二指腸乳頭部への結石の嵌頓など，内視鏡検査によって速やかな診断や治療が可能となる場合がある．
- 総胆管結石による胆管炎（重症例）では，緊急の内視鏡的胆道ドレナージが有効なことが多い．
- 腸閉塞が疑われる場合にイレウスチューブを介して，ガストログラフィン®で

腸管造影を行うことがあるが，一般的には急性腹症患者に施行することは少ない．

治療の実際

- 腹痛対策：原疾患の治療を行う原因療法と，除痛鎮痛を目的とする対症療法がある．原因疾患の確診が得られないまま，除痛鎮痛対策を講じなければならないことも少なくない．体性痛には鎮痛薬を併用するとともに，腹膜炎などによる緊急手術の可能性を常に考慮しなければならない[1]．
- 全身管理：ショック症状を呈する腹痛患者では，ショックに対する治療を直ちに開始する．重症度により静脈確保後の急速輸液や酸素吸入，膀胱内バルーンカテーテル留置による尿量測定，モニタリング，重症感染症やDICに対する抗生物質や免疫グロブリン投与などを早急に行う必要がある．
- 敗血症や腎不全などを合併している場合には，多臓器不全から死に至る可能性が高いため，早期に持続的血液濾過透析の施行を積極的に考慮する．各症候に対する治療法に関しては，各論を参照されたい．

（松原徳周，考藤達哉）

Side Memo　診断に役立つ主要所見

腹部理学所見，腹部レントゲン所見として特徴的なサインを以下に示す．

- Blumberg徴候：圧痛部位を押している手を急に離すと，疼痛が著明になる．Rebound tendernessともいう・・・腹膜炎
- Rosenstein徴候：左側臥位でMcBurney点を圧迫すると，仰臥位よりも疼痛が増強する．・・・急性虫垂炎
- 咳試験：患者に咳をさせることで腹痛が出現するかどうかをみる・・・急性虫垂炎，急性腹膜炎
- Cullen徴候：腹腔内出血を反映して臍周囲に皮膚色素沈着斑を認める・・・急性膵炎
- Grey-Turner徴候：腹腔内出血により左側腹部が着色する・・・急性膵炎
- Sentinel loop sign：腹部単純X線における限局性腸管麻痺による膵周囲の左上

腹部空腸ガス像のこと・・・急性膵炎
- Colon cut-off sign：腹部単純 X 線において横行結腸の圧迫による横行結腸中央部のガス像中断のこと・・・急性膵炎
- Murphy 徴候：右季肋部を圧迫したまま患者に深呼吸をさせると疼痛のために吸気ができず，途中で止まってしまう・・・急性胆嚢炎

腹痛に関する問診のポイント
- OPQRST 質問
    O：onset（発症様式）
    P：palliative / provocative factor（増悪・寛解因子）
    Q：quality / quantity（症状の性質）
    R：region / radiation / related symptom（場所・放散の有無，関連症状）
    S：severity（強さ）
    T：time course（時間経過）

■ 参考文献
1) 金澤一郎, 他：内科学. 第 1 版, p.147-151, 医学書院, 2006.
2) 小川 聡, 他：内科学書. 第 7 版, p.250-252, 中山書店, 2009.
3) 日本臨床内科医会：内科診療実践マニュアル. p.324-326, 日本医学出版, 2009.
4) 福井次矢, 他：ハリソン内科学. 第 3 版, p.97-99, メディカル・サイエンス・インターナショナル, 2009.

2 消化管出血 gastrointestinal bleeding

どういう疾患か

- 消化管出血の原因は多様であり，表1に示す通りである．
- 消化管出血は，十二指腸から口側より生じる上部消化管出血と，**トライツ靱帯**より**肛門側**より生じる下部消化管出血に大別される．

症状

- 上部消化管出血では**吐血**や**タール便**，下部消化管出血では**血便**や**下血**を認める．ただし，タール便はヘム鉄の胃酸による酸化により生じるため，大量の上部消化管出血では下血を認め，口側に近い下部消化管出血でタール便を認める事があるため注意を要する．

表1 消化管出血を来たしうる疾患（※太字は出血が比較的多い疾患）

上部消化管出血	下部消化管出血
胃潰瘍・十二指腸潰瘍	**大腸憩室出血**
食道・胃静脈瘤	**虚血性大腸炎**
急性胃粘膜病変	**痔核**
Malory-Weiss 症候群	大腸癌
胃癌	薬剤起因性腸炎
食道癌	潰瘍性大腸炎
逆流性食道炎	Crohn 病
食道・胃・十二指腸びらん	Meckel 憩室
毛細血管拡張症	感染性腸炎
小腸腫瘍	毛細血管拡張症
	小腸腫瘍

治療に必要な検査と診断

- 実際の治療は（**図1**）[1]に示すようなアルゴリズムに従って行われる．潰瘍性病変や静脈瘤など上部消化管出血では，特に多量の出血を呈するため，緊急の止血処置を要する場合が多い．

1. バイタルサインの確認

- 意識レベル，血圧，心拍数などのバイタルサインをチェックし，出血量を推定する（**表2**）．出血の程度により重症度を把握し，補液，輸血などにてバイタルの安定化を図る．ただし，**止血なしにはショック状態からの回復が見込めない場合にはこの限りではない**[2]．中等症以上の症例では緊急止血を要する[3]．

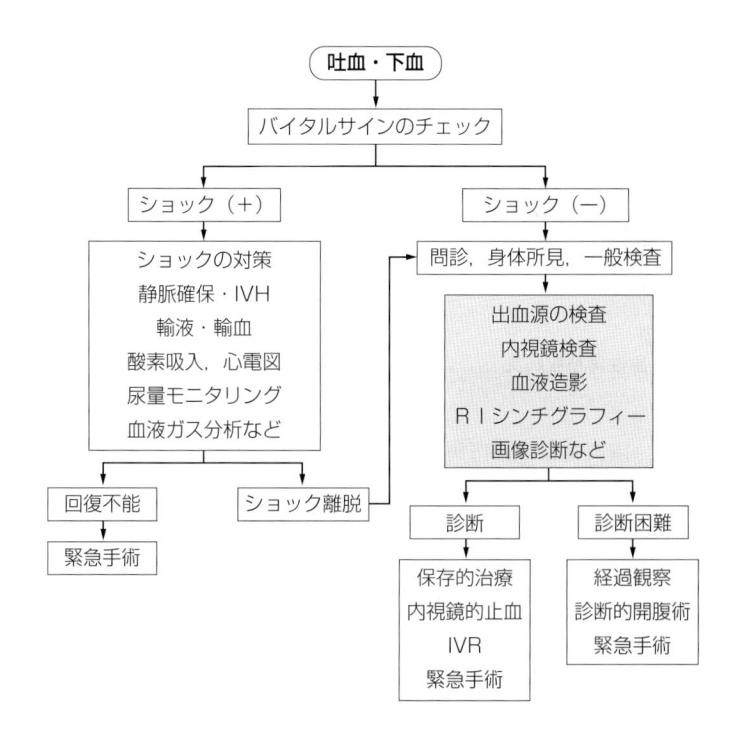

図1 消化管出血の治療アルゴリズム

表2 バイタルサインと出血量の推定

	バイタルサイン	出血量
症状なし		500mL 以下 （10%以下）
軽症	頻脈（100bpm 未満） 血圧低下（SBP ≧ 100mmHg） 四肢冷汗	750 〜 1250mL （15 〜 25%）
中等症	頻脈（100 〜 120bpm） 血圧低下（SBP=80 〜 100mmHg） 脈圧減少，冷汗，顔面蒼白，不穏，尿量低下	1250 〜 1750mL （25 〜 35%）
重症	頻脈（120bpm 以上） 血圧低下（SBP < 80mmHg） 意識レベル低下，呼吸促迫，無尿	2500mL 以上 （50%）

2. 問診
- 出血の状況について問診し，出血源を推定する．なお，喀血や鼻出血など，消化管以外の出血の可能性もあり注意を要する．出血源を推定する上で，**NSAIDs**などの服薬歴，**アルコール摂取歴，肝疾患**を中心とした既往などが重要である．

3. 内視鏡検査
- **食道静脈瘤が否定される症例においては，胃洗浄**は上部消化管出血の診断において重要である．また，これにより緊急内視鏡における視野確保が良好となる．ただし，幽門輪より肛門側の出血では，胃洗浄による診断は困難であるため注意を要する．
- 上部消化管出血のほとんどの症例では，**24 時間以内に内視鏡検査**をする事が望ましい[3]．
- 上部か下部かの判断が難しい大量下血においては，上部内視鏡の検査を優先させる．
- 前処置を行わない下部内視鏡検査では視野不良のため出血源の特定が困難である場合がある．大腸内視鏡検査における前処置が，再出血や出血の増悪の原因になるというエビデンスはないが，前処置自体に伴うリスクは考慮しなければ

ならない[4].
- 上・下部内視鏡検査で出血源が明らかとならない場合，腹部造影CT，血管造影検査（IVR），出血シンチ，カプセル内視鏡（VCE），ダブルバルーン内視鏡（DBE）などが診断の補助となる場合がある．

EBMに基づく治療の実際

1．上部消化管出血
（1）潰瘍性病変からの出血の場合
- 内視鏡治療前の上部消化管出血において，PPIの経静脈的投与は病状を軽減させる可能性がある[3]．
- Forrest Ⅱa以上の胃潰瘍では，内視鏡的止血を要する（表3）[1]．
- ESD手技の発展に伴い，近年では露出血管の処理に関してthermo coagulationを用いる機会が増えている．ただし，止血法による一時止血率には大きな差がないと言われ，術者の得意とする方法を用いるのが良い．ただし，HSE局注に関しては，補助的な効果であるため，他の治療と組み合わせるべきである[3]．
- 内視鏡的治療が困難である症例に関しては，緊急手術を考慮する（表4）[1]．
- 止血確認のためのセカンドルックは必須ではない[3]．
- 内視鏡治療後は，PPIの投与を続行すべきである．出血性潰瘍病変に対して，H2-blockerを用いるべきではない[3]．
- *H.pylori* 陽性の症例では，除菌療法を行うべきである[3]．

（2）食道静脈瘤の場合
　食道静脈瘤の破裂は緊急治療の対象であり，S-Bチューブによる圧迫止血や，

表3　Forrest分類

Active bleeding	Ⅰa：spurting bleeding Ⅰb：oozing bleeding
Recent bleeding	Ⅱa：non-bleeding visible vessel Ⅱb：adherent blood clot black base
No bleeding	Ⅲ：lesion without stigmata of recent bleeding

EVL, EIS などによる止血を行う．ただし，治療法の選択については，背景疾患や肝機能，併存する悪性疾患などの状態による検討が必要である（各論参照）．

2. 下部消化管出血

- 虚血性腸炎，出血性腸炎による出血では，原則として保存的加療を行う．
- 出血性ポリープによる出血では，EMR を行う．
- 腺腫や癌など腫瘍性病変に対する EMR，あるいは ESD 後の出血に対しては，上部消化管と同様の止血術が必要である．緊急下部内視鏡に関しては，憩室出血，angiodysplasia など出血源が明らかな病変を同時に止血できる利点がある[5]．
- 内視鏡治療が困難である症例については，手術を考慮する（**表4**）．手術が困難である場合，IVR を用いる事があるが，腸管壊死などを合併するリスクがあり注意を要する[6]．

表4 手術移行を考慮する症例

1. 内視鏡的止血でコントロールできない（深掘れ潰瘍，太い露出血管）．
2. 急速大量輸血を要する．
3. 再出血を繰り返す．
4. IVR でコントロールできない．
5. 高齢者で重篤な合併疾患がある．

（辻井正彦，向井　章）

■ 参考文献

1) 日本消化器内視鏡学会：消化器内視鏡ガイドライン，第3版，2006.
2) 熊井浩一郎：消化管出血に対する内視鏡的止血の進歩；最新消化器内視鏡治療，先端医療技術研究所
3) Barkun AN, et al: International consensus recommendations on the management of patients with nonvariceal upper gastrointestinal bleeding. Ann Intern Med 152: 101-113, 2010.
4) Strate LL. Lower GI bleeding: epidemiology and diagnosis. Gastroenterol Clin North Am 34: 643-664, 2005.
5) Jensen DM, et al: Urgent colonoscopy for the diagnosis and treatment of severe diverticular hemorrhage. N Engl J Med 342: 78-82, 2000.
6) Cohn SM, et al: Angiography for preoperative evaluation in patients with lower gastrointestinal bleeding: are the benefits worth the risks? Arch Surg 133: 50-55, 1998.

3 がん性疼痛 cancer pain

どういう疾患か？

1. 緩和ケアとがん性疼痛
- がん性疼痛とは，患者本人が痛いと訴えるすべてを指す[1]．
- がん患者は身体面，心理面，社会面，スピリチュアルな面などにおいて，様々な問題を抱えることが多い．緩和ケアとは，生命を脅かす疾患による問題に直面している患者とその家族に対して，疾患の早期より，身体的・心理的・社会的・スピリチュアルな問題に関して正当な評価を行い，それが障害とならないように予防したり対処したりすることでQOLを改善することである（WHO, 2002）．
- 身体面としては，痛みを含む様々な症状，日常生活動作の支障などがある．
- 心理面としては，不安，いらだち，孤独感，恐れ，うつ，怒りなどがある．
- 社会面としては，仕事上の問題，経済上の問題，家庭内の問題，人間関係などがあげられる．
- スピリチュアルな面としては，自分の人生の意味への問い，価値体系の変化，死への恐怖などが挙げられる．
- がん性疼痛はすべての面に大きな影響を与えうる．WHOは1986年に「がんの痛みからの解放」というガイドラインの中で，癌の痛みを取り除き，人間らしい生活を送ることは，患者の権利であるとしている．
- これらをすべて全人的苦痛（total pain）と認識して，主治医，腫瘍内科医，精神科医，放射線科医，看護師，薬剤師など多職種によるチームでのアプローチが必要である．本稿では，身体面の疼痛に焦点をあてる．

2. 侵害受容性疼痛
① 体性痛：皮膚・骨・筋などに対する機械的刺激による痛みで，疼痛場所が明確に指し示せる．
② 内臓痛：臓器の牽引や腫瘍に伴う被膜伸展や，消化管の内圧上昇に由来する痛みで，疼痛場所が漠然として，範囲が広いことが多い．

3．神経障害性疼痛（ニューロパシックペイン）
- 末梢神経系または中枢神経系の損傷に起因する痛みである．「しびれるような」，「電気が走るような」，「焼けるような」，「締め付けるような」，などと訴えが多彩である．
- がん性疼痛を有する患者の40％に認められると報告されている[2]．
- 原因としては，腫瘍関連症候群（骨転移に伴う疼痛，神経叢浸潤），治療関連症候群（手術創，ドレーン挿入部，シスプラチンやパクリタキセルなどの薬剤投与後）などが挙げられる．オピオイドが効きにくいため，鎮痛補助薬や神経ブロックが必要となる．
- WHO方式がん疼痛治療法を基本にして，鎮痛補助薬を併用すること検討する．

治療に必要な検査と評価

1．痛みの評価
- 量的評価にはVAS（visual analogue scale），NRS（numerical rating scale），フェイススケールを用いて，治療効果を評価する．
- 疼痛パターンとして，持続痛，突出痛，あるいは両方で評価する．
- QOLに対する障害度を評価し，夜間の睡眠を可能にする，安静時の疼痛から解放する，体動時の疼痛を緩和する，などの目標を立てて治療を行い，日常生活の改善がなされているか評価する．

2．WHO方式の5原則
① By mouth：経口⇒経肛門⇒経静脈と，鎮痛薬の適切な投与経路を考慮する．
② By the clock：頓用ではなく，定時投与を行う．
③ By the ladder：除痛ラダーに従い，痛みの強さに従って鎮痛薬を選択する．
④ For the individual：患者毎の至適用量を用いる．
⑤ Attention to detail：繰り返し評価し，十分に副作用対策を行う．

3．WHO方式除痛ラダー
①第1段階：非オピオイド系鎮痛薬（NSAIDs，アセトアミノフェン）を用いる．
②第2段階：第1段階で用いた薬剤に加えて弱オピオイド（コデイン）を用いる．
③第3段階：第1段階で用いた薬剤に加えて強オピオイド（モルヒネ，オキシ

コドン，フェンタニルなど）を用いる．

EBMに基づく治療の基本

1. 非オピオイド鎮痛薬
- 痛みを中枢が認知すると，交感神経が優位となり，局所にて血管収縮により組織内の酸素が欠乏し，セロトニン・ヒスタミン・プロスタグランジンなどの生成が亢進し，疼痛・炎症が助長される．このメカニズムによる疼痛を抑えるために，NSAIDsの使用が有効となる．
- 非オピオイド鎮痛薬には，天井効果が存在する．

2. オピオイドローテーション
- 現在，様々なオピオイド鎮痛薬がわが国において使用可能である．その効果や副作用を考慮して，患者毎に有効な除痛を得ることを目的として，適宜オピオイドを変更する（表1）．基本的に，モルヒネ，オキシコドン，フェンタニルをローテートする．
- 各オピオイドは，1日の中で定時に処方を行い，突出痛を自覚したときや，疼痛が予測されるときに，レスキューとして速放剤を使用する．レスキュードーズは，内服時では1日量の1/6〜1/10量を，持続点滴や皮下注射時には1日量の1/24量を用いる．また，経口投与より経静脈投与に切り替える場合には，1/3の量から，経口投与より硬膜外投与に切り替える場合には，1/10投与量から開始する．
- WHOのガイドラインでは，モルヒネと一部のオピオイド鎮痛薬には天井効果（ceiling effect）がないことが明らかにされている．つまり，副作用に耐えられる量である限りにおいて，増量することができる．

3. オピオイド受容体
- オピオイド受容体によってそれぞれ生理作用が異なり，オピオイドの各受容体との親和性も異なる（表2）．これらの違いにより，副作用の出現種類が異なるため，このような生理作用を理解した上で，投与薬を決定する．

表1 各オピオイドの特徴

	モルヒネ	オキシコドン	フェンタニル
腎障害	あり	少ない	なし
嘔気・嘔吐	++	+	±
便秘	++	++	±
眠気	++	+	±
せん妄	++	+	±
呼吸抑制	+	+	+

表2 オピオイド受容体

	作用	モルヒネ	オキシコドン	フェンタニル
μ1	鎮痛,多幸感,尿閉,掻痒感,食欲抑制	+++	++	+++
μ2	鎮痛,嘔気,嘔吐,呼吸抑制,便秘	+++	++	−
κ	鎮痛,鎮静,気分不快,興奮,呼吸抑制	+	+	−
δ	鎮痛,呼吸抑制	−	−	−

〈投与経路の変更〉
- 経口投与から変更する場合,経静脈投与は1日投与量の1/3,皮下投与は1/2より開始し,レスキューは1時間量を用いる.
- 持続皮下注射は前胸部など固定しやすい場所に27G翼状針を用いて投与する.注射速度の限界は2mL/時である.
- PCA(patient-controlled analgesia)ポンプの使用により,患者本人の意思に従い鎮痛剤を投与できる.

表3 モルヒネ換算表

経路	薬剤名	商品名	開始時用量	1日量			
内服	硫酸モルヒネ	MSコンチン®	10mg×2回/日	60mg	120mg	180mg	240mg
坐薬	塩酸モルヒネ	アンペック®	10mg×2回/日	60mg	(90mg)		
静注	塩酸モルヒネ	塩酸モルヒネ®	10～20mg/日	30mg	60mg	90mg	120mg
内服	塩酸オキシコドン	オキシコンチン®	5mg×2回/日	40mg	80mg	120mg	160mg
貼付	フェンタニル	デュロテップ®		2.5mg	5mg	7.5mg	10mg
静注	クエン酸フェンタニル	フェンタネスト®	0.2～0.3mg/日	0.6mg	1.2mg	1.8mg	2.4mg

表4 現在わが国にて使用可能であるオピオイド（緩和治療学会ガイドライン[3]より改変）

	薬剤名	剤形	投与経路	投与間隔
モルヒネ硫酸塩	カディアン®	カプセル，粒	経口	24時間毎
	ピーガード®	錠	経口	24時間毎
	MSコンチン®	錠	経口	12時間毎
	MSツワイスロン®モルペス	細粒	経口	12時間毎
	モルヒネ塩酸塩®	末，錠	経口	4時間毎（定期）1時間（レスキュー）
	オプソ®	内服液	経口	4時間毎（定期）1時間（レスキュー）

	薬剤名	剤形	投与経路	投与間隔
モルヒネ塩酸塩	パシーフ®	カプセル	経口	24時間毎
	アンペック®	坐剤	経直腸	6～12時間毎 2時間（レスキュー）
	モルヒネ塩酸塩	注	経静脈，硬膜外，皮下	単回・持続
オキシコドン	オキシコンチン®	錠	経口	12時間毎
	オキノーム®	散	経口	6時間毎（定期） 1時間（レスキュー）
	オキファスト®	注	経静脈	単回・持続
	パビナール®	注	皮下	単回・持続
フェンタニル	デュロテップ®	貼付	経皮	72時間毎
	ワンデュロパッチ	貼付	経皮	24時間毎
	フェンタニル®	注	経静脈，硬膜外，くも膜	静・硬；持続 くも膜；単回
ペチジン	オピスタン®	末	経口	8時間毎
	オピスタン®	注	皮下，静脈，筋肉	3～4時間毎

4．オピオイド
（1）モルヒネ
- 急に減量や中止を行うと退薬症状（生あくび，嘔気，下痢，不眠，不安，興奮，発汗など）が出現するため，前日投与量の25％ずつ減量を行う．
- 嘔気は1～2週間で軽快してくることが多い．
- 嘔気予防として，プロクロルペラジン（ノバミン®），ハロペリドール（セレネース®），メトクロプラミド（プリンペラン®），ドンペリドン（ナウゼリン®），ステロイドなどを使用する．
- 便秘の程度は投与量と相関し，耐性を生じない．

- 酸化マグネシウムや大建中湯®などの浸透圧性緩下剤と，センノシド（プルゼニド®），ビコスルファートナトリウム（ラキソベロン®）などの刺激性緩下剤を併用する．
- 眠気は開始時や増量時に出現することが多く，3～5日後で耐性を生じる．
- 腎機能低下患者では代謝産物である M6G が蓄積し，傾眠を生じることがある．
- 眠気が強い場合には過量投与が疑われるため，減量を考慮する．
- 呼吸抑制はモルヒネが延髄の呼吸中枢への直接作用で生じる．過量投与や急速な血中濃度の上昇に生じることが多い．
- 重篤な呼吸抑制時にはナロキソン注を使用する．
- モルペス®は経管投与可能であるが，時間が経過すると成分が溶解するため，懸濁後速やかに投与する．
- パシーフ®は徐放剤と速放剤の混合であるため，即効性がある．
- ピーガード®は食事による影響を受けるため，眠前投与を行う．

(2) フェンタニル
- 腸管運動抑制作用は少ないため，腸閉塞や嘔気を有する患者に使いやすい．
- 代謝産物に活性はないため，腎機能低下患者での有用性が高い．
- 静注剤から貼付剤に変更する際には，6時間ごとに半量ずつ減量し中止する．
- 貼付剤は，皮膚の状態により吸収率に影響を与えるため，血中濃度の動きに幅があり，第一選択薬とはならない．

5．鎮痛補助薬
(1) 抗痙攣薬
- "電気が走るような" "針が刺すような" といった神経障害性疼痛の発作性の痛みに有効である．
- 定期的に血中濃度を測定する必要がある．
- 眠気に注意する．
- ガバペンチン（ガバペン®），プレガバリン（リリカ®）は，他の抗痙攣剤や抗うつ剤より眠気が弱いため使いやすく，神経障害性疼痛の第一選択薬と考えられている．

(2) 抗うつ薬
- "しびれた" "締め付けられるような" といった神経障害性疼痛の持続性のしびれ感に有効である．
- 眠気，せん妄，低血圧に注意する．

(3) 抗不整脈薬

- "しびれた""締め付けられるような"といった神経障害性疼痛の持続性のしびれ感や発作性の痛みに有効である．眠気の副作用はなく速やかに効果が表れる．
- メキシレチン（メキシチール®）は，200mg を超えると消化器症状が出やすくなる．
- フレカイニド（タンボコール®）は，メキシチール®より鎮痛効果が強いが，心不全には禁忌である．
- リドカインは過量投与により嘔吐や不穏症状が出現するため，疑われる場合には血中濃度を測定する．

(4) NMDA 受容体拮抗薬

- NMDA（N-メチル-D-アスパラギン酸）受容体拮抗薬は体動時や体性痛，神経障害性疼痛に有効である．
- 副作用としてめまい，ふらつき，悪心，悪夢などが認められる．
- ケタミン（ケタラール®）は鎮痛補助薬として最も効果が高いとされるが，麻薬指定であることに注意が必要である．

(5) コルチコステロイド

- コルチコステロイドは骨や神経が圧迫されて起こる疼痛や頭蓋内圧亢進による頭痛などに効果が期待される．長期投与では，高血糖や骨粗鬆症，消化性潰瘍など様々な副作用の出現に注意が必要である．

(6) その他

- ベンゾジアゼピン系抗不安薬のジアゼパム（セルシン®，ホリゾン®）は筋痙攣による痛みに有効である．
- クロニジン（α2アドレナリン作動薬）は神経障害性疼痛に有効である．
- 近年，抗癌剤（タキソール，タキソテール，シスプラチン，オキサリプラチンなど）に伴う末梢神経障害による痛みに対して，リリカ®が世界で初めてわが国で承認された．中枢神経系にてカルシウムの流入を抑制し，興奮性神経伝達物質の遊離を抑制して，痛みを和らげる．
- ビスフォスフォネートは骨転移による痛みに有効であり，骨折などのイベントを減少させる役割も示されている．

6．癌性疼痛に対する非薬物療法

- 薬物療法で効果が充分に得られない場合，放射線療法，神経ブロック，整形外科的処置，鍼灸などの非薬物療法を考慮する．

表5 代表的な鎮痛補助薬

薬剤名	商品名	開始量	最大量	投与法
抗痙攣薬				
ガバペンチン	ガバペン®	200mg		就寝前 1回〜分3
クロナゼパム	ランドセン® リボトリール®	0.5mg	2mg	就寝前 1回〜分2
カルバマゼピン	テグレトール®	100mg	800mg	就寝前 1回〜分2
バルプロ酸	デパケン®	200mg	1200mg	分2〜3
抗鬱薬				
アモキサピン	アモキサン®	10〜25mg	100mg	就寝前1回
アミトリプチリン	トリプタノール®	10〜25mg	100mg	就寝前1回
抗不整脈薬				
リドカイン	静注用キシロカイン®	120〜500mg/日	1200mg/日	持続静注
メキシチレン	メキシチール®	300mg	450mg	分3
フレカイニド	タンボコール®	100mg	200mg	分2
NMDA受容体拮抗薬				
ケタミン	ケタラール®	50〜100mg	500mg/日	持続静注
ステロイド				
デキサメタゾン	デカドロン®	0.5〜1mg	8(〜16mg)	朝1回 (朝昼分2)
抗不安薬				
ジアゼパム	セルシン®, ホリゾン®	2mg	15mg	就寝前 1回〜分3

表5 つづき

薬剤名	商品名	開始量	最大量	投与法
α2作動薬				
クロニジン	カタプレス®	0.15mg	2mg	分2
鎮痛剤				
プレガバリン	リリカ®	150mg	600mg	分2
ビスフォスフォネート				
ゾレドロン酸	ゾメタ®	4mg		1～2週に1回

- 放射線療法は疼痛を伴う骨転移に対して有効である．
- 骨転移に伴う強固な疼痛に対しては，ストロンチウム投与による症状緩和の可能性がある．ストロンチウムは骨代謝の盛んな領域に分布し，骨転移腫瘍による疼痛を抑制し，鎮痛剤の使用量を減量できる可能性がある．
- 放射線療法は，嘔気，嘔吐，頭痛などの頭蓋内圧亢進症状や神経症状を伴う脳転移に対して有効である．
- 末梢性に局在した，モルヒネが効きにくい体動時痛や寒冷刺激により悪化する痛みには神経ブロックの適応がある．
- 膵癌などによる腹痛や背部痛には，腹腔神経叢ブロックを考慮する．近年では，超音波内視鏡下腹腔神経叢破壊術が選択肢の一つとなっている．
- 直腸癌による会陰部の疼痛に対して，上下腹神経叢ブロックやサドルブロックを行うことは選択肢の一つと考えられる．

（林　義人，平松直樹）

■ 参考文献
1) Twycross R: Palliative care. The joy of death. Lancet 350: SIII20, 1997.
2) Caraceni A: An international survey of cancer pain characteristics and syndromes. IASP Task Force on Cancer Pain. International Association for the Study of Pain. Pain 82: 263-274, 1999.
3) 日本緩和医療学会：がん疼痛の薬物療法に関するガイドライン，2010.

■ 外国語索引 ■

A

AAA	16
acute hepatitis	1
acute liver failure	13
acute obstructive suppurative cholangitis: AOSC	188
acute respiratory distress syndrome: ARDS	212
Adalimumab	360
adenoma	78
adenoma-carcinoma sequence 説	389
ADV	36
advanced colon cancer	389
advanced gastric cancer	324
AIH: autoimmune hepatitis	110
AIO 法	397
ANA	111
AOC（acute on chronic）肝不全	12
AOSC: acute obstructive suppurative cholangitis	188
aPBC	123
APC: argon plasma coagulation	273, 287
API1/MALT1 キメラ遺伝子	338, 341
ARDS: acute respiratory distress syndrome	212
argon plasma coagulation: APC	273, 287
AS	273
5-ASA	358, 371
ASMA	111
ATP7B 遺伝子	139
Auerbach 神経叢	293
autoimmune hepatitis: AIH	110
AZA	371
AZP	119
A 型胃炎	299, 428
A 型肝炎	1

B

β-blocker	275
BAE: balloon assisted endoscopy	349
balloon assisted endoscopy: BAE	349
balloon occluded retrograde transvenous obliteration: B-RTO	72, 275
Barrett 食道	264
BBP: Bevacizumab Beyond First Progression	401
BCAA	66
bevacizumab	399
Bevacizumab Beyond First Progression: BBP	401
brain-gut interaction	403
B-RTO: balloon occluded retrograde transvenous obliteration	72, 275
Brunt の分類	160
BT-PABA 試験	225
BTR	16
bull's sign	95
B 型肝炎	1
B 型肝炎母子感染対策事業	8
B 型感染ウイルス	25
B 型慢性肝炎	25

C

CA19-9	232
CAGE 法	150
cancer pain	445
CD56	428
CDAI: Crohn's disease activity index	355
CDDP	288
CEA	232
central scar	78
cetuximab	400
Charcot の三徴	189
CHARM 試験	363
CHDF: continuous hemodiafiltration	19, 219
Child-Pugh Score	65
Child-Pugh 分類	62
CHOICE 試験	363
CHOP	341
chromogranin A	428
chronic hepatitis B	25
c-kit	316
CLASSIC Ⅰ試験	363
CLASSIC Ⅱ試験	363
clinical activity index	369
CMV	3
CNSDC	126
colon cut-off sign	212
compromised host	414
continuous hemodiafiltration: CHDF	19, 219
CORRECT 試験	401
Cowden 病	387
Crohn's disease	354
Crohn's disease activity index: CDAI	355

Cronkhite-Canada 症候群　387
Cullen 徴候　212
CyA: cyclosporine A　21
cyanoacrylate 系組織接着剤　274
cyclosporine A: CyA　21
CYP　102
C 型肝炎　2
C 型肝炎ウイルス　42

D

DDW-J2004 薬剤性肝障害ワークショップのスコアリング　104
de Gramont 法　397
de novo B 型肝炎　21
de novo 説　389
DIC　20
DLBCL　338
DLST　5, 104
DPP-4 阻害薬　166
DUPAN-2　232
D 型肝炎　2
D- ペニシラミン　142

E

early gastric cancer　324
EBD: endoscopic biliary drainage　192
EBV　3
EB ウイルス　3
EIS: endoscopic injection sclerotherapy　273, 277, 280
emperipolesis　110
EMR: endoscopic mucosal resection　287, 327, 383
ENBD: endoscopic nasobiliary drainage　193
EndoCinch　265
endoscopic biliary drainage: EBD　192
endoscopic injection sclerotherapy: EIS　273, 277, 280
endoscopic mucosal resection: EMR　287, 383
endoscopic nasobiliary drainage: ENBD　193
endoscopic papillary balloon dilatation: EPBD　194
endoscopic retrograde cholangiography: ERC　192
endoscopic sphincterotomy: EST　193, 217
endoscopic submucosal dissection: ESD　287, 383
endoscopic variceal ligation: EVL　273
ENGBD　185
ENPD 細胞診　234
EPBD: endoscopic papillary balloon dilatation　194
epigastric pain syndrome: EPS　341
EPS: epigastric pain syndrome　341
Epstein-Barr virus　3
ERC: endoscopic retrograde cholangiography　192
ERCP　190, 205
ERCP 後膵炎　211, 220, 234
ESD: endoscopic submucosal dissection　287, 327, 383
EST: endoscopic sphincterotomy　193, 217
ESWL　229
ETV　37
EUS　205, 233, 286, 381
EUS-FNA　233, 234, 428
EUS-GBD　185
EUS 下胆嚢ドレナージ術　185
EVL: endoscopic variceal ligation　273, 275, 277, 279
EXTEND 試験　363
E 型肝炎　2

F

familial adenomatous polyposis: FAP　312
FAP: familial adenomatous polyposis　312
FD: functional dyspepsia　341
FDG-PET　286
FGIDs: functional gastrointestinal disorders　403
FIB4 index　158
Fischer 比　16
Fletcher 分類　321
FNH: focal nodular hyperplasia　77
focal nodular hyperplasia: FNH　77
FOLFIRINOX 療法　239
FOLFIRI 療法　398
Forrest 分類　305
Franz tumor　248
5-FU　288
5-FU+LV 療法　397
fulminant hepatitis　11
functional dyspepsia: FD　341
functional gastrointestinal disorders: FGIDs　403

G

GAIN 試験　363
Gardner's syndrome　386

gastric adenoma		311
gastric cancer		324
gastric polyp		311
gastroesophageal reflux disease: GERD		261
gastrointestinal stromal tumors: GIST		316
genotype		2
GERD: gastroesophageal reflux disease		261
GIST: gastrointestinal stromal tumors		316
G-I 療法		20
GMA		362, 372
granular type: LST-G		380
Grey-Turner 徴候		212

H

H.pylori	303, 312, 337, 340
H.pylori 除菌療法		307
HAART 治療		8
HAV		1
HA ワクチン		8
HBIG		8
HBV		1, 25
HB ワクチン		8
HCV		2, 42
HCV 遺伝子型		42
HDV		2
Heller-Dor 法		295
hemangioma		75
Hemojuvelin		140
hemolytic uremic syndrome: HUS		415
hepatic iron index: HII		141
Hepcidin		140
HEV		2
HFE 遺伝子		140
highly active anti-retroviral therapy		8
HII: hepatic iron index		141

HMG-CoA 還元酵素阻害薬		165
5-HT$_3$		406
HUS: hemolytic uremic syndrome		415
hyperplastic polyp		379

I

IBS: irritable bowel syndrome		403
ICD-10		150
IDUS		205
IFN		32, 51
IFN β		20
IgG4 関連硬化性胆管炎		135, 136
IgM-HBc 抗体		4
IL28BSNP		52
ileus		417
infectious enteritis		412
Infliximab		360
infusion reaction		361
interface hepatitis		110
intraductal papillary-mucinous neoplasm: IPMN		242
IPCL		285
IPMN: intraductal papillary-mucinous neoplasm		242
IPMN 由来浸潤癌		231, 242
irritable bowel syndrome: IBS		403
ischemic colitis		409

K

Kayser-Fleischer 輪		139
keyboard sign		418
Ki-67/MIB-1 指数		429
KIT		316

L

LAM		36
lanreotide		430
late evening snack: LES		68
late onset hepatic failure: LOHF		12
laterally spreading tumor: LST		380
LCAP		372
Lemmel syndrome		129, 188
LES: late evening snack		68
liver abscess		171
liver cyst		170
LOHF: late onset hepatic failure		12
long segment Barrett's esophagus: LSBE		264
LSBE: long segment Barrett's esophagus		264
LST: laterally spreading tumor		380
LST-G: granular type		380
LST-NG: non-granular type		380
Ludwig 分類		126
Lugano の国際分類		339
lymphoepithelial lesion		337

M

MALT リンパ腫		336, 337
Matteoni の分類		160
Matts 分類		370
Mayo score		370
Mayo モデル		130
MCN: mucinous cystic neoplasm		246
MELD スコア		73, 130
metallic sound		417
metallic stent		206
Methotrexate		362

mFOLFOX6 療法　　397
Miettinen 分類　　321
Mirizzi syndrome　　188
modified Fletcher 分類　320
6-MP: 6-mercaptopurine
　　　　　　　360, 371
MRCP　　　　　　190
mucinous cystic neoplasm:
　MCN　　　　　　246
Murphy sign　　　178

N

NAFIC スコア　　　158
NAFLD: nonalcoholic fatty
　liver disease　　156
NAFLD activity score: NAS
　　　　　　　　　161
NAFLD fibrosis score　158
Narrow Band Imaging: NBI
　　　　　　　　　285
NAS: NAFLD activity score
　　　　　　　　　161
NASH: nonalcoholic
　steatohepatitis　156
NAT2　　　　　　103
NBI: Narrow Band Imaging
　　　　　　　　　285
necrosectomy　　　219
NERD: non-erosive reflux
　disease　　　　261
NET: neuroendocrine
　tumor　　　256, 427
neuroendocrine tumor:
　NET　　　　256, 427
Nissen 法　　　　　265
niveau　　　　　　418
NOMI　　　　　　409
nonalcoholic fatty liver
　disease: NAFLD　156
nonalcoholic steatohepatitis:
　NASH　　　　　156
non-erosive reflux disease:

NERD　　　　　　261
non-granular type: LST-NG
　　　　　　　　　380
NRS: numerical rating scale
　　　　　　　　　446
NSAIDs　　　　303, 446
NSE　　　　　257, 428
numerical rating scale: NRS
　　　　　　　　　446

O

obscure gastrointestinal
　bleeding: OGIB　349
octreotide　　　　430
OGIB: obscure
　gastrointestinal bleeding
　　　　　　　　　349
on-demand 療法　　264
O リング　　　　　273

P

patient-controlled analgesia:
　PCA　　　　　　448
PBC: primary biliary
　cirrhosis　　　　123
PCA: patient-controlled
　analgesia　　　448
PCA ポンプ　　　　448
PDGFRA 遺伝子　　316
PDS: postprandial distress
　syndrome　　　341
PDT: photodynamic therapy
　　　　　　　　　287
PE　　　　　　　　19
Peg-IFN/ リバビリン併用
　療法　　　　　45, 54
Pegylated-IFN α　　43
PEI：percutaneous ethanol
　injection　　　　 88
percutaneous ethanol
　injection：PEI　　88

percutaneous transhepatic
　biliary drainage: PTBD
　　　　　　　　　192
percutaneous transhepatic
　cholangial drainage:
　PTCD　　　　　194
percutaneous transhepatic
　cholangioscope: PTCS
　　　　　　　　　194
peripheral nodular
　enhancement　　 76
peroral cholangiography:
　POCS　　　　　195
per-oral endoscopic
　myotomy: POEM　295
PET-CT　　　　　234
Peutz-Jeghers syndrome
　　　　　　　　　386
Peutz-Jeghers 型ポリープ
　　　　　　　　　379
Phase Ⅰ　　　　　102
Phase Ⅱ　　　　　102
photodynamic therapy: PDT
　　　　　　　　　287
pit pattern 部　　　380
pit pattern 分類　　382
plastic stent　　　206
pNET　　　　　　256
PNPLA3　　　　　157
POCS: peroral
　cholangiography　195
POEM: per-oral endoscopic
　myotomy　　　295
poor metabolizer　102
postprandial distress
　syndrome: PDS　341
primary biliary cirrhosis:
　PBC　　　　　　123
primary sclerosing
　cholangitis: PSC　134
PSC: primary sclerosing
　cholangitis　　　134
PSL　　　　　　　118

外国語索引

PTBD: percutaneous transhepatic biliary drainage 192
PTCD: percutaneous transhepatic cholangial drainage 194
PTCS: percutaneous transhepatic cholangioscope 194
P-V シャント 70

R

radiofrequency ablation: RFA 86
RAS: Rokitansky-Aschoff sinus 200, 203
RC 271
R-CHOP 341
reddish patch 128
Reynolds の五徴 189
RFA: radiofrequency ablation 86, 97
Rhodanine 染色 141
Rokitansky-Aschoff sinus: RAS 200, 203
Rome Ⅲ基準 341
Rome Ⅲ診断基準 403

S

SACI 257
SAP: symptom association probability 262
SASP 358
S-B tube: Sengstaken-Blakemore tube 272
SBP 65
SC: seroconversion 4, 26
Scheuer 分類 126
SCN: serous cystic neoplasm 247
Sengstaken-Blakemore tube: S-B tube 272
sentinel loop sign 212
sequential 療法 37
seroconversion: SC 4, 26
seronegative: SN 26
serous cystic neoplasm: SCN 247
serrated pathway 389
sessile serrated adenoma/polyp: SSA/P 389
Sherman 分類 425
short segment Barrett's esophagus: SSBE 264
SI: symptom index 262
SILC: single incision laparoscopic cholecystectomy 185
SIM: specialized intestinal metapasia 264
single incision laparoscopic cholecystectomy: SILC 185
SN: seronegative 26
solid and cystic tumor 248
solid-psudopapillary neoplasm: SPN 248
somatostatin receptor 428
somatostatin receptor scintigraphy: SRS 429
Span-1 232
sPBC 123
specialized intestinal metapasia: SIM 264
SPN: solid-psudopapillary neoplasm 248
SRS: somatostatin receptor scintigraphy 429
SSA/P: sessile serrated adenoma/polyp 389
SSBE: short segment Barrett's esophagus 264
SSI: symptom senseitivity index 262
STD 腸炎 412
Stretta 266
Sydney system 297
symptom association probability: SAP 262
symptom index: SI 262
symptom senseitivity index: SSI 262
synaptophysin 428

T

TACE: trancecatheter arterial chemoembolization 89
TIPS: transjugular intrahepatic porto-systemic shunt 70, 275
TML 試験 401
TNF-α 抗体 372
top-down 治療 361
Toupet 法 265
trancecatheter arterial chemoembolization: TACE 89
transjugular intrahepatic portosystemic shunt: TIPS 70, 275
tubular adenomatous polyp 378
Turcot's syndrome 386

U

UBT: urea breath test 304
UDCA 119, 181
UDP-グルクロン酸転移酵素 102
UGT 102
UGT1A1 103
ulcerative colitis 366
urea breath test: UBT 304

V

VAS: visual analogue scale 446
VELOUR 試験 401
villous adenomatous polyp 378
VIPoma 256

W

visual analogue scale: VAS 446
volumetry 17

WHO 分類 427
WHO 方式がん疼痛治療法 446
WHO 方式除痛ラダー 446

X

XELOX 療法 398

日本語索引

あ

亜鉛	72, 143
悪性サイクル	304
アサコール®	371
アザチオプリン	119
アザニン®	360
アセトアミノフェン	108, 446
アダカラム®	372
アディポサイトカイン	153, 206
アデホビル	36
5-アミノサリチル酸	358, 371
アメーバ性肝膿瘍	171
アモキシシリン	308
アルコール性肝炎	146, 148
アルコール性肝癌	148
アルコール性肝硬変	148
アルコール性肝障害	145
アルコール性肝線維症	146, 148
アルコール性脂肪肝	146, 148
アルコール離脱症候群	151
アルゴンプラズマ凝固療法	273, 287
アルデヒド脱水素酵素（ALDH）2活性	285
アレルギー特異体質	99
アロプリノール	50
アンチトロンビンIII	20
胃悪性リンパ腫	336
胃炎	297
胃潰瘍	303
胃癌	96, 324
胃穹隆部静脈瘤	279
異型リンパ球	3, 5
胃静脈瘤	194, 274, 278
胃食道逆流症	194, 261
胃腺腫	311
胃底腺ポリープ	312
遺伝子型	2
遺伝性膵炎	231
遺伝性膵癌症候群	231
遺伝的多型	102
胃粘膜下腫瘍	316
胃ポリープ	311
イマチニブ	322
イムラン®	360
イリボー®	406
イレウス	417, 434, 436
イレウス管	418
インクレチン製剤	166
インスリノーマ	256
インスリン抵抗性改善薬	163
インターフェロン	32
インターフェロン治療	34
ウィルソン病	139
ウェルニッケ脳症	151
右中下腹部痛	421
ウルソデオキシコール酸	67, 108, 119, 129, 181
運動療法	162
壊死性膵炎	219
エゼチミブ	165
エタノール	145
10%エタノラミン・オレート	273
エトキシスクレロール®	273
エベロリムス	259
エラスターゼ1	232
エルロチニブ	237
エレンタール®	358
塩酸シプロフロキサシン	361
塩酸トリエンチン	142
炎症性腸疾患	134
エンテカビル	20, 37
エンドトキシン吸着療法	152
オーバーラップ症候群	120
オクトレオチド	259
オピオイド	447
オメプラゾール	308
オルダミン®	273

か

潰瘍性大腸炎	366
化学放射線療法	237, 289
化学療法	23, 90
核酸アナログ	32
核酸アナログ製剤	7
核酸アナログ治療	35
拡大内視鏡	286
拡大内視鏡検査	381
核分裂像数	429
過形成性ポリープ	312, 379
過誤腫性ポリープ	379
ガストリノーマ	256
仮性嚢胞	229, 230
家族性大腸腺腫症	312, 385
果糖摂取量	162
化膿性肝膿瘍	171
過敏性腸症候群	403
可溶性IL-2レセプター	339
顆粒球吸着療法（GMA）	362, 372
カルチノイド	317, 427
カルチノイド症候群	428
癌	196

日本語索引

肝移植	18, 73, 89, 120, 130, 137, 167, 281	急性胆管炎	188	経鼻胆道ドレナージ	193
肝血管腫	75	急性胆嚢炎	177	経皮的エタノール注入療法	88
肝合成能	64	急性胆嚢炎の重症度判定基準	179	経皮的肝内門脈静脈短絡術	275
肝細胞癌	81	急性胆嚢炎の初期治療	182	経皮的胆嚢ドレナージ	184
肝細胞障害型	99	急性胆嚢炎の診断基準	179	劇症化の予知式	17
肝細胞腺腫	78	急性胆嚢炎の特徴的画像検査所見	179	劇症肝炎	1, 11, 100
肝細胞のロゼット形成	110	急性虫垂炎	434, 436, 438	血液・体液汚染事故	9
間質性肺炎	237	急性閉塞性化膿性胆管炎	188	血液濾過透析	19
肝生検	107	鏡面像	418	血球成分除去療法	362, 372
がん性疼痛	445	局所進行切除不能例	237	血行性転移	392
肝性脳症	11, 20, 61, 66	局所療法	86	血漿交換	19
肝性腹水	68	虚血性腸炎	409, 414	血中・尿中抗体測定	304
肝切除	85, 96	巨大型静脈瘤	279	原因不明消化管出血	349
感染型	412	筋性防御	433	限局性結節性過形成	77
感染性膵壊死	219	金属ステント	194	健康食品	100, 327
感染性腸炎	412	金属性有響音	417	嫌酒剤	152
肝組織診断基準	30	くも状血管腫	61	原発性硬化性胆管炎	134
肝転移	392	クラリスロマイシン	308, 340	原発性胆汁性肝硬変	123, 327
肝動注化学療法	97	グリチルリチン酸	67	抗 EGFR 抗体	400
肝動脈化学塞栓術	89	グリチルリチン製剤	7, 108	抗 gp210 抗体	125
肝内結石	188	グルカゴノーマ	256	抗 HBs ヒト免疫グロブリン	8
肝囊胞	170	グルカゴン-インスリン療法	20	高 IgG4 血症	252
肝膿瘍	171	グルクロン酸転移酵素	103	抗 LKM-1 抗体	111
肝庇護薬	166	クローン病	354	抗 TNF-α 抗体	360
漢方薬	100	クローン病診断基準	356	抗 VEGF 抗体	399
肝予備能	62	クローン病治療指針	359	抗ウイルス治療	32
既往感染	15	クロモグラニン A	257	抗核抗体	111
機械的腸閉塞	417	経頚静脈的肝内門脈大循環シャント	70	抗核膜孔抗体	125
機能性消化管障害	403	経口胆石溶解療法	181	抗酸化療法	163
機能性ディスペプシア	341	経口胆道鏡	194	抗セントロメア抗体	125
機能的腸閉塞	417	経皮経肝胆道鏡	194	光線力学的治療	287
偽膜性腸炎	414	経皮経肝胆道ドレナージ	194	酵素活性欠損者	102
木村・竹本分類	300	経皮経肝胆嚢吸引穿刺法	184	行動療法	163
逆流性食道炎	261	経皮経肝の塞栓術	72	高分化型神経内分泌腫瘍	427
キャリア	15	経皮経肝的ドレナージ	192	抗平滑筋抗体	111
救済（Salvage）治療	289			抗ミトコンドリア抗体	125
急性胃炎	298			高齢者	409
急性肝炎	1			5 類感染症	6
急性肝炎重症型	12				
急性肝細胞障害型	107				
急性肝不全	13				
急性膵炎	211, 434, 436, 438				

コレスチミド	108	重症型アルコール性肝炎		膵壊死部摘除術	219
コレスチラミン	130		147	膵外分泌機能	240
コレステロール胆石	177	重症肝炎	1	膵外分泌機能検査	225
コレステロールポリープ		重症急性膵炎	215	膵外分泌機能低下	224, 229
	196	縦走潰瘍	354	膵仮性嚢胞	220
コロネル®	407	十二指腸潰瘍	303	膵癌	231
混合型	242	絨毛腺腫	378	膵管内乳頭粘液性腫瘍	242
昏睡度分類	16	手掌紅斑	61	膵性胸膜水	229
コンスタン®	407	主膵管型	242	膵石	229
		出血性胃潰瘍	309	膵体尾部切除術	236
さ		術前化学放射線療法	236	膵胆管合流異常	211
		漿液性囊胞腫瘍	247	膵頭十二指腸切除術	236
サーベイランス	82	消化管感染症	414	膵内分泌機能検査	227
再活性化	22	消化管出血	440	膵内分泌腫瘍	256
サイトメガロウイルス	3	消化管穿孔	434, 436	膵膿瘍	219
再燃	43	消化性潰瘍	437	スタチン系製剤	165
再発大腸癌	394	症候性 PBC	123	ステロイド	252, 358
痤瘡様皮疹	238	小腸疾患	349	ステロイドパルス療法	20
左側大腸炎型	373	小腸造影検査	351	ステント挿入術	291
サラゾピリン®	358, 371	小腸内視鏡検査	351	ステント留置	193
酸化ストレス	164	上皮乳頭内毛細血管ループ		スニチニブ	259, 322
Ⅲ型プロコラーゲン N 末			285	生活指導	160
端ペプチド	64	除菌療法	340	生検組織鏡検法	304
サンデュミン®	371	食後愁訴症候群	341	生存率	158
敷石像	354	食事療法	162	生体部分肝移植	17
磁器様胆囊	180	食中毒	412	生物学的製剤	360
シクロスポリン	371	食道・胃静脈瘤	269	成分栄養剤	358
試験的再投与	104	食道・胃静脈瘤内視鏡所見		赤色栓	272
自己免疫性肝炎	110	記載基準	271	切除不能進行再発大腸癌	
自己免疫性膵炎	134, 252	食道アカラシア	293		395
自己免疫性膵炎診療ガイド		食道癌	285	セルソーバ®	372
ライン 2009	254	食道静脈瘤	275	セルロプラスミン	139, 141
自己免疫性膵炎臨床診断基		女性化乳房	61	セロトニン拮抗薬	406
準 2011	252	痔瘻	354	腺管腺腫	378
脂質異常症治療薬	165	新犬山分類	30	穿孔	437
止瀉薬	406	侵害受容性疼痛	445	腺腫	196
自助会	152	心窩部痛症候群	341	腺腫性ポリープ	378
シプロキサン®	361	神経障害性疼痛	446	全身化学療法	90
脂肪肝	145	神経内分泌腫瘍	96, 256	全大腸炎型	373
若年性ポリープ	379	進行胃癌	324	選択的消化管除菌	218
瀉血	143	進行大腸癌	389	選択的動脈内カルシウム注	
瀉血療法	167	迅速ウレアーゼ試験	304	入法	257
車軸状血管	78	膵・胆管合流異常症	203	造影 CT Grade	213

日本語索引

早期胃癌 324
早期大腸癌 378
早期胆嚢摘出術 184
総胆管結石 188
側方発育型腫瘍 380
ソマトスタチノーマ 256
ソマトスタチンアナログ製剤 259
ソマトスタチン受容体シンチ 429
ソラナックス® 407

た

体外衝撃波 229
体外衝撃波胆石破砕療法 181
代謝性特異体質 99
大腸癌 94, 96
大腸癌治療ガイドライン 389
大腸憩室炎 420
大腸内視鏡検査 380
大腸ポリープ 378
タクロリムス 371
竹の節様外観 355
胆管炎 188
胆管癌 135, 203
胆管結石 188
胆汁うっ滞型 99, 107
胆汁性腹膜炎 192, 194
胆石性急性膵炎 189
胆石保有者 177
胆道気腫 189
胆道ドレナージ 191, 206
胆嚢温存療法の適応基準 181
胆嚢癌合併率 180
胆嚢結石の治療 180
胆嚢腺筋腫症 200
胆嚢摘出後症候群 185
胆嚢壁移行性の良好な静注抗菌薬 183

胆嚢ポリープ 196
蛋白分解酵素阻害薬 217
チアゾリジン誘導体 164
チトクローム P450 102
遅発性肝不全 12
チャレンジテスト 104
中心瘢痕 78
虫垂炎 421
注腸造影検査 380
中毒性肝障害 99
中毒性巨大結腸症 375
超音波内視鏡 205, 286, 340
超音波内視鏡下穿刺 428
超音波内視鏡下穿刺吸引細胞診 233
超音波内視鏡検査 381
腸管悪性リンパ腫 336
腸管感染症 376
腸閉塞 417, 437
腸瘻・胃瘻造設 291
直腸炎型 373
著効 43
治療指針のフローチャート 182
鎮痛補助薬 451
鎮痙薬 406
通常型 1
低銅食 142
デフェラシロクス 143
テラビック® 45
テラプレビル 44, 49
テラプレビル/Peg-IFN/リバビリン併用療法 52
テラプレビル/Peg-IFN α2b/リバビリン併用療法 45
転移性肝癌 94
伝染性単核球症 3
動注療法 90
糖尿病 231
動脈硬化 162
特異体質性肝障害 99
特殊腸上皮化性 264

毒素型 412
特発性細菌性腹膜炎 65
ドセタキセル 288
トランジエントエラストグラフィー 158

な

内視鏡下食道噴門部縫縮術 265
内視鏡的拡張術 362
内視鏡的逆行性胆管造影法 192
内視鏡的経乳頭経鼻胆嚢ドレナージ 185
内視鏡的止血術 309
内視鏡的静脈瘤結紮術 273
内視鏡的静脈瘤硬化療法 273
内視鏡的切除 266
内視鏡的胆管拡張術 137
内視鏡的ドレナージ 192
内視鏡的乳頭括約筋切開術 193
内視鏡的乳頭バルーン拡張術 194
内視鏡的粘膜下層剥離術 287, 383
内視鏡的粘膜切除術 287, 383
内視鏡的バルーン拡張術 362
内臓脂肪 156
ナテグリド 166
二次性アルドステロン症 68
二次性硬化性胆管炎 136
二次無効 361
ニューロパシックペイン 446
尿素呼気試験 304
粘液性嚢胞腫瘍 246
脳死肝移植 17
脳と腸管の相互作用 403

日本語索引 465

囊胞変性	249	

は

バイタルサイン	440
肺転移	393
バイパス手術	291
背部痛	224
培養法	304
白色栓	272
白色紋理	128
パクリタキセル	289
バゾプレッシン	274
発癌率	158
白血球除去療法	152, 372
パテンシーカプセル	355
羽ばたき振戦	66
バルーン下逆行性経静脈的塞栓術	72, 275
バルーン拡張	294
パンクレリパーゼ	240
反跳痛	433
非アルコール性脂肪性肝炎	156
非アルコール性脂肪性肝疾患	156
ヒアルロン酸	64
非肝炎型	107
非乾酪性類上皮細胞肉芽腫	355
脾腫	5
ビスフォスフォネート	130
ビタミン	164
非びらん性逆流症	261
皮膚障害	238
非ホジキンリンパ腫	336
びまん性大細胞型 B 細胞リンパ腫	336, 338
ヒュミラ®	360
ビリルビンカルシウム石	177
フィブラート	165
フェノバルビタール	108
フェンタニル	451
腹腔鏡下胆嚢摘出術	182
腹腔頸静脈シャント	70
副腎皮質ステロイド	7, 108, 129, 371
副腎皮質ホルモン	358
腹水	61, 65
腹水濾過濃縮再静注法	70
腹部大動脈瘤	434
腹膜炎	433, 436, 438
腹膜播種	234
ブスコパン®	406
フラジール®	361
プラスチックステント	194
プルシアンブルー染色	141
プレドニゾロン	118, 358, 373
プログラフ®	372
プロトンポンプ阻害薬	264
プロブコール	165
分岐鎖アミノ酸	66
分枝型	242
分子標的薬	399
ペグイントロン®	45
ベザフィブラート	129
ヘモクロマトーシス	139
ヘリコバクター・ピロリ	337
便潜血検査	380
ペンタサ®	371
便中抗原測定法	304
放射線性腸炎	424
放射線治療	91
放射線療法	289
拇指圧痕像	410
保存的加療	410, 421
ボツリヌス菌毒素局注	295
ポリドカノール	273
ポリフル®	407
ポリペクトミー	383
ポリポーシス	384

ま

マスト細胞安定化薬	407
慢性胃炎	299
慢性肝細胞障害型	107
慢性胆管炎	188
慢性胆嚢炎	178
慢性非化膿性破壊性胆管炎	126
マントル細胞リンパ腫	338
マンニトール	21
右下腹部痛	422
右季肋部	178
無効	43
無症候性 PBC	123
無症候性キャリア	15, 29
武藤の式	18
メイラックス®	407
メシル酸ガベキサート	20
メシル酸デフェロキサミン	143
メシル酸ナファモスタット	20
メタボリックシンドローム	156
メトホルミン	164
メトロニダゾール	308, 341, 361
免疫調節薬	360, 371
免疫抑制	23
免疫抑制薬	371
モルヒネ	450
門脈圧亢進症	269

や

薬物性肝障害	99
薬物性肝障害診断基準の使用マニュアル	106
薬物性肝障害の基本治療	108
薬物相互作用	102

薬物リンパ球刺激試験	104	ラジオ波焼灼術	86, 97, 266	両側レンズ核	141
山田・福富分類	311	ラベプラゾール	308	旅行者下痢症	412
輸血後鉄過剰症	144	ラミブジン	36	リンパ球幼若化試験	5
溶血性尿毒症症候群	415	ラモセトロン	406	レベトール®	45
ヨード染色法	285	卵巣様間質	246	レミケード®	360
与芝の式	18	ランソプラゾール	308	ロイケリン®	360, 375
IV型コラーゲン 7S	64	リツキシマブ	22	ロサンゼルス分類	262
4類感染症	6	リパクレオン®	240	ロペミン®	406
		リバビリン	44, 51	ロペラミド	406
ら		リファキシミン	407	濾胞性リンパ腫	338
		リモナバン	167		
ラクツロース	20	硫酸ポリミキシンB	20		

消化器疾患治療マニュアル

2007年3月25日　第1版第1刷発行
2013年4月1日　改訂第2版第1刷発行

監　　修　　林　紀夫　HAYASHI, Norio
　　　　　　竹原徹郎　TAKEHARA, Tetsuo
発　行　者　　市井輝和
発　行　所　　株式会社金芳堂
　　　　　　〒606-8425 京都市左京区鹿ケ谷西寺ノ前町34番地
　　　　　　振替　01030-1-15605
　　　　　　電話　075-751-1111（代）
　　　　　　http://www.kinpodo-pub.co.jp/
組版・印刷　　亜細亜印刷株式会社
製　　本　　株式会社兼文堂

Ⓒ林　紀夫，竹原徹郎，2013
落丁・乱丁本は直接小社へお送りください．お取替え致します．

Printed in Japan
ISBN978-4-7653-1560-9

・**JCOPY** <（社）出版社著作権管理機構 委託出版物>
本書の無断複写は著作権法上での例外を除き禁じられています．複写される場合は，その都度事前に，（写）出版者著作権管理機構（電話 03-3513-6969, FAX 03-3513-6979, e-mail:info@jcopy.or.jp）の許諾を得てください．

●本書のコピー，スキャン，デジタル化等の無断複製は著作権法上での例外を除き禁じられています．本書を代行業者等の第三者に依頼してスキャンやデジタル化することは，たとえ個人や家庭内の利用でも著作権法違反です．